2021

퍼시픽 물리치료학 개념서

해부생리학
운 동 학

01

V·O·L·U·M·E

PHYSICAL THERAPY

ANATOMY & PHYSIOLOGY / KINESIOLOGY

ANATOMY & PHYSIOLOGY / KINESIOLOGY

PHYSICAL AGENTS

DIAGNOSIS & EVALUATION FOR PHYSICAL THERAPY

PHYSICAL THERAPY INTERVENTION

Pacific Books

INTRODUCTION

신규 물리치료사들의 등용문을 책임진다는 신념으로 첫 출간을 한지 벌써 15년이 지났습니다. 그동안 수험생들의 꾸준한 성원으로 가장 많이 찾는 수험 서적이 되었지만 이에 안주하지 않고 변화하는 국가고시 경향에 맞추어 학생들이 대비할 수 있도록 꾸준히 개정 작업을 해왔습니다.

특히 2014년 42회부터는 해부생리학, 물리적인자치료, 공중보건학이 기초과목으로 편성되면서 과목 수 감소로 과락은 줄었으나 전체 과목의 이해도를 반영하는 평락이 다수 발생하였습니다. 그중에서도 작년 48회 시험은 2008년 36회 시험 이후 가장 낮은 80.2%의 합격률을 보여 1,100여명이라는 전례 없는 탈락율이 나타나 이에 대비할 수 있는 전략적 개정의 필요성이 대두되었습니다. 즉 과락발생률이 낮아짐으로써 국가고시 합격률은 상승하였으나 이에 따른 심층적인 학습의 부족으로 문제가 조금만 어려워져도 난이도가 급격히 떨어지게 된 것입니다. 따라서 본 교재는 이에 대한 대비책으로 보다 심화적인 자기주도 학습이 가능할 수 있도록 개정의 방향의 정하고 아래와 같이 구성하였습니다.

- **필수적인 내용을 정리한 핵심요약 매뉴얼** : 영역별 필수적인 내용을 놓치지 않고 학습 할 수 있도록 매뉴얼을 과목별로 정리하였으며, 핵심 부분과 기출빈도가 높은 부분은 별도로 표시하였습니다.

- **기출문제 해설 및 핵심 문제 선별** : 국가고시 기출 문제를 유형별로 철저하게 분석하여 관련된 지식을 통합적으로 기억할 수 있도록 정리하였습니다. 더불어 출제가능성이 높고 새로운 방향성을 제시하는 문제들을 검토하여 새로운 국시 유형에 대비할 수 있도록 구성하였습니다.

- **신규 기출문제 추가 및 해설** : 2020년도 국가고시 문제를 중심으로 해부생리학, 의료법규, 공중보건학, 전기광선치료학, 보조기 및 의수족학, 물리치료진단학, 물리치료중재학 등 출제빈도가 높은 영역의 문제와 해설, 요약 등을 개정하고 추가하였습니다.

- **물리치료 진단평가학 매뉴얼 재구성** : 물리치료 진단평가학을 과목별로 나누어 학생들이 효율적으로 학습할 수 있도록 재구성 하였으며, 출제경향의 변화에 따라 다양한 교재의 내용을 참고하여 새로운 내용을 추가하였습니다.

- **실전모의고사 10회** : 핵심요약 매뉴얼과 문제집을 공부한 이후에 국가고시의 철저한 실전대비를 위해 모의고사를 10회 구성하였습니다. 퍼시픽 국가고시 문제집의 안내에 따라 학습하면 기초부터 실전대비까지 완벽한 준비가 될 것입니다.

머·리·말

본 매뉴얼과 문제집은 효과적인 국가고시 대비를 위하여 다음과 같은 장점들을 가지고 있습니다.

- 중요한 내용들을 위주로 구성한 매뉴얼은 국가고시 과목의 구성과 동일하여 각 과목별로 체계적인 대비가 가능합니다. 또한 여러 학교에서 채택하였고 국가고시에 출제빈도가 높았던 교과서들을 중심으로 내용을 구성하였습니다. 따라서 단지 국가고시뿐 아니라 평상시의 학과 공부를 할 때에도 많은 도움이 되도록 하였습니다. 실제로 처음 출간된 이후 매년 많은 학생들이 본 매뉴얼로 학과의 과제물이나 시험 준비에 유용하게 사용하였습니다.
- 일반적인 교과서의 설명형 문장이나 가독성이 낮은 번역체가 아닌 간결한 요약과 표, 그림 등을 채택하여 수험생들이 체계적이고 쉽게 이해할 수 있도록 하였습니다.
- 국가고시에 출제가 예상되는 중요한 부분들은 노란 마커로 표시하여 정리하였습니다.
- 국가고시에 출제된 부분은 기출 표시를 하여 중요한 부분을 찾지 않아도 확인될 수 있도록 하였습니다.

물리치료를 전공한 전문 집필진들, 임상 현상의 지식을 모아주신 임상 물리치료사님들께 지면을 빌어 감사의 말씀을 전합니다. 물리치료사국가고시를 준비하는 많은 수험생들이 가까이 하는 책을 만든다는 책임감으로 오랜 시간 동안 지혜를 모아주시고 물리치료계의 발전에 작은 밑거름이 되길 바라는 마음으로 애써주셨습니다. 쉽지 않은 작업에 15년 동안 꾸준히 수고해주신 집필진 분들과 편집위원 분들께 다시 한 번 고개 숙여 감사드립니다. 또한 수험생들을 지도하시는 전국의 물리치료학과 교수님들께도 고마움을 표합니다.

그리고 무엇보다 이 책을 사랑해주신 많은 수험생 분들께 감사드립니다. 매해 새로운 예비 물리치료사분들에게 꿈과 희망을 안겨드릴 수 있도록 앞으로도 부지런히, 그리고 성실히 노력하겠습니다. 부디 퍼시픽과 함께 합격의 영광을 손에 쥐시길 바랍니다. 감사합니다.

퍼시픽북스 학술편찬국

물리치료사 국가시험 응시자격

1. 응시자격	다음 각 호의 자격이 있는 자가 응시할 수 있습니다. 1) 취득하고자 하는 면허에 상응하는 보건의료에 관한 학문을 전공하는 대학·산업대학 또는 전문대학을 졸업한 자. 단, 졸업예정자의 경우 이듬해 2월 이전 졸업이 확인된 자이어야 하며 만일 동 기간 내에 졸업하지 못한 경우 합격이 취소됩니다. 2) 보건복지부장관이 인정하는 외국에서 취득하고자 하는 면허에 상응하는 보건의료에 관한 학문을 전공하는 대학과 동등이상의 교육과정을 이수하고 외국의 해당 의료기사등의 면허를 받은 자 다만, '95. 10. 6 당시 보건사회부 장관이 인정하는 외국의 해당 전문대학 이상의 학교에 재학 중인 자는 그 해당학교 졸업자
2. 결격사유	다음 각 호에 해당하는 자는 응시할 수 없습니다. 1) 정신보건법 제3조제1호에 따른 정신질환자. 다만, 전문의가 의료기사등으로서 적합하다고 인정하는 사람은 그러하지 아니하다. 2) 마약·대마 또는 향정신성의약품 중독자 3) 금치산자·한정치산자 4) 의료기사 등에 관한 법률 또는 형법중 제234조·제269조·제270조제2항 내지 제4항·제317조제1항, 보건범죄단속에 관한 특별조치법, 지역보건법, 국민건강 증진법, 후천성면역결핍증 예방법, 의료법, 응급의료에 관한 법률, 시체 해부 및 보존에 관한 법률, 혈액관리법, 마약류관리에 관한 법률, 모자보건법 또는 국민건강보험법에 위반하여 금고 이상의 실형의 선고를 받고 그 집행이 종료되지 아니하거나 면제되지 아니한 자

물리치료사 국가시험 안내

1. 인터넷 원서접수	1. 인터넷 접수 대상자 • 졸업예정자 명단에 등록 후, 응시자격이 확인된 인원은 인터넷 접수 가능 ※ 단, 졸업예정자 명단에 등록되지 않은 자는 방문 접수만 가능 • 과거 응시자격을 인정받아 시험에 응시한 경험이 있는 자 • 사전심의를 통해 응시자격을 인정받은 자(해당직종에 한함) • 외국대학 인정심사를 통해 응시자격을 인정받은 자

2. 인터넷 접수 준비사항

- 회원가입 등
  - 회원가입 : 약관 동의(이용약관, 개인정보 처리지침, 개인정보 제공 및 활용)
  - 아이디/비밀번호 : 응시원서 수정 및 응시표 출력에 사용
  - 연락처 : 연락처1(휴대전화번호), 연락처2(자택번호), 전자 우편 입력

  ※ 휴대전화번호는 비밀번호 재발급 시 인증용으로 사용됨
- 응시원서 : 국시원 홈페이지 [원서접수]－[원서접수(하위메뉴)]에서 직접 입력
  - 실명인증 : 성명과 주민등록번호를 입력하여 실명인증을 시행, 외국국적자는 외국인등록증이나 국내거소신고증 상의 등록번호 사용. 금융거래 실적이 없을 경우 실명인증이 불가능함. NICE신용평가정보(1588－2486, http://www.idcheck.co.kr)에 문의
  - 공지사항 확인

  ※ 원서 접수 내용은 접수 기간 내 홈페이지에서 수정 가능(주민등록번호, 성명 제외)
- 사진파일 : jpg 파일(컬러), 236×315픽셀 이상 크기, 해상도는 200dpi 이상

3. 응시수수료 결제

- 결제 방법 : [응시원서 작성 완료] → [결제하기] → [응시수수료 결제] → [시험선택] → [온라인계좌이체 / 가상계좌이체 / 신용카드] 중 선택
- 마감 안내 : 인터넷 응시원서 등록 후, 접수 마감일 21:00시까지 결제하지 않았을 경우 미접수로 처리

4. 접수결과 확인

- 방법 : 국시원 홈페이지 [원서접수]－[접수결과 확인] 메뉴
- 영수증 발급 : http://ecredit.uplus.co.kr [거래내역 조회]에서 열람·출력

5. 응시원서 기재사항 수정

- 방법 : 국시원 홈페이지 [마이페이지]－[응시원서 수정] 메뉴
- 기간 : 시험 시작일 하루 전까지만 가능
- 수정 가능 범위
  - 응시원서 접수기간 : 아이디, 성명, 주민등록번호를 제외한 나머지 항목
  - 마감~시행 하루 전 : 비밀번호, 주소, 전화번호, 전자 우편, 학과명 등
  - 단, 성명이나 주민등록번호는 개인정보(열람, 정정, 삭제, 처리정지) 요구서와 주민등록초본이나 기본증명서를 제출하여야만 수정이 가능

(국시원 홈페이지 [정보공개]－[서식모음]에서 「개인정보(열람, 정정, 삭제, 처리정지) 요구서」 참고)

6. 응시표 출력

- 방법 : 국시원 홈페이지 [원서접수]－[응시표 출력]
- 기간 : 시험장 공고일부터 시험 시행일 아침까지 가능
- 기타 : 흑백으로 출력하여도 관계없음

2. 방문 원서접수	1. 방문 접수 대상자 외국대학 졸업자 중 국가시험에 처음 응시하는 경우는 응시자격 확인을 위해 방문접수만 가능합니다. ※ 단, 기 응시경력자 및 인터넷 응시원서 접수를 위한 응시자격 사전심의를 신청하여 응시자격이 확인된 자는 인터넷 접수 가능합니다. 2. 방문 접수 시 준비 서류 • 국내대학 졸업자 제출 서류 – 응시원서 1매 – 동일 사진 2매(3×4cm 크기의 인화지로 출력한 컬러사진) – 개인정보 수집·이용·제3자 제공 동의서 1매 – 졸업예정증명서 1매(졸업예정자에 한함) – 응시수수료(현금 또는 카드결제) ※ 대리접수 시 제출서류와 함께 응시자 도장을 지참하시거나, 응시원서에 응시자 도장이 날인되어 있어야 합니다. 3. 응시수수료 결제 • 결제 방법 : 현금, 신용카드, 체크카드 가능 • 마감 안내 : 방문접수 기간 18:00까지(마지막 날도 동일) 4. 공통 유의사항 1) 등록기준지 작성 • 내국인의 등록기준지 작성 – 확인 방법 ○ 가까운 주민자치센터에서 '기본증명서'를 발급 ○ 전자가족관계등록시스템(http://efamily.scourt.go.kr)에서 공인인증서로 본인 확인을 거쳐 '가족관계등록부'를 조회하면 등록기준지 확인 가능 – 입력 방법 : 기본증명서 상에 기재된 등록기준지를 정확하게 입력 – 작성 사유 : 보건의료관계 법령에 의거 응시자격 및 면허자격 확인을 위한 결격사유조회를 위해 활용 ※ 응시원서 작성 시 기재한 등록기준지가 기본증명서 상에 기재된 실제 등록기준지와 다를 경우, 결격사유조회가 불가능하여 응시 및 면허발급이 제한·지연될 수 있음 2) 원서 사진 등록 • 모자를 쓰지 않고, 정면을 바라보며, 상반신만을 6개월 이내에 촬영한 컬러사진 • 응시자의 식별이 불가능할 경우, 응시가 불가능할 수 있음 • 셀프 촬영, 휴대전화기로 촬영한 사진은 불인정 • 기타 : 응시원서 작성 시 제출한 사진은 면허(자격)증에도 동일하게 사용 ※ 면허 사진 변경 : 면허교부 신청 시 변경사진, 개인정보(열람, 정정, 삭제, 처리정지) 요구서, 신분증 사본을 제출하면 변경 가능

3. 시 험

1. 시험과목 및 시험방법

시험종별	시험 과목 수	문제수	배점	총점	문제 형식
필기	4	190	1점/1문제	190	객관식 5지선다형
실기	1	70	1점/1문제	70	객관식 5지선다형

2. 시험시간표

교시	과목(문항수/과락수)	세부과목	시험형식	시험시간
1교시 (105)	물리치료기초 (60/24)	해부생리학 운동학 물리적인자치료 공중보건	객관식 5지선다형	09:00～10:30 (90분) 30분 전 입장
	물리치료진단평가 (45/18)	진단평가 원리 검사와 평가 임상의사결정 물리치료 문제해결(진단평가)		
2교시 (85)	물리치료중재 (65/26)	근골격계 중재 신경계 중재 심폐혈관계 중재 피부계 중재 물리치료 문제해결(중재)		11:00～12:15 (75분) 10분 전 입장
	의료관계법규 (20/8)	의료법 의료기사 등에 관한 법률 장애인복지법 노인복지법 국민건강보험법		
3교시 (70)	실기시험 (70/42)	근골격 물리치료 신경 물리치료 심폐혈관 물리치료 피부 물리치료 지역사회 물리치료 소아청소년 물리치료 스포츠 물리치료 노인 물리치료 여성건강 물리치료	객관식 5지선다형 사례형 40%	12:45～14:10 (85분) 10분 전 입장

※ 현행 대비 총 시험시간 10분 증가(전년 대비 1교시 5분 감소, 3교시 15분 증가)

<table>
<tr><td>4. 합격 기준</td><td>
1) 필기시험에 있어서는 매 과목 만점의 40퍼센트 이상, 전과목 총점의 60퍼센트 이상 득점한 자를 합격자로 하고, 실기 시험에 있어서는 만점의 60퍼센트 이상 득점한자를 합격자로 합니다.
2) 응시자격이 없는 것으로 확인된 경우에는 합격자 발표 이후에도 합격을 취소합니다.
<table>
<tr><th></th><th>시험과목</th><th>과목별 최저합격점수</th><th>최저합격점수</th></tr>
<tr><td rowspan="2">1교시</td><td>물리치료기초</td><td>24점 이상(60점 만점)</td><td rowspan="5">156점 이상
(260점 만점)</td></tr>
<tr><td>물리치료진단평가</td><td>18점 이상(45점 만점)</td></tr>
<tr><td rowspan="2">2교시</td><td>물리치료중재</td><td>26점 이상(65점 만점)</td></tr>
<tr><td>의료관계법규</td><td>8점 이상(20점 만점)</td></tr>
<tr><td>3교시</td><td>실기시험</td><td>42점 이상(70점 만점)</td></tr>
</table>
</td></tr>
<tr><td>5. 합격 예정자 발표</td><td>
1) 합격자 명단은 다음과 같이 확인할 수 있습니다.
• 국시원 홈페이지 [합격자조회]메뉴
• 국시원 모바일 홈페이지
• ARS 전화번호 : 060－700－2353
• ARS 이용기간 : 합격자 발표일부터 7일간
• 기타 자세한 사용방법은 ARS의 안내에 따르시기 바랍니다.
2) 휴대전화번호가 기입된 경우에 한하여 SMS로 합격여부를 알려드립니다.
(휴대전화번호가 010으로 변경되어, 기존 01* 번호를 연결해 놓은 경우 반드시 변경된 010 번호로 입력(기재)하여야 합니다.)
</td></tr>
</table>

CONTENTS

해부생리학 _11

CONTENTS

해부생리학

퍼시픽 물리치료학 개념서

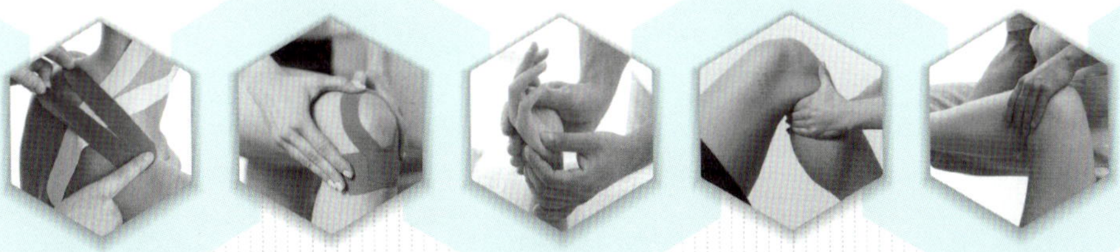

PHYSICAL THERAPY

PHYSICAL THERAPY

해부생리학 서론

EXPLANATION

인체의 개요 및 용어

1. 해부학적 자세(anatomical position)

1) 해부학적 자세를 기준으로 인체의 구조와 부위 및 방향과 움직임을 설명
2) 똑바로 선 자세에서 얼굴은 앞으로 향하고 눈은 수평선을 바라보며, 손바닥을 앞으로 향한 채 양쪽 위팔을 몸 가까이에 붙이고 두 발을 앞뒤로 일직선이 되게 모아 발가락이 앞을 향한 자세

2. 해부학적 면

1) **시상면(sagittal plane)**
   (1) 인체를 좌·우로 나누는 전·후 방향의 면
   (2) 정중면(median plane) : 몸의 한가운데를 지나는 중간의 대칭면
   (3) 시상면에서 일어나는 동작 : **굽힘과 폄** 동작

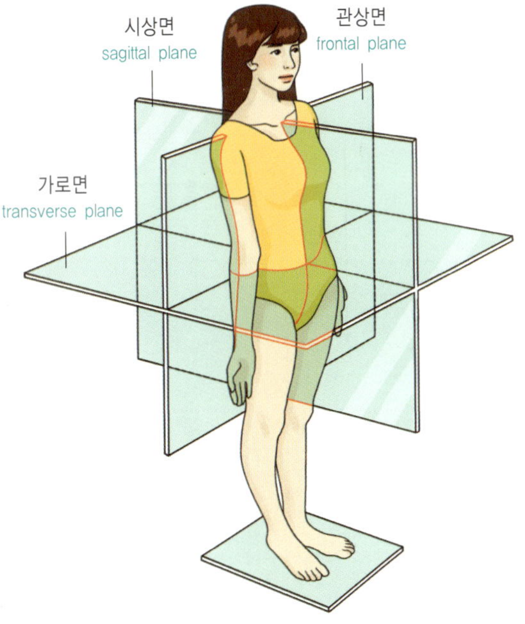

2) **관상면(coronal plane), 이마면(frontal plane)**
   (1) 인체를 전·후로 나누는 좌·우 방향의 면
   (2) 이마면에서 일어나는 동작 : **벌림과 모음**
3) **가로면(transverse plane) 수평면(horizontal plane)**
   (1) 인체를 상·하로 나누는 수평면
   (2) 가로면에서 일어나는 동작 : **안쪽 및 가쪽돌림**

3. 위치와 방향에 대한 용어

용어		설명	용어		설명
위쪽	superior	머리 쪽, 다른 구조물의 위	안쪽	medial	정중선에 가까운 쪽
아래쪽	inferior	발에 가까운 쪽, 다른 구조물의 아래	가쪽	lateral	정중선에 먼 쪽
머리쪽	cranial	머리나 머리뼈 쪽	속	internal	몸의 내면, 장기의 안쪽
꼬리쪽	caudal	발이나 꼬리뼈 쪽	바깥	external	몸의 표면, 장기의 바깥쪽
앞쪽	anterior	몸의 앞면	몸쪽	proximal	몸통에 가까운 쪽
뒤쪽	posterior	몸의 뒷면	먼쪽	distal	몸통에서 먼 쪽
배쪽	ventral	몸의 앞면	깊은	deep	다른 구조물보다 표면에서 먼 쪽으로 향하는 부분
등쪽	dorsal	몸의 뒷면	얕은	superficial	다른 구조물보다 표면에서 가까운 쪽으로 향하는 부분

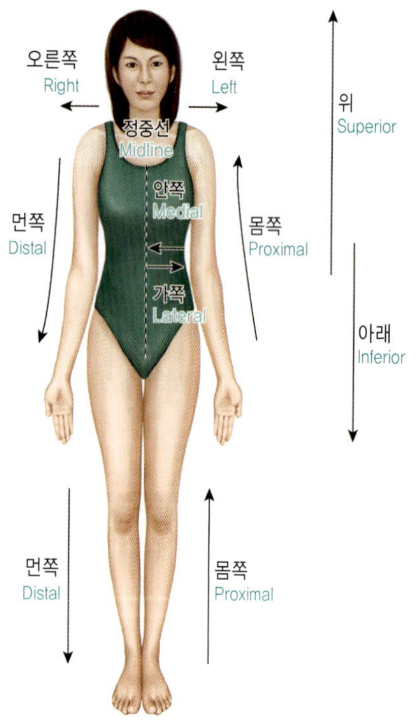

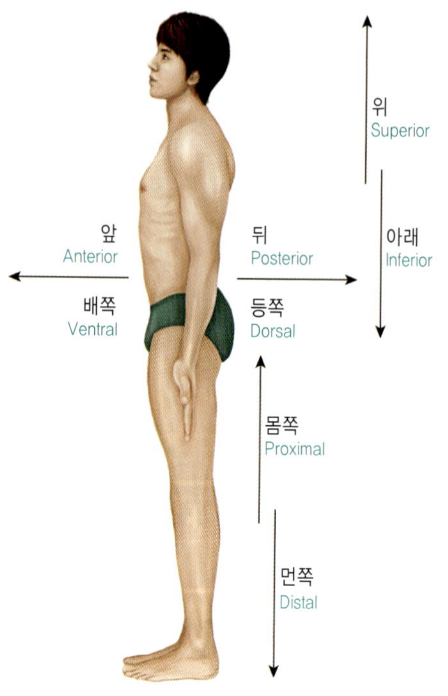

4. 운동에 대한 용어

용어		설명
굽힘	flexion	시상면에서의 움직임 발생 관절각의 감소
폄	extension	시상면에서의 움직임 발생 관절각의 증가
벌림	abduction	정중선으로부터 멀어져 바깥쪽으로 향하는 움직임
모음	adduction	정중선을 향하는 움직임
안쪽돌림	medial rotation	원래 앞을 향하고 있던 부분이 안쪽을 향하는 움직임
가쪽돌림	lateral rotation	원래 앞을 향하고 있던 부분이 가쪽을 향하는 움직임
엎침	pronation	팔꿉관절 90° 굽힘상태에서 손바닥이 바닥쪽을 향한 상태
뒤침	supination	팔꿉관절 90° 굽힘상태에서 손바닥이 천장쪽을 향한 상태
올림	elevation	어떤 구조물을 위로 올라가게 하는 움직임
내림	depression	어떤 구조물을 아래로 올라가게 하는 움직임
안쪽번짐	inversion	발바닥 전체가 안쪽을 향하게 하는 움직임
가쪽번짐	eversion	발바닥 전체가 가쪽을 향하게 하는 움직임
맞섬	opposition	엄지손가락 첫마디의 바닥면이 네 손가락 끝마디의 바닥면과 맞닿는 움직임
내밈	protraction	바깥 또는 앞으로 나가게 하는 움직임
들임	retraction	속 또는 뒤로 들어가게 하는 움직임
휘돌림	circumduction	굽힘, 벌림, 폄, 모음의 움직임이 순차적으로 일어나는 움직임

5. 몸의 부분과 부위

1) 신체(body)

팔다리(limb)		몸통(trunk)		
다리(lower limb)	팔(upper limb)	몸통(trunk)	목(neck)	머리(head)
넙다리(thigh) 종아리(leg) 발(foot)	위팔(arm) 아래팔(forearm) 손(hand)	가슴(thorax) 배(abdomen) 골반(pelvis)		

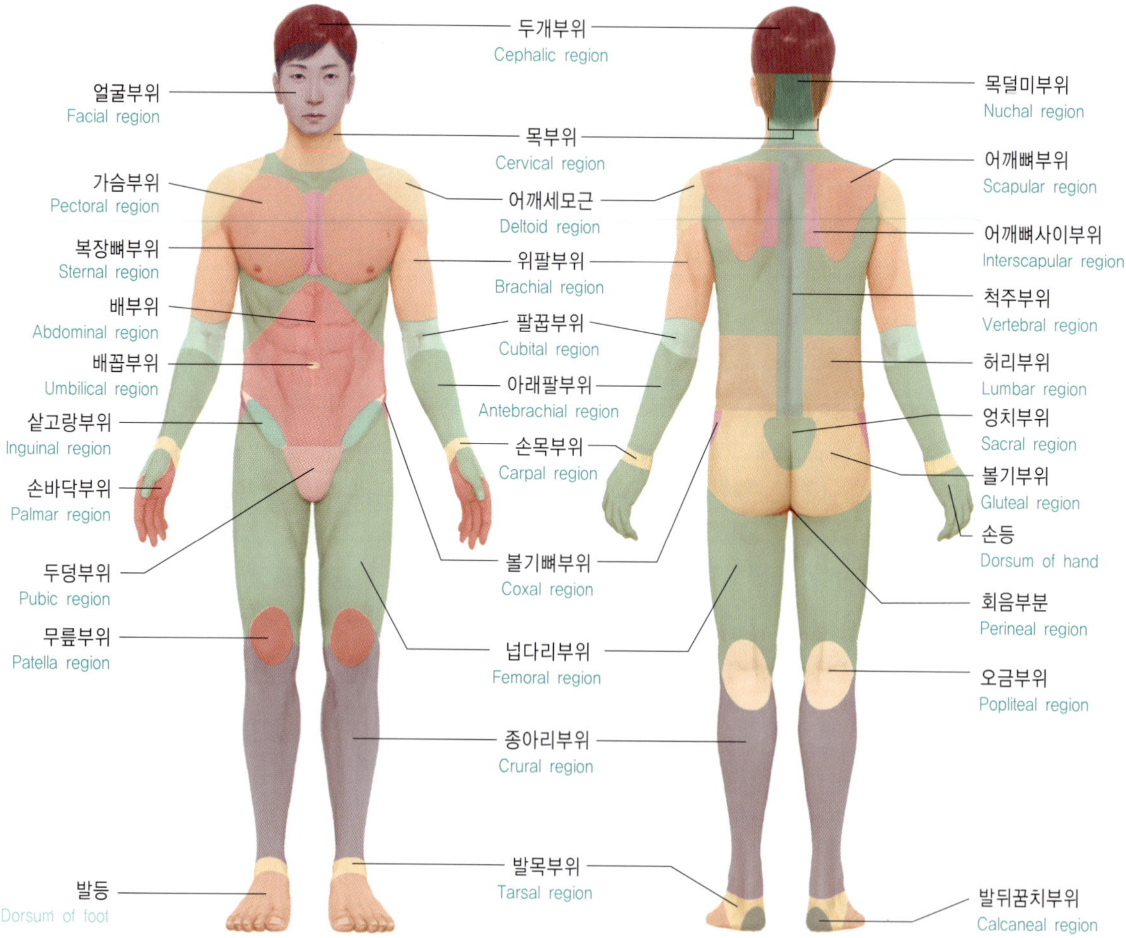

몸의 부위

2) 신체 주요 표지점의 높이

(1) 목뿔뼈 : 3번째 목뼈

(2) 방패연골 중앙 : 4~5번째 목뼈 간의 척추사이원반

(3) 목아래패임 : 2번째 등뼈

(4) 복장뼈각 : 4~5번째 등뼈 간의 척추사이원반

(5) 복장뼈몸통과 칼돌기 결합부 : 9번째 등뼈

(6) 왼·오른갈비뼈활 아래모서리 연결선 : 3번째 허리뼈

(7) 배꼽 : 4번째 허리뼈

3) 인체의 공간(기출)

(1) 머리안과 척주관의 경계 : 큰구멍(foramen magnum)으로 연결

(2) 가슴안과 배안의 경계 : **가로막(diaphragm)**

(3) 배안과 골반안의 경계 : 가상적인 선을 기준으로 나눔

(4) 세로칸공간 : 가슴안의 중앙부분 전체, 복장뼈(앞), 세로칸가슴막(양측), 척주(뒤), 가로막(아래)

(5) **골반안 장기 순서**(앞 → 뒤) : **방광 → 자궁 → 곧창자 → 엉치뼈**

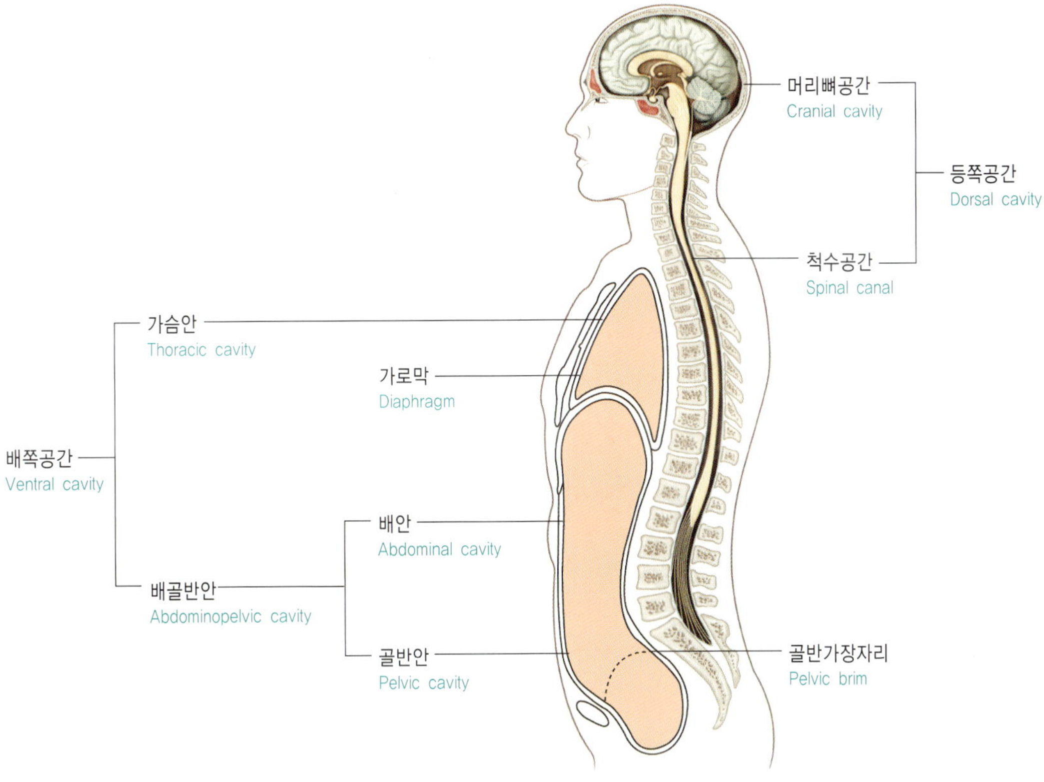

등쪽공간	머리뼈안(cranial cavity)	뇌	
	척추공간(vertebral canal)	척수	
배쪽공간	가슴안 (thoracic cavity)	가슴막안 (왼쪽, 오른쪽)	허파
		세로칸공간	기관, 식도, 가슴샘
		심장막공간	심장
	배골반안 (abdominopelvic cavity)	배안 (abdominal cavity)	위, 작은창자, 큰창자 일부, 간, 이자, 지라, 콩팥, 요관 일부
		골반안 (pelvic cavity)	방광, 구불주름창자, 곧창자, 요관, 요도, 자궁, 난소, 질, 전립샘, 정낭

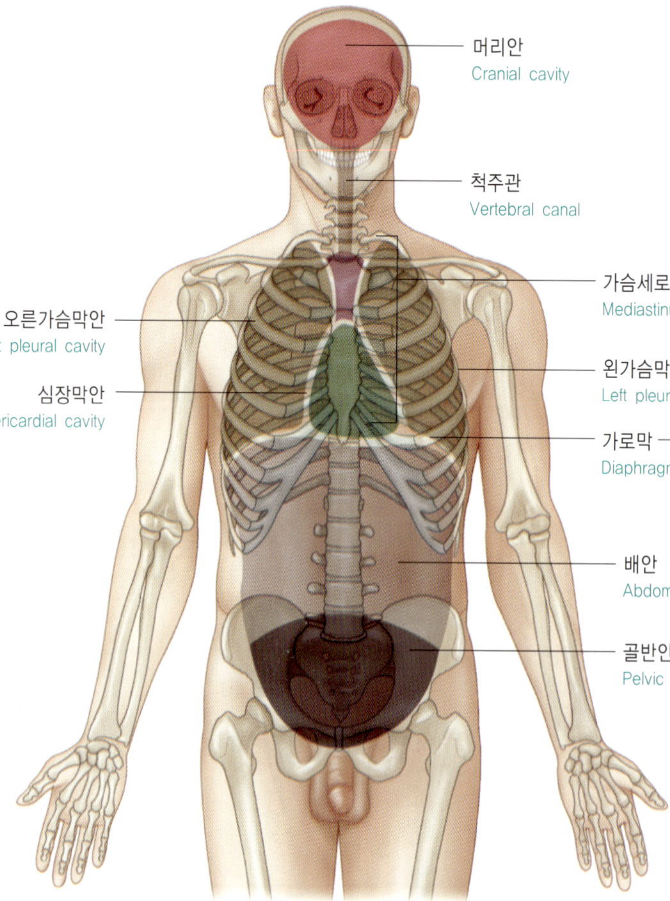

체강의 구분

EXPLANATION

인체의 구성 및 발생

1. 인체 구성의 단계

원자(atom) → 분자(molecule) → 생체고분자(macromolecule) → 세포소기관(cell organelle)

↓

개체(organism) ← 계통(organ system) ← 기관(organ) ← 조직(tissue) ← 세포(cell)

2. 구조적 단위

1) 원자(atom) : 물질을 이루는 기본단위
2) 분자(molecule) : 몇 개의 원자가 모여 이루는 단위

3) 생체고분자(macromolecule) : 몇 개의 분자가 모여 이루는 단위

4) 세포(cell)

(1) **생체활동의 구조적, 기능적 최소단위**

(2) 구조나 기능이 대단히 복잡하며 스스로 생활을 영위하고 생식할 수 있음

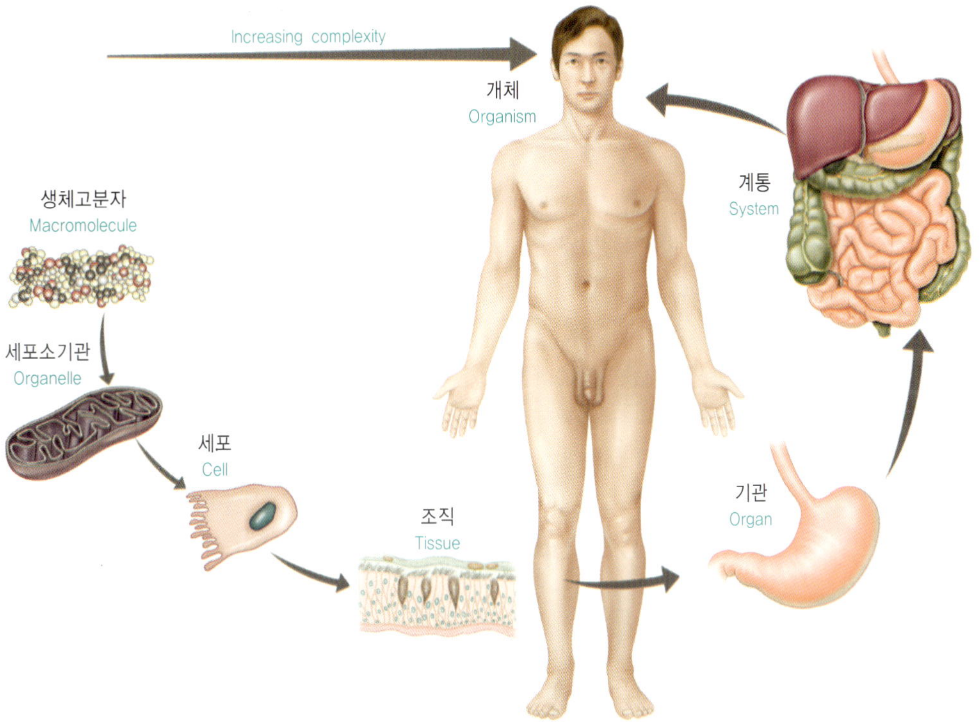

5) 조직(tissue)

(1) 생명활동이 이루어지는 부분인 세포와 세포가 살아갈 수 있는 적절한 환경을 조성해 주는 세포 사이물질(intercellular substance)로 구성

(2) 인체의 4대 기본 조직 : **상피조직, 결합조직, 신경조직, 근육조직**

6) 기관(organ)

(1) 2개 이상의 기본조직이 모여 특정한 기능을 수행하는 구조물

(2) **실질성 기관**(parenchymal organ)

① 대부분 내부가 상피조직인 실질(parenchyma)로 구성되며, 이들 사이에 소량의 버팀질(stroma)이 끼워져 있고, 장기의 표면은 피막(capsule)으로 싸여 있음

② 간, 심장, 지라, 이자, 콩팥, 침샘 등

(3) **유강성(속빈) 기관**(hollow organ)

① 속공간(lumen)을 갖는 장기

② 위, 장, 식도, 방광, 기관, 자궁 등

7) 계통(organ system)

(1) 몇 개의 기관이 모여 기능적 단위를 이루는 것으로 여러 계통이 모여 개체(유기체)를 구성

(2) 계통의 분류

계통	주요구성	기능
외피계통	피부와 그 부속기관(피부, 털, 땀샘, 손, 발톱)	몸의 보호, 체액 조절, 온도 조절, 감각 기능
뼈대계통	인체의 구조적 틀 뼈, 연골, 관절	내장 보호, 몸의 지지, 근육 부착 부위 제공, 혈구 생산, 무기질 저장
관절계통	관절, 인대, 막 구조물	뼈 사이의 운동
근육계통	뼈대근육, 내장근육, 심장근육	몸의 운동, 체내물질 유동
신경계통	뇌, 척수, 말초, 자율신경	지각과 내외환경 적응
감각계통	눈, 귀, 피부, 코, 혀	각종자극의 감수
내분비계통	뇌하수체, 갑상샘, 부신, 이자	호르몬의 생산 및 분비, 체내기능 조절, 항상성 유지
순환기계통	심장, 혈관, 혈액	가스, 영양물, 노폐물 운반
림프계통	림프, 림프관	면역작용
소화기계통	입, 식도, 위, 장, 간, 이자	음식물 섭취, 소화, 흡수 기능
호흡기계통	코, 후두, 기관, 기관지, 폐	산소와 이산화탄소 교환 및 배출, 발성
비뇨기계통	콩팥, 요관, 방광, 요도	질소 배설물 배출, 항상성 조절
생식기계통	고환, 부고환, 정낭, 정관, 난소, 자궁 및 관련기관	생식세포의 생성, 이동, 결합

3. 생식에서의 변화과정

1) 초기발생 : **배우자(난자, 정자) 형성 → 수정 → 분할(2세포기 → 4세포기 → 8세포기 → 상실기 → 포배기 → 낭배기) → 신경배**
2) 정자와 난자의 수정 부위 : 자궁관팽대
3) 수정란의 착상 : 수정 후 7일경 자궁몸통의 뒤벽에서 이루어짐
4) 태동 : 임신 4개월
   태아심음을 인지하는 시기 : 임신 5개월
5) 태아와 모체의 물질교환 장소 : 태반(placenta)
6) 신생아의 신장과 체중 : 50cm, 3kg
7) 난자의 보호벽 : **부챗살관 → 투명층** 순
8) 분할 : **세포기 → 상실기 → 포배기 → 낭배기** 순

4. 기관의 발생

1) 배엽의 발생순서 : **외배엽 → 내배엽 → 중배엽**

2) 유래 기관과 장기

(1) 내배엽 : 소화기, 호흡기, 내분비기, 방광 등

(2) 외배엽 : 뇌, 척수, 자율신경계통, 표피 및 피부 부속물, 뇌하수체, 수정체, 망막, 부신속질, 색소세포 등

✽ **근육계통 중 외배엽성 구조** : 섬모체근, 동공조임근, 동공확대근, 땀샘의 민무늬근육

(3) 중배엽 : 진피, 뼈대, 근육, 순환기, 생식기, 비뇨기 등

✽ **신경계통 중 중배엽성 구조** : 미세아교세포

<table>
<tr><th colspan="3">배엽</th><th>구조물</th></tr>
<tr><td colspan="3">내배엽</td><td>위창자관, 방광, 요막의 점막상피와 소화샘(간, 이자)의 상피
호흡기(기관, 기관지, 허파)의 점막상피
인두, 갑상샘, 부갑상샘, 귀인두관, 고실, 편도의 상피</td></tr>
<tr><td rowspan="3">외배엽</td><td colspan="2">표면</td><td>표피 및 피부부속물, 샘뇌하수체, 치아의 에나멜, 속귀, 수정체</td></tr>
<tr><td rowspan="2">신경</td><td>신경관</td><td>중추신경계통, 망막, 솔방울샘, 신경뇌하수체</td></tr>
<tr><td>신경능선</td><td>신경절 및 신경, 부신속질, 색소세포</td></tr>
<tr><td rowspan="3">중배엽</td><td colspan="2">안쪽</td><td>머리뼈, 머리부위의 근육 및 결합조직, 치아의 상아질, 몸통의 근육, 머리뼈를 제외한 뼈대, 진피, 결합조직</td></tr>
<tr><td colspan="2">중간</td><td>비뇨·생식기계</td></tr>
<tr><td colspan="2">가쪽</td><td>팔다리와 내장의 근육 및 결합조직, 가슴막, 심장막, 배막, 지라, 부신겉질, 혈관계와 림프계 및 혈구</td></tr>
</table>

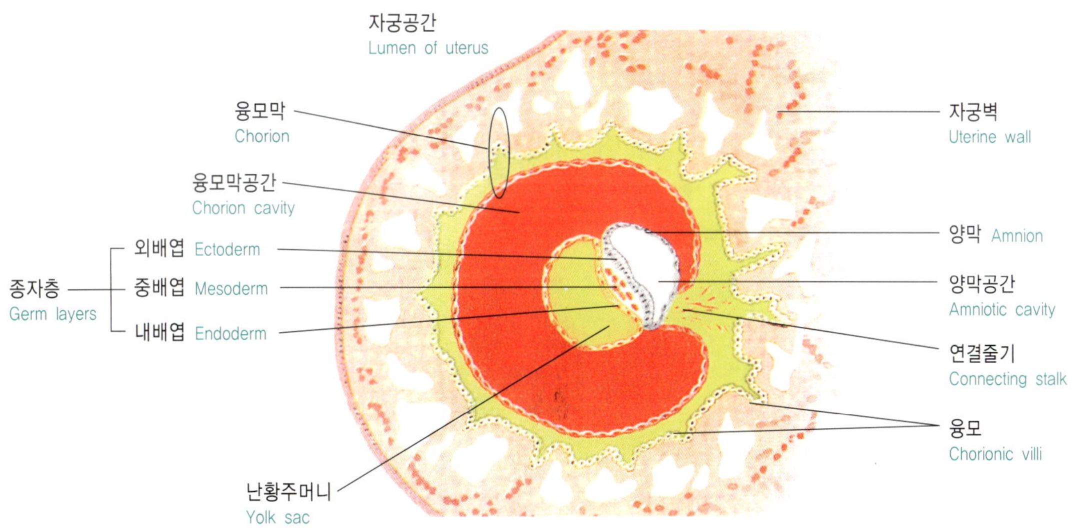

자궁벽에 착상된 배자(발생 16일)

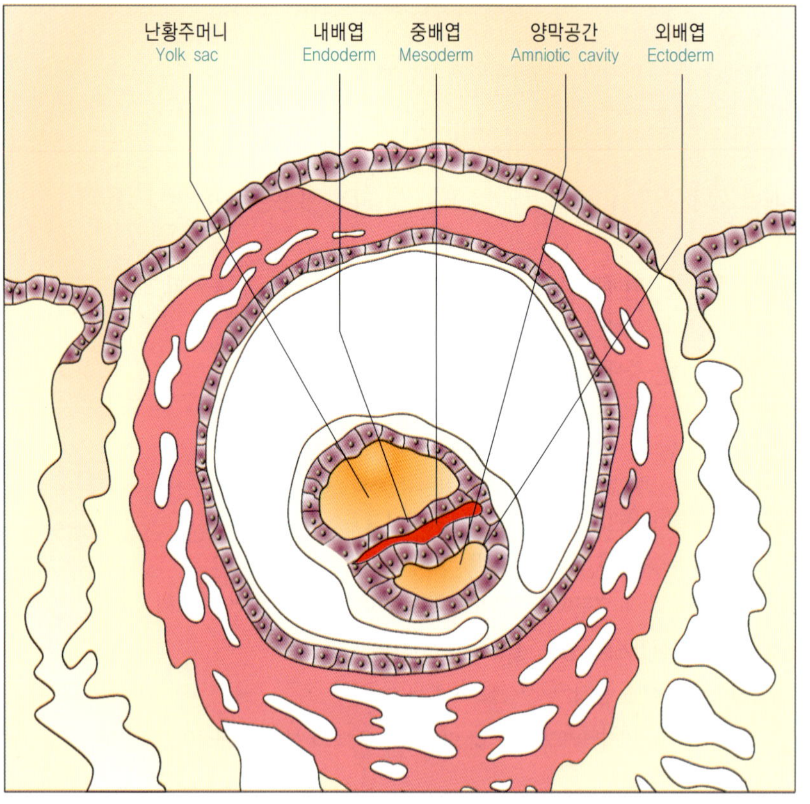
난황주머니
Yolk sac
내배엽
Endoderm
중배엽
Mesoderm
양막공간
Amniotic cavity
외배엽
Ectoderm

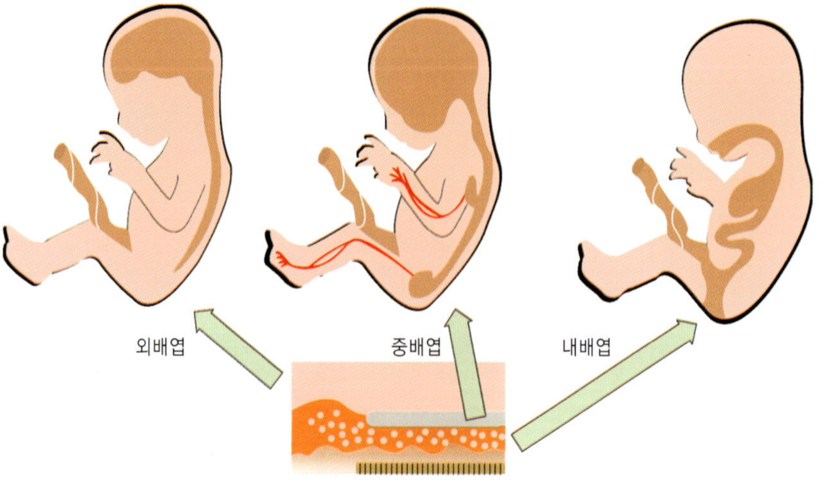
외배엽
중배엽
내배엽

5. 태아기(fetal period)의 변화

1) 월령별에 따른 단계별 태아성장 과정

(1) 9주 : 간에서 조혈이 이루어짐

(2) 12주

① 외형적으로 성의 구분이 가능

② 지라에서 조혈기능 시작

③ 사람의 형태에 가까워짐

(3) 16주 : 귀가 머리에서 돌출

(4) 18주 : 임부가 태동을 느낌

(5) 20주 : 머리와 전신에 털(배냇솜털, lanugo)이 생김

(6) 24주 : 손톱이 생김

(7) 26주

① 중추신경계통과 호흡운동, 간의 조정이 가능

② 속눈썹이 생김

(8) 28주

① 눈이 뜨임

② 털이 풍부해짐

③ 피부 밑 지방의 축적이 시작 → 피부주름이 펴짐

(9) 30주

① 발톱이 생김

② 빛에 대한 동공반사가 있음

(10) 36주 : 머리털과 눈썹을 제외한 털(배냇솜털)이 거의 빠짐

(11) 38주 : 키가 50cm, 고환이 음낭 속으로 내려감

6. 태반(placenta)의 구조와 기능

1) 태아 쪽에서 발생한 융모막과 어미의 자궁속막에서 유래된 탈락막이 합쳐져 형성
2) 출산까지 태아의 보호, 영양공급, 가스교환 및 배설을 담당
3) 태반형성 전까지는 태아막(fetal membrane)이 영양, 호흡, 배설을 담당

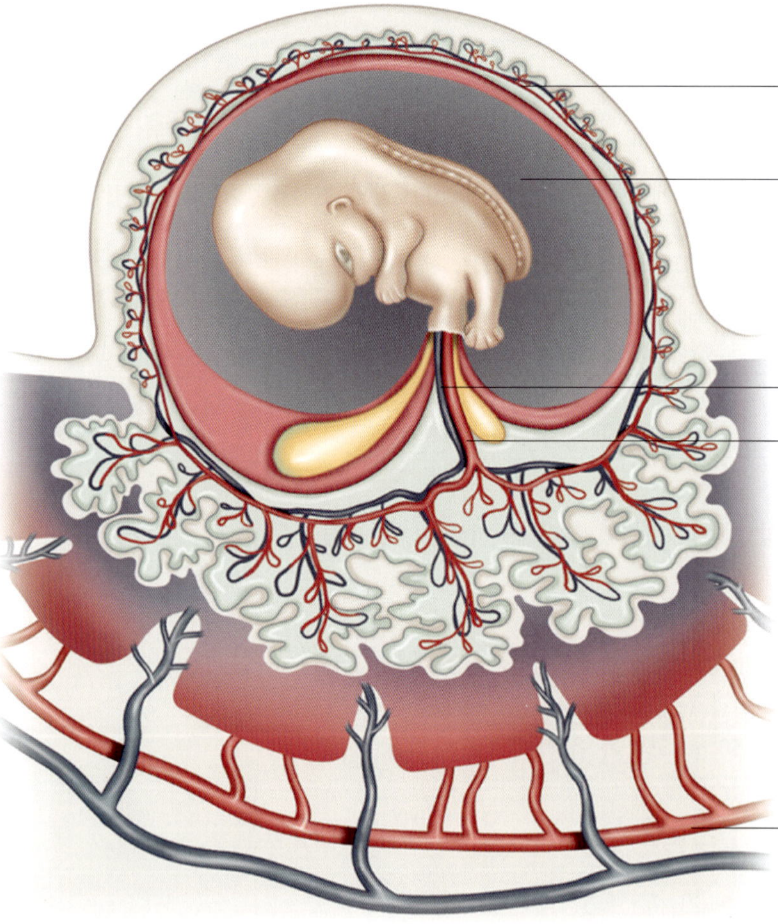

발생 8주의 태반

7. 태아막(fetal membrane)

1) **양막(amnion)** : 태아를 싸고 있는 첫 번째 막으로 양막공간(amniotic cavity)을 형성하고, 속에 양수가 차 있음
2) **난황주머니(yolk sac)** : 초기의 조혈기관으로 작용하는 태아의 두 번째 막
3) **요막(allantois)** : 태아의 배꼽동맥과 배꼽정맥으로 발달하는 막
4) **융모막(chorion)** : 포낭의 영양막으로부터 유래하는 네 번째 막으로, 태아와 **양막, 난황주머니, 요막**들을 싸고 있고, 자궁속막에 부착하여 태반을 형성

8. 태아의 순환

1) 3주 말에 심박동 시작

2) 순환과정

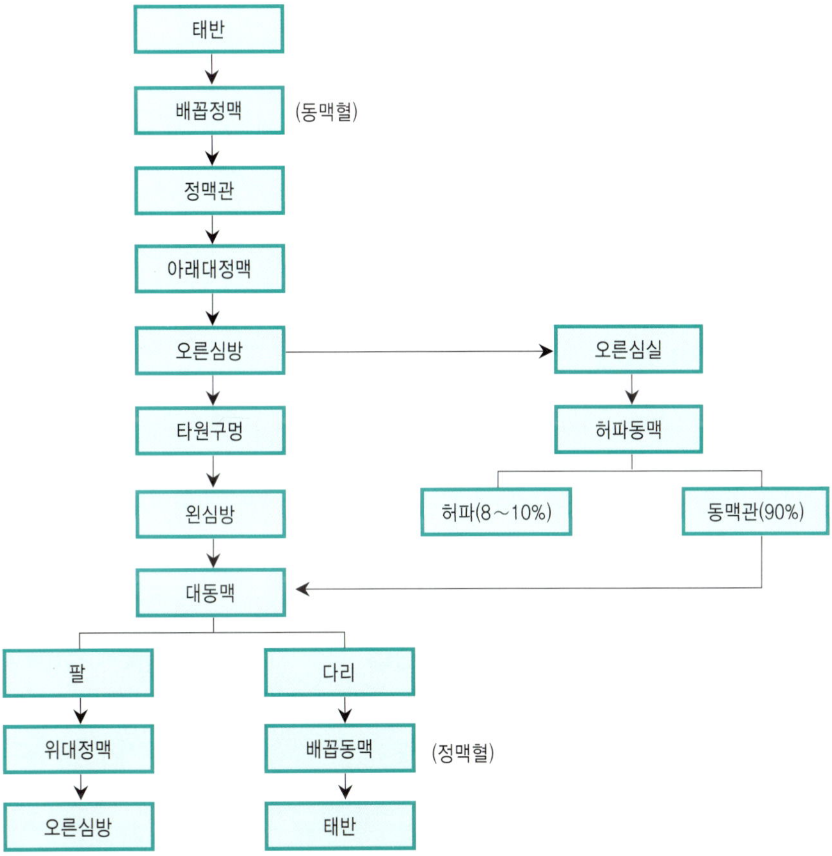

9. 발생성장의 구분

1) 발생 성장의 구분

(1) 출생 전(prenatal period) ― 배아기 : 임신 2개월까지
태아기 : 임신 3개월～출생 전

(2) 출생 후(postnatal period) ― 신생아 : 생후 4주까지
유아기 : 생후 4주～생후 1년까지
소아 : 생후 1년～사춘기
사춘기 : 남자는 15±2세, 여자는 13±2세

2) 인간의 체형 : 투사형, 비만형, 세장형

3) 인종의 구분 : 몽고(황색), 코카서스(백색), 에티오피아(흑색)

* 인체의 성장곡선 : 일반형, 생식기형, 림프형, 신경형
사춘기 이후 퇴화하는 장기 : 가슴샘

세포와 조직

EXPLANATION

세 포

1. 세포의 분류와 구성

■ 세포의 분류

1) 세포 : 생물체를 이루는 기능적, 구조적 기본 단위
2) 핵막과 막성 세포소기관의 유무에 따른 분류 : 원핵세포, 진핵세포

원핵세포와 진핵세포의 주요 차이점

	원핵세포	진핵세포
핵	핵질(핵막 없음)	명확한 핵(핵막 있음)
인	없다	있다
DNA	고리형, 이중나선	염색사, 염색질
세포분열	이분법분열	체세포분열, 감수분열
세포소기관	없다	있다
세포 크기	작다	크다
대표적인 예	세균, 남조류	원생동물, 고등 동·식물

3) 세포의 기능에 따른 분류
   (1) 신경세포 : 전달 기능
   (2) 근육세포 : 수축 기능
   (3) 샘세포(gland cell) : 분비 기능
   (4) 적혈구 : 산소 운반
   (5) 생식세포(germ cell) : 분열, 증식하여 정자와 난자 생산

■ 세포의 구성

1) 원형질 : 생명활동이 일어나는 곳으로 핵과 세포질로 구성
2) 후형질 : 생명활동의 결과로 만들어진 물질로 세포벽, 액포, 세포함유물로 구성

핵(nucleus)	세포질(cytoplasm)		
	내막계	반독립적 세포소기관	세포기질
핵막	세포막	미토콘드리아(사립체)	리보솜
염색사	세포질세망	퍼옥시좀	세포골격
인	골지기관	엽록체	중심립
	리소좀		세포함유물
	액포		

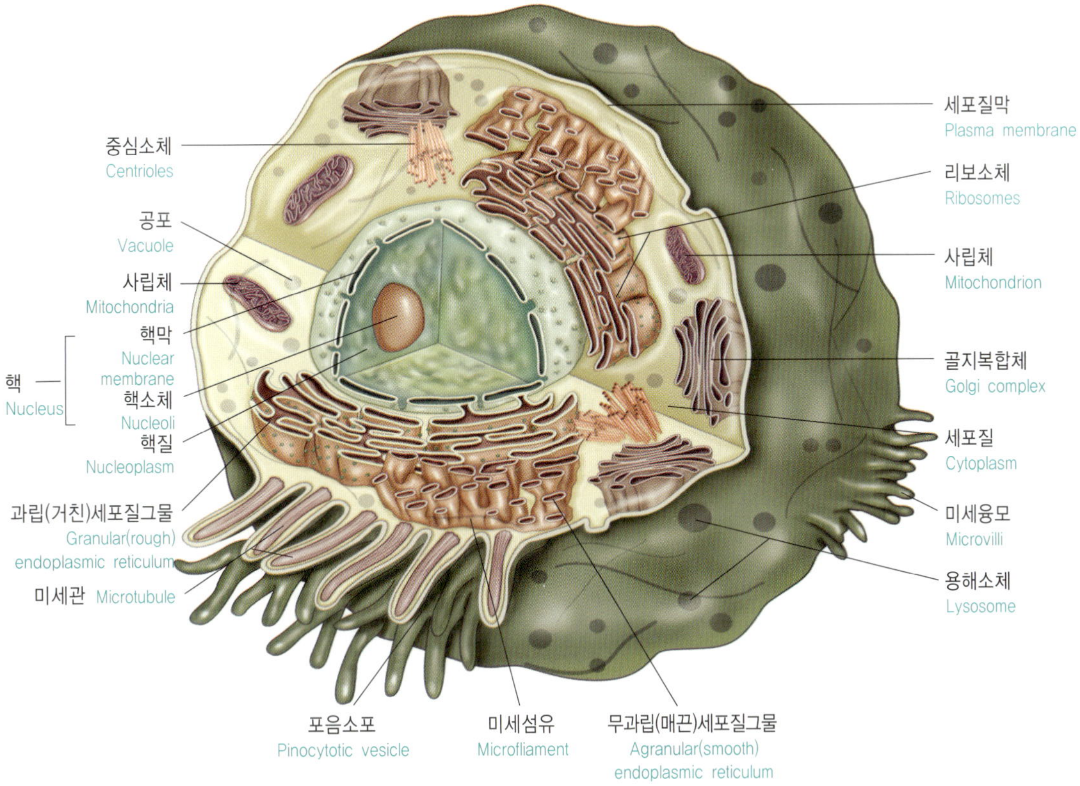

■ 세포의 화학적 구성

무기화합물	물	생명체의 60~95% 이상
	무기염류	소량, 원형질의 성질
유기화합물	탄수화물	생체 에너지원, 구성성분
	지질	보호역할 물질대사의 주요 에너지 (저장, 전달에너지)
	단백질	C, H, O, N, S로 구성 생체 구조, 기능 조절
	핵산	단백질 합성에 필요한 유전 정보를 저장, 전달, 해독(DNA, RNA)

- 인체의 구성 뼈의 수 : 206개
- 혈액량 : 5L(체중의 8%)
- 체표면적 : 1.6m^2(기초 대사량과 정비례함)
- 1일 배뇨량 : 1.5L
- 1일 수분 필요량 : 2.5L
- 정상혈압 : 120/80mmHg
- 폐활량 : 3,500~4,500mL
- 소화관의 길이 : 9m
- 간니 수 : 32개
- 인체에서 가장 긴 창자 : 돌창자(3.5m)

1) 탄수화물
   (1) 단당류, 이당류, 다당류 등을 포함하는 유기물 분자
   (2) 세포호흡의 가장 중요한 기질로 이용되며 에너지원으로 4kcal/g의 열량을 냄
   (3) 에너지 저장형
2) 단백질
   (1) 효소, 항체 호르몬 등의 주성분
   (2) 에너지원으로 4kcal/g의 열량을 냄
3) 지질
   (1) 중성지방
      ① 3개 지방산과 1개 글리세롤이 탈수축합반응을 하여 생성
      ② 에너지원으로 9kcal/g의 열량을 냄
   (2) 인지질
      ① 3개 지방산과 1개 인산기의 화합물이 1개 글리세롤과 탈수축합반응하여 생성
      ② 세포막, 핵막, 미토콘드리아막 등 생체막의 구성성분
   (3) 스테로이드
4) 핵산
   (1) 유전정보에 관계된 큰 유기분자, 단백질 합성에 필요한 유전정보를 저장·전달·해독
   (2) 기본 구조적 단위 : 핵산염(nucleotide) – 인산, 5탄당, 염기
   (3) 종류 : DNA, RNA

		DNA	RNA
위치		핵	세포질
5탄당		디옥시리보오스	리보오스(ribose)
염기	퓨린	adenine, guanine	adenine, guanine
	피리미딘	cytosine, thymine	cytosine, uracil
형태		이중나선	단일가닥
종류			전령 RNA(mRNA) 운반 RNA(tRNA) 리보소체 RNA(rRNA)
기능		유전정보, 체세포 증식	유전정보전사, 해독, 단백질 합성

① DNA

- 핵에 존재하는 염색체의 구성 물질 : 유전인자(gene)
- 구조
  - 2가닥의 핵산염이 꼬인 이중나선 구조
  - 당과 인산은 바깥쪽의 뼈대를 이루고, 염기는 안쪽에 배열됨
  - 자기복제(반보전적 복제)와 전사

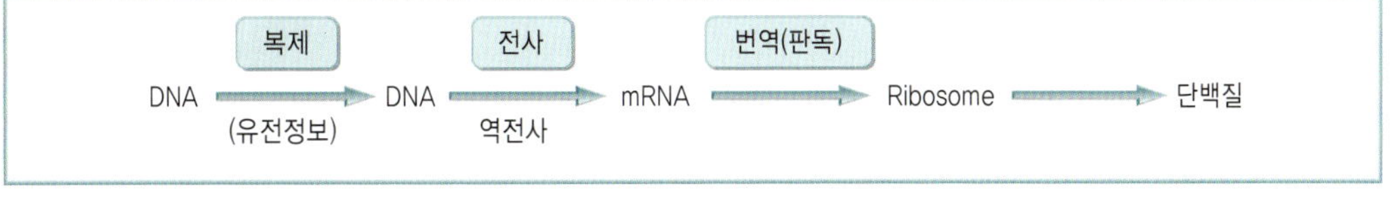

② RNA

- 핵소체가 생산, 단일가닥
- 단백질 합성
- 종류

종류	기능
mRNA	• DNA의 유전정보를 세포질에 전달 • 인접한 염기 3개가 한 조를 이루어 코돈(codon) 형성 • 개시코돈 : AUG(메티오닌) • 정지코돈 : UAA, UAG, UGA
tRNA	• mRNA의 유전정보 해석 및 아미노산 운반 • 안티코돈(anticodon)이 있음
rRNA	• 리보소체 형성 • 단백질 합성

(4) 용어

① 전사(transcription) : DNA 유전정보가 RNA로 전달되는 과정

② 번역(translation) : RNA의 정보로 단백질이 합성되는 과정

③ DNA 클로닝 : 재조합 DNA를 복제시켜 대량으로 증식시키는 과정

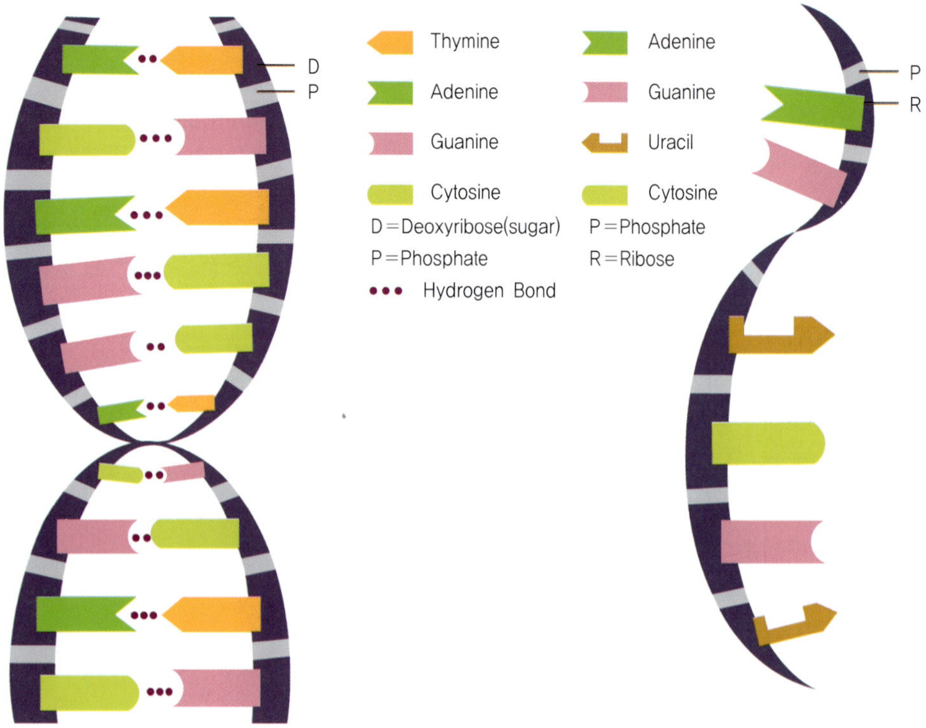

5) 무기질

(1) 체내의 산염기 조절

(2) 세포내 삼투압 조절

(3) 세포 내에는 칼륨이온(K^+)이 많으며, 세포 외에는 나트륨이온(Na^+)의 비율이 높음

무기염류	주요기능
나트륨(Na)	수분조절, 막수송, 신경세포 기능
칼슘(Ca)	뼈, 치아, 혈액응고, 근육수축, 신경전달, 신경-근육 흥분도 유지, 모세혈관을 강하게 함, 혈액응고 및 치아뼈대 형성의 필수적 요소
마그네슘(Mg)	근육수축과 신경전도의 보조, 뼈, 치아, 조효소
철(Fe)	헤모글로빈 혈색소 구성
인(P)	뼈, 치아, ATP 핵산구성
황(S)	단백질 구성, 혈액응고, 비타민 조성
염소(Cl)	산 염기 조절, 성장, 소화
요오드(I)	갑상샘 호르몬

6) 물

(1) 체액(body fluid) : 체중의 약 60～70%, 주성분은 전해질과 비전해질로 구성

(2) **체액의 구성**

구분		전하	양이온	음이온
세포바깥액(ECF) 20%	혈장 5% 사이질액 15%	+	Na^+, Ca^{2+}	Cl^-, HCO_3^-
세포내액(ICF) 40%		−	K^+, Mg^{2+}	아미노산, phosphate

(3) 체액량 측정물질(지시물질)의 조건

① 무독성

② 체내에서 파괴되거나 합성되지 않아야 함

③ 빠르고 균일하게 분포되어야 함

④ 체액분포에 영향이 없어야 함

⑤ 쉽고 정확하게 측정할 수 있어야 함

※ K^+, Cl^-는 세포막 투과성이 높으나, Na^+는 낮음

세포횡단액 : 세포바깥액의 일부(뇌척수액, 관절액, 홍막액, 배안액, 요, 안구방수, 양수 등)

체액량 백분율 : 유아 : 72%, 남자 : 60%, 여자 : 51%

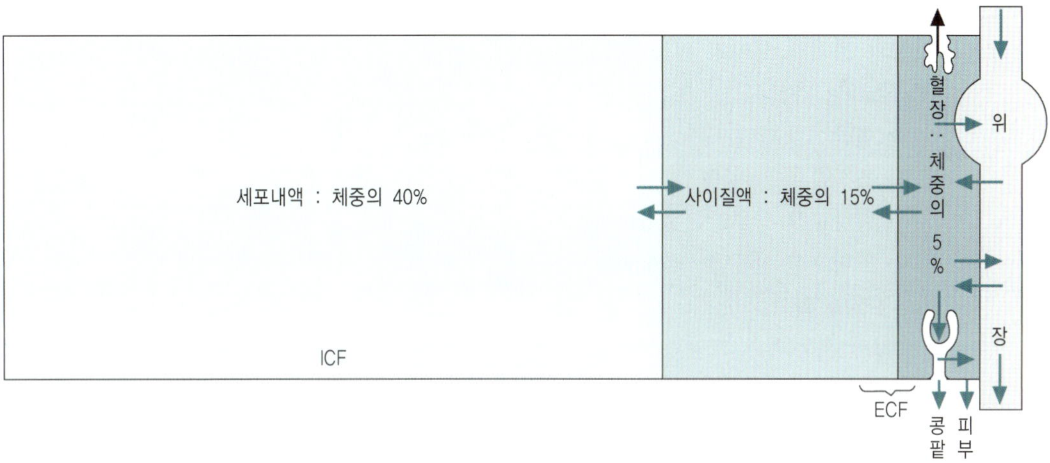

체액 구분 : 성인 남자의 경우 총체액량은 체중의 60%를 차지하며, 세포내액(ICF)의 양은 40%, 세포바깥액(ECF)의 양은 20%임

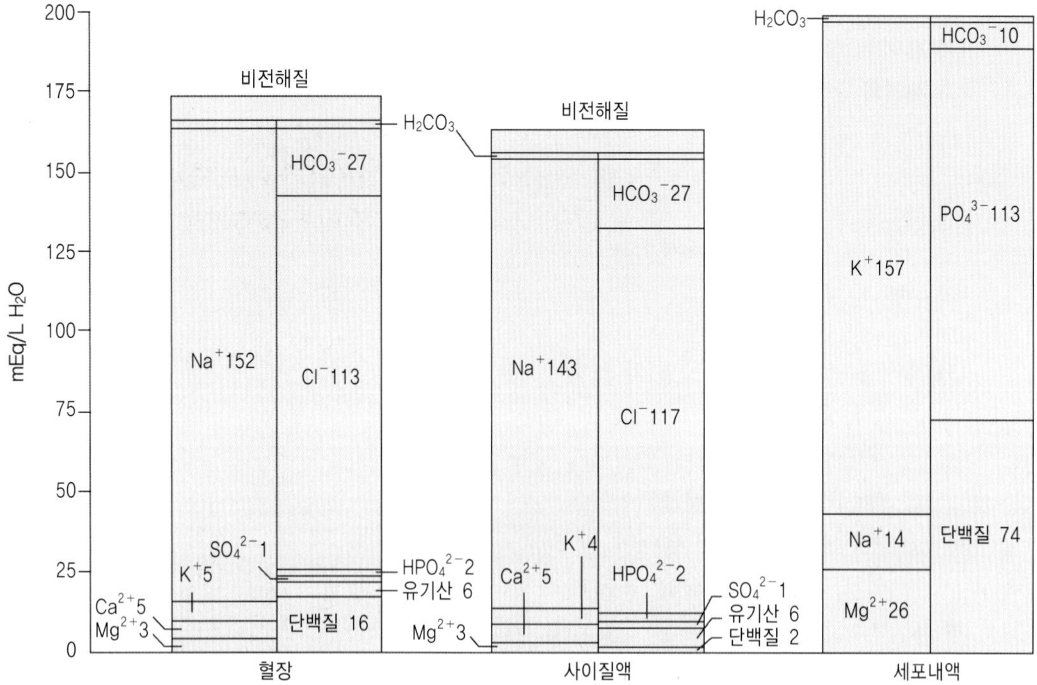

체액의 전해질 조정 : 단위(mEq/L)는 물 1L당 당량농도이며, 혈장과 사이질액은 세포바깥액이고 Na^+와 Cl^-가 많으며 세포내액에는 K^+가 많음

(4) 혈장과 조직액 사이의 이동기전

① Staring 가설

- 혈압 : 동맥단－35mmHg, 정맥단－15mmHg
- 조직압 : 2mmHg
- 혈장교질 삼투압 : 25mmHg
- 조직교질 삼투압 : 2mmHg

② 용질의 확산

③ 혈관 운동

④ 음세포 작용

❋ 세포막내·외의 이동 : 삼투압이 주요인

(5) 체액의 산－염기 평형조절(acid－base balance)

① 조절 범위 : pH 7.35～7.45(7.35 이하는 산증, 7.45 이상은 알칼리증)

② 조절기전 : 허파의 이산화탄소 배출, 콩팥의 H＋의 배설, 콩팥의 Na^+과 HCO_3^-의 재흡수

(6) 부종(edema)

① 각종 이상 상태로 인하여 조직 간격에 수분이 쌓인 상태

② 강수증 : 공간에 수분이 저류된 것

③ 원인

- 콩팥기능상실
  - 얼굴부종이 두드러짐
  - 저알부민 혈증으로 혈장 콜로이드 삼투압이 저하되므로 전신성 부종이 나타남
  - 모세혈관 내압 상승, 혈장 성분이 여출하여 부종이 일어남
- 심장기능상실
  - 다리부종이 두드러짐
  - 만성 오른심장기능상실에서는 전신, 특히 다리로부터 정맥 혈액의 환류가 방해받아 부종이 일어남
  - 급성 왼심장기능상실에서는 허파에서 왼심장으로 혈액 환류가 좋지 않아 허파의 울혈(폐부종)과 함께 허파꽈리 내로의 혈장 여출이 일어남
- 영양결핍 상태 : 기아, 암 등에 의한 악액질 등의 저알부민 혈증으로 인한 혈장 콜로이드 삼투압의 저하
- 간경변증 : 저알부민 혈증과 문맥압의 항진
- 림프관 폐쇄 : 림프의 흐름이 두절 혹은 림프관의 폐쇄 등
- 정맥 폐쇄 : 정맥 혈전 등
- 염증 : 여러 가지 원인에 의한 혈관 투과성의 항진
- 화상 : 혈관 투과성 항진 및 화상면에서의 혈장 단백의 상실로 인한 혈장 콜로이드 삼투압의 저하
- 타박, 외상 : 혈관 투과성 항진

④ 발생기전 (기출)

- 모세혈관의 내압상승
  - 혈관벽 투과도 증가 : 혈액 → 조직액
  - 조직액 회수 저지 : 저압 → 고압으로 이동이 어렵다.
- 혈장 단백질의 감소
  - 조직 교질 삼투압의 상승 : 혈액 → 조직으로 용질의 이동 발생
- 모세혈관의 투과성 증대
- 림프관 폐쇄
  - 조직액 사이로 들어간 동맥혈이 정맥으로 모두 회수되지 못하고 일부가 림프액과 섞여 회수되는데, 림프관이 폐쇄되면 조직액이 저류하는 현상이 발생함

(7) 탈수(dehydration)

① 정의

- 체내의 수분이 정상 수준 이하로 감소한 상태
- 몸으로 받아들이는 수분보다도 잃어버리는 물의 양이 많아서 생김
- 탈수가 일어나면 체중이 감소하고 피부에 윤택이 없고 안구가 쑥 들어감

② 1차성 탈수증
- 특수한 환경에서 음료수의 결핍 시에 나타남
- 혈액의 농축, 심장 박동의 저하
- 혈액순환의 부전 결과 전신성 산소 결핍 상태가 됨
- 신혈류량도 감소하여 잔여질소의 증가 등이 나타남

③ 2차성 탈수증
- 전해질 특히 소듐과 같이 물이 부족한 경우에 나타나는 탈수
- 잦은 구토나 설사, 고도의 발한, 고열의 지속 혹은 출혈 등이 원인
- 소듐염 결핍
  - 세포바깥액의 농도가 낮아지므로 세포액의 삼투압이 낮아짐
  - 소듐 농도를 원래대로 되돌리기 위하여 항이뇨 호르몬의 분비가 억제되어 배뇨가 늘어나서 결과적으로 체내로부터 물이 줄어들게 됨

(8) 기타 신체의 특징

① 수분섭취량이 부족할 때 나타나는 신체 변화
- 항이뇨호르몬(ADH)의 분비 촉진
- 고장성 요(urine)의 형성

② 콩팥에서의 혈액 유통
- 혈압이 80~180mmHg일 때 콩팥혈류량은 일정함
- 정상적인 콩팥혈류량은 심박출량의 약 25%임

③ 세포 내 에너지의 변환장치 : 사립체(미토콘드리아)

④ 인체가 추위에 노출되었을 때 나타나는 신체변화
- 뼈대근육의 긴장
- 심박수 증가
- 물질대사 증가
- 피부의 모세혈관 수축
- 땀 분비 감소

⑤ 지구력 운동 시 나타나는 신체 변화
- 적색근육 섬유의 발달
- 미토콘드리아 수의 증가
- 심폐기능 항진

⑥ 근력 운동 시 나타나는 신체 변화
- 근육섬유 굵기 변화
- 백색근육 섬유의 발달
- 근육 내 젖산 축적

2. 세포막과 물질이동

■ 세포막 개요

1) 생체막(biomembrane), 단위막
2) 반투과성 막(유동 모자이크 막)으로 두께는 7.5nm(75 Å)이다.
3) 세포의 표면을 덮은 구조로서 세포 내외의 물질이동을 담당하며 세포바깥액과는 다른 세포내 환경을 형성함
4) ATP 분해효소 등 30여종의 효소, 항원, 수용체 분자 등이 존재하며, 효소반응, 정보 및 에너지의 전달과 변환 등의 주요 작용을 담당

■ 구성

1) 지질 : 인지질(지질 중 70%), 당지질, 콜레스테롤(cholesterol)로 구성
   (1) 인지질
      ① **이중층**으로 구상부분은 친수성이며 막의 가쪽 표면과 안쪽 표면을 형성
      ② 2개의 꼬리는 소수성으로 막 내부에 배열
      ③ 전체 지질량의 약 70%로 지방 중 가장 높은 비율 차지함
      ④ 물이나 이온에 대한 경계적 역할을 하고, O_2 및 CO_2를 자유롭게 통과시킴
   (2) 당지질
      ① 세포막에는 존재하나 세포내 구조물 막에는 없음
      ② 적혈구 세포막에 있는 당지질은 적혈구 응집 반응을 일으키는 주된 물질
      ③ 세포막의 지질 이중 안정화와 면역반응의 항원 역할
   (3) 콜레스테롤(cholesterol)
      ① 전체 지질량의 약 25%로 세포막 투과속도 결정인자
      ② 콜레스테롤의 비율이 증가하면 막의 유동성이 감소함
      ③ 세포막을 견고하고 튼튼하게 유지함
2) 단백질
   (1) 이중층 안에 섬처럼 분포함
   (2) 세포막을 관통하는 **좁은 통로나 관을 만들어** 인지질 이중층에 비투과성인 여러 분자와 이온을 이곳을 통하여 **통과할 수 있게 함**
3) 탄수화물
   (1) 대부분 과당류로 존재함
   (2) 당지질과 당단백질 형태로 소량 존재함
   (3) 세포의 인식, 신호전달, 면역반응, 항원역할 등의 기능

성분		%	기능
지질	인지질	25	세포막 구조의 틀 형성, 물질이동 장벽
	콜레스테롤	13	유동성 조절(물질이동 속도 조절)
	당지질	4	항원, 변역반응, 혈액형 결정
단백질	주변단백질 관통단백질	55	부착, 효소, 수용체, 운반체, 통로
탄수화물	당단백 당지질	3	인지, 수용기

■ Na^+ - K^+ 펌프

- 세포에서 이용하는 에너지 중 20～40%를 사용함
- 활동은 세포 내 Na^+ 농도 증가에 비례하며 포화현상을 나타냄
- Na^+ 이동은 K^+ 이동과 연계되어 진행됨

1) 특성
   (1) **Na는 세포 외로, K는 세포 내로 이동**
   (2) 능동적 과정
   (3) 전기화학적 경사에 역행하여 이동

2) 기능
   (1) 체내의 삼투압 농도 조절
   (2) 세포의 용적 유지
   (3) 당류, 아미노산, 물 등의 운반의 원동력
   (4) 신경흥분과 같은 전기신호 발생의 근원

■ 세포막의 특징

기능	특징
• 세포내용물과 외부환경 사이의 구획을 이룸(세포원형 유지). • 항상성 유지 • 여러 효소작용에 대한 장소제공 • 흡수 및 배설작용 • 특정분자만을 잘 결합하는 막전위 감수점이 있음 • Na^+-K^+pump 기능 및 식별기능 • 세포막 내부는 “−”, 외부는 “+”	• 세포막의 기능은 세포막과 세포 내에 있는 구조물의 막에 의해서 지배됨 • 세포가 모여서 조직 및 기관을 형성하는데, 세포와 세포 사이에 느슨한 결합상태를 취함 • 세포막 내에는 여러 가지 효소가 있음 • 수용기가 있음 • 세포활동에 필요한 정보를 간직하고 막을 통과하는 물질운반을 조절함 • 인접 세포들에 대하여 인지하는 능력을 가짐 • 세포내부를 세포바깥액으로 분리시키는 물리적 장벽으로 작용함

■ 세포막과 전위차 (기출)

1) 세포막을 경계로 내부와 외부는 일정한 전위차를 유지함
2) 막의 선택적 이온투과성과 이온분포의 특성
   (1) 세포내액 : K^+와 A^-(유기음이온)
   (2) 사이질액 : Na^+과 Cl^-
3) 휴지막 전위(=안정막 전위) : −70mV
4) 역치 : 신경섬유를 흥분시킬 수 있는 최소한의 자극강도 : −55mV
5) 탈분극 : +35mV
6) 절대 불응기 : 첫 번째 활동전압과 두 번째 활동전압 사이의 기간이 너무 짧으면 두 번째 자극이 아무리 크더라도 활동전압이 발생하지 않음
7) 상대 불응기 : 활동전압을 일으키는 역치전압이 높고, 활동전압의 크기가 작음

■ 세포막을 통한 물질투과

1) **수동수송**
   - 에너지(ATP), 운반단백질을 사용하지 않음
   - 농도기울기, 확산, 삼투 등 물리·화학적 법칙에 의한 물질의 이동

   (1) **확산(diffusion)**
   ① 용질(solute)이 이동함
   ② 물질의 농도가 높은 곳에서 낮은 곳으로 이동되는 현상(정수압은 일정)
   ③ 가장 중요한 요소 : 물질에 대한 세포막의 투과성
   → 세포막에 대한 어떤 물질의 투과도는 지방에 대한 용해도, 분자의 크기 및 전해질의 경우에는 해리된 정도에 따라 달라짐
   ④ 지질에 대한 용해도↑, 분자의 크기↓ → 투과성↑
   ⑤ 확산의 촉진 요인
   - 농도경사가 클 때
   - 분자의 지름이 작을 때
   - 지질 용해성이 높을 때
   - 분자가 음이온일 때
   - 온도가 높을 때

   ⑥ 허파꽈리의 기체교환, 태반의 물질교환, 콩팥 투석 등

   (2) **삼투(osmosis)**
   ① 반투막이 사이에 있을 경우 용질농도가 낮은 곳부터 높은 곳으로 물이 이동하여 농도의 평형상태를 유지하는 현상
   ② 삼투압 : 삼투로 인해 물의 이동이 이루어지면 부피가 증가함, 이때 물의 이동을 없애려면 인위적인 압력을 가해 주어야 하는데 이를 삼투압이라고 함
   ③ 등장성(isotonic) 용액
   - 인체 세포의 삼투질 농도와 같은 용액

- 적혈구를 등장성 용액에 넣으면 변화 없다.
- 생리식염수

④ 저장성(hypotonic) 용액
- 인체 세포의 삼투질 농도보다 낮은 용액
- 적혈구를 저장성 용액에 넣으면 세포 외 물의 투과 증가, 팽대 후 파괴 → 용혈(hemolysis) 현상

⑤ 고장성(hypertonic) 용액
- 인체 세포의 삼투질 농도보다 높은 용액
- 적혈구를 고장성 용액에 넣으면 물이 외부로 이동하여 적혈구 세포는 수축됨

(3) **여과(filtration)** (기출)

① 막의 양측에 압력의 차이가 있을 때 막을 통해서 액체가 이동하는 물리적인 현상

② 압력이 높은 곳에서 낮은 곳으로 물질이 이동

③ 막 통과가 가능한 분자만 여과됨

④ 주로 모세혈관 막에서 이루어짐

예) 토리 여과, 림프액 생산, 모체혈액과 조직 사이 등

(4) **촉진적 확산**

① 세포막에 위치하는 운반체를 이용한 확산

② 전기·화학적 경사도에 따라 이동하는 수동적 이동의 한 형태

③ 지질층, 단백질 채널 투과 불가능 분자(포도당 등)의 이동

④ 에너지(ATP)의 사용은 없음

2) **능동수송**

(1) 농도기울기의 역(저농도 → 고농도)으로 이동

(2) 물질의 운반을 위하여 에너지(ATP)와 운반단백질을 사용

(3) 능동수송에 의하여 이동되는 물질은 특정한 운반체를 가지고 이동, 운반체의 수가 제한되어 있기 때문에 단위시간당 최대로 이동시킬 수 있는 물질의 양이 정해져 있음

(4) Ca^{2+}·아미노산·Mg^{2+}의 이동, Na^{+}·K^{+}의 농도 유지($Na^{+}-K^{+}$ 펌프)

(5) $Na^{+}-K^{+}$ 펌프 : 세포 내·외의 이온분포를 유지하기 위해 농도경사에 역행하여 세포막에서 Na^{+}는 세포 밖으로 보내고 K^{+}는 세포 안으로 들여오는 현상

세포막을 통한 물질투과

수동수송	능동수송
• 에너지, 운반단백질을 사용하지 않음 • 농도기울기, 확산, 삼투 등 물리·화학적 법칙에 의한 물질의 이동	• 농도기울기의 역(저농도 → 고농도)으로 이동 • 물질의 운반을 위하여 에너지(ATP)와 운반단백질을 사용 • 단위시간당 최대로 이동시킬 수 있는 물질의 양이 정해져 있음 • Ca^{2+}, 아미노산, Mg^{2+}의 이동, $Na^{+}-K^{+}$ 펌프

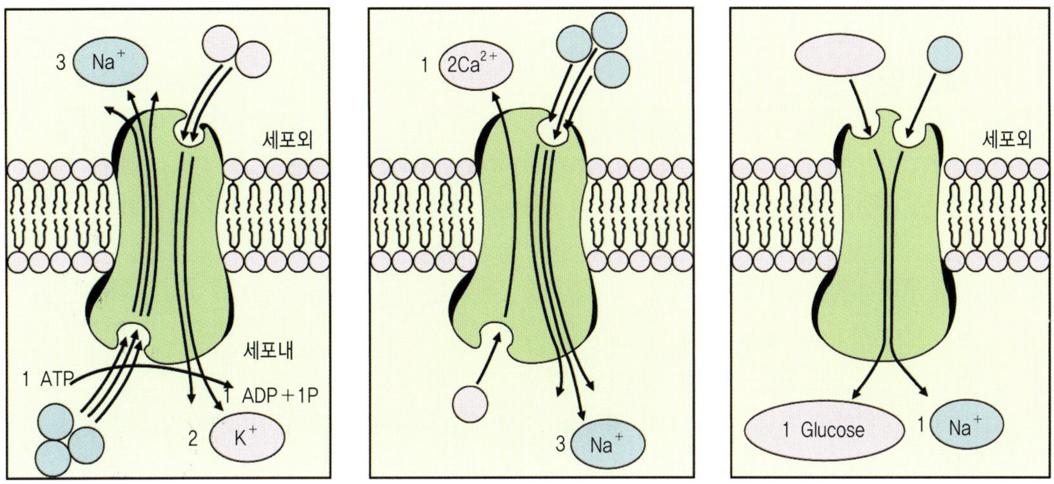

운반체 이동

A, 능동수송(Na^+ $-K^+$ pump) : ATP 분해의 에너지로서 세포내에서 3개의 Na^+가, 세포외에서 2개의 K^+가 농도곡선에 저항하여 수송
B, Na^+ $-Ca^{2+}$ 교환수송 : 세포내에서 1개의 Ca^{2+}가 세포외에서의 3개의 Na^+와 교환하여 수송
C, 포도당$-Na^+$ 수송: 세포외에서 포도당과 Na^+가 1개의 운반체에 의해 모두 수송
(B, C)의 수송에너지는 Na^+의 농도곡선인데 Na^+ $-K^+$ pump에서의 ATP 분해에 간접적으로 의존함

3) **시토시스(cytosis)**

(1) 막으로 주머니를 형성 후 물질 이동, 에너지(ATP) 사용

(2) 큰 분자 수송, 용적 운반, 일정 이상 체적의 액체 등의 운반에 사용

(3) **배출작용(세포외유출, exocytosis)**

① 분자량이 큰 물질을 세포 내에서 세포 외로 이동시키는 것

② 에너지 요구, ATP 합성능력이 있는 세포에서 이용

③ 호르몬, 효소, 신경전달물질 등은 배출작용에 의해 분비됨

(4) **함입작용(세포내이입, endocytosis)**

① 이동하는 물질의 크기나 상태에 따라 음작용(pinocytosis)과 식작용(phagocytosis)이 있음

② 음작용 : 작은 물질이나 전해질 용액 등을 pinosome이라고 불리는 작은 공포(vesicle)를 형성하여 이동함

③ 식작용 : 음작용과 같은 방법으로 phagosome이라는 큰 공포를 만들어 비교적 분자량이 큰 물질을 이동함

④ Donnan 평형 : 막이 모든 용질을 자유롭게 투과시키는 경우, 곧 양쪽의 농도가 같아질 때까지, 즉 평형 상태에 이를 때까지 확산 현상이 일어남. 그러나 세포 내에 세포막을 통과할 수 없는 단백질 음이온이나 유기인산이온이 존재함으로써 다른 투과성 이온의 분포에 큰 영향을 줌. 즉 한쪽에 막을 통과할 수 없는 물질이 존재하는 경우에는 자유롭게 통과하는 물질들의 분포가 같은 농도에 이르지 못한 상태에서 평형이 이루어지게 되는데 이를 Donnan 평형이라 함(⇒ 투과성 이온의 분포가 평형 상태를 이룬 것)

3. 세포소기관

■ 세포질의 구성

1) 세포소기관(cytoplasmic organelle)
   (1) 각각의 형태 유지 및 기능을 수행하는 세포질 내의 소구조물
   (2) 막성소기관 : 형질막(세포막), 세포질그물, 골지복합체, 사립체 및 용해소체처럼 원형질막과 같은 구조의 막으로 형성되어 있거나 싸여 있는 것
   (3) 비막성소기관 : 세포뼈대, 미세융모, 섬모, 편모, 리보소체나 중심소체처럼 막구조물이 아닌 것
2) 세포포함체(cytoplasmic inclusion)
   (1) 활동성이 없는 저장성 구조물
   (2) 당원이나 지방 같은 저장 영양소, 소포 형태의 분비과립 및 여러 가지 색소과립

■ 핵

1) 세포에 따라 모양이나 수가 다르지만 일반적으로 한 개의 세포는 한 개의 둥근 모양의 핵을 갖고 있음
2) 구성
   (1) **핵막(nuclear membrane)**
      ① 250∼400 Å 두께의 반투과성 이중막 구조
      ② 세포막과의 차이점
         • 핵구멍(nuclear pore)이 있음
         • 세포분열과정에서 일시적으로 소실됨
   (2) **핵질(nucleoplasm karyoplasm)**
      염색질과 핵소체 같은 구조물을 제외한 부분 → 무형의 현탁액(colloid) 부분
   (3) **염색질(chromatin)**
      ① 여러 가지 모양으로 진하게 나타나는 부분
      ② 염기성 염료(basic dye)에 의하여 염색이 잘 됨
      ③ 핵의 특징을 지닌 과립상 구조물, DNA와 단백질로 구성
      ④ 수백만 개의 핵산분자로 구성되어 있고 부분적으로 단백질 분자가 결합되어 있는 DNA(deoxyribonucleic acid)임
   (4) **염색체(chromosome)**
      ① 1쌍의 염색분체(chromatid)가 중심절(centromer)에 의하여 연결
      ② 체세포의 염색체수 : 23쌍(46개) - 상염색체 22쌍 + 성염색체 1쌍(여 : XX, 남 : XY)
      ③ 염색체 주요 질환
         • Down 증후군 : 21번째 염색체가 3개, 총 47개의 염색체
         • Turner 증후군 : X염색체가 1개, 총 45개의 염색체
   (5) **핵소체(nucleolus)**
      막으로 싸여 있지 않으며 RNA(Ribonucleic Acid)로 구성
3) 기능
   (1) 세포의 집행부

(2) 여러 가지 복잡한 기전으로 각종 신진대사(metabolism)와 생식(reproduction) 등의 모든 세포활동을 조절(생명활동 조절, 유전정보, 세포분열 관장, 단백질 합성, 대사조절, DNA 복제 등)

4) **종류**

(1) **핵이 없는 세포** : 적혈구, 혈소판

(2) **이핵세포** : 간세포, 일부 연골세포

(3) **다핵세포** : 뼈대근육 세포(심장근육과 민무늬근육은 1개씩), 뼈파괴세포

■ 세포질 그물

1) 섬세한 그물구조물, 리보소체의 유무에 따라 구분

2) 과립(거친)세포질그물(granular or rough ER)

(1) 막의 겉면에 리보소체(ribosome)가 붙어 있음

(2) **단백질 합성에 관여, 세포 내 합성, 세포 내 물질의 이동통로**

3) 무과립(매끈)세포질그물(agranular or smooth reticulum ER)

(1) 막의 겉면에 리보소체가 부착되지 않음

(2) 지질 생합성 및 물질통로

(3) **세포에 따라 기능이 다름**

① 간세포 : 해독작용, 지질, 당원합성

② 위샘(gastric gland)의 벽세포(parietal cell) : 위산(염산, HCl) 분비

③ 내분비기관의 세포 : 스테로이드 호르몬 합성

④ 근육세포 : 근세포질그물(SR)이라고 불리며, Ca^{2+} 조절

■ 골지복합체(Golgi complex)

1) 작고 납작한 수조(cisterna)들이 여러 겹으로 포개어진 형태로서 핵 주위에 위치함

2) 수조들은 속층으로 갈수록 넓어지고 가장 속층에서는 구슬 모양으로 돌출되어 떨어져 나가는 상태를 볼 수 있음

3) 액포와 미세포로 구성

4) 기능

(1) 탄수화물 합성

(2) 합성된 탄수화물을 단백질 분자와 결합시켜 당단백(glycoprotein)을 형성하여 작은 소포(vesicle)의 형태로 포장하여 떼어냄

→ **분비과립(secretory granule)** : 당단백을 세포 밖으로 내보냄

(3) **리소좀 생성**, 지방흡수, 정자의 침체형성 등

■ 사립체(mitochondria)

1) 세포 생존에 필수적 소기관

2) **이중막 구조**

(1) 바깥막 : 60Å 두께

(2) 속막 : 여러 개의 불규칙한 주름 형성

(3) 두 막 사이 : 60~80Å의 굴곡, 크리스테(cristae) 형성

(4) 내실 : 미토콘드리아 기질(matrix) → TCA 회로, 전자전달계, 산화적 인산화 반응의 효소함유

3) 포도당을 분해하여 에너지를 생산(세포의 발전소)

→ 1분자의 glucose가 완전히 산화되면 38ATP가 생성된다.

4) **세포 내 호흡 담당**

5) 한 세포의 사립체의 수는 그 세포의 활동력에 비례

→ 기능이 증가된 세포에서 사립체는 스스로 분열하여 수가 많아지면서 크기도 커짐

■ 리보소체(ribosome)

1) 작은 둥근 과립, 세포질그물(세포질그물)을 구분하는 물질

2) 리보핵산(RNA, 67%)과 단백질(37%)로 구성

3) 크기가 너무 작아서 광학현미경으로는 관찰 불가

4) 모든 세포 내에 수천 개 이상이 존재

5) 부착리보소체(attached ribosome)

(1) 세포질 그물에 부착

(2) 밖으로 분비하기 위한 **단백질 합성**

6) 자유리보소체(free ribosome)

(1) 세포질 내에 유리되어 흩어져 있음

(2) 세포 속에서 자체적으로 사용할 **단백질 생산**

■ 용해소체(lysosome)

1) 분해 효소체

2) 막으로 싸여진 단순한 소포(vesicle)

3) 크기와 형태는 활동 상태에 따라 변화

(1) 형성 초기의 비활동기 : 작은 소포

(2) 활동이 진행 : 크기가 커지고 모양이 불규칙하게 변함

4) 기능 : **세포 내 청소부(garbage disposals)**

(1) 여러 가지 효소를 갖고 있어 세포 내의 불필요한 구조물을 파괴하여 소화

(2) 외부에서 들어온 고분자물질이나 미생물 등을 제거

■ 퍼옥시좀(peroxisome)

1) 과산화수소(H_2O_2)를 분해하여 세포를 보호하는 효소를 지님

2) 특히 간세포와 콩팥세포에 많음

3) 아미노산과 지방산을 분해

■ 세포골격(cytoskeleton)

1) **미세관(microtubule)**

(1) 다양한 길이, 작고 속이 빈 관, 직선 모양

(2) 튜불린(tubulin)이라는 단백질로 구성

(3) 세포 내 구조물을 지지, 물질 수송에 관여
(4) 편모와 섬모에서도 규칙적인 배열
(5) 중심소체, 기저체, 섬모, 편모, 방추사 등의 기본 구조

2) **미세섬유(microfilament)**
(1) 가늘고 긴 섬유
(2) 액틴으로 구성
(3) 세포막의 바로 밑, 세포의 곳곳에 다발로 존재
(4) 미세관과 함께 세포 지지, 수축계로 작용

3) **중심체(centrosome)**
(1) 대부분 세포에서 관찰, 핵 근처에 위치
(2) 세포분열 시 가장 활발함 : 방추사 형성, 염색체 이동
(3) 중심소체(중심립, centrioles)라는 2개의 작은 점상 구조물로 구성
(4) 중심립 : 원통배열을 한 구조의 짧은 미세관이 장축을 직각으로 교차하는 위치로 배열)
(5) 신경세포, 식물세포(분열능력을 상실한 세포)에서는 볼 수 없음

4) **편모(flagella)**
(1) 세포 표면의 털과 같은 돌기
(2) 일반적으로 길고 소수
(3) 파동운동, 정자, 편모충류 등

5) **섬모(cilia)**
(1) 길이가 짧고 다수
(2) 집단적 운동, 기관의 호흡상피, 자궁관 등

주요 세포 소기관의 구조 및 기능

세포소기관	구조	기능
세포막	주로 단백질과 지질분자로 구성	세포의 전체 형태를 유지하고 세포 내외로의 물질 통과를 조절
소포체	주머니와 관을 형성하는 상호 연결된 막의 연락망	조면소포체 : 단백질 합성에 관여, 세포 내 물질의 이동통로 활면소포체 : 지질 생합성 및 물질통로
골지복합체	편평하며 막으로 된 주머니	분비될 당단백을 포장하여 세포 밖으로 내보냄
사립체	이중막 구조의 주머니	포도당을 분해하여 에너지를 생산
리보소체	단백질과 RNA로 구성된 작은 둥근 과립	단백질 합성
용해소체	막으로 싸여진 단순한 소포	세포 내의 불필요한 구조물을 파괴하여 소화
중심소체	두 개의 막대 같은 중심소체로 구성된 막이 없는 구조물	세포분열 동안 딸세포로 염색체를 분배하는 일을 도와주며 섬모 형성을 촉발
미세섬유와 미세관	얇은 막대와 관	세포질을 지탱하여 세포질 내 물질과 소기관의 이동을 도와줌
섬모와 편모	세포 표면의 털과 같은 돌기	세포 표면 위의 체액에 추진력을 주며 정충이 움직일 수 있게 해준다.

4. 세포분열

■ 체세포분열(유사분열)

1) 생식세포를 제외한 인체의 모든 세포는 체세포 분열로 증식

2) **체세포 분열의 과정**

<table>
<tr><th colspan="2">과정</th><th colspan="2">주요변화</th></tr>
<tr><td rowspan="3">간기
(interphase)</td><td>G1기</td><td>DNA 합성전기－mRNA 등 세포성분 합성, 세포체적 증가</td><td rowspan="3">• 분열을 위한 준비기간
• 세포의 크기 증가
• 염색체가 풀어지면서 점차 길어지고 가늘어져 일부 염색체 과립을 제외하고는 보이지 않게 됨
• DNA가 복제</td></tr>
<tr><td>S기</td><td>DNA 합성기－DNA 자기복제, 2배의 DNA양이 됨</td></tr>
<tr><td>G2기</td><td>DNA 합성후기－방추사 형성에 필요한 단백질 합성</td></tr>
<tr><td rowspan="4">분열기
(mitotic stage)</td><td>전기
(prophase)</td><td colspan="2">• 세포 분열기 중 가장 긴 기간
• 중심체가 복제되어 두 쌍이 됨
• 염색질이 축합되어 염색사가 형성되고 점차 굵고 짧아져 염색체가 형성
• 중심체 주위에 별(aster)이 형성되면서 양극(pole)으로 이동하며 두 중심체 사이에 방추(spindle)가 형성
• 핵막과 핵소체가 소실되기 시작</td></tr>
<tr><td>중기
(metaphase)</td><td colspan="2">• 염색체가 적도(equator) 부위에 일직선 배열
• 염색체에서 각각의 염색분체(chromatid)를 잇고 있는 중심절(centromere)이 방추에 부착
• 단성(monaster) 형성
• 핵막이 완전히 소실
• 염색체 관찰이 가장 좋은 시기</td></tr>
<tr><td>후기
(anaphase)</td><td colspan="2">• 중심절(centromere)이 둘로 쪼개지며 이에 따라 각각의 염색체를 이루고 있던 두 개의 염색분체(chromatid)로 분리
• 분리된 염색분체가 방추에 의해 양극으로 끌려감
• 모세포와 동일 염색체수
• 세포질 분열 시작</td></tr>
<tr><td>말기
(telophase)</td><td colspan="2">• 전기에 일어나는 변화의 반대 현상
• 양극으로 끌려간 염색체의 꼬여 있던 DNA 분자가 풀어지기 때문에 점차 길어지고 가늘어짐
• 양극으로 이동한 염색체 주위에 각기 핵소체 및 핵막이 형성
• 방추가 소실
• 세포질 분열에 의해 모세포가 완전히 두 개의 자세포로 나뉨</td></tr>
</table>

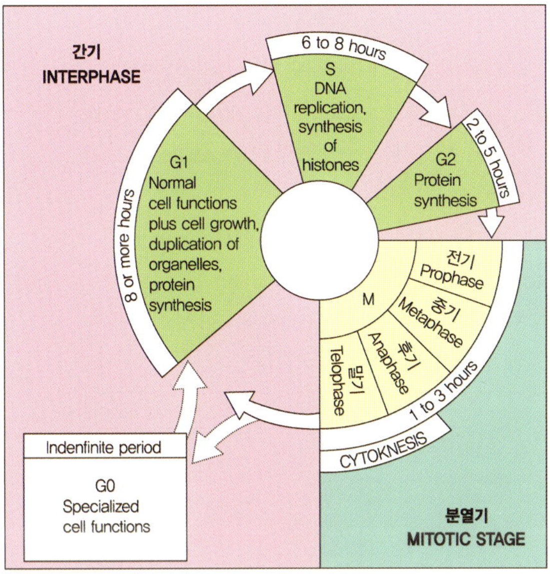
간기
INTERPHASE
6 to 8 hours
S
DNA
replication,
synthesis
of
histones
2 to 5 hours
G2
Protein
synthesis
8 or more hours
G1
Normal
cell functions
plus cell growth,
duplication of
organelles,
protein
synthesis
M
전기
Prophase
중기
Metaphase
후기
Anaphase
말기
Telophase
1 to 3 hours
CYTOKNESIS
Indenfinite period
G0
Specialized
cell functions
분열기
MITOTIC STAGE

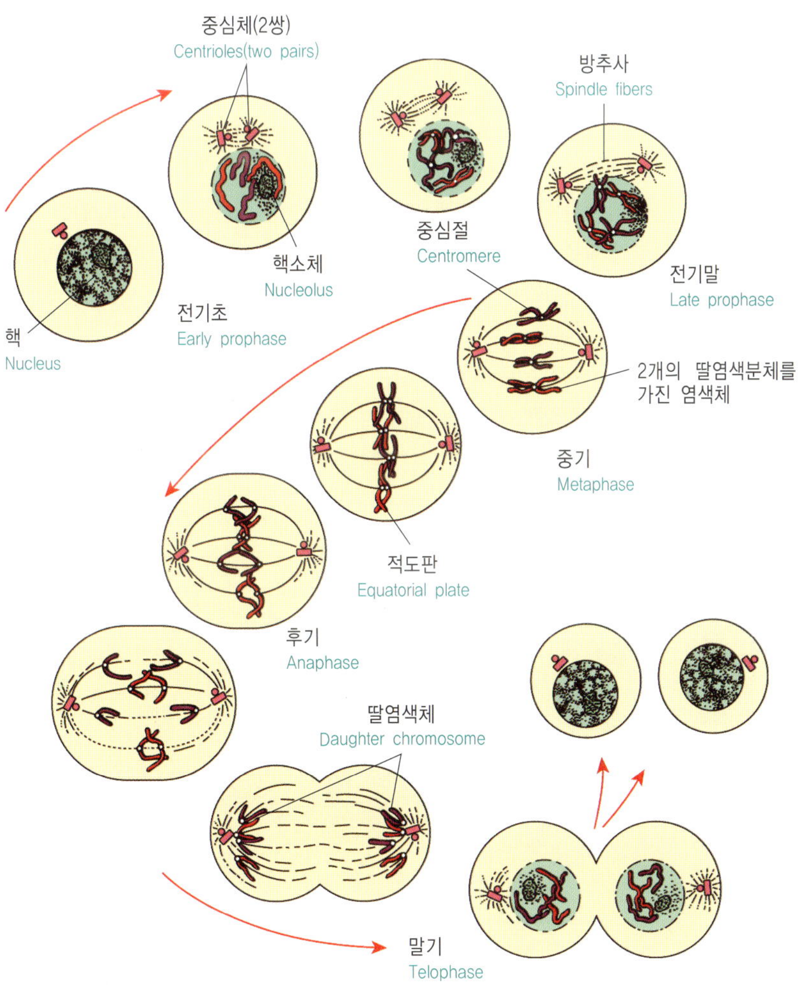
중심체(2쌍)
Centrioles(two pairs)
방추사
Spindle fibers
핵소체
Nucleolus
중심절
Centromere
전기말
Late prophase
전기초
Early prophase
핵
Nucleus
2개의 딸염색분체를
가진 염색체
중기
Metaphase
적도판
Equatorial plate
후기
Anaphase
딸염색체
Daughter chromosome
말기
Telophase

■ 감수분열(meiosis)

1) 생식세포 발생과정에서 두 배수체가 홑 배수체로 성숙하는 과정에서만 일어나는 특수한 세포분열 방법
2) 두 배수체(diploid) : 사람의 보통 세포들처럼 46개의 염색체를 가지고 있는 경우
   (1) 남성에서의 두 배수체 생식세포 : 정조세포(spermatogonia)와 이것이 분열하여 생긴 일차정모세포(primary spermatocyte)
   (2) 여성에서의 두 배수체 생식세포 : 난조세포(oogonia)와 이것이 분열하여 생긴 일차난모세포(primary oocyte)
3) 홑 배수체(haploid) : 성숙 생식세포(gamete), 즉 남성의 정자나 여성의 난자같이 23개의 염색체를 가진 세포
4) 감수분열의 과정
   (1) 간기 : 체세포 분열과 동일
   (2) 일차 감수분열
      ① 전기 : 매우 긴 기간(정모세포 : 22일, 난자 : 수십 년) 동안 진행
         • 가는섬유기(leptotene) : 염색질들이 뭉쳐져서 염색체를 구성하는 시기
         • 접합기(zygotene) : 상동염색체가 짝을 지어 나란히 배열되어 46개의 염색체가 마치 23개인 것과 같은 모습을 나타내는 시기
         • 비사기(pachytene) : 염색체가 짧아지고 굵어지는 시기
         • 중복기(diplotene)와 이동기(diakinesis)를 거쳐 접합되었던 두 염색체 분리
      ② 중기 : 상동염색체들이 적도부에 배열, 방추사에 의해 중심체에 연결
      ③ 후기 : 상동염색체를 이루고 있는 두 염색체가 하나씩 나뉘어 양극으로 끌려감
         → 두 배로 복제된 염색체 각각의 양은 변화되지 않은 채 염색체의 수만 반으로 감소하여 각기 23개의 염색체가 양극으로 끌려감
      ④ 말기 : 두 개의 딸세포(각각 22개의 상염색체와 1개의 성염색체를 가짐)가 만들어짐
   (3) 이차 감수분열 : 하나의 2배수 체생식세포는 염색체의 수와 양이 각기 반으로 줄어 4개의 딸세포가 됨

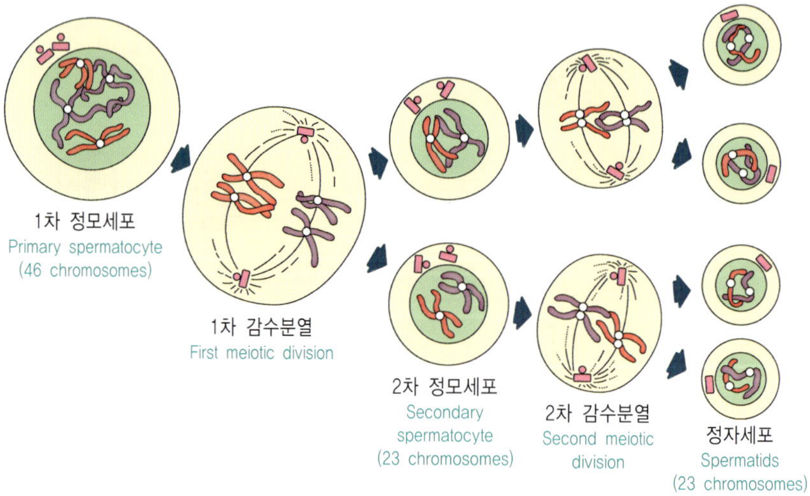

■ 체세포분열과 감수분열

세포	체세포분열	감수분열
분열방법	일반세포	생식세포
분열 후 세포수	2개	4개
분열 후 염색체수	46개	23개

정조세포(46개) → 1차 정모세포(46개) → 2차 정모세포(23개) → 정자세포(23개) → 정자(23개)

■ 세포분열에 영향을 미치는 인자

종류	기능	분비	표적기관
프로락틴(prolactin)	세포의 분열과 성장 촉진	샘뇌하수체	젖샘
표피성장인자(EGF)	줄기세포(stem cell)의 세포분열과 상처치유 촉진	샘창자샘	진피
섬유아세포성장인자(FCF)	섬유모세포(fibroblast) 및 연관된 세포들의 분열, 분화촉진		
적혈구조혈인자(erythropoietin)	간세포의 분열 및 적혈구 성숙 촉진	콩팥	뼈속질
타이모신(thymosin)	T cell 분열과 분화자극	가슴샘	가슴샘, 림프조직
칼론(chalone)	비정상 세포분열 억제	체내조직	인접부위 세포

EXPLANATION

조 직

1. 조직

1) 일정한 목적을 가지고 배열하여 특징적인 기능을 나타내는 같은 종류의 세포집단
2) 구성성분 : 세포, 세포사이물질, 사이질액
3) 4대 조직
    (1) 일반적인 형태와 기능에 따라 구분
    (2) 상피조직, 결합조직, 근육조직, 신경조직

■ 상피조직

1) 인체의 표면, 각 기관의 외표면, 인체 공간·체관·맥관 등의 속공간면을 덮고 있는 막성 조직
2) 기능 : 다른 조직을 보호, 물질 수송, 분비, 흡수, 감각 감수, 생식세포 생산
3) 특징
    (1) 세포사이물질이 거의 없고 대부분이 세포들만으로 구성되어 있어 항상 질긴 결합조직이 받치고 있음
    (2) **바닥막(basement membrane)** : 상피조직과 결합조직 사이

(3) 혈관이 없음

(4) 항상 새로운 세포로 대치하여 항상 분열과정에 있는 세포를 볼 수 있음

4) 기능에 따른 분류

(1) 덮개상피 : 몸의 표면과 속공간의 내면 상피

(2) 분비상피 : 샘상피(내 · 외분비샘)

(3) 호흡상피 : 허파꽈리의 상피

(4) 흡수상피 : 소화관의 상피

5) **형태의 배열에 따른 분류** (기출)

종류	특징	인체 내 소재
단층편평상피	납작한 비늘 모양의 세포들이 단층으로 배열	내피세포(혈관, 림프관), 중피세포(가슴막, 배막, 심장막, 허파꽈리)
단층입방상피	둥글거나 정육면체에 가까운 형태의 세포들이 단층으로 배열	집합세관(콩팥), 작은관, 난소의 표면상피, 갑상샘의 소포상피
단층원주상피	원기둥 모양의 세포들이 단층으로 배열	자궁관, 위장관의 점막상피, 쓸개
중층편평상피	겉 부분은 편평세포, 속 부분은 입방세포, 맨 아래층은 원주세포로 구성	피부, 입안, 식도, 항문, 각막
중층입방상피	사람에게 드묾	땀샘의 관
중층원주상피	사람에게 드묾	큰 관, 남성요도의 일부
거짓중추원주상피	사람에게 드묾	침샘의 큰 관
거짓중층섬모원주상피	표면에 많은 섬모를 가지고 있는 상피	호흡기도의 속면과 부고환
이행상피	특수한 상피 표층 세포는 거대한 버섯모양의 세포로서 방광이 가득 차서 늘어났을 때는 중층편평상피 같이 되고 쭈그러졌을 때는 중층원주상피 같은 형태로 됨	콩팥깔때기 · 방광 · 요도 · 요도의 안쪽 표면

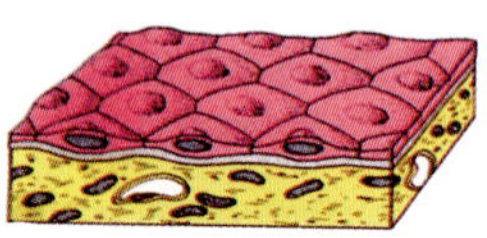

단층편평상피

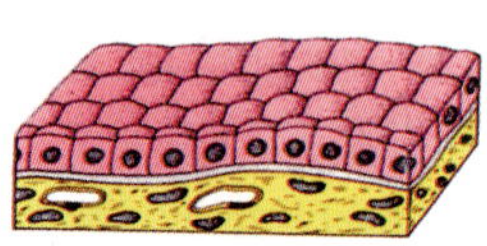

단층입방상피

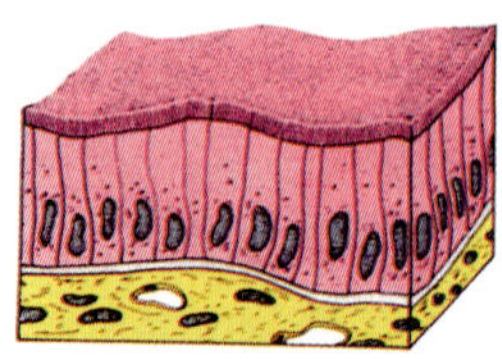

단층원주상피

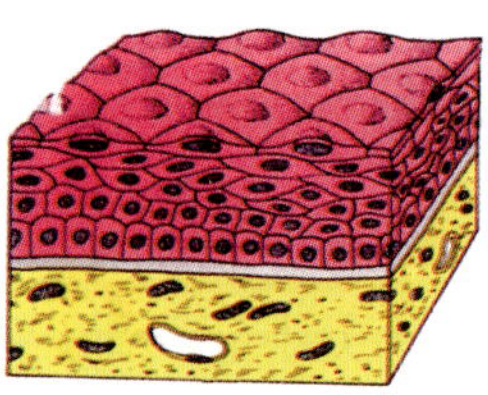

중층편평상피

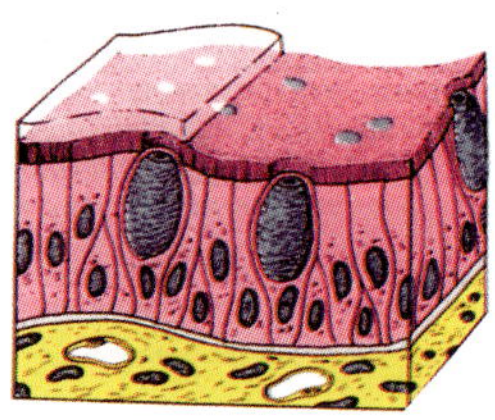

거짓중층원주상피

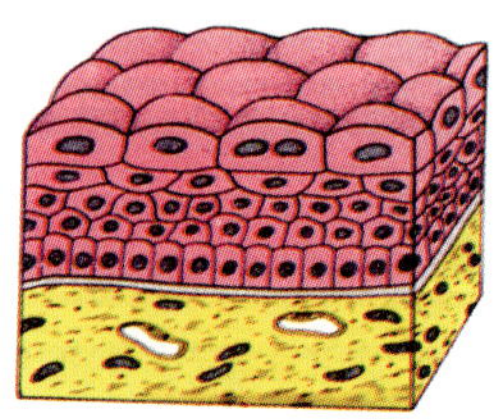

이행상피

6) 샘(gland)

(1) 상피 조직의 분화

(2) 분비기능을 하는 특수한 샘상피(glandular epithelium)로 구성

(3) 물질을 생성, 저장, 분비 → 각각의 분비관 보유

(4) 선의 분류

① 분비물 방출에 따른 분류

- 외분비샘 : 체표, 장기의 속공간으로 분비(예, 소화샘 등)
- 내분비샘 : 도관 없이 혈관, 림프관으로 분비(예, 호르몬)

② 분비물 종류에 따른 분류

- 점액샘 : 점액을 분비(예, 입천장샘, 술잔샘, 자궁목샘)
- 장액샘 : 단백질을 분비(예, 귀밑샘, 눈물샘, 이자샘)
- 혼합샘 : 일부 장액과 일부 점액 분비(예, 턱밑샘, 혀밑샘)
- 젖샘 : 젖을 분비, 땀샘의 변형된 형태
- 기름샘 : 지질 분비
- 눈물샘 : 눈물 분비
- 땀샘
  - 작은땀샘(에크린선) : 물, 염류 등 분비
  - 큰땀샘(아포크린선) : 염류 이외 단백질까지 분비, 겨드랑, 젖, 바깥귀길, 항문주위의 큰 땀샘, 특유의 냄새가 남

③ 분비 양상에 따른 분류

- 완전분비(holocrine) : 세포에 분비물질이 점차 증가되어 결국에는 분비물질이 가득 찬 상태로 세포 전체가 죽어서 배출(예, 기름샘)
- 부분분비(apocrine) : 분비물질과 함께 세포 성분의 일부가 방출(예, 큰땀샘)
- 샘분비(merocrine) : 대부분의 샘에서 일어나는 방법, 분비물질만 방출(예, 이자 샘분비)

④ 형태에 따른 분류

구분	분비선의 형태		보기
대롱샘	선체가 관형태	비분지 대롱샘	창자샘, 땀샘
		분지 대롱샘	위바닥샘, 자궁샘
		복합 대롱샘	혀의 Ebner샘, 눈물샘
꽈리샘	선체가 주머니 형태	비분지 꽈리샘	피부 작은기름샘
		분지 꽈리샘	피부 큰기름샘, 눈꺼풀판샘
		복합 꽈리샘	귀밑샘, 위의 위날문샘 일부
관상포상샘	선체가 관상, 종말부가 팽대	비분지 관상포상샘	위의 위날문샘 일부
		분지 관상포상샘	위의 위날문샘 일부
		복합 관상포상샘	혀밑샘, 턱밑샘, 이자선

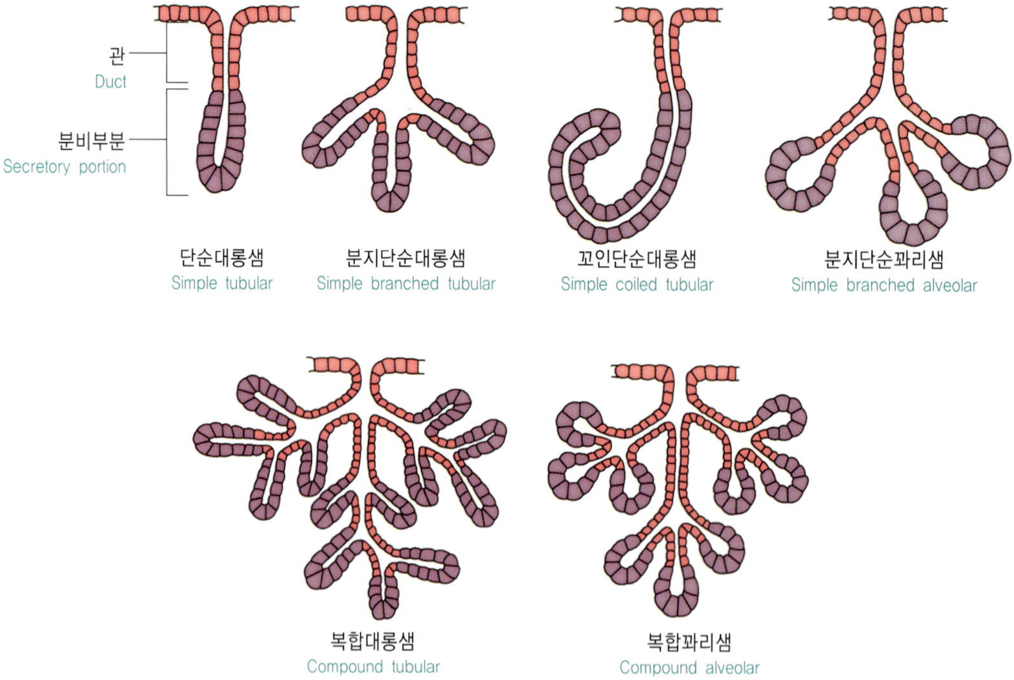

■ 결합조직

1) 인체 내에서 가장 널리 퍼져 있고 가장 많은 양을 차지하는 조직
2) 다른 조직을 지탱하거나 조직과 조직을 서로 연결하여 형태를 유지시킴
3) 세포수는 적고 세포사이물질이 많은 조직으로 각 조직의 특성은 세포사이물질에 의하여 결정됨
4) 결합조직을 구성하는 세포의 종류 및 기능
   (1) 섬유아세포(fibroblasts)
   세포사이물질인 섬유질과 바탕물질을 합성
   (2) 큰포식세포계통(macrophages system)
   ① 일명 그물내피계통, 식작용(phagocytosis)을 하여 신체 방어 작용을 하는 세포들을 통칭
   ② 종류 : 큰포식세포(macrophage), 단핵구(monocyte), 허파의 먼지세포(dust cell), 중추신경계통의 소포세포(microglia), 간의 Kupffer's cell, 림프기관의 그물세포(reticular cell), 소성결합조직의 조직구
   ③ 큰포식세포는 아메바 운동, 식작용, 항체 생산, 노쇠한 혈구의 파괴 및 제거를 담당함
   (3) 세포질세포(plasma cell)
   항체를 형성하는 림프구 계열의 특수한 세포
   (4) 비만세포(mast cell)
   비교적 큰 과립을 가득 함유, 헤파린(heparin)과 히스타민(histamine) 계열의 물질 분비
   (5) 지방세포(fat cell) 및 여러 가지 백혈구(white blood cells)

5) 세포사이물질의 섬유성 구조물

(1) **아교섬유(collagenous fiber)**

① 육안상 백색 → 백색섬유(white fibers)

② 다발 형성, 강력한 견인력

③ 콜라겐(collagen)으로 구성

④ 뼈, 인대, 힘줄

(2) **그물섬유(reticular fiber)**

① 섬세한 그물을 형성

② 세포, 모세혈관, 신경섬유 및 근육섬유같이 작은 구조물을 결속

③ 콜라겐(collagen)으로 구성

④ 뼈속질, 지라, 림프조직

(3) **탄력섬유(elastic fiber)**

① 육안상 황색 → 황색섬유(yellow fibers)

② 탄력성이 필요한 피부, 큰 혈관, 호흡기계통, 탄력연골 및 탄력인대 등에서 그물, 막 또는 다발을 형성하여 배열

6) **결합조직의 분류**

고유결합조직		특수결합조직		
성긴결합조직	치밀결합조직	지방조직	뼈	연골
그물조직 성긴조직 지방조직	규칙 치밀결합조직 불규칙 치밀결합조직			유리연골 섬유연골 탄력연골

(1) **고유결합조직**

- 고유 의미의 결합조직
- 조직이나 기관 사이 연결
- 아교섬유 많이 포함

① 성긴결합조직

- 그물조직
  - 섬세한 그물섬유와 그물세포로 구성된 성긴조직
  - 림프절, 지라, 편도 등 가슴샘을 제외한 림프조직과 뼈속질 등의 뼈대 형성
  - 그물세포 : 그물 섬유를 생산하여 그물조직을 유지, 신체의 복잡한 면역기전의 일부 담당
- 성긴조직
  - 거의 모든 장기들에 분포, 다른 조직들을 서로 연결
  - 탄력성, 신장성↑ → 조직 간 마찰을 경감시켜 운동을 가능하게 하고 충격을 흡수
  - 세포수에 비하여 세포사이물질이 훨씬 많은 조직, 다양한 종류의 세포 존재
- 지방조직
  - 성긴조직과 동일하나 섬유모세포, 포식세포 및 비만세포 등은 극히 소수, 주로 지방세포로 구성

– 영양소의 저장소, 주요 장기 보호벽, 체온방출을 막는 방열벽 등의 역할

② **치밀결합조직**

- 아교섬유가 치밀하고 일정방향
- 힘줄, 인대, 뼈막, 진피 등
- 규칙 치밀결합조직 : 섬유다발들 평행 배열 → 힘줄, 인대, 널힘줄 등
- 불규칙 치밀결합조직 : 섬유다발들 불규칙하게 배열 → 진피, 깊은근막(deep fascia), 장기의 피막 등

(2) **특수결합조직**

① 뼈조직 : 뼈대계통 형성, 단단한 조직, 몸의 지지, 기관 보호 등

- 뼈세포 : 뼈방 속에 별 모양
- 뼈바탕질 : 유기질(뼈속질)과 칼슘염과 구연산염 등의 무기물이 65% 이상
- 섬유 : 아교섬유

② **연골조직(cartilage tissue)**

- 개요
  – 뼈와 함께 뼈대계통을 구성, 몸을 지탱하고 근육의 부착점 역할
  – 연골세포, 연골바탕질, 섬유성분으로 구성
  – 혈관이 없어 단순 확산에 의하여 영양소와 산소 보충
- **분류**

유리연골(hyaline cartilage)	탄력연골(elastic cartilage)	섬유연골(fibrous cartilage)
• 아교섬유로 구성, 인체 운동 시 마찰 완화를 위한 윤활액 보유 • 인체에 가장 풍부 • 관절물렁뼈, 갈비뼈연골, 기관지 연골, 코의 코중격, 후두연골 등	• 탄력섬유 다량함유 → 탄력성 최대 • 바깥귓바퀴, 후두덮개 연골, 귀인두관 등	• 특히 많은 아교섬유 함유 → 연골 중 가장 질김 • 척추사이원반, 관절 원판, 절구테두리 등

- 뼈와 연골의 특성

특성	연골	뼈
세포	연골세포	뼈세포
기질	콘드로이틴(chondroitin) 황산염	인산 및 탄산칼슘결정체
섬유	교원, 탄력 및 그물섬유	아교섬유
맥관	없음	발달함
피막	연골막(2겹)	뼈막(2겹)
산소요구량	낮음	높음
영양분	기질로부터 확산	뼈세포로부터 확산
성장	버팀질 및 부착성	부착성

✻ 연골은 혈관, 신경, 림프관의 분포가 없으며 주성분은 교원질임

■ 근육조직

1) 운동성 조직으로 근육섬유로 구성되어 수축성이 강함
2) 분류(근육원섬유의 모양과 기능에 따라)

민무늬근육 (smooth muscle)	• 내장근육, 단핵세포 • 장시간 느린 수축운동(피로를 안 느낌), 불수의근 • 소화기, 호흡기, 혈관, 림프관 등
가로무늬근육 (straited muscle)	• 뼈대근육, 다핵세포, 규칙적 가로 무늬 • 강하고 빠른 수축(쉬운 피로감), 수의근 • 뼈대근육은 표정이나 호흡에도 관여, 식도 위끝은 뼈대근육
심장근육 (cardiac muscle)	• 심장벽의 특수근육, 서로 연결되어 전체적으로는 그물세포, 단핵 세포 • 가로무늬근육, 불수의근 • 개재판, 자극전도계

■ 신경조직

1) 자극의 전달을 위해 발달된 조직, 신경세포, 신경아교질로 구성
2) 신경세포
   (1) 뉴런(neuron) : 신경의 구조적, 기능적 기본단위, 신경세포체와 돌기로 구성
      ① 신경세포체 : 신경 세포의 생활, 핵, 세포질, 니슬소체 함유
      ② 돌기
         → 가지돌기(dendrite) : 들(구심)돌기, 자극을 세포체로 전달
         → 축삭돌기(axon) : 신경섬유, 날(원심)돌기, 세포체의 흥분을 말초에 전달
         • 말이집신경 : 축삭돌기에 마이엘린 물질의 원통상 말이집 존재, 랑비에결절이 있음
         • 민말이집신경 : 말이집이 없어 축삭돌기가 외부로 노출, 교감신경, 후각신경
         • 신경세포는 재생 불가, 가장 분화가 잘된 세포, 산소에 예민
3) 신경아교(neuroglia)
   (1) 중추신경 내의 결합조직
   (2) 신경세포의 지지, 영양, 이물질 식작용, 보호 등의 기능
   (3) 종류 : 별아교세포, 희소돌기세포, 미세아교세포

❋ 기타 조직의 특성
   ① 신경세포 : 재생이 어렵고 산소에 예민하여 니슬소체 함유
   ② 파네트 세포(Paneth's cell) : 작은창자의 과립세포
   ③ 세르톨리 세포(Sertoli's cell) : 고환의 버팀세포
   ④ 술잔세포 : 내장, 점액분비
   ⑤ 비만세포 : heparin, histamine, serotonin 분비
   ⑥ 세포질세포 : 면역글로불린 합성과 분비
   ⑦ 핫살소체 : 가슴샘

⑧ 랑게르한스섬 : 이자 호르몬 분비
⑨ 지방조직 : 에너지 발생원
⑩ 림프양조직 : 림프절, 지라, 편도, 가슴샘 등
⑪ 맥락얼기 : 뇌실의 내면층
⑫ 이행상피 : 요로(요관, 콩팥깔때기, 방광, 요도)

2. 막(membrane)

■ 정의

1) 신체에서 여러 부분의 겉이나 속을 덮고 있는 것
2) 상피조직과 그 밑층의 결합조직을 지칭

■ 종류

구분	내용
점막층 (mucous membrane)	• 유강성 장기표면, 점액분비 • 소화관, 기도, 요로, 생식기계 등의 속면 • 보호(중층편평상피), 흡수(원주상피), 수송(섬모상피)
장막 (serous membrane)	• 외부와 통해 있지 않은 인체 공간을 싸고 있는 막, 장액분비 • 가슴막, 심장막, 배막 ⇒ 각각 가슴막안, 심장막공간, 배막안을 형성, 사이에 소량의 장액이 있어 마찰을 방지함
윤활막 (synovial membrane)	• 관절공간(joint cavity), 힘줄집(tendon sheath) 및 윤활주머니(bursa) 등의 속면을 싸고 있는 막 • 불완전한 상피 • 기능 : 윤활액 분비, 운동에 의한 마찰을 경감
섬유성막 (fibrous membrane)	• 주로 장기표면 • 결합조직 섬유가 주성분 • 섬유피막(내장기관), 근막(근군), 뇌척수막(중추신경)
피부 (skin)	• 전신을 둘러싸고 있는 거대한 막 • 표면이 건조 • 여러 가지 구조물을 가지고 여러 가지 기능을 수행

뼈대계통

뼈의 발생 및 성장

1. 인체의 뼈

1) 뼈의 2/3는 무기질로 되어 있으며, 이 중 85%는 인산칼슘, 10%는 탄산칼슘으로 이루어짐
2) 인체 뼈대는 출생 직후 270개 정도이며 성장 후 성인에서는 평균 206개의 뼈로 이루어짐

사람 뼈대(골격)의 분류

분류	이름	뼈의 수	분류	이름	뼈의 수
팔다리뼈대	팔이음뼈(상지대) Shoulder girdle		몸통뼈대	머리뼈(두개골) Skull	
(체지골격)	어깨뼈(견갑골) Scapula	2	(체간골격)	뇌머리뼈(뇌두개골) Cranial bone	8
Appendicular	빗장뼈(쇄골) Clavicle	2	Axial skeleton	얼굴뼈(안면골) Facial bone	14
skeleton	자유팔뼈(상지) Upper extremitity			귓속뼈(이소골) Ear ossicles	6
	위팔뼈(상완골) Humerus	2		목뿔뼈(설골) Hyoid bone	1
	자뼈(척골) Ulna	2		척주	
	노뼈(요골) Radius	2		목뼈(경추) Cervical vertebrae	7
	손목뼈(수근골) Carpals	16		등뼈(흉추) Thoracic vertebrae	12
	손허리뼈(중수골) Metacarpals	10		허리뼈(요추) Lumbar vertebrae	5
	손가락뼈(지골) Phalanges	28		엉치뼈(천골) Sacrum	1
	다리이음뼈(하지대) Pelvic girdle			꼬리뼈(미골) Coccyx	1
	볼기뼈(관골) Hip bone	2		흉곽	
	자유다리뼈(하지) Lower extremity			복장뼈(흉골) Sternum	1
	넙다리뼈(대퇴골) Femur	2		갈비뼈(늑골) Ribs	24
	무릎뼈(슬개골) Patella	2			
	정강뼈(경골) Tibia	2			
	종아리뼈(비골) Fibula	2			
	발목뼈(족근골) Tarsals	14			
	발허리뼈(중족골) Metatarsals	10			
	발가락뼈(지골) Phalanges	28			

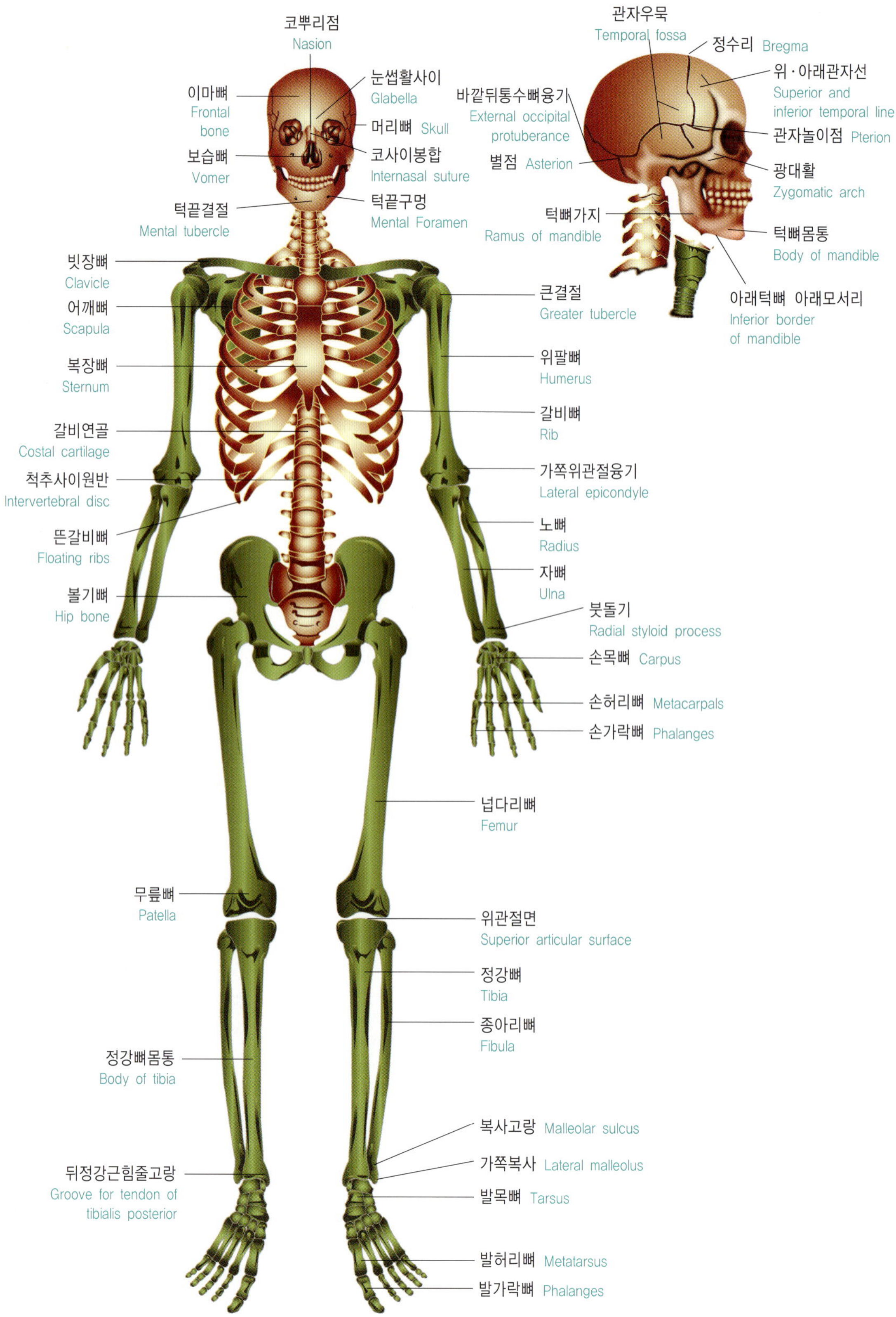
코뿌리점
Nasion
관자우묵
Temporal fossa
정수리 Bregma
위 · 아래관자선
Superior and inferior temporal line
이마뼈
Frontal bone
눈썹활사이
Glabella
바깥뒤통수뼈융기
External occipital protuberance
머리뼈 Skull
관자놀이점 Pterion
보습뼈
Vomer
코사이봉합
Internasal suture
별점 Asterion
광대활
Zygomatic arch
턱끝결절
Mental tubercle
턱끝구멍
Mental Foramen
턱뼈가지
Ramus of mandible
턱뼈몸통
Body of mandible
빗장뼈
Clavicle
큰결절
Greater tubercle
아래턱뼈 아래모서리
Inferior border of mandible
어깨뼈
Scapula
복장뼈
Sternum
위팔뼈
Humerus
갈비뼈
Rib
갈비연골
Costal cartilage
척추사이원반
Intervertebral disc
가쪽위관절융기
Lateral epicondyle
뜬갈비뼈
Floating ribs
노뼈
Radius
자뼈
Ulna
볼기뼈
Hip bone
붓돌기
Radial styloid process
손목뼈 Carpus
손허리뼈 Metacarpals
손가락뼈 Phalanges
넙다리뼈
Femur
무릎뼈
Patella
위관절면
Superior articular surface
정강뼈
Tibia
종아리뼈
Fibula
정강뼈몸통
Body of tibia
복사고랑 Malleolar sulcus
가쪽복사 Lateral malleolus
뒤정강근힘줄고랑
Groove for tendon of tibialis posterior
발목뼈 Tarsus
발허리뼈 Metatarsus
발가락뼈 Phalanges

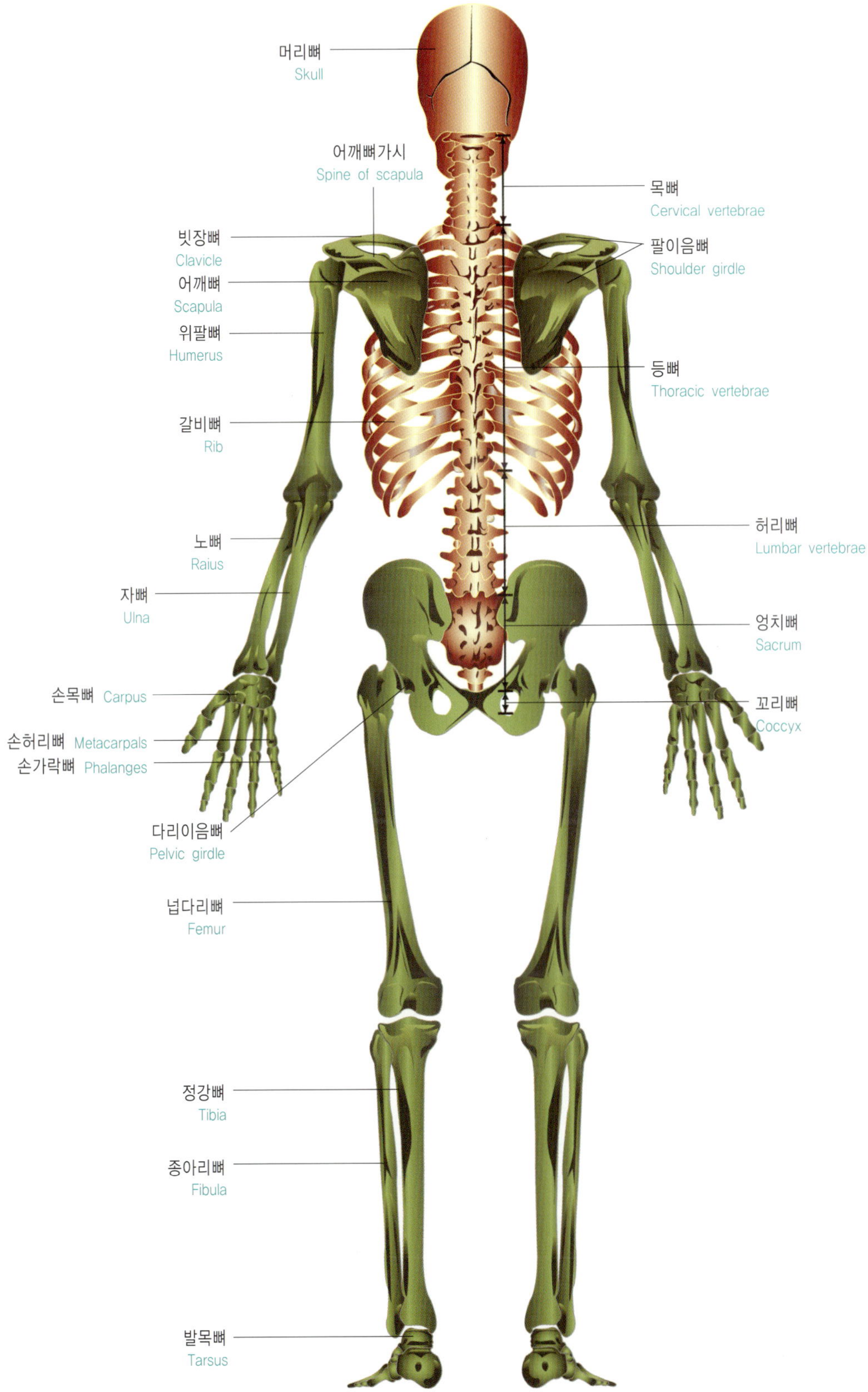
머리뼈
Skull
어깨뼈가시
Spine of scapula
목뼈
Cervical vertebrae
빗장뼈
Clavicle
팔이음뼈
Shoulder girdle
어깨뼈
Scapula
위팔뼈
Humerus
등뼈
Thoracic vertebrae
갈비뼈
Rib
허리뼈
Lumbar vertebrae
노뼈
Raius
자뼈
Ulna
엉치뼈
Sacrum
손목뼈 Carpus
꼬리뼈
Coccyx
손허리뼈 Metacarpals
손가락뼈 Phalanges
다리이음뼈
Pelvic girdle
넙다리뼈
Femur
정강뼈
Tibia
종아리뼈
Fibula
발목뼈
Tarsus

2. 뼈의 기능

1) 지지작용(support) : 뼈대는 신체의 견고한 지지장치, 신체의 외형을 결정
2) 보호작용(protection) : 뼈로 둘러싸인 공간을 형성하여 약간의 기관을 보호
3) 지렛대 역할(leverage) : 근육의 부착지점을 제공하여 뼈대근육이 수축할 때 지렛대 역할을 함
4) 조혈(hemopoiesis) : 뼈속질조직(myeloid tissue)과 림프조직(lymphatic tissue)이 조혈기능을 담당
5) 무기질 저장(mineral stored) : 칼슘(Ca^{2+}), 인(P)의 중요 저장고

3. 뼈의 구성

1) 해면뼈(spongy bone)
   (1) 구성단위 : 잔기둥(골소주, trabecula)
   (2) 뼈잔기둥(압력, 장력층판)이 발달
   (3) **혈관이 존재하지 않음** : 주변 골수의 모세혈관으로부터 산소와 영양분을 공급받음
2) 치밀뼈(compact bone)
   (1) 기본단위 : 뼈단위(골원, osteon), 하버스계(Haversian system)
   : 하버스관(중심관, canal) + 뼈층판(lamella)
   (2) **하버스관과 볼크만관(Volkmann's canal)이 발달** : 혈관, 신경의 통로
3) 뼈막(bone membranes)
   (1) 뼈바깥막(periosteum)
      ① 섬유결합조직의 두꺼운 막
      ② 연골로 덮여 있는 관절면을 제외한 나머지 부분을 감쌈
      ③ 많은 섬유가 뼈 내로 뻗어 있어 뼈바깥막이 뼈에서 분리되지 않게 접착
      → 샤페이 섬유(Sharpey's fiber)
      ④ 뼈모세포(osteoblast)와 혈관 존재
      → 뼈의 성장과 재생기능에 관여
      ⑤ **기능 : 뼈의 보호, 영양, 재생, 성장 담당**
      ⑥ 뼈막 비후 : **뼈의 부피가 증가됨**
      ⑦ 혈관, 림프관, 신경이 발달함
   (2) 뼈속막(endosteum)
      ① 치밀뼈 내의 골수공간과 관을 연결하는 그물결합조직의 얇은 막
      ② 새로운 뼈모세포와 골수세포를 생산
4) 골수, 뼈속질공간(marrow cavity)
   (1) 골수공간과 해면뼈 사이의 빈 공간에서 발견되는 결합조직
   (2) 조혈세포와 지방세포가 존재
   (3) 적색골수(red bone marrow)
      ① 조혈작용 : 적혈구, 백혈구, 혈소판 생산
      ② 머리뼈의 납작뼈, 팔다리뼈의 몸쪽끝, 척추뼈, 갈비뼈, 복장뼈, 볼기뼈의 능선

(4) 황색골수(yellow bone marrow)

① 조혈기능이 없음

② 성인에서 지방조직으로 대체된 조혈이 중지된 뼈속질

(5) 뼈속질기능 장애 시 : 재생 불량성 빈혈

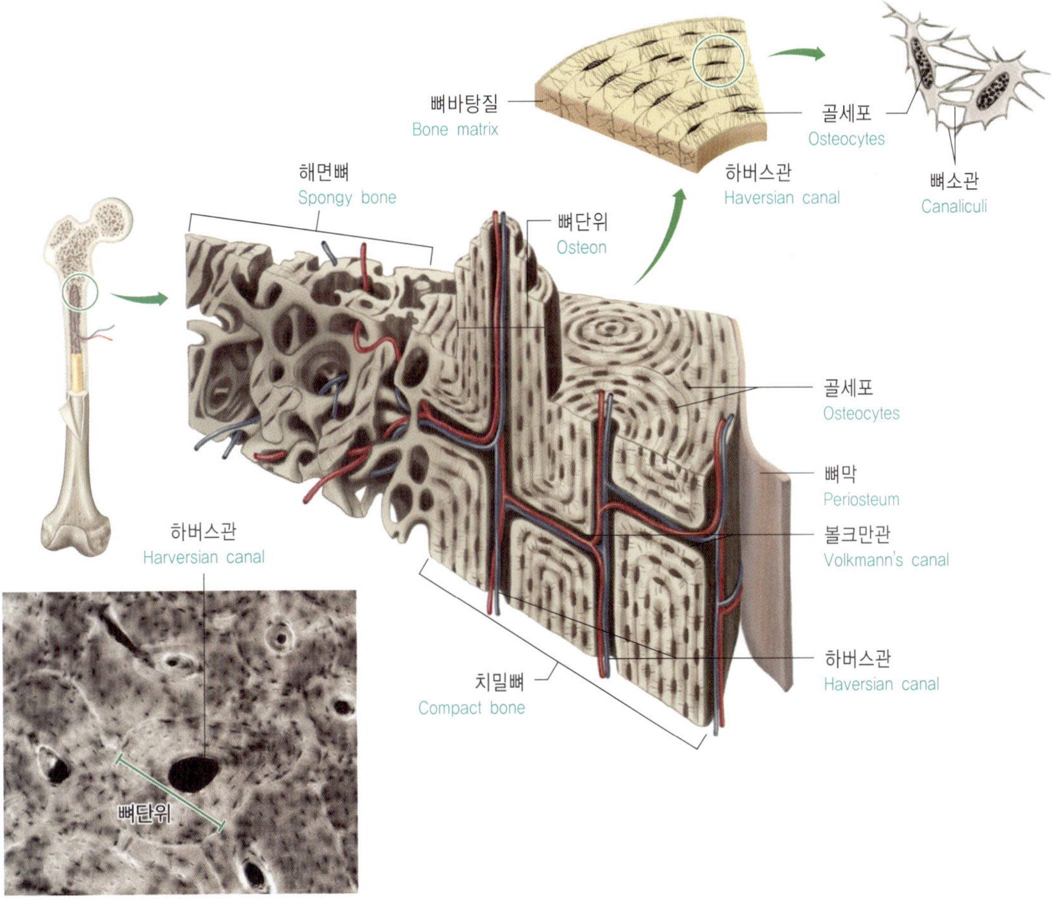

치밀뼈의 현미경 사진

뼈의 구성

4. 뼈의 형태에 따른 분류

1) 긴뼈(long bone)
   (1) 폭보다 길이가 김
   (2) 구성
      ① 뼈몸통(diaphysis)
         • 벽은 두꺼운 치밀뼈(compact bone)로 구성
         • 내부는 한 개의 커다란 공간이 있는 수도관 모양
      ② **뼈끝(epiphysis)**
         • 긴뼈의 양 끝에 부풀어 굵어진 부분 → 대부분 유리연골
         • 속은 해면뼈(sponge bone)로 겉은 얇은 치밀뼈로 싸여 있음
         • 뼈의 연령 판정, 성장
         • 관절의 안전성을 높여주고 관절 주위에 많은 인대와 근육이 부착될 수 있게 넓은 표면을 제공
   (3) 손목뼈와 발목뼈를 제외한 팔다리뼈

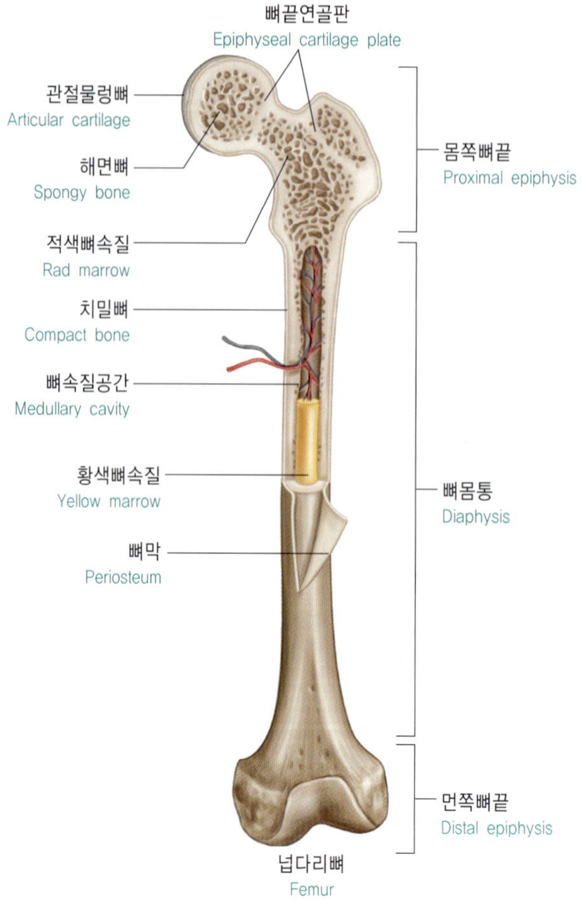

긴뼈의 구조

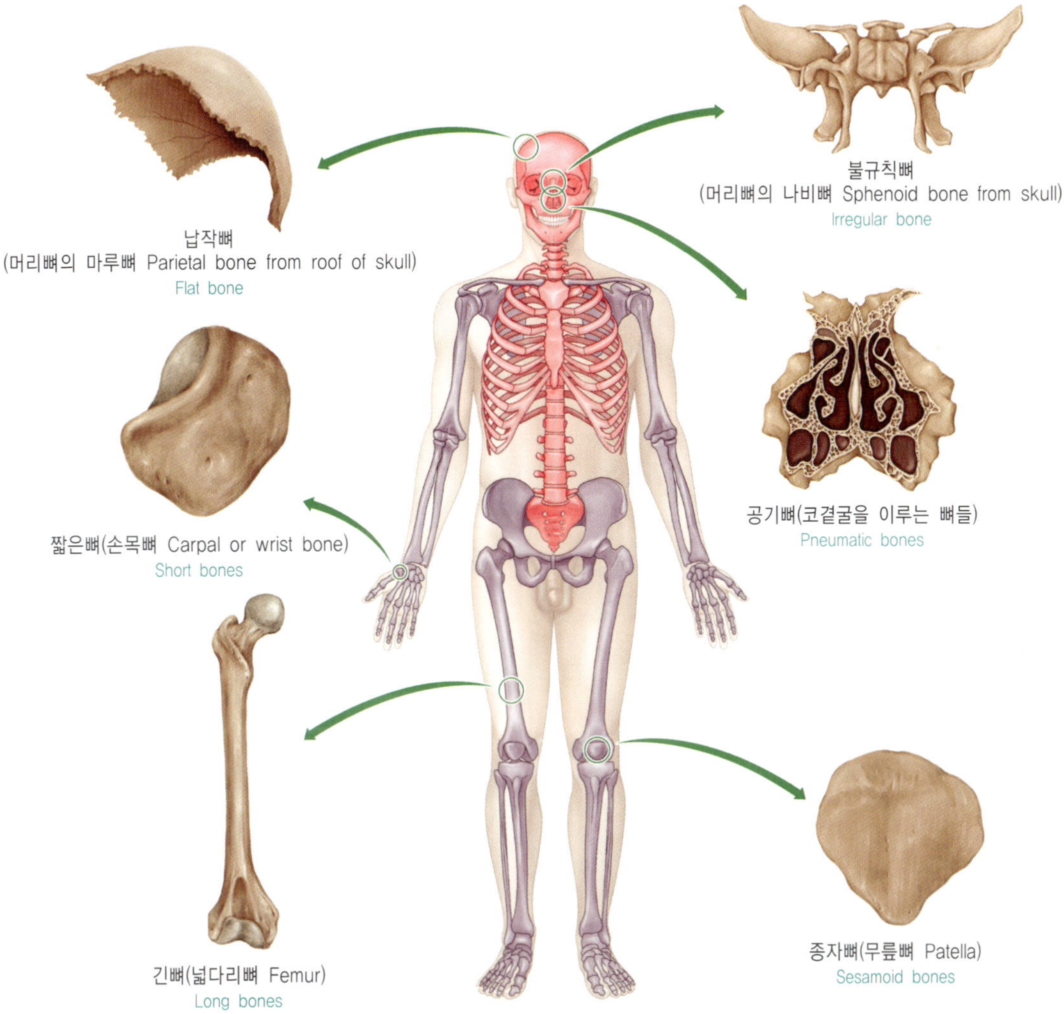

뼈의 모양에 따른 구분

2) 짧은뼈(short bone)
   (1) 폭과 길이가 비슷한 뼈
   (2) 골수공간 없음
   (3) 손목뼈, 발목뼈
3) 납작뼈(flat bone)
   (1) 길이보다 폭이 큰 뼈
   (2) 갈비뼈, 머리뼈
4) 불규칙뼈(irregular bone)
   (1) 모양이 일정하지 않은 뼈
   (2) 척추뼈, 어깨뼈, 볼기뼈, 얼굴뼈, 머리뼈 바닥

5) 공기뼈(pneumatic bone)
   (1) 뼈 속에 공기가 들어있는 공간이 존재하는 뼈
   (2) 머리뼈에 존재 – 이마뼈, 위턱뼈, 관자뼈, 나비뼈, 벌집뼈
6) 종자뼈(sesamoid bone)
   (1) 뼈융기나 관절과 힘줄이 교차하는 곳에 존재
   (2) 무릎뼈

분류	형태	종류
긴뼈(long bone)	길고 양끝 또는 한쪽 끝에 관절부분이 있는 뼈	넙다리뼈, 정강뼈, 종아리뼈, 위팔뼈, 자뼈, 노뼈, 손가락뼈 등
짧은뼈(short bone)	짧고 어느 정도 불규칙하게 생긴 뼈	손목뼈, 발목뼈 등
납작뼈(flat bone)	납작한 뼈	머리뼈, 갈비뼈, 복장뼈, 어깨뼈 등
불규칙뼈(irregular bone)	위의 3가지 중에 하나로 분류할 수 없는 2가지 이상의 혼합형이거나 복잡하게 생긴 뼈	척추뼈, 나비뼈, 벌집뼈, 엉치뼈, 꼬리뼈, 아래턱뼈 등
공기뼈(pneumatic bone)	내부에 공기가 차 있는 공간을 가진 뼈	이마뼈, 나비뼈, 관자뼈, 벌집뼈, 위턱뼈 등
종자뼈(sesamoid bone)	힘줄 속에 있는 작은 뼈	무릎뼈

5. 뼈의 표식 (기출)

1) 돌출부
   (1) 관절을 만드는 곳
      ① 관절융기(condyle) : 뼈몸통에 직접 형성된 커다란 돌출부인 부풀은 뼈 끝부분
      ② 머리(head, caput) : 좁은 목이 있는 둥근 돌출부분
   (2) 근육이나 힘줄(tendon)이 부착되는 곳
      ① 융기(tubercle) : 작은 거친 돌출구조
      ② 위관절융기(epicondyle) : 관절융기 위에 형성된 작고 둥근 돌기
      ③ 돌기(process) : 일반적으로 근육이 붙는 부위의 돌출부
      ④ 돌기(trochanter) : 매우 큰 돌기로 넙다리뼈에서만 쓰임
      ⑤ 능선(crest, crista) : 길고 얇고 낮은 돌기 또는 분수령
      ⑥ 선(line, linea) : 낮은 능선
      ⑦ 가시(spine) : 날카롭고 긴 돌출구조
      ⑧ 거친면(tuberosity) : 표면이 거친 낮은 돌출구조
      ⑨ 갈고리(hamulus) : 갈고리 모양으로 휘어 있는 돌기

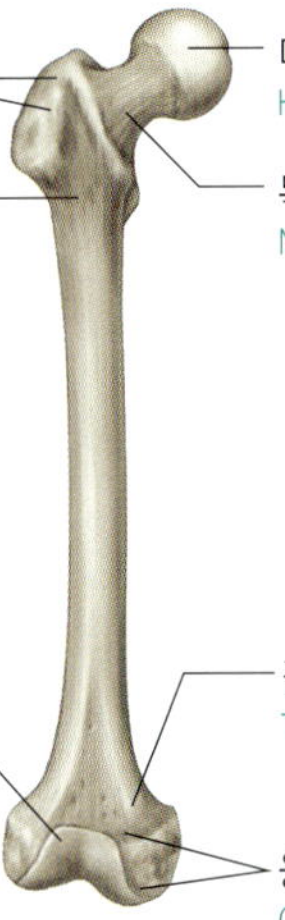

2) 함몰부, 공동 및 구멍
   (1) 오목(fossa, fovea) : 낮은 패임
   (2) 고랑(sulcus, groove) : 대개 힘줄이나 근육, 혈관이 놓여있는 좁고 긴 패임
   (3) 굴(sinus) : 주머니 모양이나 굴 모양
   (4) 실(antrum) : 굴보다 큰 부분
   (5) 길(meatus) : 짧고 넓은 관인 굴 모양의 통로
   (6) 관(canal) : 대롱 모양의 통로
   (7) 구멍(foramen) : 뼈 표면에 구멍이 뚫린 것
   (8) 틈새(fissure) : 갈라진 좁은 틈

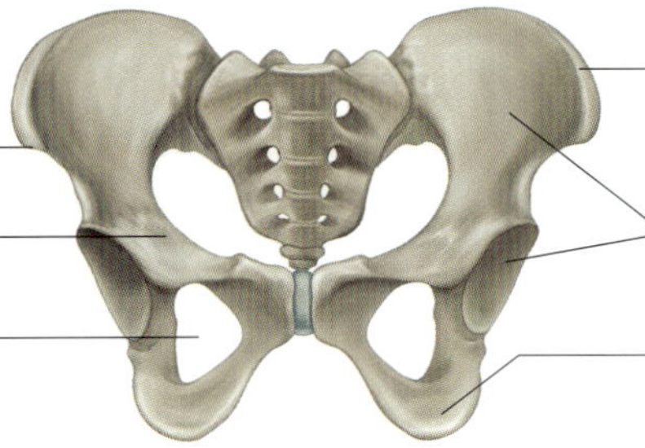

6. 조직해부

1) <u>**뼈세포(bone cells)**</u>
   (1) **뼈모세포(osteoblast)**
      ① 뼈를 만드는 세포
      ② 뼈 기질의 유기물과 아교섬유의 전 단계 물질을 분비하여 뼈의 형성에 관여함
      ③ 석회화된 바탕질에 둘러싸여지면 뼈세포가 됨

(2) **뼈세포(osteocyte)**

① 뼈가 형성되면서 기질에 의해 둘러싸여 있으며 성숙된 뼈에 많이 분포함

② 뼈모세관을 통해 다른 뼈세포와 연결

③ 뼈모세관은 혈류와 뼈세포를 감싸고 있는 조직액 사이의 물질 교환을 함

(3) 뼈파괴세포**(osteoclast)**

① 뼈의 흡수에 관여하는 세포

② 용해효소 작용을 통해 뼈바탕질을 파괴하여 칼슘, 마그네슘 및 인산 등의 무기질을 혈액으로 방출함

2) 뼈바탕질(bone matrix)

(1) 무기질(65%) : 인산, 칼슘 결정으로 아교섬유 표면에 침착되어 뼈를 단단하게 해줌

(2) 유기질(35%) : 뼈아교섬유(osteocollagenous fiber)

7. 혈액공급과 신경지배

1) 혈액공급

(1) 영양동맥(nutrient artery) : 긴뼈 내부로 들어와 산소와 영양을 공급하는 동맥

(2) 혈관은 치밀뼈에서 볼크만관과 하버스관을 통해 외부와 교통함

① **하버스관(Haversial canal)** : 중심관, 혈관과 신경 등이 지나가는 세로관

② **볼크만관(Volkmann's canal)** : 하버스관과 하버스관을 잇는 가로관

2) 신경지배

(1) 뼈조직 자체에는 감각수용기가 없음

(2) 뼈바깥막에는 통각수용기가 존재

(3) 말초신경섬유는 뼈바깥막의 혈관망과 함께 존재

| EXPLANATION

뼈의 형성과 성장

1. 뼈의 형성

1) **중배엽**에서 발생

2) 미성숙뼈(immature bone) : 발생기 4주 정도에 뼈의 형성이 시작되며 초기 느슨하게 형성된 뼈

3) 성숙뼈(mature bone) : 적은 유기질 및 무기질이 존재

4) **막속뼈되기(intramembranous ossification)**

(1) 중간엽막에서 직접 뼈가 형성되는 과정

① 섬유중간엽성 세포들이 증식하여 막의 형태를 이룸 : 섬유성 치밀결합조직

② 중간엽세포들은 막속에 있는 한 개 이상의 뼈되기중심에서 뼈모세포로 분화되어 조각뼈를 만듦

③ 조각뼈들이 합쳐져서 얇은 방사상 모양의 잔기둥을 형성

④ 잔기둥들이 뼈되기중심으로부터 막의 끝부분까지 퍼져 해면뼈의 초기 형태를 형성

⑤ 초기의 해면뼈가 치밀뼈로 대치된 부분은 내·외판을 형성하고, 치밀뼈로 바뀌지 않은 부분의 해면뼈는 판사이층을 형성

⑥ 주변의 결합조직은 뼈를 둘러싸서 뼈바깥막을 형성

(2) 막뼈(membrane bone) : 막속뼈되기로 형성된 뼈

(3) **머리뼈의 납작뼈, 얼굴뼈, 빗장뼈, 긴뼈의 몸통**

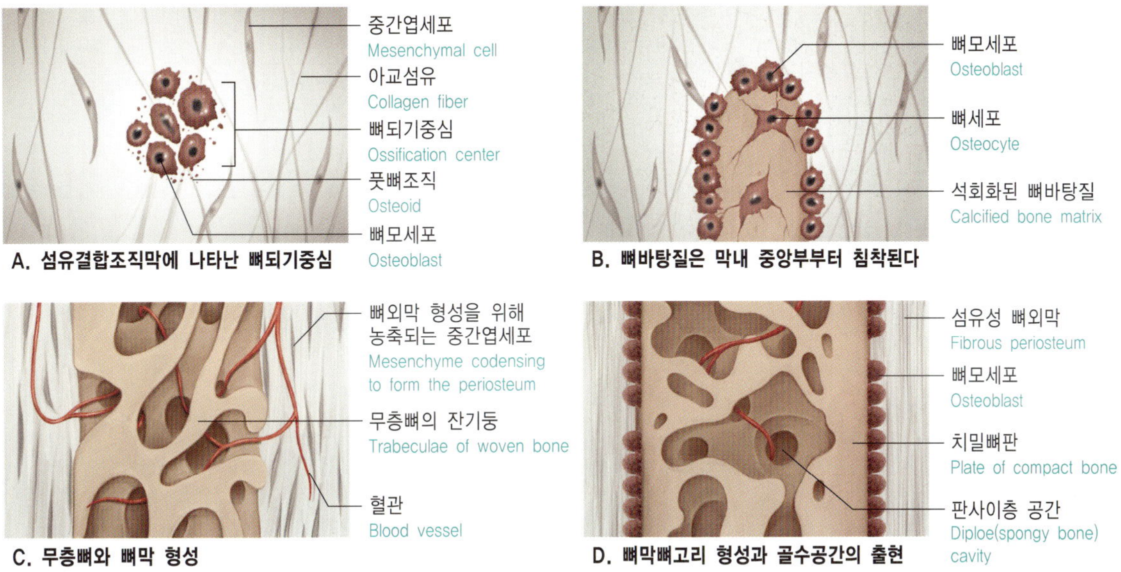

막속뼈되기

5) **연골속뼈되기(endochondral ossification)**

(1) 연골 모형이 형성되었다가 연골이 뼈로 변화되면서 형성되는 과정

① 유리연골 덩어리에서 뼈의 형성이 시작

② 뼈몸통(diaphysis)의 형성 : **일차뼈되기중심**에서 일어나는 뼈되기 과정

- 뼈몸통 결합조직막의 띠 안의 뼈되기중심에서 시작
- 뼈되기중심의 연골에 부착되어 있는 결합조직세포 중 섬유모세포 일부가 뼈모세포로 분화
- 분화한 뼈모세포는 연골막 안에 뼈를 생성하기 시작하며, 이를 막뼈(membranous bone)라 함
- 막뼈가 막 안을 둘러싼 뼈막고리를 형성
- 뼈몸통 중심에 일차뼈되기중심의 연골세포들은 비대해지고 주변 바탕질은 석회화됨
- 바탕질의 석회화로 연골세포가 죽은 부위에 뼈모세포들이 증식하여 일차뼈되기중심을 형성
- 파괴된 바탕질에 영양동맥이 들어와 일차뼈되기중심의 뼈모세포들에 영양을 공급
- 뼈막 고리가 두꺼워짐
- 뼈몸통이 단단해지고 연골이 해면뼈로 대치되며, 뼈파괴세포의 작용으로 골수 공간이 만들어짐

③ 뼈끝의 형성 : **이차뼈되기중심**에서 일어나는 뼈되기 과정

- 연골속뼈되기의 뼈되기층이 뼈몸통 양끝으로 퍼져나감
- 긴뼈의 뼈끝에서 이차뼈되기중심이 생성되며, 일차뼈되기중심과 동일한 뼈되기 과정이 나타남

(2) 연골속뼈(endochondral bone) : 연골속뼈되기로 형성된 뼈

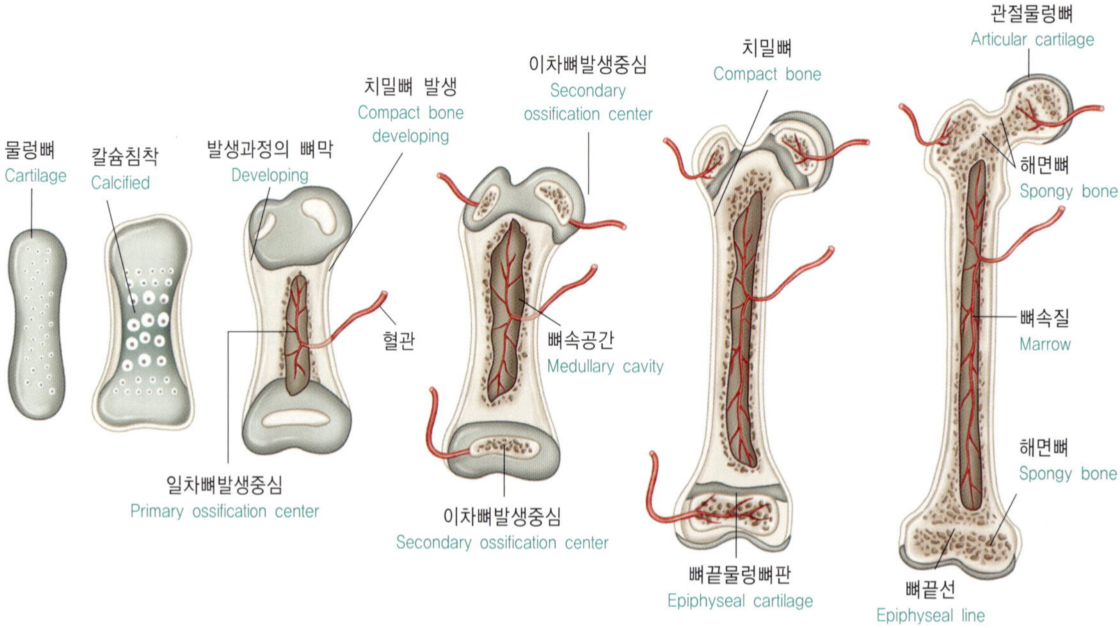

연골속뼈되기 단계

2. 뼈의 성장

1) 길이성장

(1) **긴뼈의 뼈끝판(뼈끝선, epiphyseal phate or line)에서 연골속뼈되기 과정에 의한 길이 성장**

(2) 성장이 완료되면 연골세포 증식이 중단되고, 뼈끝판은 치밀뼈로 대치됨

→ 남성 24~25세, 여성 16~18세

(3) 뼈끝선(epiphyseal line) : 성숙뼈에서 뼈몸통과 뼈끝 사이에서 뼈끝판이 치밀뼈로 대치된 선

2) 부피성장

(1) **막속뼈되기에 의해 부피성장**

(2) 뼈파괴세포(osteoclast)가 뼈속막에서 분화되어 뼈조직을 파괴·제거시켜 뼈속 공간을 확장

→ 뼈모세포(osteoblast)는 뼈바깥막에서 분화되어 뼈조직을 형성하여 겉면에 첨가

→ 작은 뼈속질공간을 가진 가느다란 뼈가 큰 뼈속질공간을 가진 굵은 뼈로 성장

3. 뼈의 재형성

기계적 자극, 칼슘조절, 호르몬의 변화, 뼈와 관련한 질환에 따라 낡은 뼈단위를 파괴하고 새로운 뼈단위를 생성함

4. 뼈의 재생

1) 골절 후 손상된 혈관의 혈액유출이 피덩이(blood clot) 형성
2) 피덩이 부위에 새로운 모세혈관과 결합조직세포가 침입하여 피덩이를 섬유결합조직으로 변환시키고, 연골덩어리인 애벌뼈를 형성
3) 뼈막과 뼈속막에서 나온 뼈단위세포들은 연골을 해면뼈로 대치하여 뼈가골을 형성
4) 애벌뼈와 뼈가골이 치밀뼈로 대치됨

5. 뼈의 성장인자

1) 운동(exercise)
2) 에스트로겐(estrogen) 등의 성호르몬
3) 혈액 내의 칼슘과 인(calcium and phosphorus)의 농도비율
4) 갑상샘 호르몬, 부갑상샘 호르몬
5) 칼시토닌(calcitonin)
6) 성장호르몬
7) 비타민 A, C, D 등

성장에 영향을 미치는 호르몬

호르몬	분비기관	작용
calcitriol	콩팥	소화관의 칼슘과 인 흡수 촉진
GH thyroxine estrogen androgen	뇌하수체 갑상샘 난소 고환	뼈모세포 활동 및 뼈바탕질 합성 촉진
PTH	부갑상샘	뼈모세포 활동 촉진, 체액의 칼슘농도 상승
calcitonin	갑상샘	뼈모세포 활동 억제, 체액의 칼슘농도 저하

| EXPLANATION

몸통뼈대

1. 머리뼈(Skull)

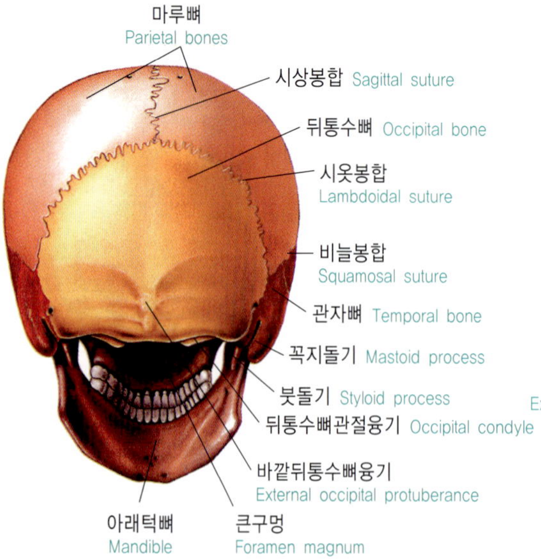

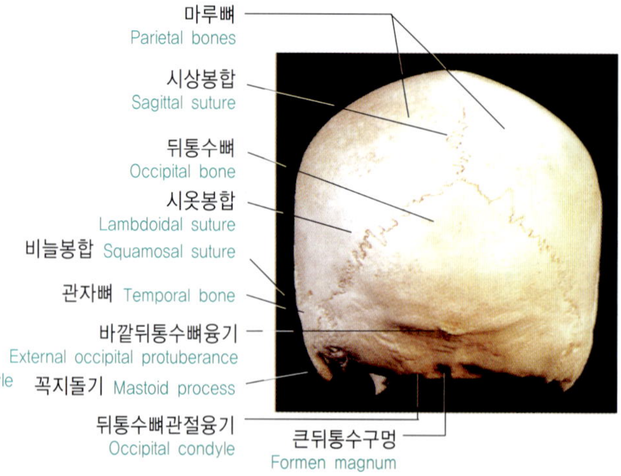

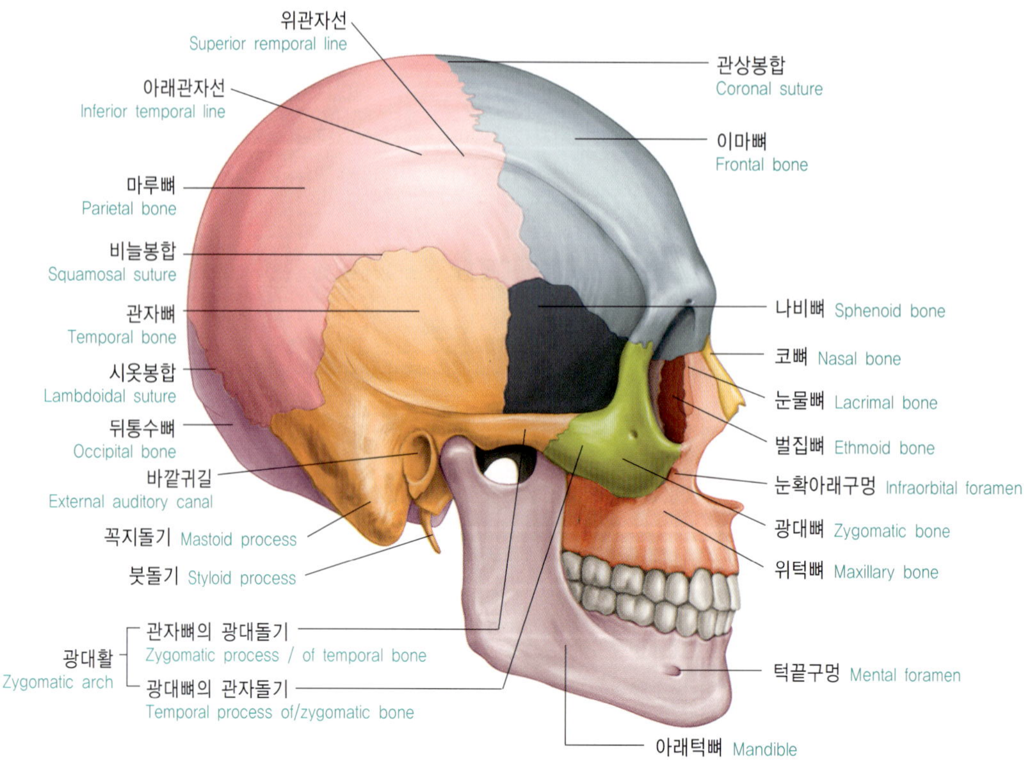

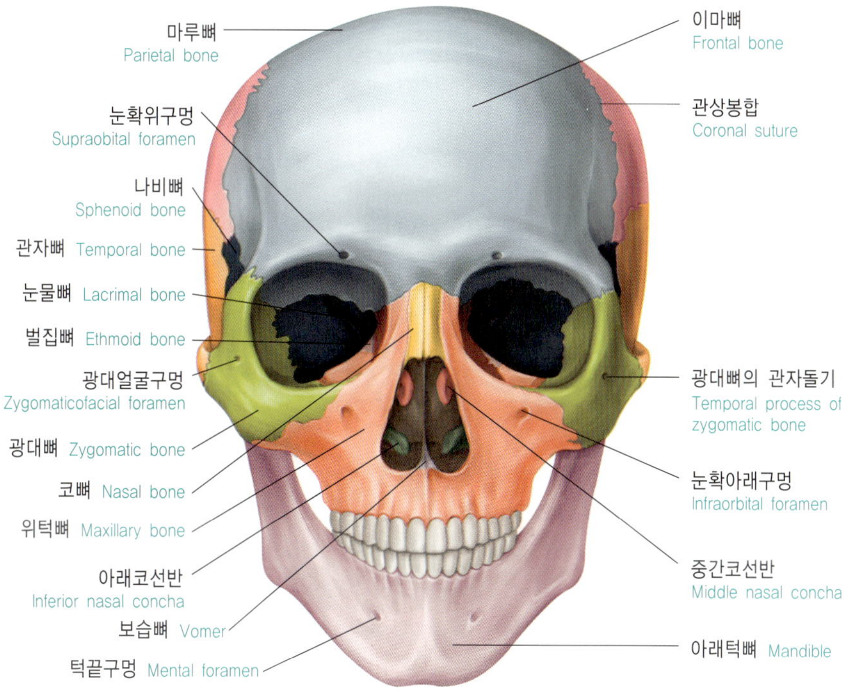

마루뼈 Parietal bone
이마뼈 Frontal bone
관상봉합 Coronal suture
눈확위구멍 Supraobital foramen
나비뼈 Sphenoid bone
관자뼈 Temporal bone
눈물뼈 Lacrimal bone
벌집뼈 Ethmoid bone
광대얼굴구멍 Zygomaticofacial foramen
광대뼈의 관자돌기 Temporal process of zygomatic bone
광대뼈 Zygomatic bone
눈확아래구멍 Infraorbital foramen
코뼈 Nasal bone
위턱뼈 Maxillary bone
아래코선반 Inferior nasal concha
중간코선반 Middle nasal concha
보습뼈 Vomer
턱끝구멍 Mental foramen
아래턱뼈 Mandible

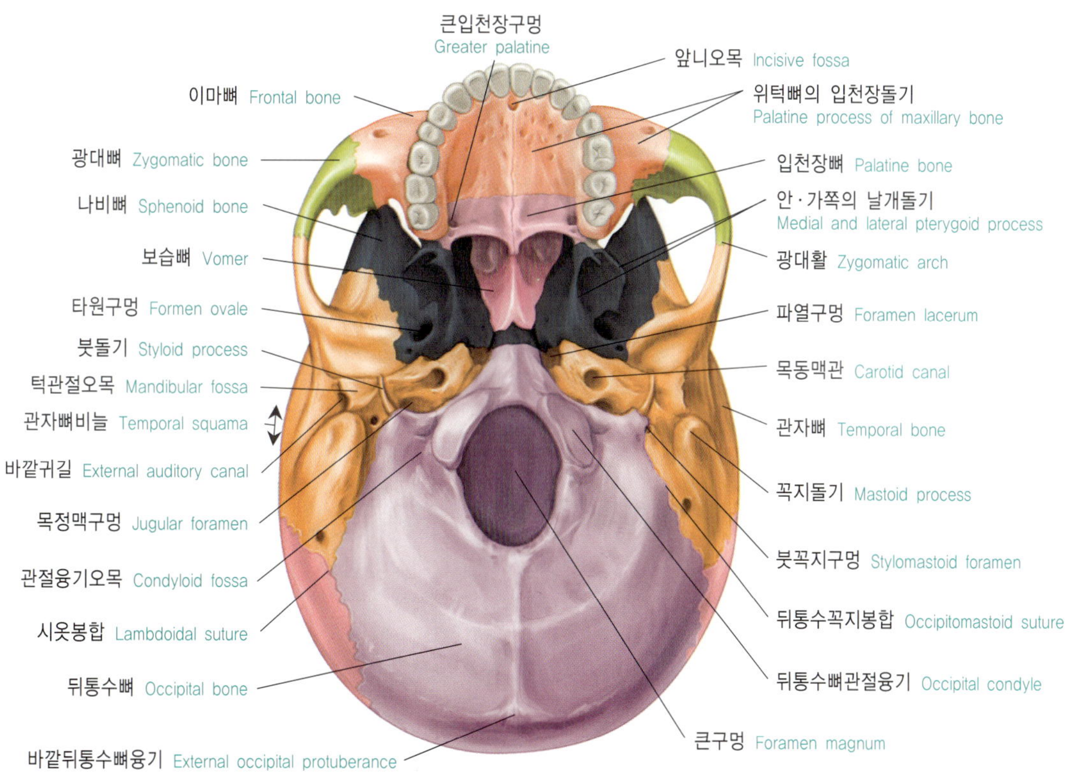

큰입천장구멍 Greater palatine
앞니오목 Incisive fossa
이마뼈 Frontal bone
위턱뼈의 입천장돌기 Palatine process of maxillary bone
광대뼈 Zygomatic bone
입천장뼈 Palatine bone
나비뼈 Sphenoid bone
안·가쪽의 날개돌기 Medial and lateral pterygoid process
보습뼈 Vomer
광대활 Zygomatic arch
타원구멍 Formen ovale
파열구멍 Foramen lacerum
붓돌기 Styloid process
목동맥관 Carotid canal
턱관절오목 Mandibular fossa
관자뼈비늘 Temporal squama
관자뼈 Temporal bone
바깥귀길 External auditory canal
꼭지돌기 Mastoid process
목정맥구멍 Jugular foramen
붓꼭지구멍 Stylomastoid foramen
관절융기오목 Condyloid fossa
뒤통수꼭지봉합 Occipitomastoid suture
시옷봉합 Lambdoidal suture
뒤통수뼈관절융기 Occipital condyle
뒤통수뼈 Occipital bone
큰구멍 Foramen magnum
바깥뒤통수뼈융기 External occipital protuberance

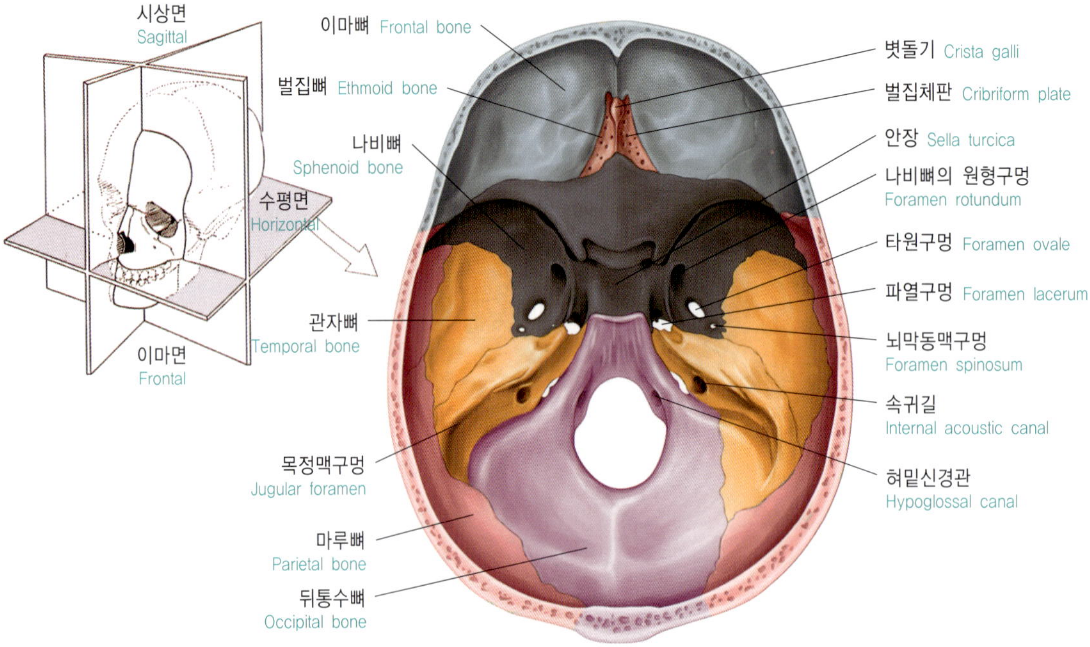
시상면
Sagittal
수평면
Horizontal
이마면
Frontal
이마뼈 Frontal bone
벌집뼈 Ethmoid bone
나비뼈
Sphenoid bone
관자뼈
Temporal bone
목정맥구멍
Jugular foramen
마루뼈
Parietal bone
뒤통수뼈
Occipital bone
볏돌기 Crista galli
벌집체판 Cribriform plate
안장 Sella turcica
나비뼈의 원형구멍
Foramen rotundum
타원구멍 Foramen ovale
파열구멍 Foramen lacerum
뇌막동맥구멍
Foramen spinosum
속귀길
Internal acoustic canal
혀밑신경관
Hypoglossal canal

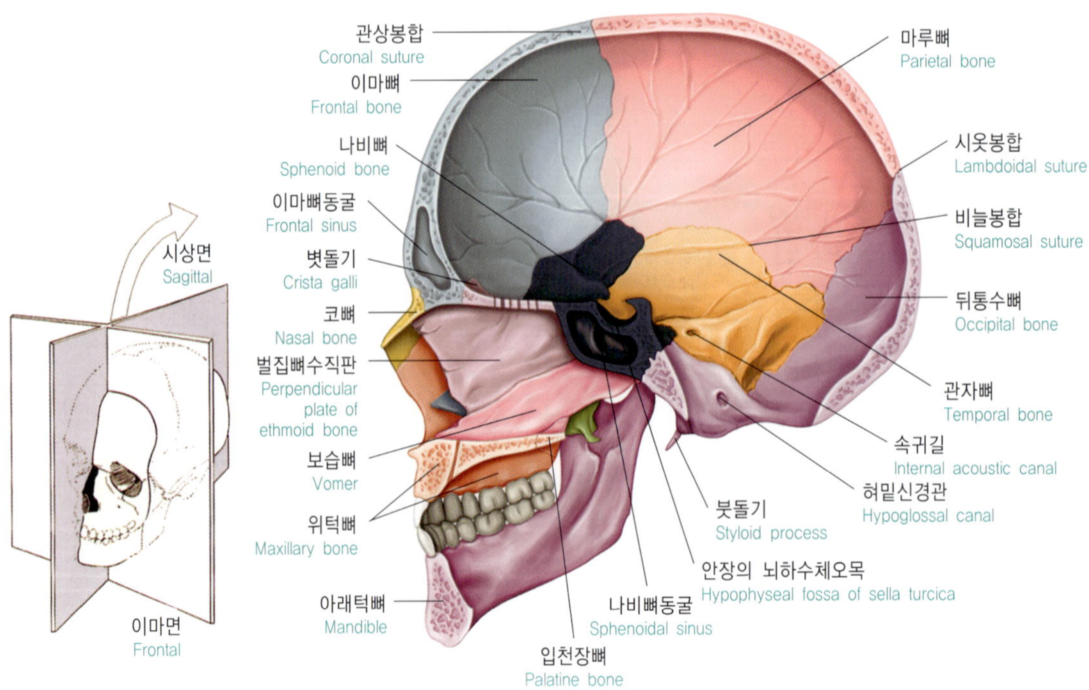
시상면
Sagittal
이마면
Frontal
관상봉합
Coronal suture
이마뼈
Frontal bone
나비뼈
Sphenoid bone
이마뼈동굴
Frontal sinus
볏돌기
Crista galli
코뼈
Nasal bone
벌집뼈수직판
Perpendicular plate of ethmoid bone
보습뼈
Vomer
위턱뼈
Maxillary bone
아래턱뼈
Mandible
입천장뼈
Palatine bone
나비뼈동굴
Sphenoidal sinus
안장의 뇌하수체오목
Hypophyseal fossa of sella turcica
붓돌기
Styloid process
혀밑신경관
Hypoglossal canal
속귀길
Internal acoustic canal
관자뼈
Temporal bone
뒤통수뼈
Occipital bone
비늘봉합
Squamosal suture
시옷봉합
Lambdoidal suture
마루뼈
Parietal bone

뇌머리뼈	얼굴머리뼈
• 이마뼈(frontal) 1개 • 마루뼈(parietal) 2개 • 관자뼈(temporal) 2개 • 뒤통수뼈(occipital) 1개 • 나비뼈(sphenoid) 1개 • 벌집뼈(ethmoid) 1개	• 위턱뼈(maxilla) 2개 • 광대뼈(zygomatic) 2개 • 눈물뼈(lacrimal) 2개 • 코뼈(nasal) 2개 • 입천장뼈(palatine) 2개 • 아래코선반(inferial nasal concha) 2개 • 아래턱뼈(mandible) 1개 • 보습뼈(vomer) 1개 • 목뿔뼈(hyoid) 1개
총 6종 8개	총 9종 15개

■ **뇌머리뼈(Cranial bones)** (기출)

1) **이마뼈(frontal bone)**

(1) 이마를 형성하는 뼈 : 눈썹활사이뼈

(2) 뇌머리뼈바닥(cranial floor)의 앞부분과 눈확(orbital cavity)의 윗부분과 코안을 형성

(3) 이마굴(frontal sinus) : 공기가 함유된 1쌍이 눈썹활사이 안쪽에 위치하고 있음

(4) 관절

① 앞쪽 : 위턱뼈, 광대뼈, 코뼈

② 아래 가쪽 : 나비뼈의 큰날개

③ 관상봉합(coronal suture) : 마루뼈와의 관절

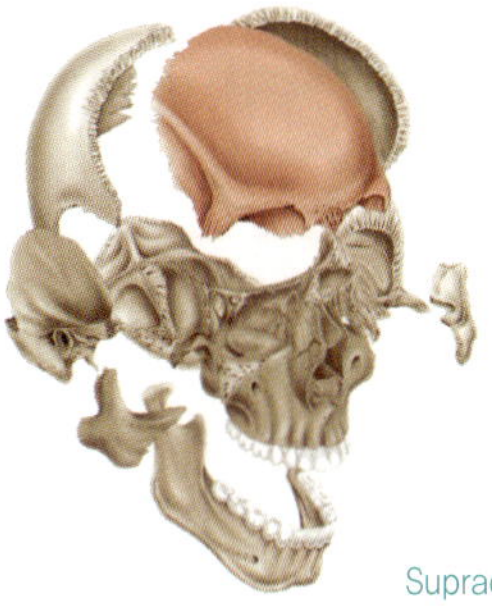

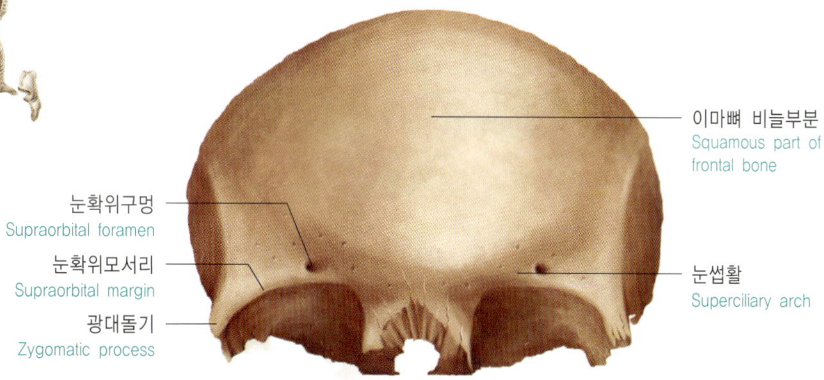

이마뼈

2) **마루뼈(parietal bone)**

(1) 머리의 윗면을 형성하는 1쌍의 사각형 모양의 납작뼈

(2) 관절

① 관상봉합 : 이마뼈와 연결

② 시옷봉합 : 뒤통수뼈와 연결

③ 비늘봉합 : 관자뼈와 나비뼈 큰날개와의 연결

(3) 위시상정맥동굴고랑(superior sagittal groove), 거미막과립오목(granular foreolae)
: 뇌에 존재하는 혈관 등의 구조물에 의해 형성

(4) 마루뼈구멍(parietal foramen) : 이끌정맥(emissary vein)이 통과하는 1쌍이 존재

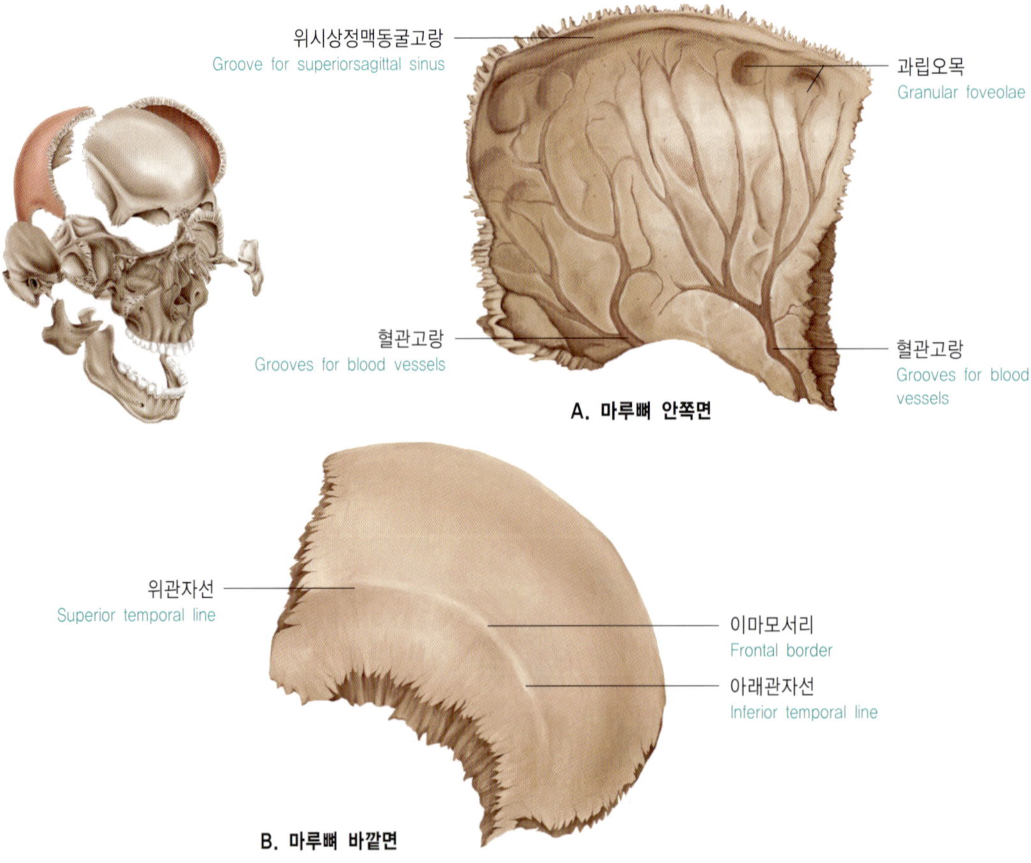

마루뼈

3) **관자뼈(temporal bone)** (기출)

(1) 머리덮개뼈의 양 가쪽과 머리뼈바닥을 형성하는 불규칙한 1쌍의 뼈

(2) 바깥귀길, 귀인두관, 속귀 등과 교통

(3) 구분

① 비늘부분(squamous portion)

- 머리통 옆벽을 형성하고 있는 납작뼈
- 마루뼈, 나비뼈와 관절

② 바위부분(petrous portion)

- 쐐기모양의 단단한 부분
- 머리뼈바닥의 일부
- **청각과 평형감각기 존재** : 고실(가운데귀), 귓속뼈, 속귀길
- 붓돌기(styloid process) : 바깥아래부분의 날카롭고 가늘며 긴 돌기

③ 꼭지부분(mastoid portion)

- 머리통 바닥의 중간부분을 형성
- 바깥귀길(external auditory meatus), 가운데귀(middle ear), 속귀(inner ear)를 담고 있는 긴 피라미드 모양
- 꼭지돌기(mastoid process), 꼭지굴(mastoid sinus) 존재

④ 고실부분(tympanic portion)

- 바깥귀길의 아래 부분을 형성하는 작고 얇은 뼈
- 고막(tympanic membrane)이 붙어 있음
- 관자뼈와 접하는 뼈 : 뒤통수뼈, 마루뼈, 나비뼈, 아래턱뼈, 광대뼈

(4) 광대돌기(zygomatic process) : 광대뼈의 관자돌기와 연결되어 광대활 형성

(5) 턱관절오목 : 아래턱뼈의 관절돌기와 관자아래턱관절을 형성

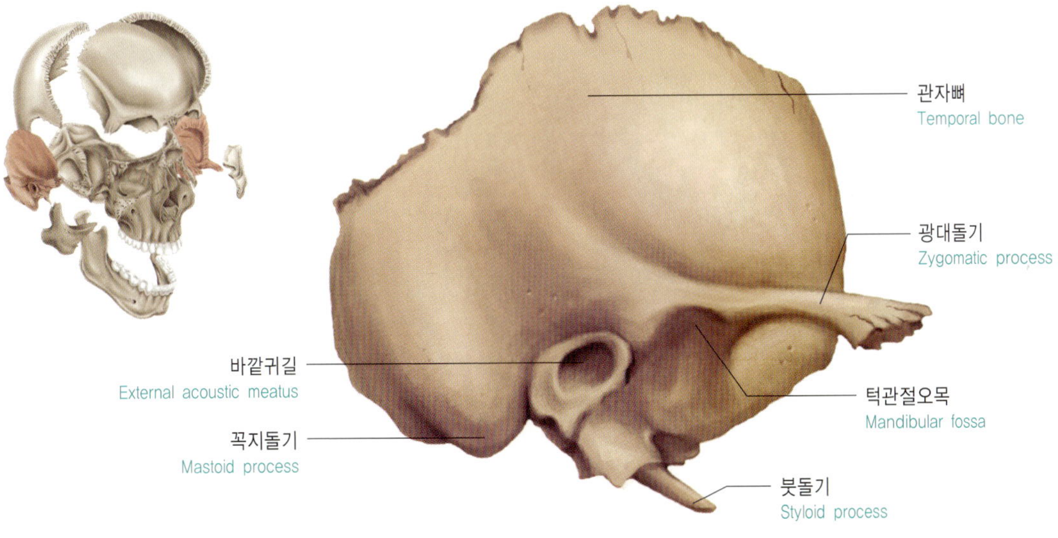

관자뼈

4) **뒤통수뼈(occipital bone)**

(1) 머리의 뒤아래부분을 형성하는 구부러진 주걱 모양

(2) 구분

① 비늘부분(squamous part)

- 머리덮개뼈 뒷면 형성하고 있는 납작뼈 부분
- 시상정맥동굴고랑(sagittal groove), 가로정맥동굴고랑(transverse groove), 위목덜미선(superior nuchal line)

② 관절융기부분(condylar part) : 큰구멍과 양쪽 옆의 관절융기가 있는 부분

③ 바닥부분(basilar part)

- 나비뼈 몸통과 관절
- 비스듬틀(clivus) : 숨뇌와 다리뇌가 위치하는 곳

(3) **큰구멍(foramen magnum)**

① 두개강과 척주관을 잇는 구멍

② 뇌와 척수의 경계

③ 척수가 내려가는 통로

(4) 뒤통수뼈관절융기(occipital condyle)

① 큰구멍 가쪽에 하방으로 돌출한 2cm의 1쌍의 융기

② 1번째 목뼈(atlas)와 관절 : 고리뒤통수관절 형성

(5) 바깥뒤통수뼈관절융기(external occipital protuberance) : 비늘부분의 중앙부 돌출부

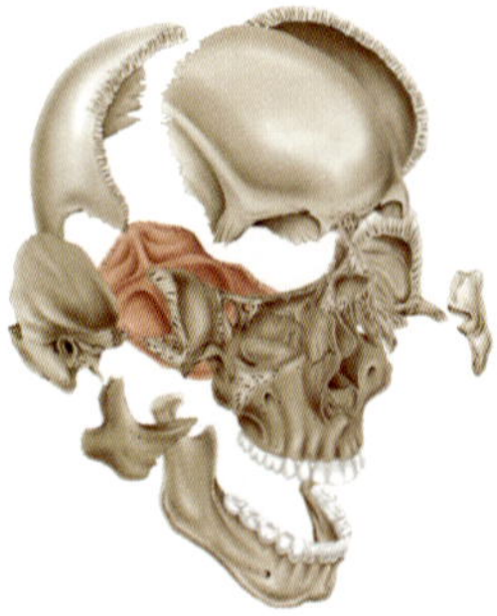

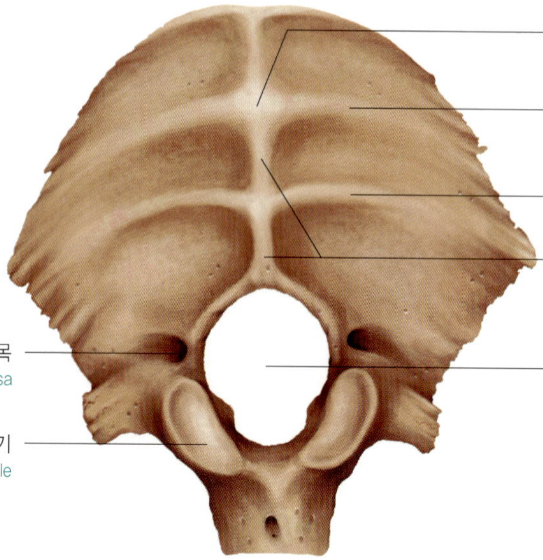

뒤통수뼈

5) **나비뼈(sphenoidal bone)** (기출)

(1) 머리뼈 바닥 중앙부분에서 중간머리뼈우묵을 형성하는 나비 모양의 뼈

(2) 구조

① 몸통

- 몸통 윗면 : **안장(sella turcica)부위에 뇌하수체가 놓임**
- 몸통 중심부분 : 뇌하수체오목(hypophyseal fossa)
- 나비굴(sphenoid sinuses) 존재

② 작은날개

- 몸통 앞부분
- 시각신경관(시각신경)이 개구함

③ 큰날개

- 몸통 양측
- **원형구멍(위턱신경), 타원구멍(아래턱신경)**, 뇌막동맥구멍(중뇌막동맥)

④ 날개돌기

- 1쌍
- 몸통과 큰날개 사이, 안쪽가쪽판

(3) 위눈확틈새

① 큰날개와 작은날개 사이

② 눈확을 출입하는 혈관, 신경 등의 통로

(4) 나비뼈와 접하는 뼈 : 이마뼈, 마루뼈, 광대뼈, 위턱뼈, 뒤통수뼈, 입천장뼈, 벌집뼈

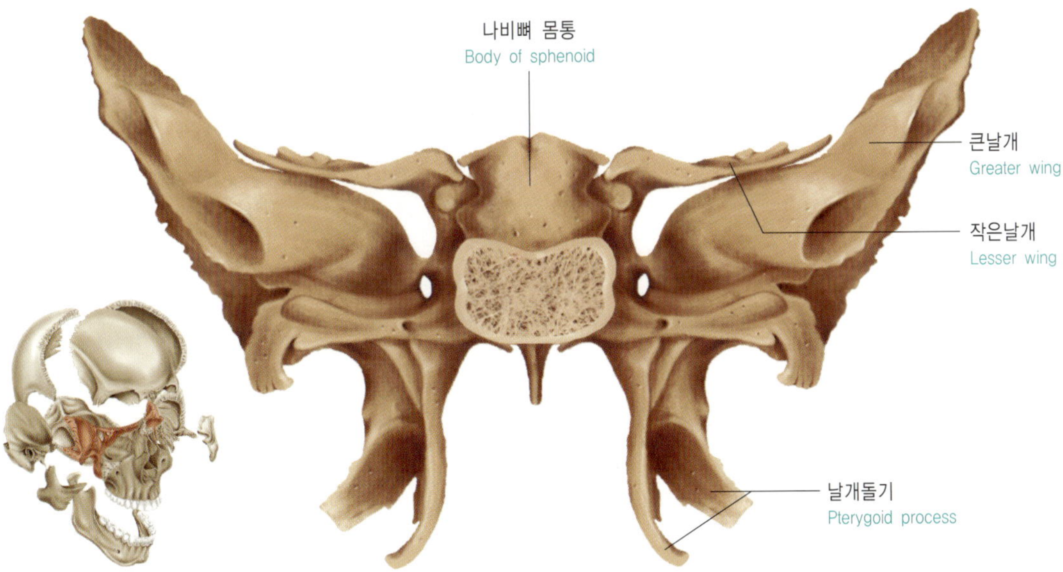

나비뼈

6) **벌집뼈(ethmoidal bone)**

(1) 코안의 윗부분에 있는 작고 섬세한 뼈

(2) 벌집뼈동굴(ethmoidal air cells or sinus) : 가장 큰 함기성을 가진 공기뼈

(3) 구조

① 벌집체판(체판, cribriform plate) : 후각신경이 통과하는 많은 작은 구멍들이 있음

② 볏돌기(crista galli) : 벌집체판 위쪽으로 닭벼슬 모양의 돌기가 솟아 있어 뇌막의 부착 부위를 제공

③ 벌집뼈미로(ethmoidal labyrinth)

- 벌집뼈의 덩어리진 가쪽부분 : 눈확과 코안 가쪽벽 형성
- 위코선반, 중간코선반 형성
- 수직판 : 코중격 위부분을 형성

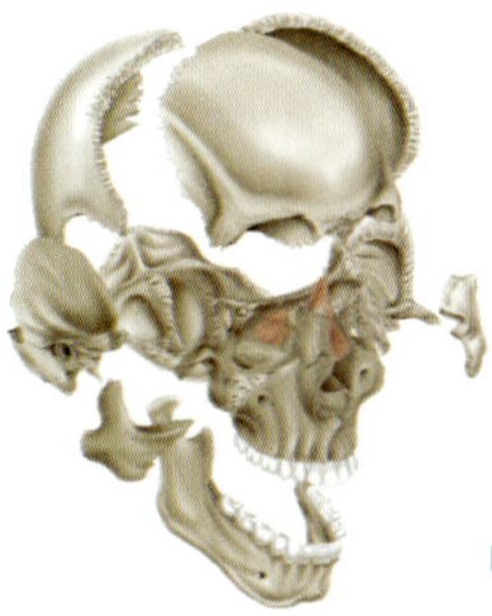

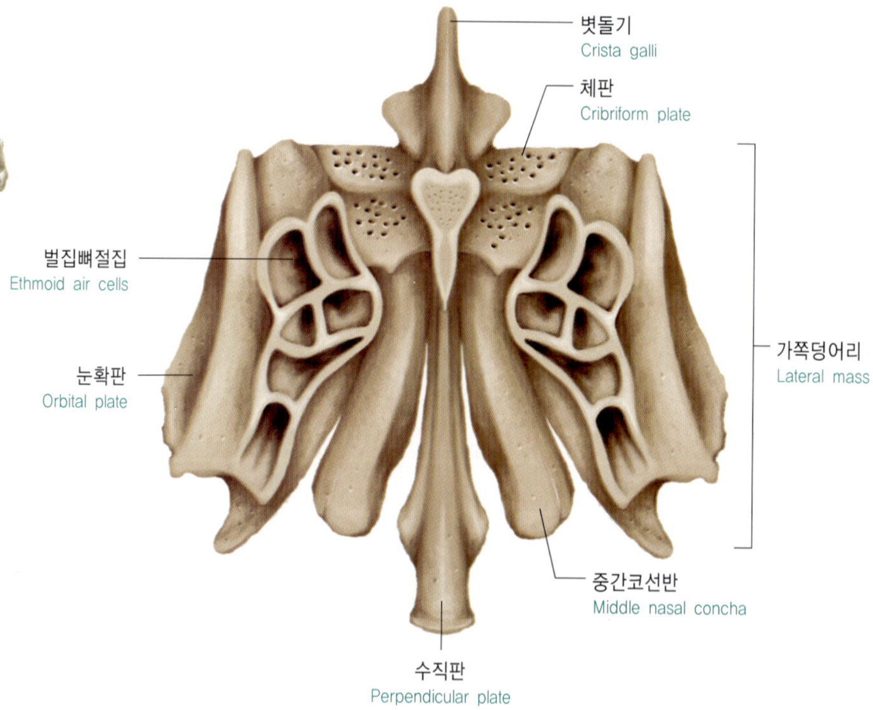

벌집뼈

■ **얼굴뼈(Facial bones)**

1) **위턱뼈(maxilla)**

(1) 턱 윗부분을 형성하는 1쌍의 뼈

(2) 위턱뼈동굴이 코곁굴 중에서 가장 크다.

(3) 뼈몸통과 4개의 돌기를 가진다.

(4) 구조

① 위턱뼈 몸통 : 위턱뼈동굴(maxilla sinus) 위치

② 이마돌기(frontal process) : 이마뼈의 코부분과 관절

③ 광대돌기(zygomatic process) : 광대뼈의 위턱돌기와 관절하여 눈확과 코안을 형성

④ 이틀돌기(alveolar process) : 이틀활을 형성하여 윗니와 결합

⑤ 입천장돌기(palatine process) : 정중입천장봉합으로 단단입천장(hard palate) 형성
정중입천장봉합의 파열 : 입천장갈림증(cleft palate) 및 입술갈림증 유발

(5) 눈확아래구멍(infraorbital foramen) : 눈확 밑에 신경과 혈관이 나오는 구멍

(6) 눈물고랑(lacrimal groove) : 눈확 가장자리 바로 안쪽에 눈물뼈와 합하여 코눈물뼈관이 지나가는 통로를 형성
위턱뼈와 만나는 뼈들 : 이마뼈, 광대뼈, 입천장뼈, 코뼈

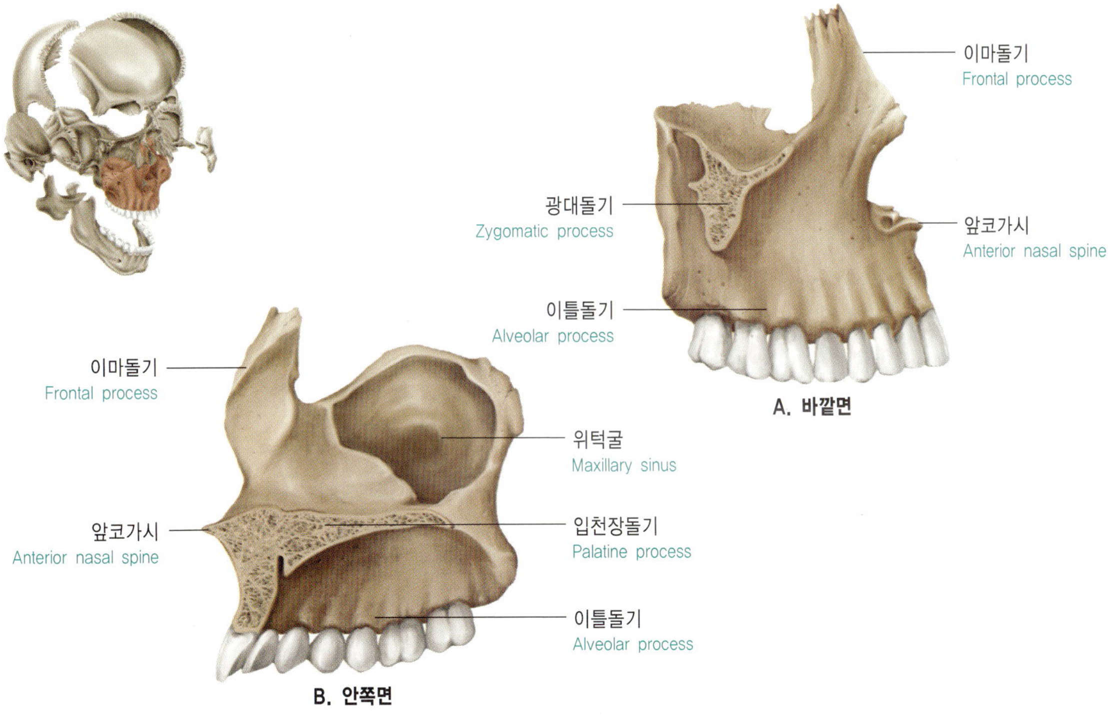

위턱뼈

2) **광대뼈(zygomatic bone)**

(1) 눈확의 바닥과 가쪽벽의 일부를 형성하는 입방형의 1쌍의 광대뼈

(2) 광대뼈 몸통 : 뺨의 융기된 부분과 이마돌기, 위턱돌기, 눈확돌기, 광대돌기와 접함

(3) 관자뼈의 광대돌기(zygomatic process)와 만나서 광대활(zygomatic arch)을 형성

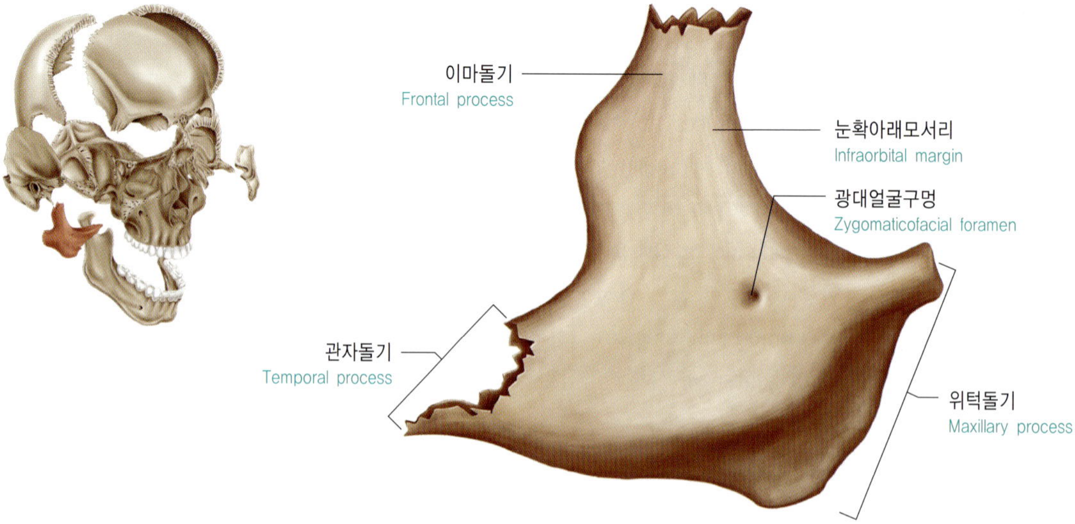

광대뼈

3) **코뼈(nasal bone)**

(1) 코의 앞 위 부분을 형성하는 작은 1쌍의 뼈

(2) 이마뼈 및 위턱뼈와 관절

4) **눈물뼈(lacrimal bone)**

(1) 모양이나 크기가 손톱과 비슷한 한 쌍의 뼈

(2) 코안의 가쪽벽과 눈확의 안쪽벽의 일부 형성

(3) 눈물고랑, 눈물오목 형성, 코눈물뼈관과 교통

(4) 위턱뼈, 이마뼈, 벌집뼈와 관절

5) **아래턱뼈(mandible)**

(1) 양쪽이 따로 발생하여 유아기에 정중면에서 결합되어 한 개의 뼈를 형성

(2) 얼굴뼈 중 유일하게 자유로운 운동이 가능한 U자 형태의 뼈

(3) 구조

① 턱뼈몸통(body)

- 이틀활 형성, 턱끝융기와 턱끝구멍이 있음
- 이틀돌기(alveolar process) : 아랫니와 결합
- 턱끝구멍(mental foramen) : 앞가쪽 부분으로 신경과 혈관이 나오고, 관절면이 없이 목뿔근에 의해 유지됨

② 턱뼈가지(ramus) : 뒤쪽에 수직으로 된 네모판 부분

- 관절돌기(condylar process) : 관자뼈와 턱관절 형성
- 근육돌기(coronoid process) : 씹기근육(temporalis muscle) 부착
- 턱뼈구멍(mandibular foramen) : 안쪽면 중심부분으로 치아로 가는 신경과 혈관이 들어감

(4) 턱뼈각(angle of mandible) : 턱뼈몸통과 턱뼈가지가 만나서 둥글게 튀어나온 부분

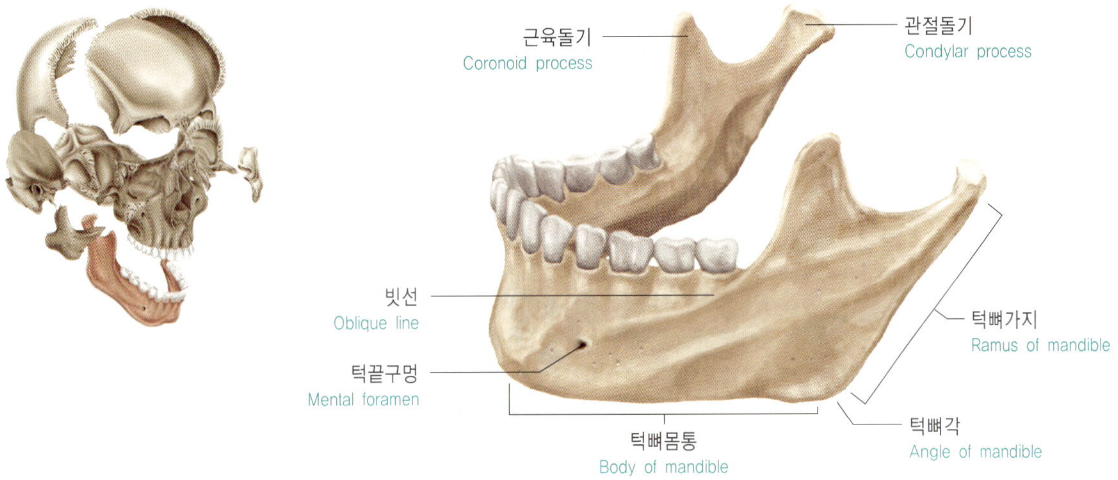

아래턱뼈

6) **목뿔뼈(hyoid bone)**

(1) 아래턱뼈 뒤아래쪽 후두의 위쪽에 있는 말발굽 모양의 U자형 뼈

(2) 다른 뼈들과 관절하지 않고 붓목뿔인대에 의하여 관자뼈의 붓돌기(styloid process)에 매달려있음

(3) 턱관절을 움직이고 발성 및 삼키기 근육의 부착점

(4) 구조 : 목뿔뼈몸통, 1쌍의 큰뿔과 작은뿔

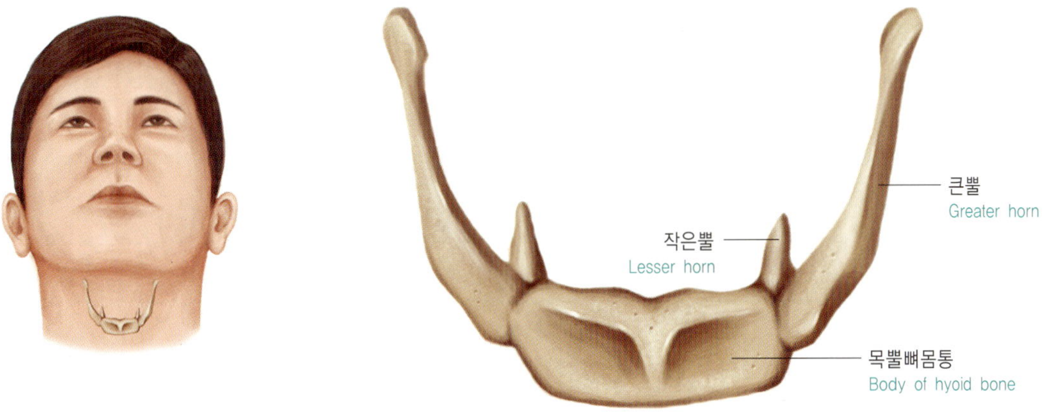

목뿔뼈

7) **입천장뼈(palatine bone)**

(1) 단단입천장을 형성하는 1쌍의 L자 모양의 불규칙 뼈

(2) 구조

① 수평판(horizontal plate) : 단단입천장의 뒤부분과 코안바닥 형성

② 수직판(vertical plate) : 코안바깥벽 형성

(3) 위턱뼈, 나비뼈와 관절

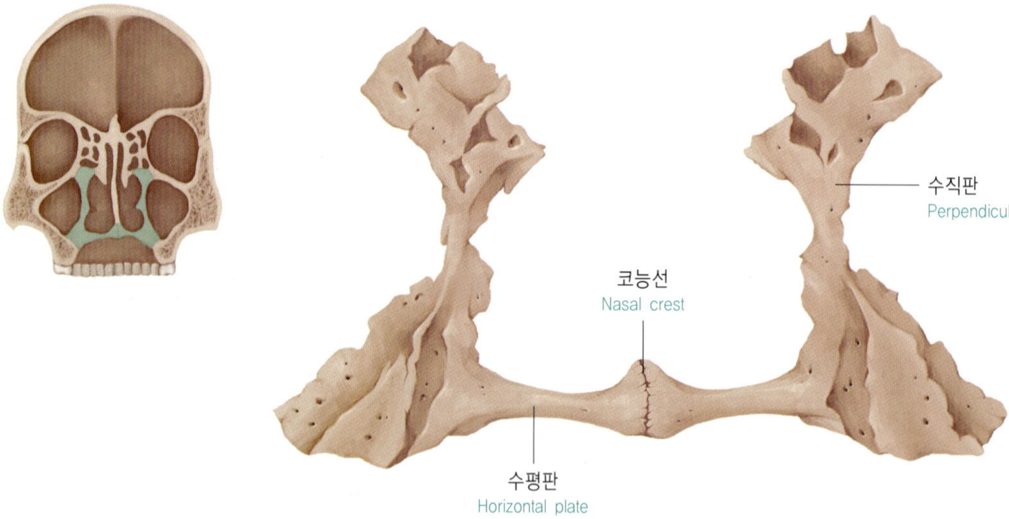

입천장뼈

8) **아래코선반뼈(inferior nasal concha bone)**

(1) 작은 조개껍질 모양의 1쌍의 뼈

(2) 코안 가쪽벽에 돌출되어 늘어진 모양으로 대부분 위턱뼈에 부착됨

(3) 위코선반, 중간코선반은 벌집뼈의 돌출된 구조이지만, 아래코선반은 독립된 뼈임

(4) 중간·아래코길의 경계

(5) 점액성 막으로 덮여있음 : 공기 흡입 시 공기의 온도와 습도를 유지하고, 먼지와 같은 입자물질을 제거함

9) **보습뼈(vomer)**

(1) 코중격의 아랫부분을 형성하고 있는 작은 쟁기(보습) 모양의 뼈

(2) 나비뼈, 벌집뼈, 입천장뼈 및 위턱뼈와 관절

■ **굴(sinus)**

1) **코곁굴(paranasal sinuses)**

(1) 코안 주변의 머리뼈 안에 공기가 차있는 공간

(2) **종류**

① 위턱굴(maxillary sinus)

- **코곁굴 중 가장 큼 : 염증 다발(축농증)**
- 중간콧길 개구
- 위턱뼈 몸통에 위치

② 이마굴(frontal sinus)

- 중간콧길 개구

③ 벌집뼈벌집(ethmoidal sinus)

- 3~18개의 벌집같은 코곁굴
- 중간콧길과 위콧길에 개구

④ 나비굴(sphenoidal sinus)

- 위콧길 뒤위부분의 인두오목(pharyngeal recess)으로 통과
- 위콧길 개구

2) 꼭지벌집, 유돌벌집(mastoid air cells)

(1) 관자뼈의 꼭지돌기에 위치한 벌집

(2) 가운데귀와 통함

(3) 염증 시 꼭지돌기염이 발생

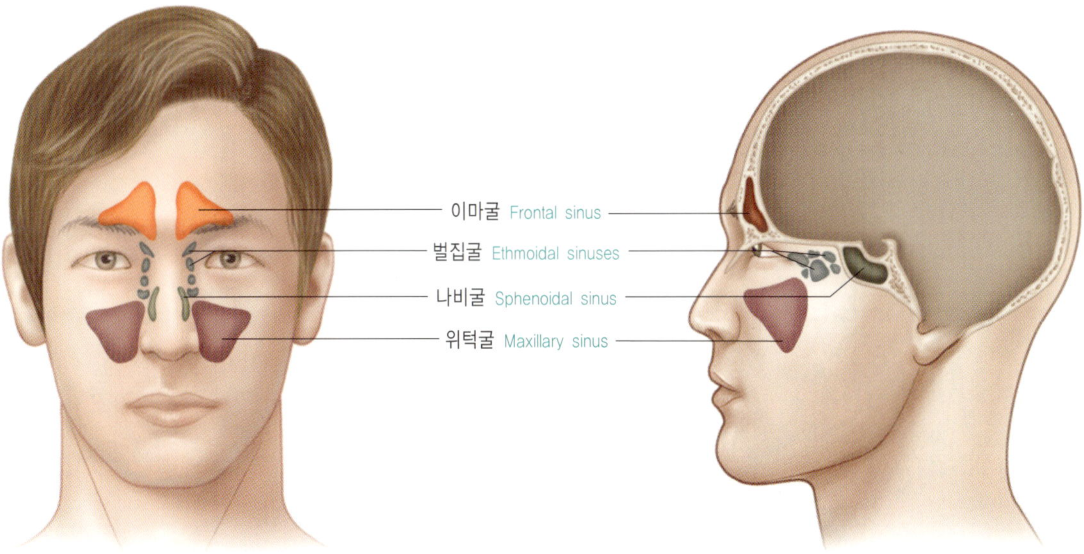

코곁굴

■ 봉합과 뒤숫구멍

1) **봉합(suture)**
   (1) 못움직관절(immovable joint)
   (2) 머리뼈에서 볼 수 있는 섬유성 관절의 일종으로 모두 마루뼈와 결합함
   (3) 종류
      ① 관상봉합(coronal suture) : 이마뼈와 마루뼈 사이
      ② 시옷봉합(lambdoidal suture) : 마루뼈와 뒤통수뼈 사이
      ③ 시상봉합(sagittal suture) : 좌우 마루뼈 사이
      ④ 비늘봉합(squamosal suture) : 관자뼈의 비늘부분과 마루뼈 사이

2) 숫구멍(천문, fontanelle)
   (1) 출생 시 뼈 발생이 진행 중에 있어 아직 뼈로 되지 않고 섬유막 구조로 남아 있는 부분
   (2) 신생아나 유아의 머리뼈 윗면을 이루고 있는 납자뼈들이 완전히 결합되지 않은 상태
   (3) 종류
      ① 앞숫구멍(anterior fontanel)
         • 가장 큰 숫구멍
         • 이마뼈와 마루뼈 사이의 큰 마름모 모양의 틈 : 관상봉합과 시상봉합 사이
         • 생후 2년 내에 폐쇄
         • 신생아의 건강체크, 정맥 내 주사부위로 이용
      ② 뒤숫구멍(posterior fontanel)
         • 뒤통수뼈와 마루뼈 사이의 작은 삼각형 모양의 틈 : 시상봉합과 시옷봉합 사이
         • 생후 1~2개월에 폐쇄
      ③ 앞가쪽숫구멍(anterolateral fontanel)
         • 관상봉합과 비늘봉합 사이
         • 생후 6개월에 폐쇄
      ④ 뒤가쪽숫구멍(posterolateral or mastoid fontanel)
         • 시옷봉합과 비늘봉합 사이
         • 생후 1~1.5년에 폐쇄

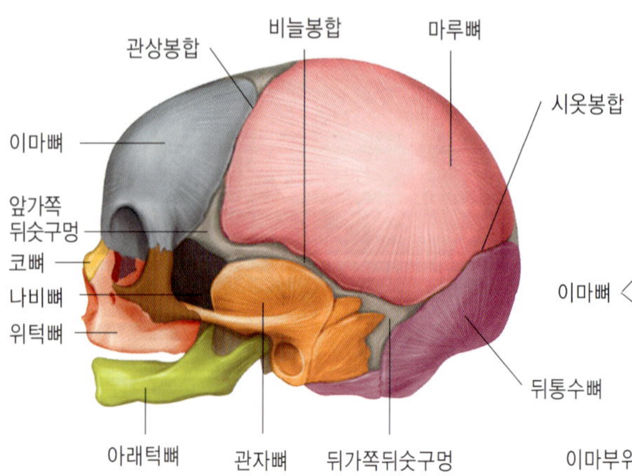

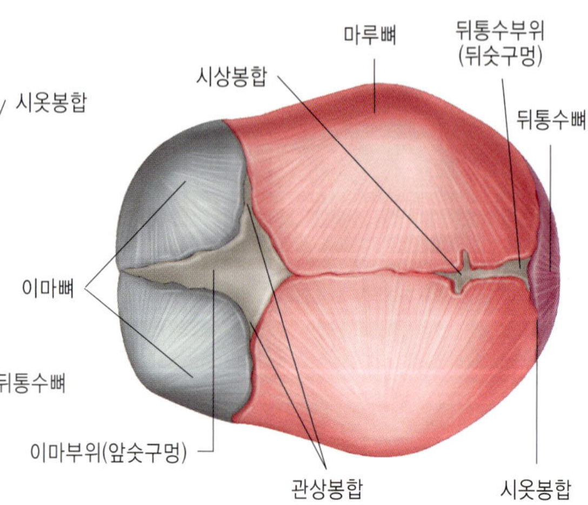

■ 머리뼈바닥(Cranial base, basicranium)

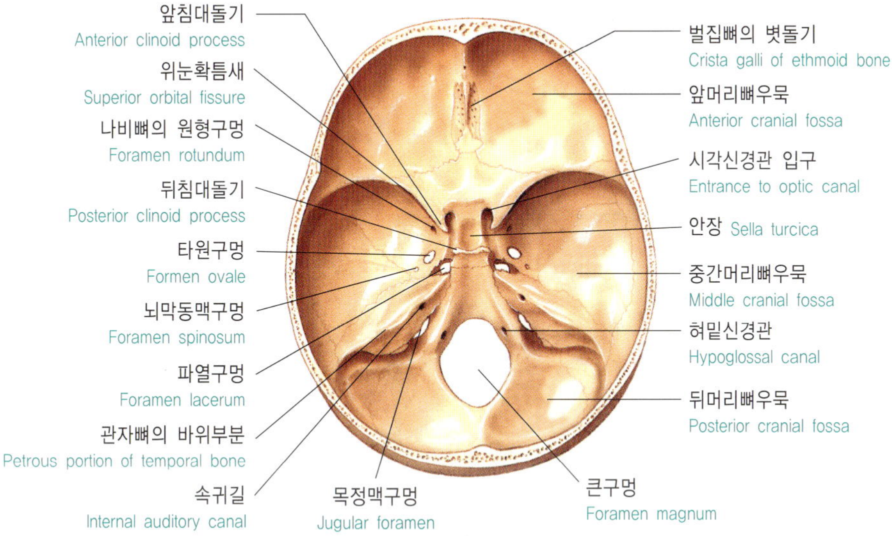

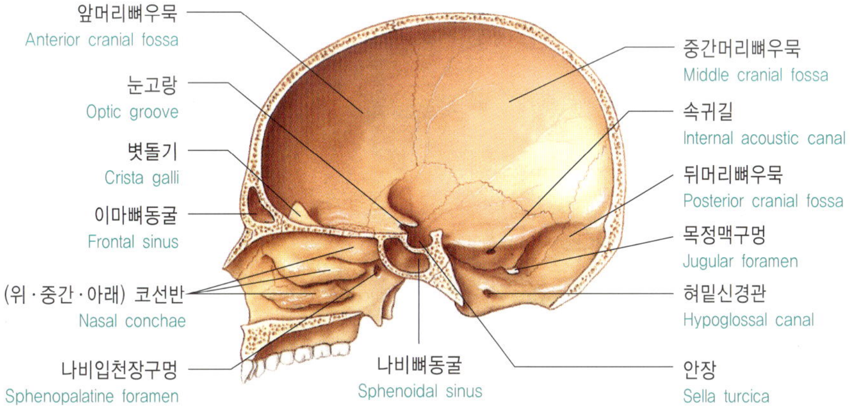

1) 머리뼈우묵

(1) **앞머리뼈우묵(anterior cranial fossa)**

① 벌집뼈와 나비뼈, 이마뼈로 구성

② 벌집뼈의 체판과 이마뼈의 눈확판에 의해 얇게 함몰된 부분

③ 이마엽과 후각망울이 위치

④ 볏돌기 : 뇌경질막이 부착

(2) **중간머리뼈우묵(middle cranial fossa)**

① 나비뼈와 관자뼈로 구성되며 나비모양으로 형성된 함몰부

② 관자엽, 뇌하수체, 뇌줄기 등이 위치

③ 나비뼈몸통 : 안장, 뇌하수체 수용

④ 시각신경관 : 시각신경 통과

⑤ 원형구멍 : 위턱신경 통과
⑥ 타원구멍 : 아래턱신경 통과
⑦ 뇌막동맥구멍 : 중뇌막동맥 통과

(3) **뒷머리뼈우묵(posterior cranial fossa)**
① 뒤통수뼈와 관자뼈로 구성되며 가장 깊게 형성된 함몰부
② 뒤통수엽, 소뇌, 숨뇌가 위치
③ 큰구멍, 목정맥구멍(속목정맥 통과), 속귀길, 속뒤통수뼈융기 등

2) **머리뼈 구멍 및 통로**

머리뼈오목	위치	구멍 및 통로	통과하는 구조물
앞머리뼈우묵	벌집뼈의 체판	체판구멍	후각신경
	나비뼈의 작은날개	시각신경관	시각신경, 눈동맥
	나비뼈의 큰날개와 작은날개 사이	위눈확틈새	눈돌림신경 도르래신경 갓돌림신경 눈신경, 눈정맥
중간머리뼈우묵	나비뼈의 큰날개	원형구멍	위턱신경
		타원구멍	아래턱신경
		뇌막동맥구멍	중간뇌막동·정맥
뒷머리뼈우묵	관자뼈의 바위부분	속귀길	얼굴신경 속귀신경, 속귀동맥
	관자뼈와 뒤통수뼈 사이	목정맥구멍	혀인두신경 미주신경 더부신경 속목정맥
	뒤통수뼈	큰구멍	척수 더부신경 척추동맥
		혀밑신경관	혀밑신경

■ 코안(nasal cavity)

1) 호흡기의 첫 관문으로 코중격(위부분은 벌집뼈, 아래부분은 보습뼈와 연골)에 의해 왼·오른쪽으로 분리됨
2) 구성뼈 : 벌집뼈(ethmoid), 위턱뼈(maxilla), 입천장뼈(palatine), 코뼈(nasal), 아래코선반(inferior nasal concha), 나비뼈(sphenoid)
3) 코중격 : 위부분은 벌집뼈, 아래부분은 보습뼈와 연골로 구성, 왼쪽으로 굽이를 이룸
4) 코선반과 콧길 : 위, 중간, 아래코선반, 위, 중간, 아래코길
5) 코연골 : 5개(코중격연골 1개, 가쪽코연골 2개, 큰콧방울연골 2개)

■ 눈확(orbital cavity)

1) 안구와 부속기를 수용하는 깊은 공간
2) 4각 추체상(superior pyramidis)의 빈자리
3) 눈확꼭지를 형성하여 시각신경관 및 위·아래 눈확틈새가 있음
4) 구성 : 이마뼈, 위턱뼈, 광대뼈, 나비뼈, 벌집뼈, 눈물뼈, 입천장뼈

2. 척주

■ 척주의 구성과 기능

1) 몸통 중심의 뼈 기둥
2) 성인의 척주 : **총 26개 척추뼈**(7개 목뼈, 12개 등뼈, 5개 허리뼈, 1개 엉치뼈, 1개 꼬리뼈)
3) 성인의 척주 길이 : 71～75cm
4) 기능 : 몸통의 지지작용, 척주관 내 척수 수용 및 보호
5) 구분
   (1) 참척추뼈(true vertebra) : 목뼈, 등뼈, 허리뼈
   (2) 거짓척추뼈(false vertebra) : 엉치뼈, 꼬리뼈

■ 척주의 구조

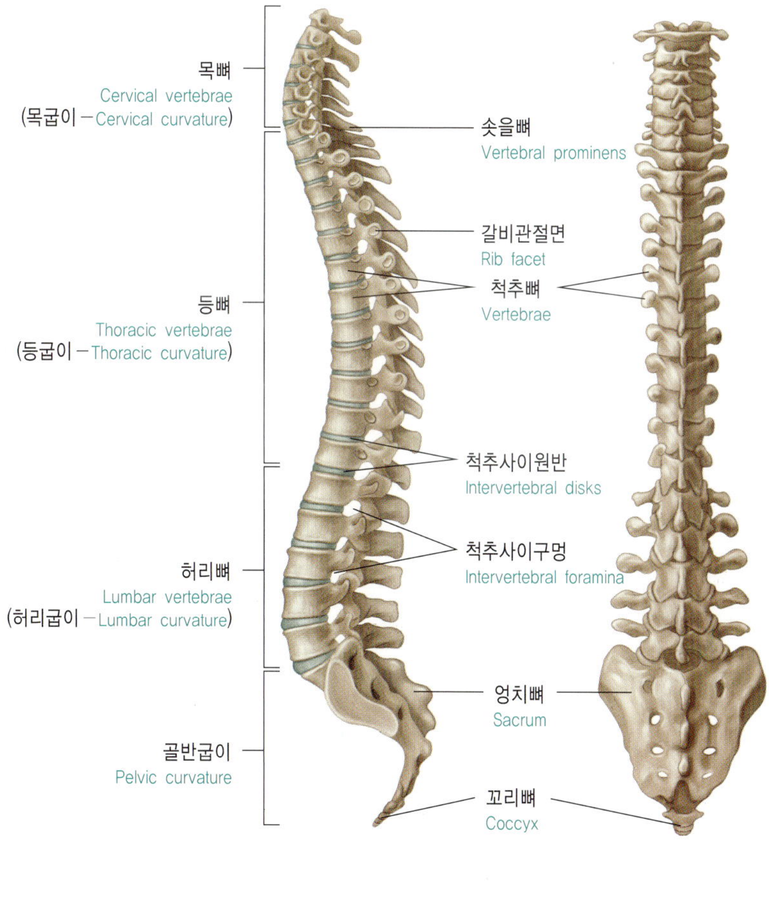

1) 척추뼈(vertebral bone)

(1) 척추뼈몸통(vertebral body)

앞쪽에 위치하는 짧은 원기둥 모양으로 23개의 척추사이원반을 서로 연결함

(2) 돌기(process)

① 가시돌기(spinous process) : 뒤 아래쪽으로 솟아오른 돌기로 근육과 인대의 부착부위

② 가로돌기(transverse process) : 근육의 부착점이며 갈비뼈가 관절하는 옆으로 돌출된 1쌍의 돌기

③ 위·아래관절돌기(superior and inferior articular processes) : 척추뼈와 척추뼈의 관절

(3) 척추뼈구멍(vertebral foramen)

척추뼈몸통과 돌기 사이에 척수가 지나가는 구멍으로 척수공간을 형성하여 척수를 통과함

(4) 척추사이구멍(intervertebral foramen)

① 인접한 위아래척추뼈의 패임에 의해 좌우 1쌍씩 존재

② 척수신경이 나오는 통로

(5) 척추뼈고리(vertebral arch)

① 척추뼈몸통 뒤쪽에서 원형으로 척수를 둘러쌈

② 구조 : 2개 척추뼈고리뿌리(pedicle), 2개 척추뼈고리판

2) **척추사이원반(intervertebral disk)**

(1) 엉치뼈와 꼬리뼈를 제외한 척추뼈 사이의 **23개의 섬유성 연골판**

(2) 척추 길이의 1/3(목뼈～허리뼈)

(3) 기능 : 척주의 유연성 유지, 충격 흡수

(4) 섬유테두리(annulus fibrosus) : 척추원반 바깥 부분을 둘러싸고 있는 섬유연골

(5) 속질핵(nucleus pulposus) : 부드러운 중심부

3) 인대

(1) 앞세로인대(anterior longitudinal ligament)

① 제2목뼈～엉치뼈까지 척추뼈몸통의 앞쪽에 있는 폭이 넓은 띠 모양

② 두껍고 여러 길이의 섬유로 구성되어 아주 강한 인대

(2) 뒤세로인대(posterior longitudinal ligament)

① 모래시계의 각루 모양

② 척추사이원반과 그 주위에서 단단히 부착되어 있고, 척추뼈몸통 중간부에서 척추뼈몸통과 떨어져 있어 정맥과 작은 동맥의 출입이 가능하다.

(3) 가시사이인대(interspinal ligament)

가시돌기 간의 사이를 이어주는 인대

(4) 목덜미인대(nuchal ligament)

바깥뒤통수뼈융기～제7목뼈까지 연결된 가시돌기의 끝을 잇는 인대

(5) 가시끝인대(supraspinous ligament)

목덜미 인대의 연장으로 제7목뼈～엉치뼈까지 가시돌기 끝을 이어주는 인대

(6) 가로사이인대(litertransverse ligament)

하나의 가로돌기와 다음 가로돌기의 사이를 이어준다.

(7) 황색인대(ligamentum flavum)

척추뼈고리와 척추뼈고리 사이를 이어주는 1쌍의 탄력인대

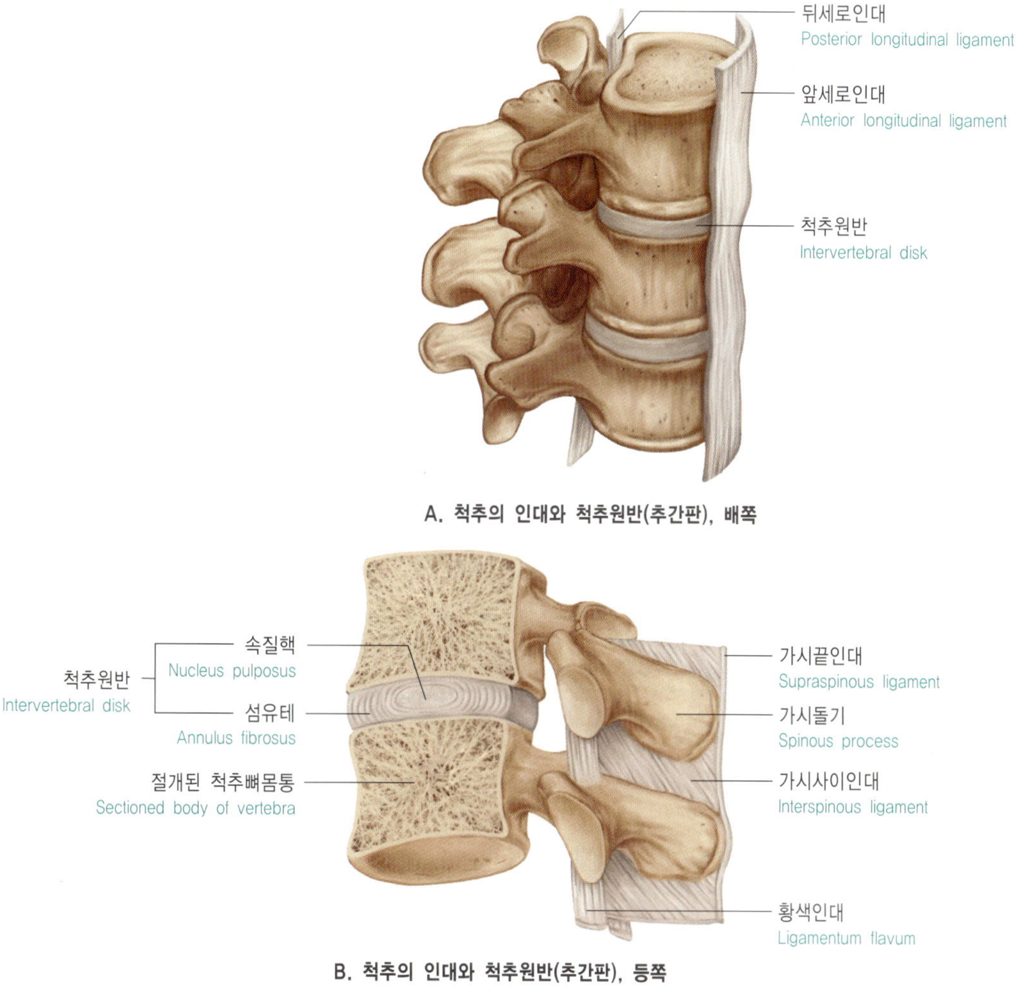

척주의 주변구조물

■ 척추뼈의 부위별 특성

구분	목뼈	등뼈	허리뼈
척추뼈몸통	작고 낮음, 타원형	넓은 심장형, 위 아래 갈비오목	넓고 높음, 신장형
척추구멍	넓은 삼각형	좁은 원형	작은 삼각형
가시돌기	짧고 이분됨, 위로 뻗음	길고 날카로우며 아래로 뻗음	짧고 뭉툭하며 수평(뒤)으로 뻗음
가로돌기	앞뒤결절, 가로구멍	가로돌기갈비오목	수평돌기

1) 목뼈(cervical vertebrae) (기출)

(1) 목 부분, 7개

(2) 진성 척추뼈 중에서 가장 작고, 운동성이 큼

(3) 구조

① 가로돌기 : 1~6번째 목뼈에 척추 동·정맥(vertebral artery and vein)이 통과하는 가로구멍(transverse foramen)이 있음

② 갈고리돌기 : 있음

③ 가시돌기(spinous process) : 짧고 이분화(C_1, C_7 제외)되어 있음

④ 척추구멍 : 큰 삼각형 모양

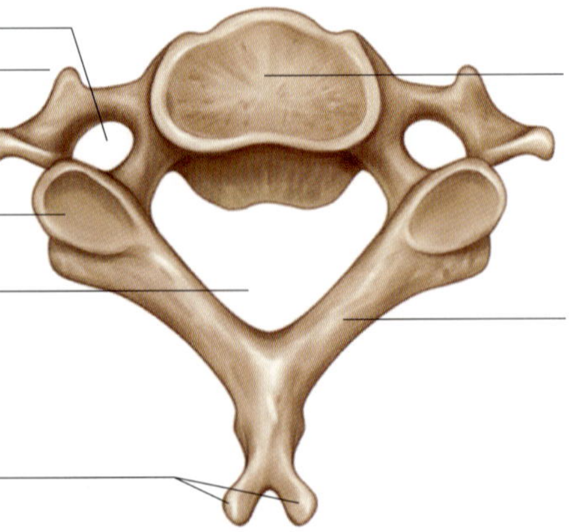

목뼈(윗면)

(4) **변형된 목뼈**

① **1번째 목뼈**

- 고리뼈(atlas) : 고리모양
- 척추뼈몸통 : 없음
- **가시돌기 : 없음**
- 척추구멍 : 큼
- 윗면 : 오목한 관절면에 머리뼈의 뒤통수관절융기와 관절하여 머리의 위아래운동을 가능하게 함

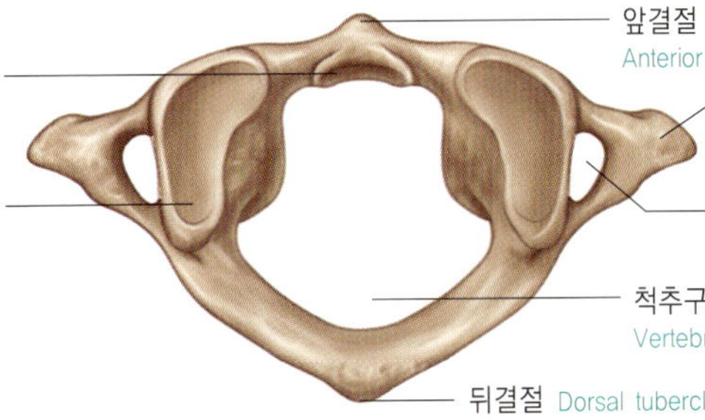

고리뼈(윗면)

② **2번째 목뼈** (기출)

- 중쇠뼈(axis)
- 척추뼈몸통 : **치아돌기(odontoid process, dens)**가 있어 고리뼈와 회전운동이 가능하여 머리를 좌우로 돌릴 수 있음
- 척추뼈고리뿌리, 척추뼈고리판 : 크고 강함
- **가시돌기 : 짧고 이분됨**
- 가로돌기 : 이분되지 않음

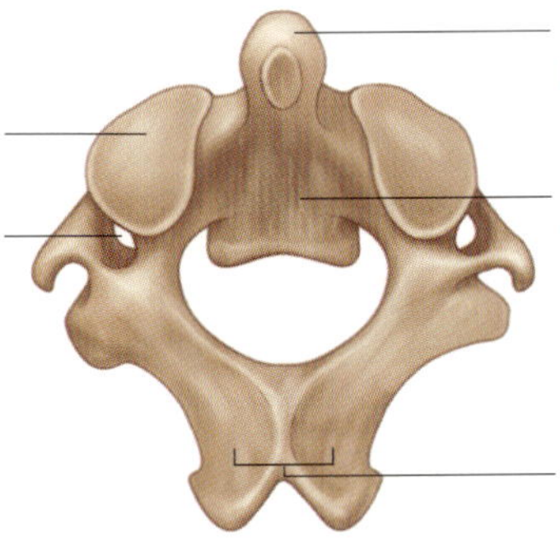

중쇠뼈(뒤윗면)

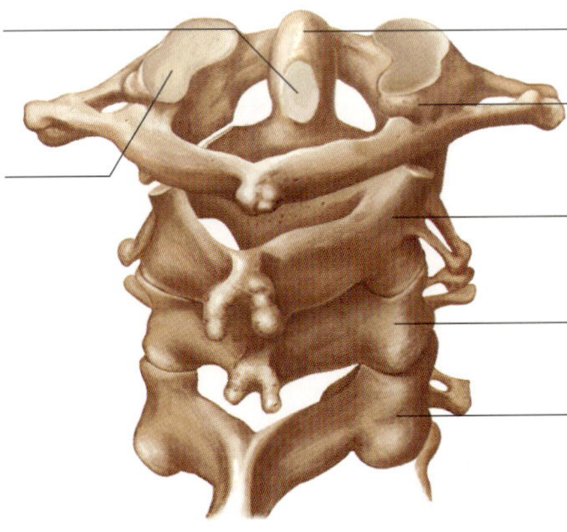

중쇠관절

③ **7번째 목뼈**

- **<u>솟을뼈(vertebral prominens)</u>**
- 목과 가슴의 경계기준이 되는 뼈
- **<u>가시돌기 : 이분화되어 있지 않으며 길어서 목을 굽힐 때 만져볼 수 있음</u>**
- 1, 2번째 목뼈보다 크고 사각형에 가까움

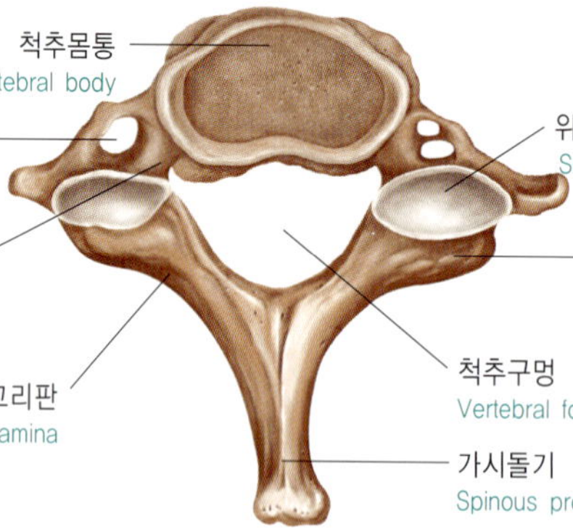

일곱 번째 목뼈(제7경추)

2) **등뼈(thoracic vertebrae)**

(1) 가슴부분, 12개

(2) 구조

① 척추뼈몸통 : 갈비뼈머리과 관절을 이루는 갈비뼈오목이 있음

② 가로돌기 : T1~T10에는 갈비뼈결절과 관절을 이루는 가로갈비오목이 있음

③ 척추뼈구멍 : 작은 원형 모양

④ 가시돌기 : 비스듬히 아래를 향하고 있음, 등뼈 12번째만 수평으로 돌출

⑤ 위관절돌기면 : 뒤아래방향

⑥ 아래관절돌기면 : 앞방향

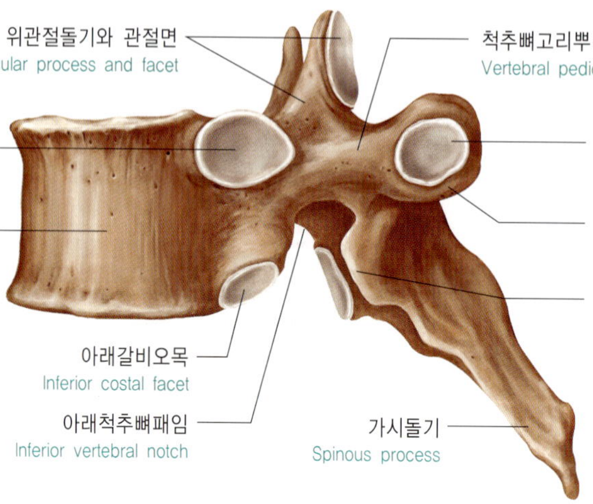

등뼈(옆면)

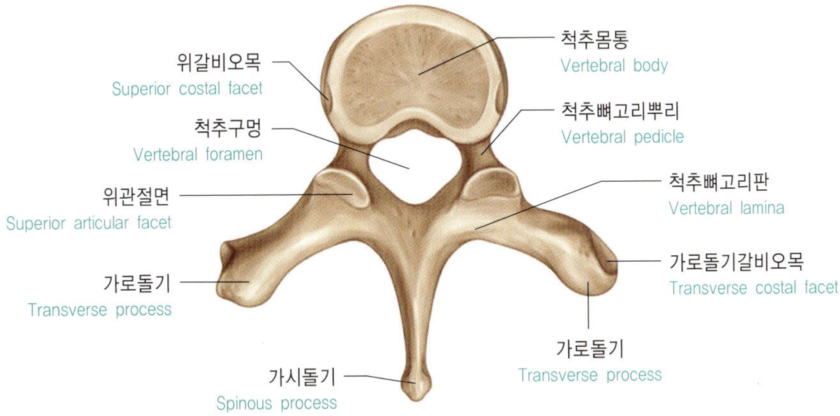

등뼈(윗면)

3) **허리뼈(lumbar vertebrae)**

(1) 허리부분, 5개

(2) 구조

① 척추뼈몸통 : 강낭콩 모양이며 체중을 지탱하기 위해 다른 척추뼈보다 큼

② 척추뼈구멍 : 삼각형 모양

③ 가시돌기 : 짧고 뭉툭함

④ 가로돌기 : 수평으로 돌출됨, 꼭지돌기(mammillary process)는 뭇갈래근(multifidus)이 이는 곳임

⑤ 가로구멍, 반관절면(hemifacet) : 없음

⑥ 덧돌기(accessory process), 갈비돌기(costal process) : 있음

⑦ 뒤안쪽 방향을 향하는 위관절돌기면, 앞가쪽 방향을 향하는 아래관절돌기면

- 관절면의 방향 때문에 허리뼈부분의 돌림운동이 제한됨

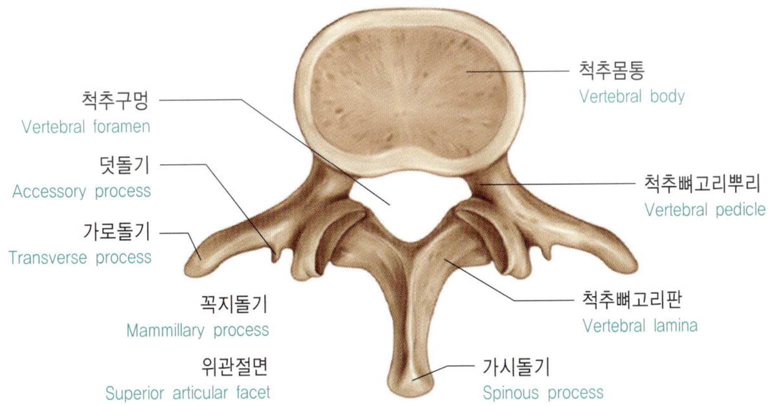

허리뼈(윗면)

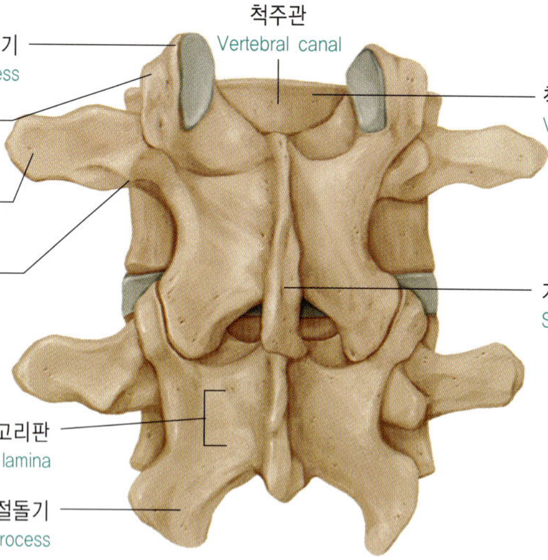

허리뼈(뒷면)

> ✻ **허리천자(lumbar puncture)**
> - 목적 : 뇌척수액의 검사
> - 천자 깊이 : 거미막밑공간
> - 천자 부위 : **3~4번째 허리뼈 사이**
> - 척수 손상의 위험도가 낮고 가시돌기가 수평을 향하여 있어 척추사이공간이 가장 넓기 때문에 이용

4) **엉치뼈(sacrum)**

(1) 5개인 뼈와 연골성 척추원반이 융합된 큰 역삼각형 모양의 뼈

(2) 4개의 가로선

① 정중엉치뼈능선 : 가시돌기가 변한 것

② 안쪽엉치뼈능선 : 관절돌기가 변한 것

③ 가쪽엉치뼈능선 : 가로돌기가 변한 것

④ 가로융기능선 : 척추뼈의 경계가 흔적으로 남은 것

(3) 4쌍의 구멍

① 앞엉치뼈구멍 : 가로융기능선 좌우에 4쌍이 있으며 엉치뼈신경의 앞가지가 나가는 곳

② 뒤엉치뼈구멍 : 4쌍이 있으며 엉치뼈신경의 뒤가지가 나가는 곳

(4) 엉치뼈곶(sacral promontory) : 엉치뼈바닥 앞면중앙 돌출부이며 골반의 표지 기준점임

(5) 귓바퀴면(auricular surface) : 엉치뼈 가쪽에 볼기뼈와 관절하며 엉덩뼈의 귀모양면과 엉치엉덩관절 형성

5) **꼬리뼈(coccyx)**

(1) 3~5개의 꼬리뼈가 1개로 융합된 것

(2) 작은 삼각형 모양

(3) 척추의 가장 끝에 위치하여 엉치뼈와 관절을 이룸

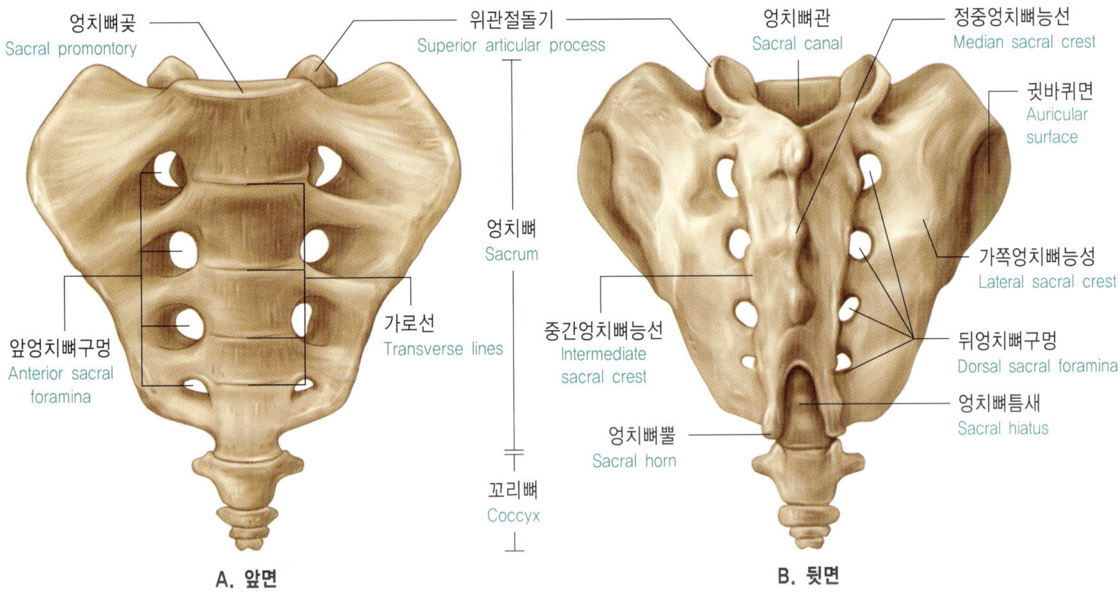

엉치뼈와 꼬리뼈

■ 척주의 굽이(curvature of the vertebral column)

1) 구조

(1) 목뼈 : 앞볼록(convex anteriorly), 치아돌기 첨부~T_2

(2) 등뼈 : 앞오목(concave anteriorly), T_2~T_{12}

(3) 허리뼈 : 앞볼록(convex anteriorly), T_{12}~허리엉치, 가장 큰 볼록면은 $L_{4\sim5}$이며 허리엉치관절 부위임

(4) 엉치뼈 : 앞꼬리방향 오목(concave anteriorcaudally)

2) 발생과정

(1) **1차 굽이(primary curvature)**

① **C형 굽이**

② 태아기의 척주

③ 앞방향 오목한 굽이

④ 성인 척주의 **등굽이 및 엉치굽이(thoracic and sacral curvature)**를 이룸

(2) **2차 굽이(secondary curvature)**

① **S형 굽이**

② 앞방향으로 볼록한 대상성 굽이

- **목굽이(cervical curvature)** : 생후 3~4개월 후 고개를 들 때와 앉을 때 형성
- **허리굽이(lumbar curvature)** : 생후 12~18개월 후 보행 시 형성

■ 가슴우리(thoracic cage)

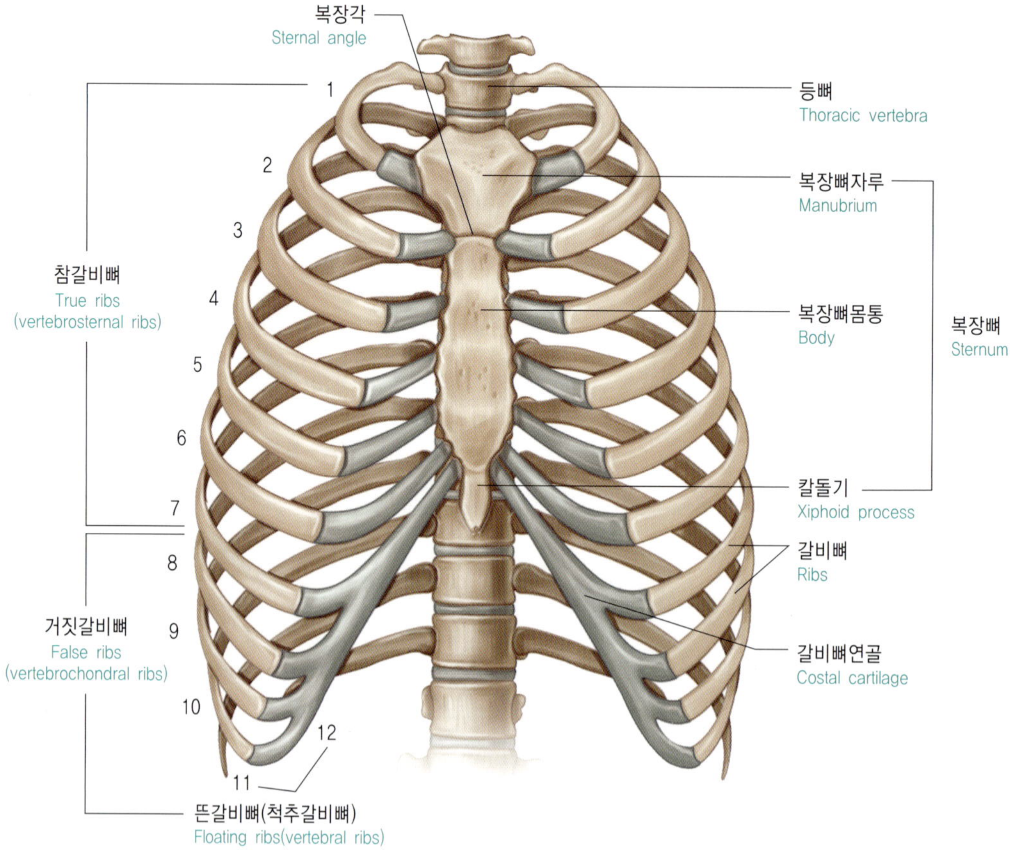

12개의 등뼈
12쌍의 갈비뼈와 복장뼈로 구성된 가슴우리

1) 가슴우리의 구조 및 구성
   (1) 구성 : 12개 등뼈, 12쌍 갈비뼈, 1개 복장뼈, 갈비뼈연골
   (2) 형태 : 깔때기형
   (3) 가슴안 형성 : 심장, 허파 등 주요장기 보호
   (4) 위가슴우리문 : 1번째 등뼈, 1번째 갈비뼈, 복장뼈자루로 경계
   (5) 아래가슴우리문
      ① 위가슴우리문보다 넓음
      ② 12번째 등뼈, 12번째 갈비뼈, 7~10번째 갈비뼈연골, 칼돌기로 경계
      ③ 가로막 부착
2) **복장뼈(sternum)**
   (1) 앞가슴벽의 중심부분에 있는 납작한 칼 모양의 뼈

(2) 구성

① 복장뼈자루(manubrium)

- 위부분의 손잡이 모양
- **빗장뼈, 1번째 갈비뼈, 2번째 갈비뼈와 관절을 이룸**
- 목아래패임(jugular notch) : 윗모서리에 위치
- 빗장패임(clavicular notch)

② 복장뼈몸통(body)

- 중간의 칼 모양
- 뼈속질기능 검사 천자부위 : 복장뼈는 일생동안 적색뼈속질로 남아 있어 뼈속질채취를 위한 천자부위로 자주 이용됨
- 2번째 갈비뼈~7번째 갈비뼈까지 관절

③ 칼돌기(xiphoid process)

- 일명 명치라 불리는 연골로 된 아래 부분
- 가로막과 배곧은근의 이는점

(3) 갈비패임 : 7쌍의 갈비뼈가 붙는 곳

(4) 복장뼈각(sternal angle)

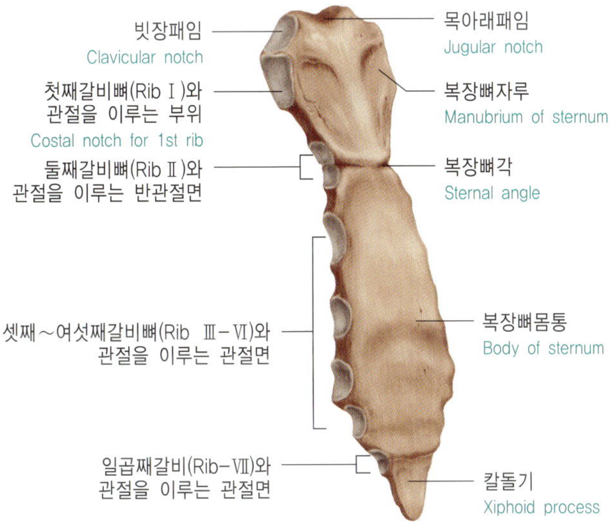

복장뼈

① 복장뼈자루와 복장뼈몸통의 결합부(manubriosternal joint)

② 가슴우리의 주요 해부학적 지표

③ **2번째 갈비뼈가 접합**

3) **갈비뼈(ribs)**

(1) 12쌍의 긴 뼈

(2) 등뼈와 복장뼈 연결하며 가슴우리의 가쪽벽을 구성

(3) 분류

① **참갈비뼈(true ribs, vertebrosternal ribs)** : 1~7번째 갈비뼈, 복장뼈와 직접 관절

② **거짓갈비뼈(false ribs, vertebrochondral ribs)** : 8~12번째 갈비뼈

- 8~10번째 갈비뼈 : 갈비뼈연골에 관절하여 간접적으로 복장뼈와 연결
- 11~12번째 갈비뼈 : 뜬갈비뼈(floating ribs), 복장뼈와 관절하지 않고 끝이 떠 있음

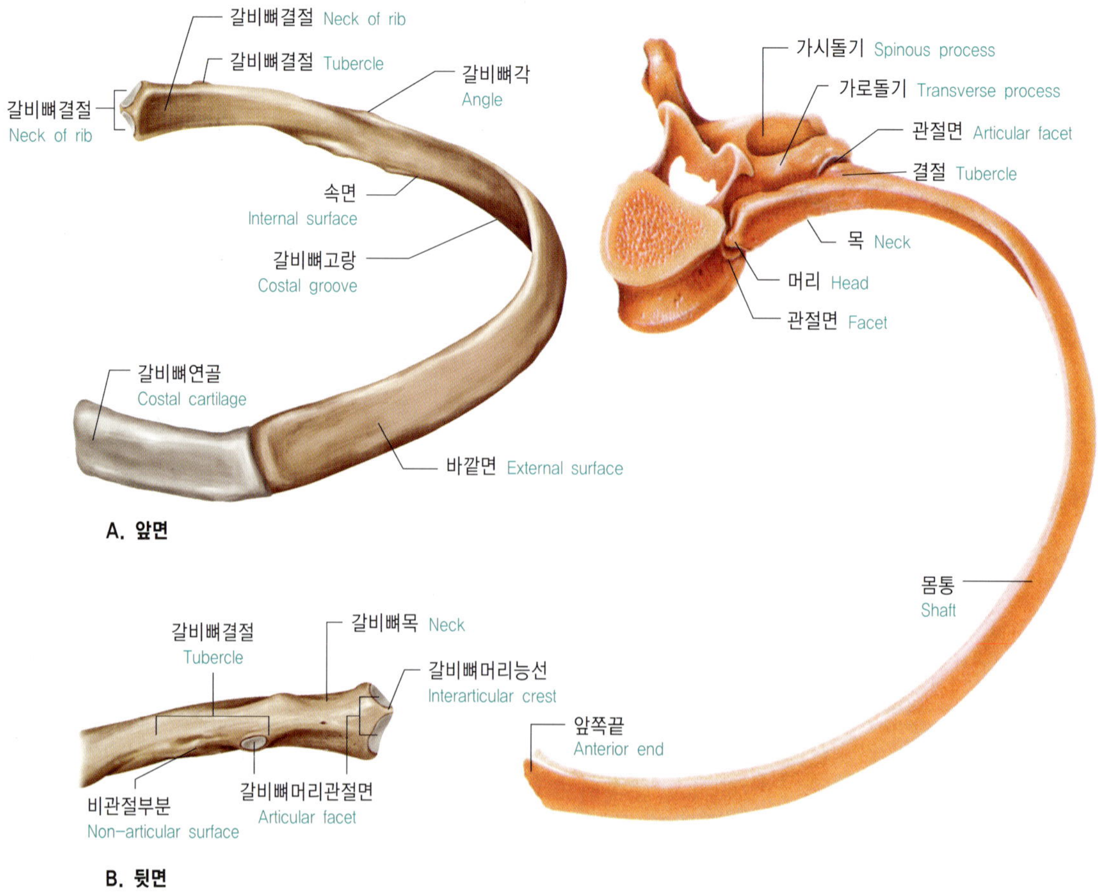

갈비뼈

(4) 구조

① 척추끝(vertebral end)

- 갈비뼈머리 : 등뼈몸통과 관절
- 갈비뼈목
- 갈비뼈결절 : 등뼈 가로돌기와 관절

② 갈비뼈몸통(costal body)

- 안쪽·바깥면
- 위모서리
- 아래모서리 : 갈비뼈고랑에 갈비사이정맥·동맥·신경이 지나감

③ 복장끝(sternal end)

- 유리연골인 갈비뼈연골이 붙어 있음
- 복장뼈에 관절

(5) 갈비사이공간 : 11쌍의 갈비뼈와 갈비뼈 사이 부위

(6) **가슴막안 천자 : 7~8번째 갈비사이공간**으로 가장 넓은 부위

EXPLANATION

팔다리뼈

팔이음뼈(shoulder girdle)	자유팔뼈(upper extremity)	
• 어깨뼈 2개 • 빗장뼈 2개	• 위팔뼈 2개 • 노뼈 2개 • 자뼈 2개	• 손목뼈 16개 • 손허리뼈 10개 • 손가락뼈 28개
2종 4개	6종 60개	

1. 팔이음뼈(Shoulder girdle)

1) 빗장뼈(clavicle) (기출)

(1) 인체에서 뼈되기가 가장 먼저 시작되는 S자형 뼈로 어깨뼈와 복장뼈를 연결함

(2) 구조

① 안쪽끝(복장끝) : 복장뼈의 빗장패임(clavicular notch)과 관절 – 복장빗장관절(sternoclavicular joint)

② 가쪽끝(봉우리끝) : 어깨뼈봉우리(acromion)와 관절 – 봉우리빗장관절(acromioclavicular joint)

③ 원뿔인대 결절, 마름인대선, 갈비빗장인대 자국 : 인대 부착부위 제공

(3) 골절이 자주 발생하는 부위

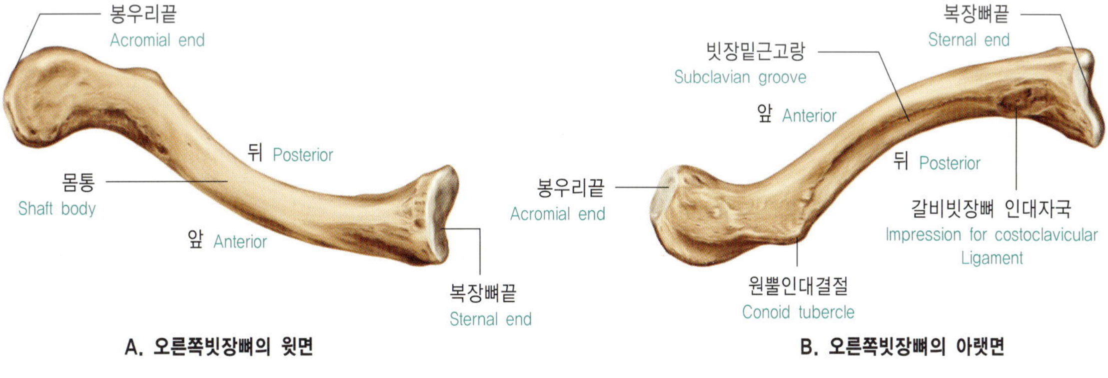

오른쪽빗장뼈의 윗면과 아랫면

2) 어깨뼈(scapular)

(1) 삼각형의 납작뼈, 돌림근띠의 이는곳

(2) 가슴우리 뒷벽의 2~7번째 갈비뼈 사이에 위치

(3) 구조

① 2면

- 갈비면 : 앞면으로 어깨뼈밑오목을 형성
- 등쪽면 : 어깨뼈가시를 중심으로 가시위오목과 가시아래오목으로 구분되고, 어깨뼈봉우리가 있어서 봉우리빗장관절을 이룸

② 3각

- 위각(superior angle)
- 아래각(inferior angle)
- 가쪽각(lateral angle) : 접시오목(glenoid cavity)에서 위팔뼈머리와 관절

③ 3모서리 : 위모서리(superior border), 안쪽모서리(medial border), 가쪽모서리(lateral border)

(4) 부리돌기(coracoid process)

① 어깨뼈위모서리에서 시작하는 갈고리 모양의 굽은 돌기

② 인대와 3개의 근육의 부착부위 : 부리위팔근, 위팔두갈래근, 작은가슴근

(5) 어깨뼈봉우리(acromion) : 빗장뼈와 관절

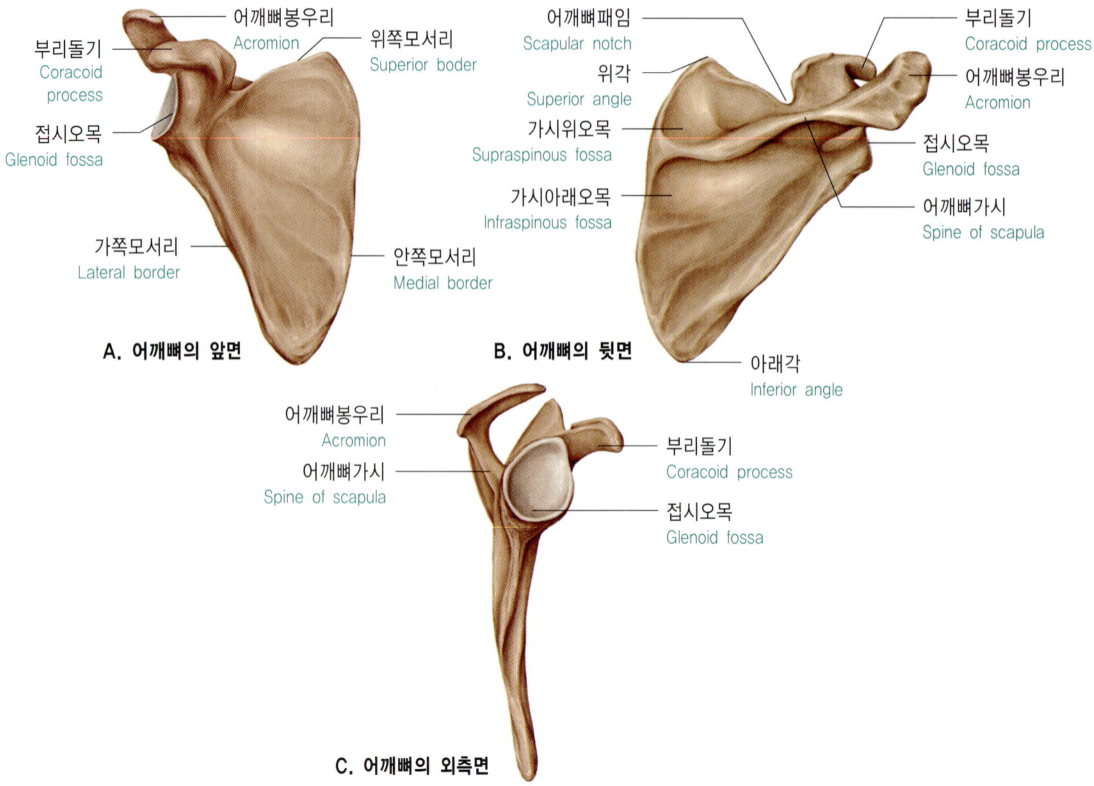

어깨뼈의 앞면과 뒷면, 외측면

2. 팔뼈(Upper extremity)

1) 위팔뼈(humerus)

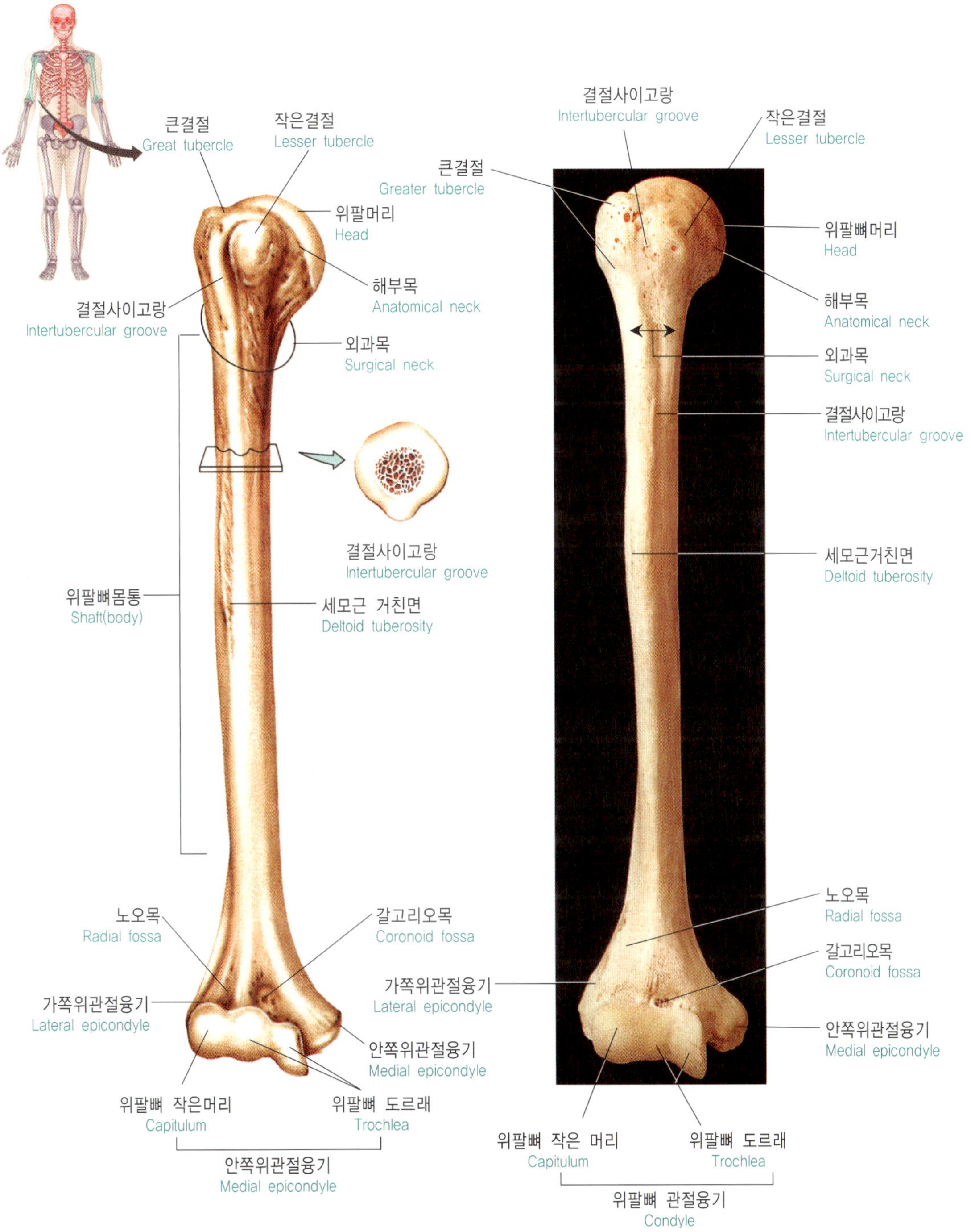

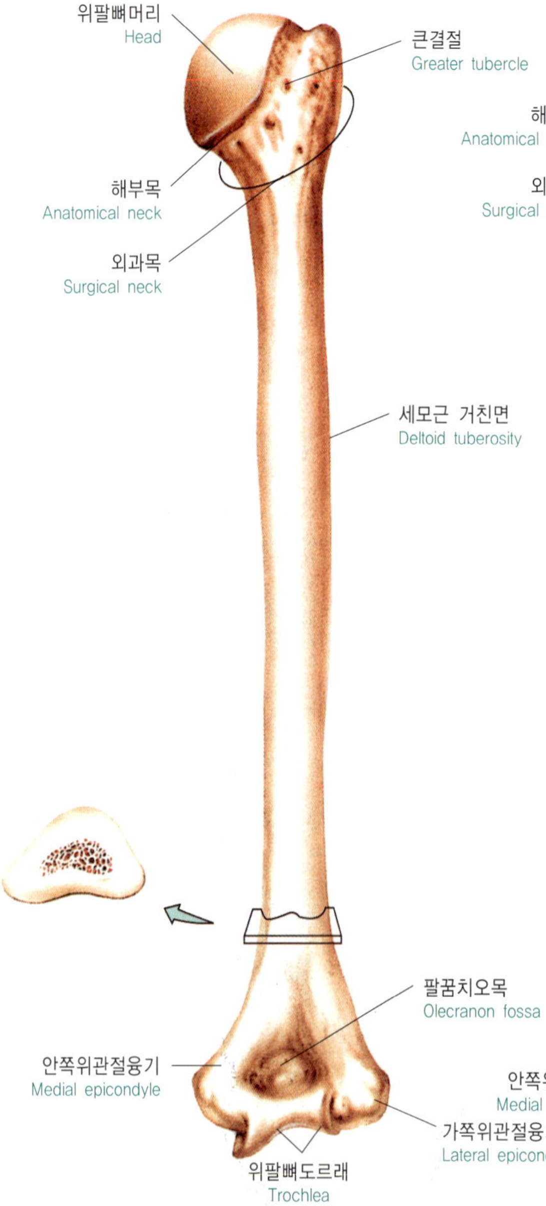

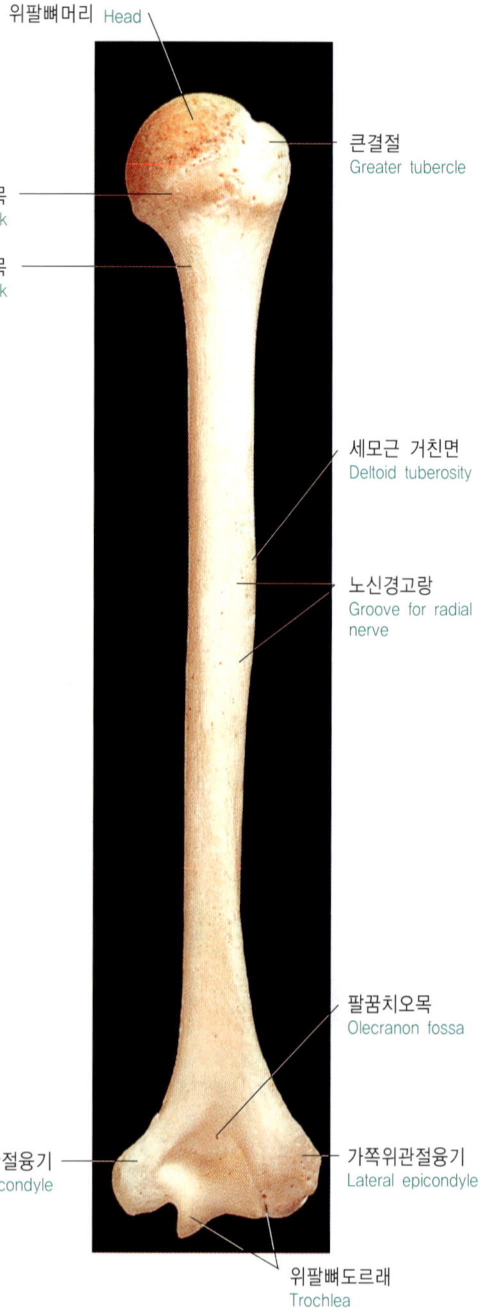

(1) 팔에서 가장 긴 뼈 : 약 28cm

(2) 구조

① 몸쪽끝 : **절구관절**을 이룸

- 위팔뼈머리(head of humerus) : 어깨뼈의 접시오목(glenoid fossa)과 관절하여 어깨관절 형성
- 해부목(anatomical neck)

- 외과목(surgical neck) : 큰·작은결절 바로 아래 부위로 골절이 잘 되는 부위임
- 큰결절(greater tubercle) : 가시위근, 가시아래근, 작은원근 등의 근육 닿는곳
- 작은결절(lesser tubercle) : 큰원근, 어깨밑근의 닿는곳
- 결절사이고랑(intertubercualr groove) : 큰·작은결절 사이에 형성된 고랑으로 위팔두갈래근 긴갈래의 통로이고, 큰가슴근과 넓은등근의 부착 부위
- 큰·작은결절능선 : 큰가슴근, 큰원근, 넓은등근의 부착부

② 뼈몸통

- 앞면
- 뒷면 : 노신경이 지나가는 노신경고랑이 있음
- 세모근거친면 : 뼈몸통 중간의 가쪽에 위치하며 어깨세모근의 부착부위

③ 먼쪽끝 : **경첩관절**을 이룸, 도르래, 팔꿈치오목, 안·가쪽 위관절융기, 작은머리가 있음

- 안쪽관절융기(medial condyle)
  - 위팔뼈도르래(trochlea) : 자뼈의 도르래패임과 관절
- 가쪽관절융기(lateral condyle)
  - 위팔뼈작은머리 : 노뼈머리와 관절
- 안쪽위관절융기(medial epicondyle) : 아래팔의 굽힘근(긴손바닥근, 노쪽손목굽힘근, 자쪽손목굽힘근, 원엎침근)의 이는곳
- 가쪽위관절융기(lateral epicondyle) : 아래팔의 폄근(팔꿈치근, 위팔노근, 손뒤침근)의 이는곳
- 노오목(radial fossa), 갈고리오목(coronoid fossa) : 관절융기 위쪽 앞면에 깊게 패인 부위로 팔꿉관절 굽힘 시 노뼈머리와 갈고리돌기가 닿는 곳
- 팔꿈치오목(olecranon fossa) : 위팔뼈도르래 위쪽 뒷면의 함몰된 부위로 팔꿉관절 폄 시 자뼈의 팔꿈치머리돌기가 닿는 곳

(3) 위팔뼈의 관절

① 몸쪽끝 : 어깨뼈의 관절오목(glenoid fossa)에 관절

② 먼쪽끝 : 머리뼈의 관절

③ 안쪽관절융기(medial condyle) : 자뼈(ulna)의 팔꿈치머리(olecranon)와 관절

④ 가쪽관절융기(lateral condyle) : 노뼈머리(radial head)와 관절

2) 자뼈(ulna)

(1) 아래팔(forearm)의 안쪽의 가늘고 긴 뼈(약 22cm)

(2) 구조

① 몸쪽끝

- 권투 글러브 모양
- 도르래패임(trochlear notch) : 팔꿈치머리(olecranon)와 갈고리돌기(coronoid process)를 분리시키는 구조물이며 위팔뼈도르래와 관절
- 노패임(radial notch) : 노뼈머리와 관절

  ✻ 노패임은 자뼈에 있고, 노뼈거친면은 노뼈에 있음

② 뼈몸통
- 삼각주모양(3면 3모서리)
- 먼쪽끝으로 갈수록 가늘어짐
- 뼈사이모서리(interosseous border) : 뼈사이막(interosseous membrane)의 부착 부위

③ 먼쪽끝
- 자뼈머리(head)
- 자패임(ulnar notch) : 노뼈와 관절
- 붓돌기(styloid process)

(3) 자뼈의 관절

① 몸쪽끝 : 팔꿈치머리(olecranon)와 앞쪽의 갈고리돌기(coronoid process)

② 먼쪽끝 : 원뿔모양으로 돌출된 붓돌기(styloid process)

3) 노뼈(radius)

(1) 아래팔 바깥쪽의 가늘고 긴 뼈(약 21cm)

(2) 자뼈보다 짧고 먼쪽끝이 몸쪽끝보다 큼

(3) 구조

① 몸쪽끝
- 노뼈머리(head of radius) : 위팔뼈작은머리, 자뼈의 노패임과 관절
- 노뼈목(neck of radius)
- 노뼈거친면(radial tuberosity) : 위팔두갈래근 부착 부위

  ※ 노패임은 자뼈에 있고, 노뼈거친면은 노뼈에 있음

② 뼈몸통
- 삼각주상(3면 3모서리)
- 뼈사이모서리(interosseous border) : 뼈사이막(interosseous membrane)의 부착 부위

③ 먼쪽끝 : 곤봉 모양
- 2개 손목뼈와 관절
- 자패임(ulnar notch) : 자뼈머리와 관절
- 붓돌기(styloid process)

> **※ 몸쪽 · 먼쪽노자관절 : <u>중쇠관절(pivot joint)</u>**
> - 뒤침(supination) : 노뼈와 자뼈가 나란히 배열
> - 엎침(pronation) : 노뼈와 자뼈가 서로 교차

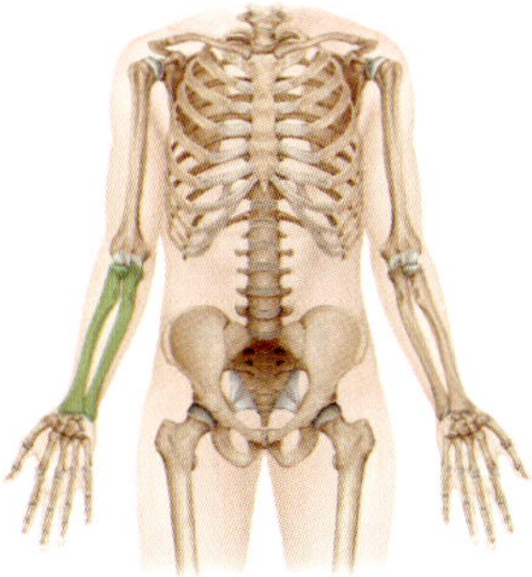

자뼈와 노뼈

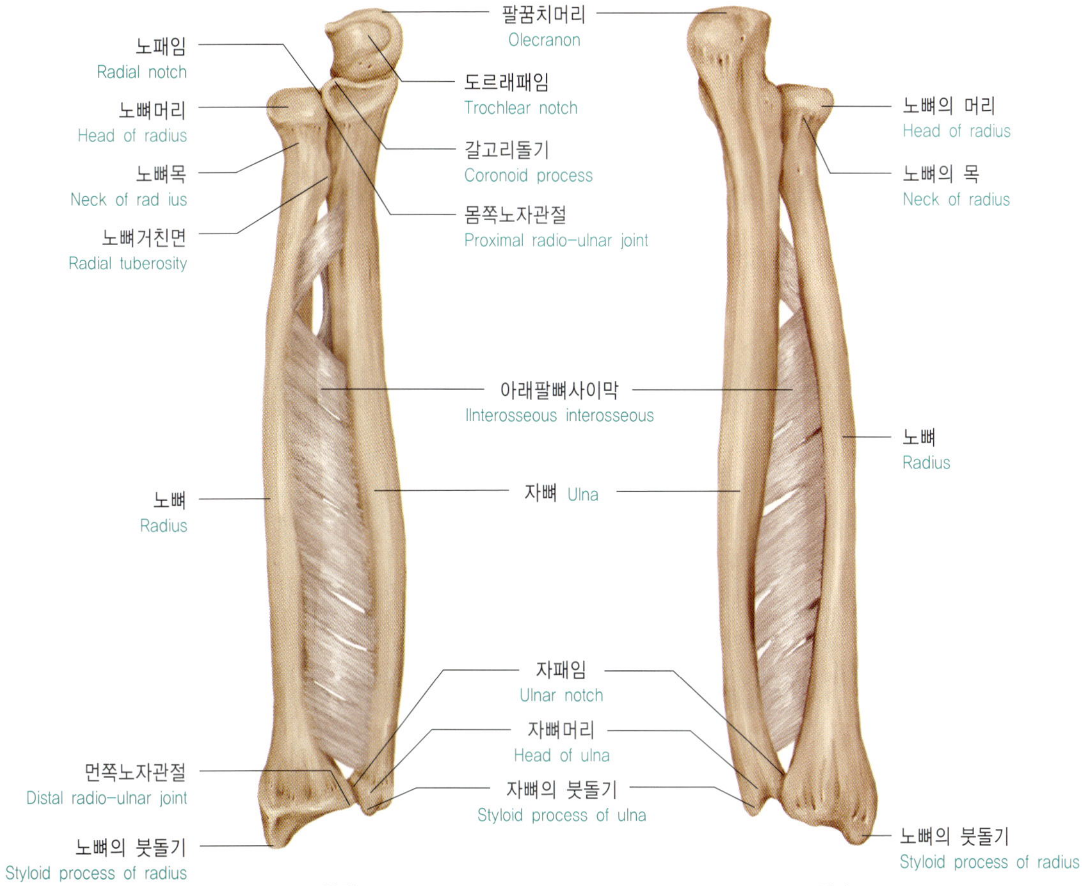

A. 앞면 B. 뒷면

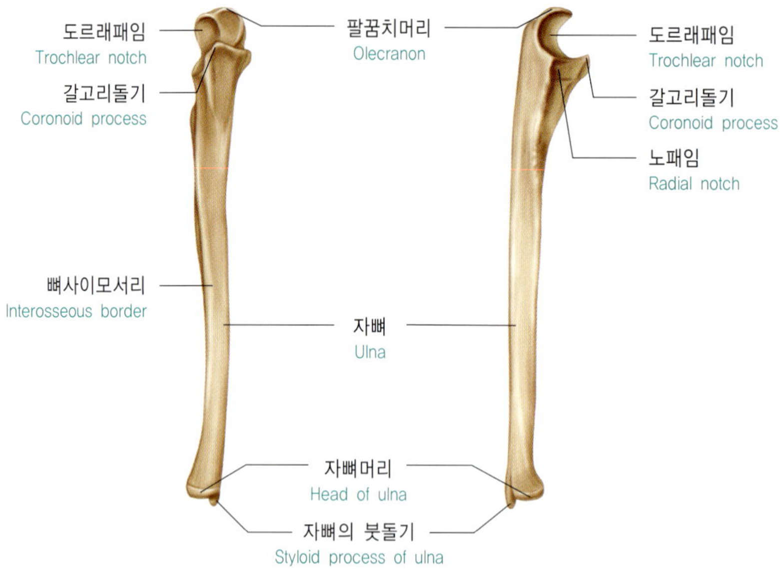

C. 오른쪽 자뼈의 앞면　　D. 오른쪽 자뼈의 외측면

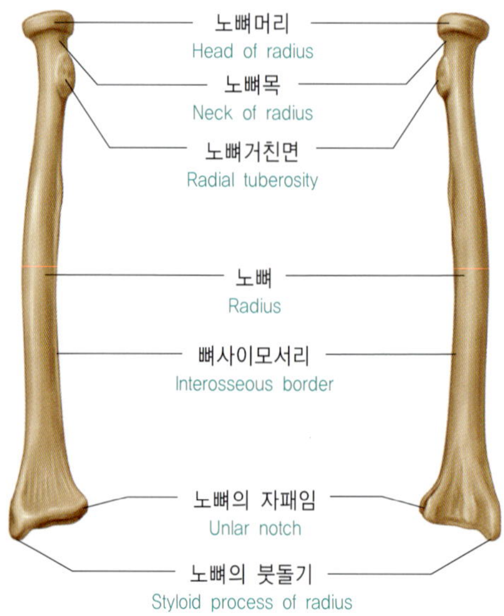

E. 오른쪽 노뼈의 앞면　　F. 오른쪽 노뼈의 뒤쪽면

4) **손목뼈(carpal bones)**

(1) 손목을 만드는 8개의 작은 손목뼈

(2) 구조 **(기출)**

① 몸쪽열(proximal row)

- 노뼈와 자뼈의 손목면과 관절 – 손목관절 형성
- **손배뼈(scaphoid), 반달뼈(lunate), 세모뼈(triquetrum), 콩알뼈(pisiform)**

② 먼쪽열(disatal row)

- 손허리뼈와 관절
- **큰마름뼈(trapezium), 작은마름뼈(trapezoid), 알머리뼈(capitate), 갈고리뼈(hamate)**

(3) 특징

① 콩알뼈 : 세모뼈 위에 얹혀 있음

② 손배뼈 : 발목뼈에서도 볼 수 있음

③ 알머리뼈 : 가장 큰 손목뼈, 세 번째 손가락과 일직선

가쪽	손배뼈(scaphoid)	반달뼈(lunate)	세모뼈(triquetrum)	콩알뼈(pisiform)	안쪽
	큰마름뼈(trapezium)	작은마름뼈(trapezoid)	알머리뼈(capitate)	갈고리뼈(hamate)	

5) **손허리뼈(metacarpals)**

(1) 5개의 작은 긴뼈

(2) 구조

① 바닥(base) : 손목뼈의 먼쪽열과 연결

② 머리(head) : 손가락 첫마디뼈(proximal phalange)와 관절

(3) 가쪽에서 안쪽으로 번호가 붙여진 손의 뼈 구조

① 1번째 손허리뼈 : 가장 굵음, 큰마름뼈(trapezium)와 관절

② 2번째 손허리뼈 : 가장 김, 작은마름뼈(trapezoid)와 관절

③ 3번째 손허리뼈 : 붓돌기(styloid process)가 있음, 알머리뼈(capitate)와 관절

❋ 붓돌기가 있는 뼈 : 관자뼈, 노뼈, 자뼈, 3번째 손허리뼈

④ 4, 5번째 손허리뼈 : 갈고리뼈(hamate)와 관절

6) **손가락뼈(phalanges)**

(1) 14개의 작은 긴뼈

(2) 엄지 및 기타 손가락의 뼈대 형성

(3) 구조

① 1번째 손가락

- 첫마디뼈, 끝마디뼈
- 손허리손가락관절에 1쌍의 종자뼈 있음

② 2~5번째 손가락

- 첫마디뼈(proximal phalax), 중간마디뼈(middle phalanx), 끝마디뼈(distal phalanx)
- 끝마디뼈거친면 : 손톱이 놓인 부위

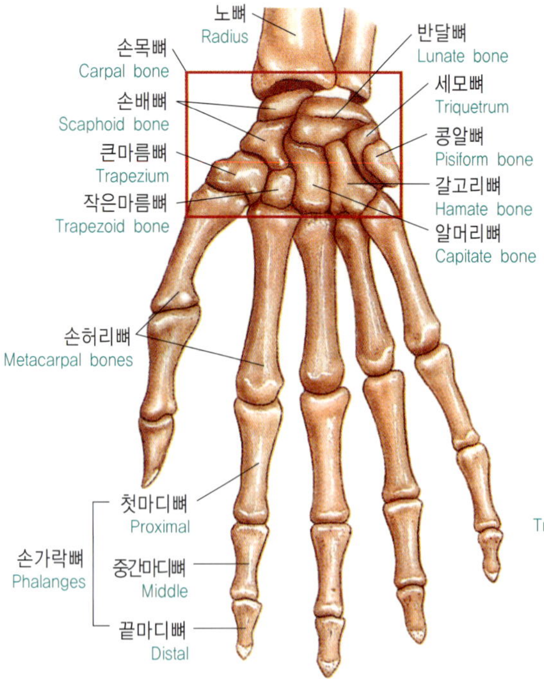

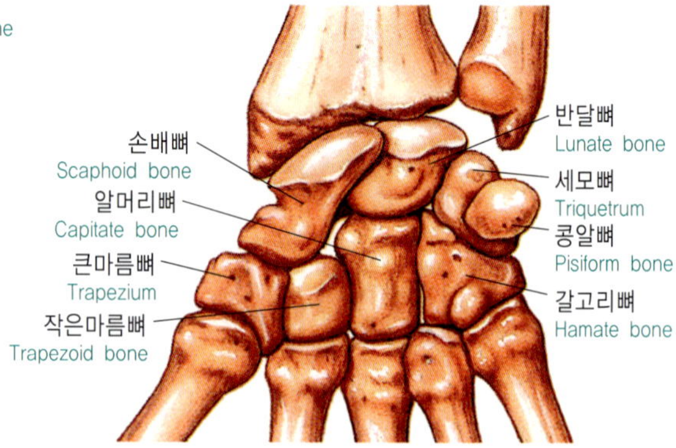

※ 주요 돌기(process)

- 2번째 목뼈 : 치아돌기(dens)
- 복장뼈 : 칼돌기(xiphoid process)
- 관자뼈 : 꼭지돌기(mastoid process)
- 어깨뼈 : 부리돌기(coracoid process)
- 나비뼈 : 날개돌기(pterygoid process)
- 자뼈 : 갈고리돌기(coronoid process)

3. 다리이음뼈(Pelvic girdle)

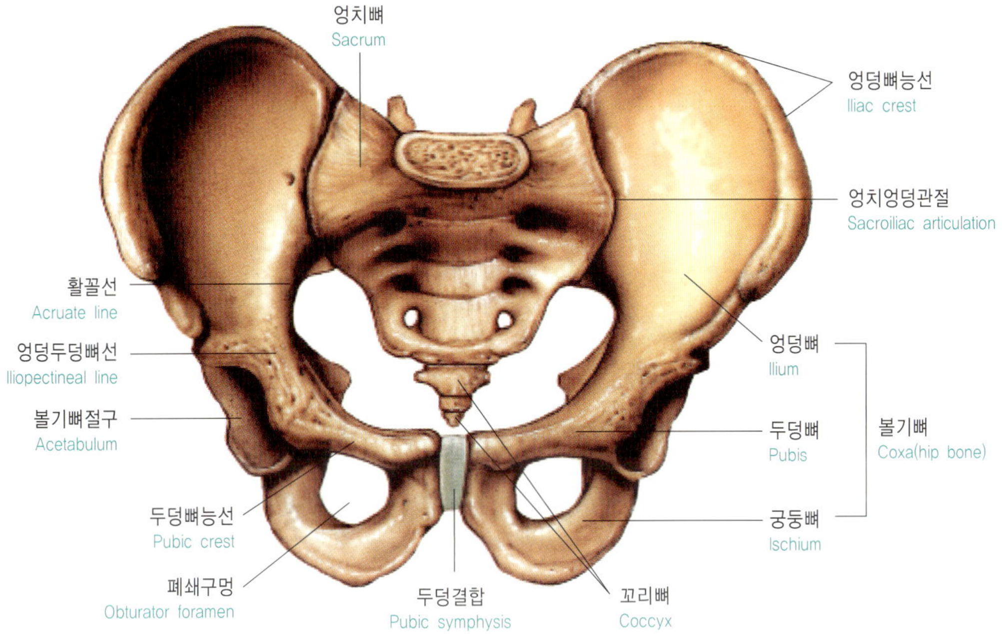

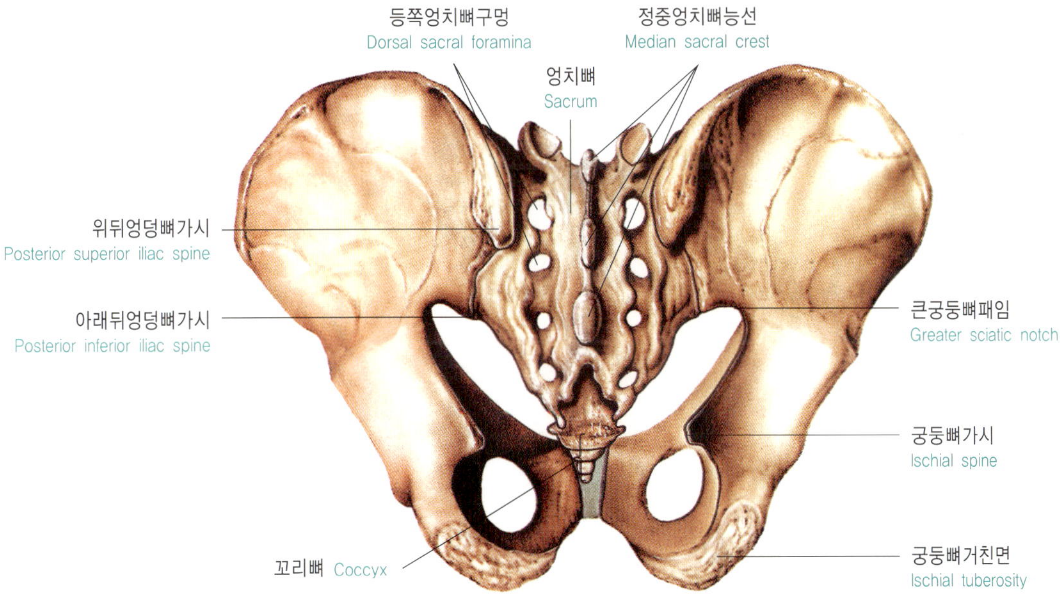

1) 골반(pelvis)

(1) 볼기뼈, 엉치뼈, 꼬리뼈로 구성된 그릇 모양의 구조물

(2) 분계선(골반가장자리, pelvic brim) : 엉치뼈곶(sacral promontory) – 활꼴선(arcuate line) – 두덩뼈빗(pectineal line) – 두덩뼈능선(pubic crest)을 연결한 가상의 선

(3) 분계선을 경계로 구분

① 큰골반

- 분계선 위쪽
- 거짓골반(false pelvic)
- 경계 : 뒤쪽은 허리뼈, 가쪽은 엉덩뼈, 앞쪽은 배벽근에 의한 경계 형성
- 내장 장기 보호

② 작은골반 : 분계선 아래쪽(참골반, true pelvic), 골반안 형성, 생식기 수용

- 분계선 아래쪽
- 참골반(true pelvic)
- 경계 : 뒤쪽은 엉치뼈 꼬리뼈와 엉덩뼈의 밑부분, 앞쪽은 두덩뼈가지에 의한 경계 형성
- 골반입구(pelvic inlet) : 참골반의 입구, 골반가장자리(pelvic brim)
- 골반출구(pelvic outet) : 참골반의 출구, 뒤쪽은 꼬리뼈 끝, 가쪽은 궁둥뼈결절, 앞쪽은 두덩활에 의한 경계

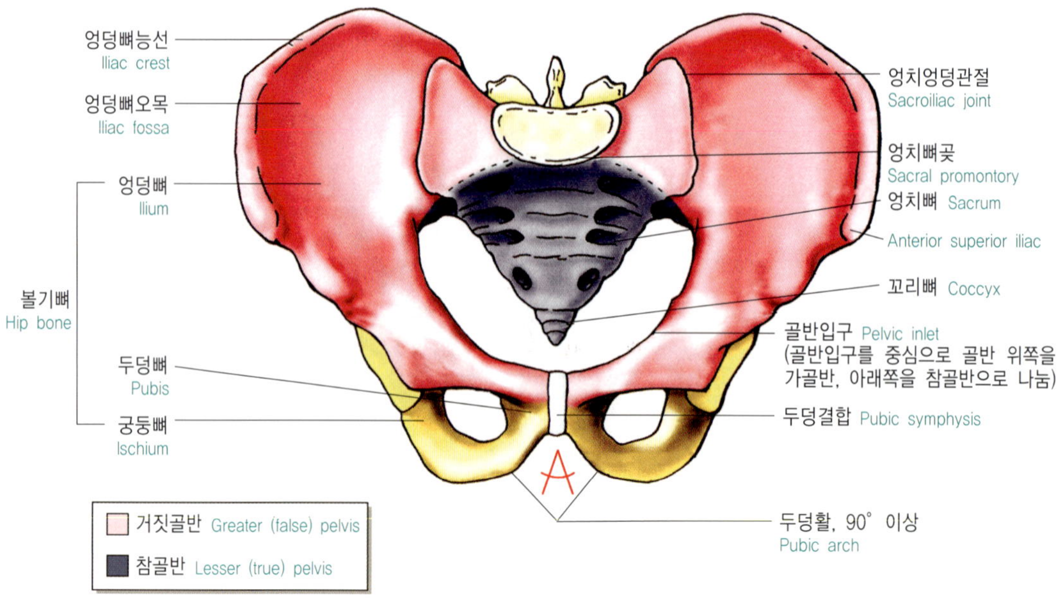

(4) **구조**

골반형태	남성	여성
골반 전체	무겁고 거침	가볍고 매끈함
엉치뼈곶	현저한 돌출	약한 돌출
골반입구	심장형	난원형
큰골반(거짓골반)	깊다	얕다
작은골반(참골반)	깊고 좁음(용적이 작음)	얕고 넓음(용적이 큼)
궁둥뼈결절	안으로 휨	밖으로 휨
두덩결합	깊음	얕음
두덩활 각도	좁다(< 90°)	넓다(>90°)
폐쇄구멍	난원형(타원형)	삼각형
엉덩뼈	약간 누워 있음	바로 서 있음
엉덩뼈오목	깊음	얕음
엉치뼈	좁고 많이 굽음	넓고 비교적 완만함
꼬리뼈	고정	후방으로 움직이기 쉬움

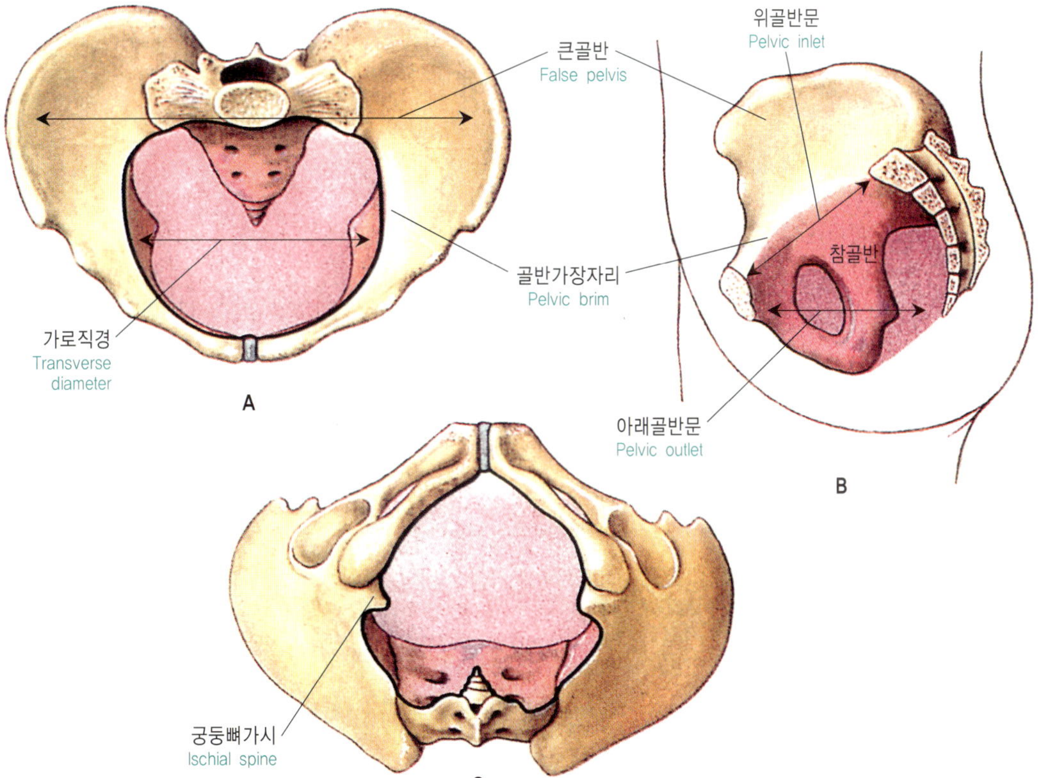

남·여 골반의 비교
여성의 골반지름 위(**A**), 정중면(**B**) 및 아래(**C**)에서 본 골반

(5) 골반의 계측선
① 앞뒤지름 : 결합선, 엉치뼈곶과 두덩뼈 결합까지의 거리
② 가로지름 : 분계선을 왼·오른으로 잇는 가장 넓은 거리
③ 사경 : 엉치엉덩관절과 엉덩두덩융기(iliopectineal eminence)를 잇는 거리

(6) 골반축
① 각 전후경(골반입구와 출구)의 중앙점을 연결
② 분만 시 태아가 통과하는 길

(7) 골반기울기
① 골반안 위문의 전후경과 수평선이 이루는 경사도
② 일정한 경사 유지, 서 있을 때 60~65°

2) 볼기뼈(hip bone) (기출)
- 불규칙뼈 중 가장 큼
- 3개의 분리된 뼈가 출생 후 하나로 융합되어 형성
- 구성뼈 : 엉덩뼈(ilium), 궁둥뼈(ischium), 두덩뼈(pubis)
- 뒤쪽은 엉치뼈와 인대에 의하여 견고하게 결합하고, 앞쪽은 반대편 볼기뼈와 관절하여 골반을 형성함
- 볼기뼈절구(acetabulum)를 형성하여 넙다리뼈와 엉덩관절을 형성
- 궁둥뼈와 두덩뼈 사이에 폐쇄구멍(obtuator foramen)이 있음

(1) **엉덩뼈(ilium)**
① 볼기뼈의 윗부분으로 볼기뼈 중 가장 크고 넓음
② 활꼴선을 중심으로 엉덩뼈몸통과 엉덩뼈날개로 구분
- 엉덩뼈몸통
  - 볼기뼈절구 위쪽 2/5 형성, 엉덩뼈오목(엉덩근 수용)
  - 뒤·앞·아래볼기근선(posterior/anterior/inferior gluteal line) : 볼기근(gluteal muscles) 부착 부위
  - 귓바퀴면 : 엉치엉덩관절 형성
- 엉덩뼈날개(ala of ilium)
  - 윗부분의 넓은 납작한 모양
  - 엉덩뼈능선(iliac crest) : 위쪽 가장자리
  - 위앞엉덩뼈가시(ASIS, anterior superior iliac spine) : 샅고랑인대, 넙다리 근육의 부착점이며 중요 해부학적 지표
  - 위뒤엉덩뼈가시(PSIS, posterior superior iliac spine)
  - 아래앞엉덩뼈가시(AIIS, anterior inferior iliac spine)
  - 아래뒤엉덩뼈가시(PIIS, posterior inferior iliac spine)
  - 큰궁둥패임(greater sciatic notch) : 엉덩뼈의 뒷모서리에 깊게 패인 곳으로 궁둥신경(sciatic nerve)이 지남

(2) 궁둥뼈(ischium)

① 볼기뼈의 뒤아래방향 구성하며, 절구 뒤쪽 아랫부분에 위치하는 뼈

② 궁둥뼈몸통

- 볼기뼈절구의 2/5
- 궁둥뼈결절(ischial tuberosity) : 크고 거친 면으로 앉을 때 의자에 직접 닿는 부분
- 궁둥뼈가시(ischial spine)
  - 뒤안쪽으로 돌출된 날카로운 돌기
  - 궁둥뼈를 구분하는 해부학적 지표
  - 큰·작은 궁둥패임의 경계
  - 엉치가시인대의 부착점
- 작은궁둥패임(lesser sciatic notch) : 음부신경과 혈관들이 지남

③ 궁둥뼈가지(ramus of ischium) : 두덩뼈밑가지와 연결

④ 폐쇄구멍(obturator foramen)

- 궁둥뼈와 두덩뼈 사이의 큰 구멍으로, 폐쇄막으로 막혀 있음
- 큰·작은 궁둥패임은 엉치가시 및 작은 궁둥결절인대에 의하여 큰·작은 궁둥구멍 형성
- 큰궁둥구멍 통과물 : 궁둥신경, 위·아래볼기동맥, 위·아래볼기신경
- 작은궁둥구멍 통과물 : 음부신경, 내음부 동·정맥

(3) 두덩뼈(pubis)

① 절구 앞쪽 밑부분의 뼈

② 두덩뼈몸통 : 볼기뼈절구의 1/5

두덩결합(pubic symphysis) : 양쪽 부분이 서로 만나 중앙부에서 결합

③ 두덩뼈가지(pubic ramus) : 두덩뼈몸통 앞, 두덩뼈결절(샅고랑인대 부착점) 다리이음뼈(pelvic girdle)

- 두덩뼈위가지 : 위뒤쪽의 엉덩뼈와 결합
- 두덩뼈아래가지 : 아래뒤쪽의 궁둥뼈가지와 결합, 양쪽의 두덩뼈아래가지가 만나 두덩활(pubic arch)을 이룸

④ 폐쇄구멍(obturator foramen) : 두덩뼈와 궁둥뼈가지의 모서리가 형성

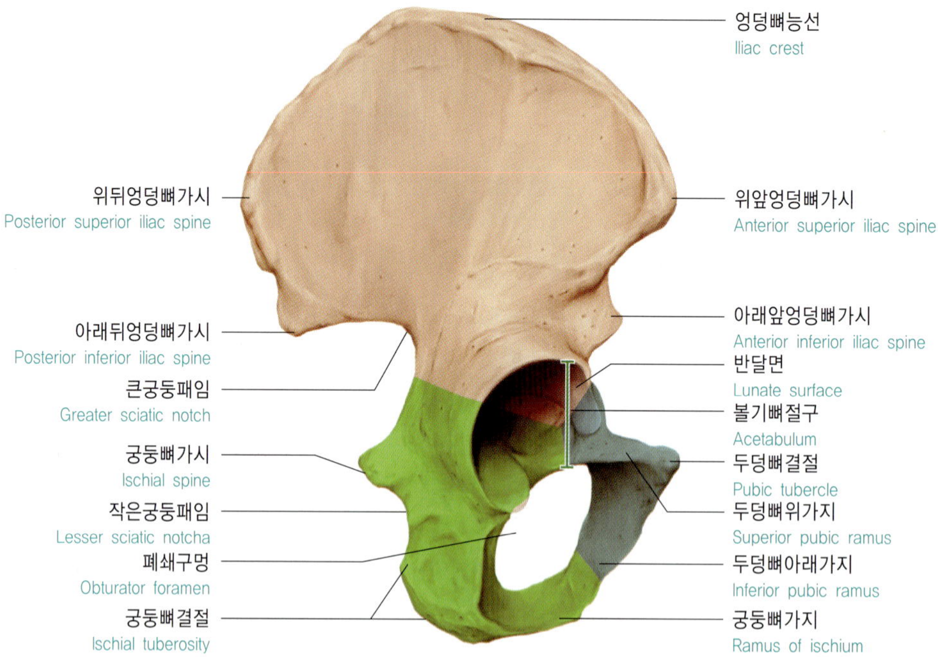

A. 볼기뼈의 외측면

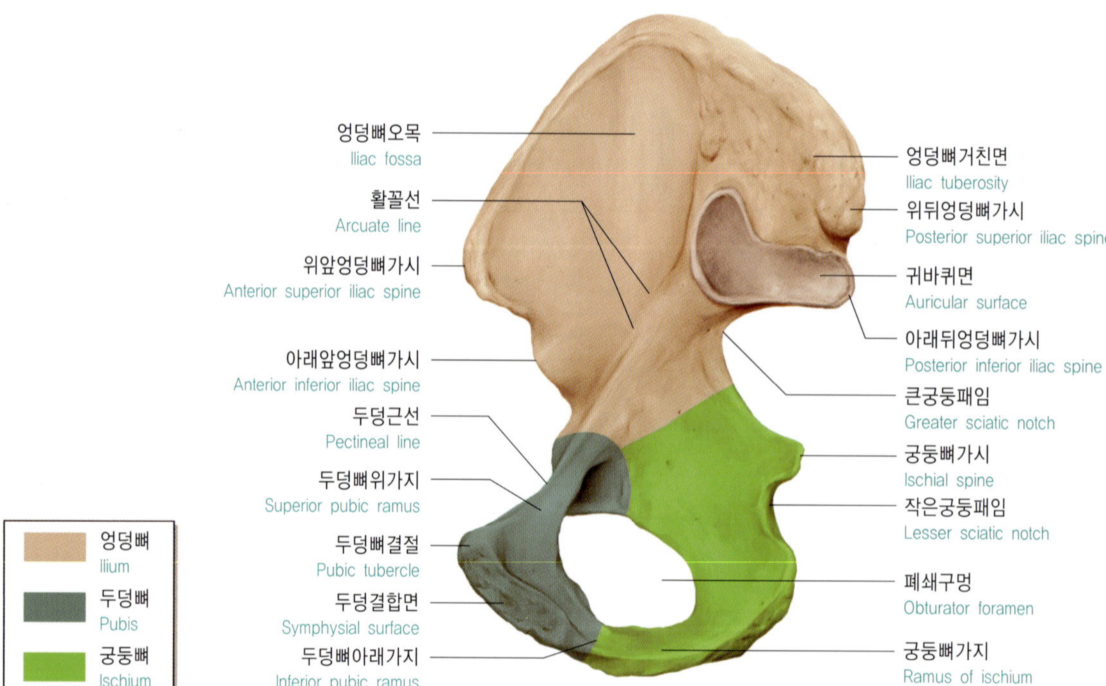

B. 볼기뼈의 내측면

볼기뼈의 외측면과 내측면

4. 자유다리뼈(lower extremity)

1) 넙다리뼈(femur) (기출)

(1) 인체에서 가장 길고 강한 뼈(약 40cm)

(2) 넙다리뼈머리 : 볼기뼈절구와 넙다리관절 형성

(3) 먼쪽부분 : 정강뼈의 몸쪽부분과 무릎관절 형성

(4) 구성

① 위끝 : 큰돌기, 작은돌기 및 넙다리뼈머리 등이 있다.

② 뼈몸통 : 모음근이 부착되는 거친선이 있다.

③ 아래끝 : 안쪽·가쪽관절융기, 관절융기사이오목, 무릎면, 안쪽·가쪽위관절융기

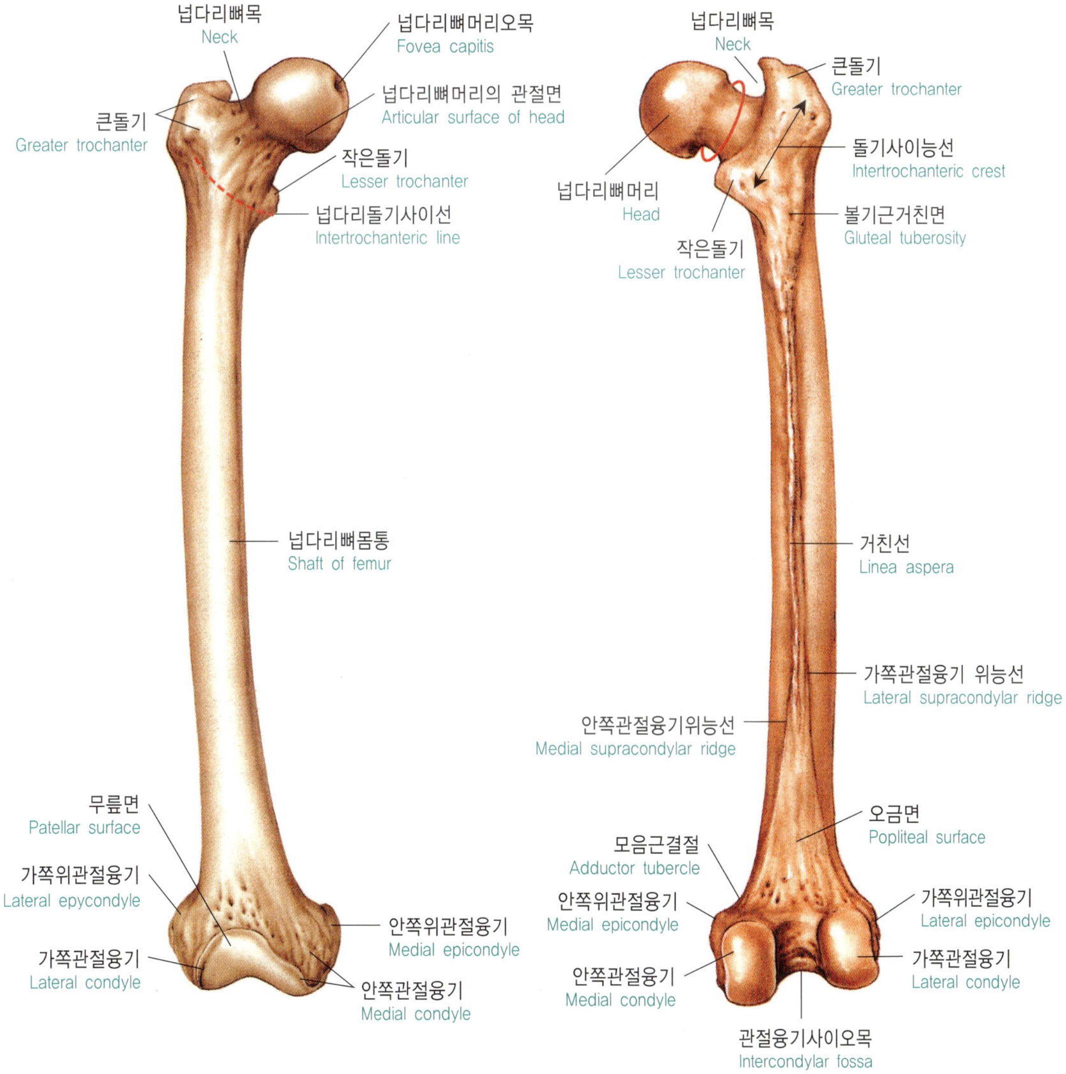

2) **무릎뼈(patella)**

(1) 무릎관절 중앙에 위치한 인체 최대의 종자뼈, 삼각형의 납작뼈

(2) 넙다리뼈 무릎면에 관절, 무릎인대(patellar ligament) 이는점

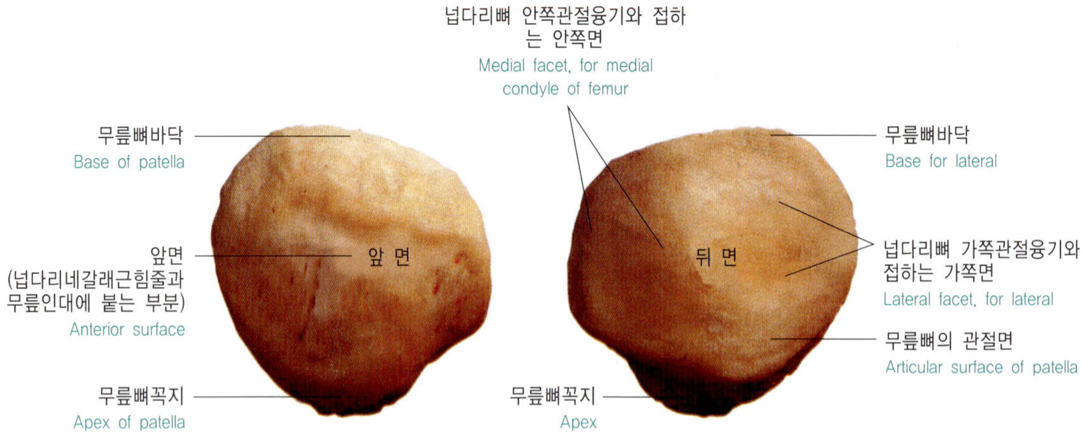

3) **정강뼈(tibia)**

(1) 종아리 안쪽의 큰 뼈, 삼각기둥 모양, 약 31cm

(2) 구성

① 위끝 : 안쪽·가쪽관절융기와 십자인대 부착점인 융기사이융기가 있음

② 뼈몸통 : 3각 주상이며, 무릎인대 닿는점인 정강뼈거친면이 있음

③ 아래끝 : 종아리패임과 안쪽 복사뼈가 있음

(3) 정강뼈의 관절

① 몸쪽부분 : 넙다리뼈와 무릎관절 이룸

② 먼쪽부분 : 안쪽 복사뼈, 발목관절 형성

4) **종아리뼈(fibula)**

(1) 종아리의 가쪽, 가늘고 긴뼈, 사각 기둥 모양, 약 31cm

(2) 구성

① 위끝 : 종아리뼈머리로 정강뼈와 관절함

② 뼈몸통 : 4각 주상

③ 아래끝 : 가쪽 복사뼈를 이룸

정강뼈와 종아리뼈 모서리 사이에 종아리뼈사이막이 존재

(3) 종아리뼈의 관절

① 몸쪽부분 : 종아리뼈 머리(정강뼈와 관절)

② 먼쪽부분 : 가쪽 복사뼈, 발목관절의 가쪽 구성

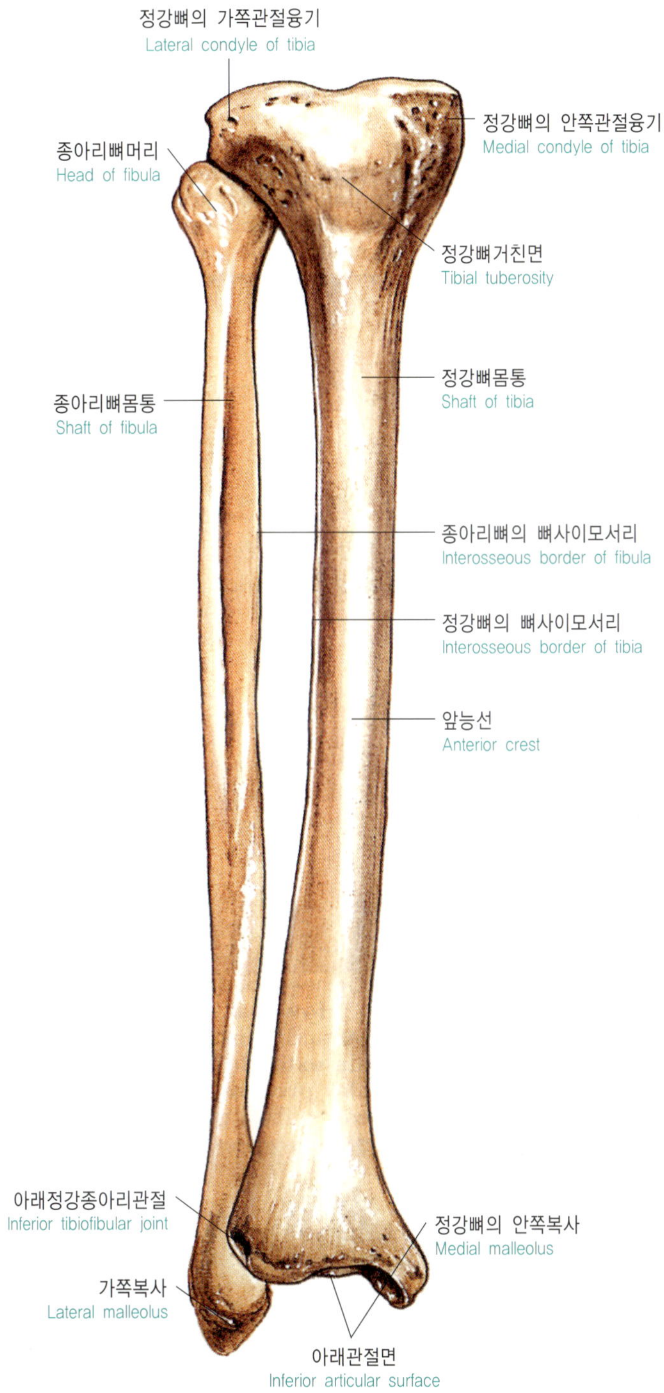
정강뼈의 가쪽관절융기
Lateral condyle of tibia
정강뼈의 안쪽관절융기
Medial condyle of tibia
종아리뼈머리
Head of fibula
정강뼈거친면
Tibial tuberosity
정강뼈몸통
Shaft of tibia
종아리뼈몸통
Shaft of fibula
종아리뼈의 뼈사이모서리
Interosseous border of fibula
정강뼈의 뼈사이모서리
Interosseous border of tibia
앞능선
Anterior crest
아래정강종아리관절
Inferior tibiofibular joint
정강뼈의 안쪽복사
Medial malleolus
가쪽복사
Lateral malleolus
아래관절면
Inferior articular surface

5) **발목뼈(tarsal bone)**

(1) 발목을 구성하는 7개의 뼈

(2) 몸쪽발목뼈 3개, 먼쪽발목뼈 4개로 구성

① 몸쪽발목뼈

- 목말뼈(talus) : 목말뼈도르래로 정강뼈·종아리뼈와 관절함(발목관절), 가장 위쪽
- 발꿈치뼈(calcaneus) : 발꿈치뼈융기로 발뒤꿈치 형성, 가장 큰 뼈
  - 서 있을 때 체중을 유지
  - 아킬레스힘줄의 닿는점 목말받침돌기(목말뼈를 안정되게 받쳐주는 발꿈치뼈의 돌기)가 있음
- 발배뼈(navicular) : 목말뼈와 쐐기뼈 사이, 손에서도 볼 수 있는 뼈

② 먼쪽발목뼈 : 1, 2, 3번째 쐐기뼈(cuneiform), 입방뼈(cuboid)

가쪽	발꿈치뼈(calcaneus)		목말뼈(talus)	발배뼈(navicular)	안쪽
	입방뼈 (cuboid)	3번째 쐐기뼈 (cuneiform)	2번째 쐐기뼈 (cuneiform)	1번째 쐐기뼈 (cuneiform)	

6) 발허리뼈(metatarsals)

(1) 발등을 형성하는 뼈

(2) 안쪽부터 1~5까지 번호 붙임

(3) 1번째 발허리뼈 : 가장 굵고 짧다.

(4) 2번째 발허리뼈 : 가장 길다.

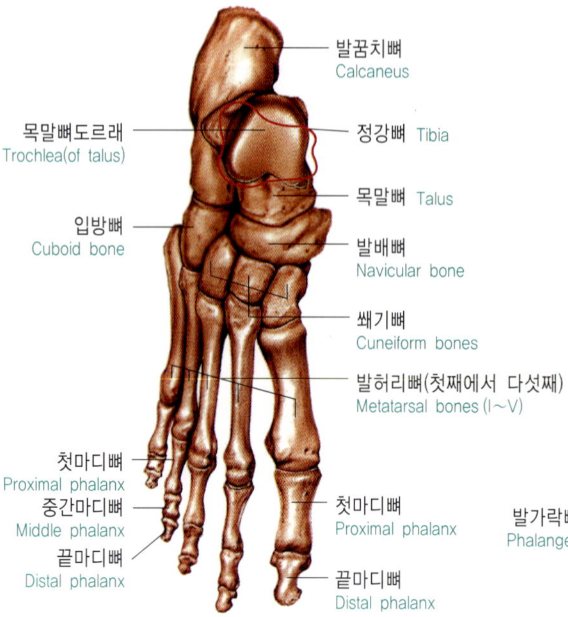

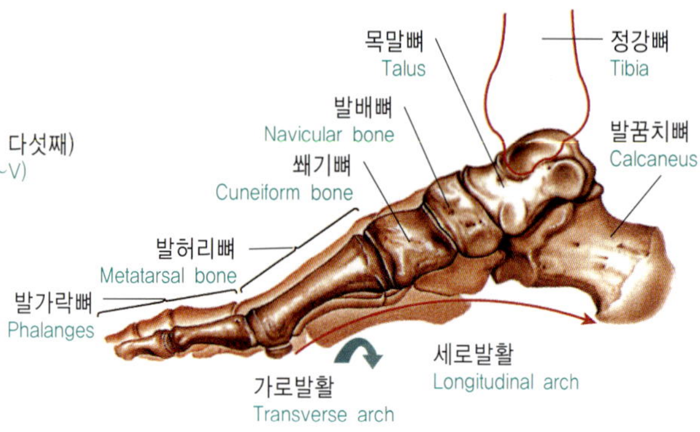

7) 발가락뼈(phalanges)

(1) 발가락을 형성하는 14개의 작은 뼈

(2) 엄지는 2개의 발가락뼈로 이루어져 있고, 나머지 발가락은 3개의 발가락뼈로 구성되어 있다.

(3) 첫마디뼈, 중간마디뼈, 끝마디뼈

8) 발활(foot arch)

발의 굽이 유지 상태, 질긴 인대들로 견고하게 조립, 체중유지, 보행편리

(1) 세로발활(longitudinal arch)

① 안쪽발활 : 목말뼈, 발배뼈, 1∼3번째 쐐기뼈, 1∼3번째 발허리뼈 등을 잇는 굽이

② 가쪽발활 : 발꿈치뼈, 입방뼈, 4∼5번째 발허리뼈를 잇는 굽이

(2) 가로발활(transverse arch)

1∼3번째 쐐기뼈와 입방뼈를 정점으로 하는 굽이

관절계통

관절의 개요

1. 관절의 정의

1) 뼈와 뼈의 연결구조(articulation, joint)
2) 관절하는 방법, 관절면의 형태에 따라 다양하게 존재

2. 관절의 종류(기출)

구분	종류	예
섬유성 관절 (fibrous joint)	섬유성 결합조직으로 연결되는 부동관절	
	인대결합(syndemosis)	정강종아리관절 등
	봉합결합(suture)	머리뼈의 관절
	못박이(gomphosis)	치아의 결합
연골성 관절 (cartilaginous joint)	뼈와 뼈 사이에 연골이 존재하는 반관절	
	유리연골결합(synchondrosis)	유리연골결합(복장갈비관절 등)
	섬유결합(symphysis)	섬유연골결합(척추사이원반, 두덩결합 등)
윤활관절 (synovial joint)	뼈와 뼈 사이 간격을 형성하는 가동관절	
	평면관절(plane joint)	손목뼈사이 관절, 발목뼈사이 관절, 돌기사이관절 등
	경첩관절(hinge joint)	팔꿉관절, 무릎관절, 발목관절, 뼈사이관절 등
	중쇠관절(pivot joint)	고리중쇠관절, 몸쪽노자관절 등
	타원관절(condyloid joint)	턱관절, 손목관절, 고리뒤통수관절 등
	안장관절(saddle joint)	엄지의 손목손허리관절 등
	절구관절(ball & socket joint)	운동성이 가장 큰 다축성 관절, 어깨관절, 엉덩관절

1) 섬유성 관절(fibrous joint)

(1) 섬유성 결합조직으로 연결되는 부동관절

(2) 종류

① **봉합(suture)**

- 톱니모양의 작은 돌기들이 서로 맞물러져 있음
- 적은 양의 결합조직으로 연결
- **머리뼈의 관절**
- 시상봉합, 시옷봉합 등 약 30개

② **못박이(gomphosis)**

- **치아뿌리(root of teeth)**가 위턱뼈나 아래턱뼈에 박혀 있는 것
- 다량의 결합조직이 있어 튼튼하게 결합

③ **인대결합(syndesmosis)**

- 두 뼈가 근접하여 짧은 인대들로 연결된 경우(**정강종아리관절**)
- 거리가 먼 두 뼈 사이를 넓은 섬유막으로 연결(**중간노자관절**)
- 섬유성 결합조직이 다량

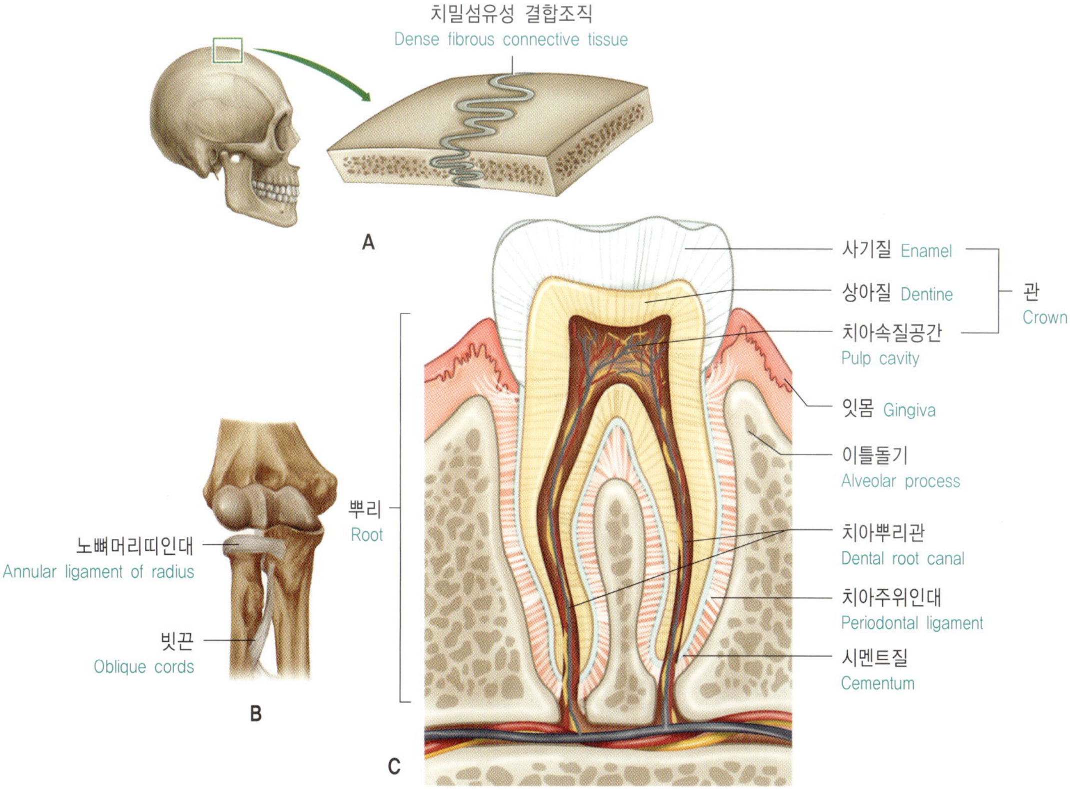

섬유관절

A, 봉합. B, 인대결합. C, 못박이관절

2) 연골성 관절(cartilaginous joint)

(1) 뼈와 뼈 사이에 연골이 존재하는 반관절

(2) 종류

① 유리연골결합(synchondrosis)

- 두 뼈를 비교적 긴 유리연골이 연결
- **복장갈비관절 등**

② 섬유연골결합(symphysis)

- 섬유연골로 연결
- **척추뼈몸통결합(intervertebral joint between body), 자루몸통결합(manubriosternal joint), 두덩결합(symphysis pubis)**

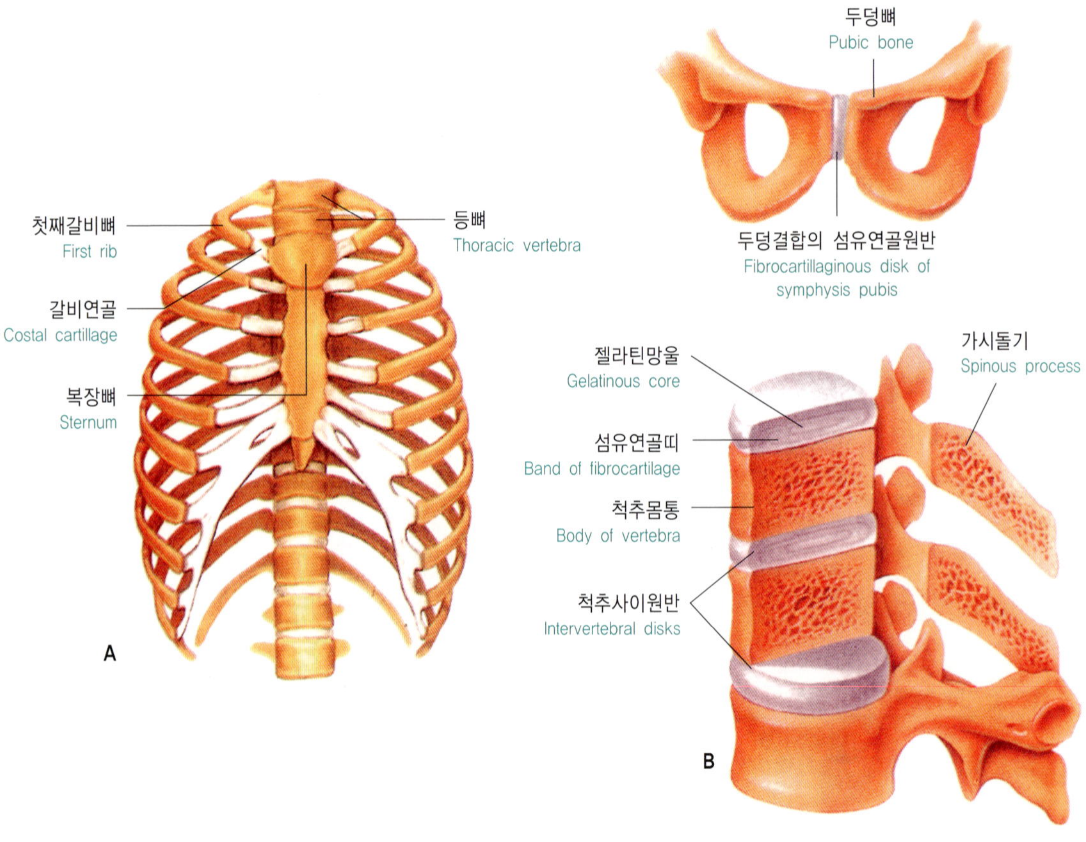

3) **윤활관절(synovial joint)**

(1) 뼈와 뼈 사이 간격을 형성하는 가동관절

(2) **관절주머니(articular capsule)**로 싸여 있음

> *** 관절주머니**
> - 불규칙 치밀결합조직으로 된 질긴 섬유막
> - 안쪽면에 얇은 윤활막(synovial membrane)이 있고 마찰경감을 위한 윤활액(synovial fluid)이 들어 있음

(3) 관절의 형태나 기능에 따라 다양한 인대들이 부착함

(4) 종류

① **절구관절(ball and socket joint)**
- 운동성이 가장 큰 다축성 관절
- 3축성 관절로 굽힘·폄, 벌림·모음, 돌림운동이 가능
- 엉덩관절, 어깨관절

② **타원관절(condyloid, ellipsoid joint)**
- 긴·짧은축의 2방향 운동을 하는 2축성 관절로 굽힘·폄, 모음·벌림운동이 가능
- 손목관절, 턱관절

③ **안장관절(saddle joint)**
- 관절면이 말안장처럼 생김
- 서로 직각방향으로 움직이는 2축성 관절로 굽힘·폄, 벌림·모음, 돌림운동이 가능
- 1번째 손목손허리관절

④ **경첩관절(hinge joint)**
- 뼈의 세로축과 직각을 이루는 방향으로만 운동이 가능한 1축성 관절로 펴고 굽히는 운동만 가능
- 결인대가 발달
- 팔꿉관절, 무릎관절, 뼈사이관절, 발목관절

⑤ **중쇠관절(pivot joint)**
- 차바퀴와 같이 도는 운동을 하는 1축성 관절로 세로축의 직각으로만 안쪽돌림·바깥돌림 운동이 가능
- 노자관절, 고리중쇠관절

⑥ **평면관절(plane or gliding joint)**
- 윤활관절 중 가장 단순한 형태
- 운동이 매우 제한된 무축성 관절로 약간의 미끄럼 운동만 가능
- 정강종아리관절, 돌기사이관절, 손목뼈사이관절, 발목뼈사이관절

관절	부위	형태	기능
머리뼈(skull)			
대부분의 관절	머리뼈사이	봉합	유아에서만 유동성 있음
턱관절(Temporomandibular j.)	관자뼈관절돌기와 아래턱뼈머리	평면관절(위)	내밈, 들임, 옆당김
	(관절원반 위와 아래의 두 관절)	경첩관절(아)	올림, 내림
척주(vertebral column)			
특수 관절			
고리뒤통수관절(atanto-occipital j.)	뒤통수뼈 관절융기와 고리뼈 위관절돌기	타원관절	머리의 굽힘과 폄(경첩관절의 기능)
고리중쇠관절(atianto-axial j.)	고리뼈와 중쇠뼈 치아돌기	중쇠관절	머리의 돌림
일반 관절			
척추뼈몸통사이관절(jj. between bodies)	척추뼈 몸통과 몸통	섬유연골결합	각 방향으로 약간의 운동
관절돌기사이관절(jj. between articular process)	척추뼈 아래관절돌기와 위관절돌기	평면관절	각 방향으로 약간의 운동
가슴우리(thoracic cage)			
자루몸통결합(manubrosternal j.)	복장뼈자루와 몸통	섬유연골결합	복장뼈몸통이 앞뒤로 운동
갈비척주관절(constovertebrar jj.)			(경첩관절의 기능)
갈비뼈머리관절(costal head jj.)	척추뼈몸통 및 척추사이원반과 갈비뼈머리	경첩관절	약간의 올림, 내림 및 돌림 운동
갈비가로돌기관절(costotransverse jj.)	척추뼈가로돌기와 갈비뼈결절	평면관절	약간의 올림, 내림 및 돌림 운동
갈비연골관절(costochondral jj.)	갈비뼈와 갈비물렁뼈	유리연골결합	거의 움직이지 않음
복장갈비관절(sternocostal jj.)	복장뼈와 갈비물렁뼈	경첩관절	거의 움직이지 않음
첫째복장갈비관절(예외)	복장뼈자루와 첫째갈비뼈	유리연골결합	거의 움직이지 않음
팔이음부(shoulder girdle)			
복장빗장관절(sternoclavicular j.)	복장뼈와 빗장뼈의 안쪽끝	평면관절	올림, 내림, 내밈, 들임, 돌림, 휘돌림
봉우리빗장관절(acomioclavicular j.)	어깨뼈봉우리와 빗장뼈의 가쪽끝	평면관절	올림, 내림, 내밈, 들임, 돌림, 휘돌림
팔(upper limb)			
어깨관절(shoulder j.)	어깨뼈관절오목과 위팔뼈머리	절구관절	굽힘, 폄, 모음, 벌림, 돌림, 휘돌림
팔굽관절(elbow j.)			
위팔자관절(humeroulnar j.)	위팔뼈도르레와 자뼈도르레패임	경첩관절	굽힘, 폄
위팔노관절(humeroradial j.)	위팔뼈작은머리와 노뼈머리	중쇠관절	돌림
노자관절(radioulnar jj.)			
몸쪽(proximal)	노뼈머리둘래와 자뼈의 노패임	중쇠관절	돌림
중간(노자인대결합 radioulnar syndesmosis)	노뼈몸통과 자뼈몸통	섬유관절	돌림
먼쪽(distal)	자뼈머리와 노뼈의 자패임	중쇠관절	돌림
손목관절(wrist j)	노뼈 먼쪽끝과 손목뼈(손배뼈과 반달뼈)	타원관절	굽힘, 폄, 모음, 벌림, 돌림, 휘돌림
손목뼈사이관절(intercarpal jj.)	손목뼈들의 사이	평면관절	약간의 미끄럼 운동
손목손허리관절(carpornetacarpal jj.)			
첫째	큰마름뼈와 첫째손허리뼈	안장관절	굽힘, 폄, 모음, 벌림, 휘돌림
둘째와 셋째	손목뼈들과 둘째 및 셋째손허리뼈	평면관절	거의 움직이지 않음
넷째와 다섯째	갈고리뼈와 넷째 및 다섯째손허리뼈	경첩관절	굽힘 폄
손허리손가락관절(metacarpophalangeal jj.)	손허리뼈와 손가락의 첫마디뼈	절구관절	굽힘 폄, 모음, 벌림, 휘돌림
손가락뼈사이관절(interphalangeal jj.); 몸쪽과 먼쪽	첫마디와 중간마디, 중간마디과 끝마디	경첩관절	굽힘, 폄

관절	부위	형태	기능
다리이음부(hip girdle)			
엉치엉덩관절(sacro-iliac j.)			
윤활관절	엉치뼈와 엉덩뼈의 귀모양면	평면관절	거의 움직이지 않음
인대결합	엉치뼈와 엉덩뼈의 귀모양면 뒤의 거친면	섬유결합	거의 움직이지 않음
두덩결합(symphysis pubis)	양쪽 두덩뼈의 결합	섬유연골결합	거의 움직이지 않음
다리(lower limb)			
엉덩관절(hip j.)	볼기뼈절구와 넙다리뼈머리	절구관절	굽힘, 폄, 모음, 벌림, 돌림, 휘돌림
무릎관절(knee j.)	넙다리뼈관절융기와 정강뼈관절융기	경첩관절	굽힘, 폄
정강종아리관절(tibiofibular jj.)			
몸쪽(proximal)	정강뼈의 종아리관절면과 종아리뼈머리	평면관절	거의 움직이지 않음
먼쪽(distal)	정강뼈의 종아리패임과 종아리뼈(복사위)	섬유결합	거의 움직이지 않음
발목관절(ankle j.)	정강뼈 및 가쪽복사(종아리뼈)와 목말뼈	경첩관절	굽힘, 폄(발바닥굽힘 상태에서 모음, 벌림)
발목뼈사이관절(intertarsal jj.)	발목뼈들의 사이	평면관절	약간의 미끄럼 운동
발목발허리관절(tarsometatarsal jj.)	발목뼈들과 발허리뼈	평면관절	거의 움직이지 않음
발허리발가락관절(metatarsophalangeal jj.)	발허리뼈와 발가락의 첫마디뼈	절구관절	굽힘, 폄, 모음, 벌림, 휘돌림
발가락뼈사이관절(interphalangeal jj.) : 몸쪽과 먼쪽	첫마디와 중간마디, 중간마디와 끝마디	경첩관절	굽힘, 폄

3. 관절의 구조 및 보강물질

1) 관절의 구조
   (1) 관절머리 : 볼록한 쪽, 관절오목 : 오목한 쪽
   (2) 관절면 : 관절물렁뼈로 구성됨
   (3) **관절주머니**
      ① 관절을 싸고 있는 두 겹의 막으로 윤활액이 차 있는 관절공간을 형성한
      ② 관절주머니 내에서는 윤활액을 분비하여 마찰을 방지
      ③ 관절주머니의 바깥막은 섬유막, 속막은 윤활막
   (4) 관절공간
      ① 윤활액이 차 있음
      ② 음압유지
2) 관절물렁뼈의 기능
   (1) 대부분의 관절물렁뼈는 유리연골로 구성되어 있음
   (2) 마모방지, 충격흡수, 탈구 방지와 관절의 맞춤을 원활하게 함
3) 관절의 보강과 안정
   (1) **관절원반** : 관절공간을 이분하는 결합조직 또는 섬유연골의 구성물(복장빗장관절, 턱관절, 봉우리빗장관절, 자손목관절)
   (2) **관절반달** : 관절공간 내 연골판(무릎관절)
   (3) 오목테두리 : 관절오목이 얕을 때 그 주변의 연골성 테두리(어깨관절, 엉덩관절)
   (4) 인대 : 곁인대, 관절내 인대의 작용

(5) 길항근과 협동근의 작용

* 운동 축에 따른 관절 분류 : 1축성, 2축성, 다축성, 무축성
* 뼈의 수에 따른 분류 : 단순관절(2개의 뼈), 복합관절(3개 이상의 뼈)
* 인체의 주요 복합관절 : 팔꿉관절, 손목관절, 발목관절
* 한 개의 돌림축을 가지므로 두 방향 운동만 가능한 관절 : 일축성 관절(정중고리중쇠관절, 발목관절)

EXPLANATION

인체의 관절

1. 머리뼈의 관절

1) 머리뼈의 관절
 봉합, 연골성관절, 뼈결합(턱관절)
2) 턱관절(TM joint)
 (1) 구성뼈 : 아래턱뼈 관절돌기, 관자뼈 턱관절오목
 (2) 타원관절로 인대가 미약하여 탈구가 자주 일어남
 (3) 관절원반이 있어 관절공간 이분
 (4) 인대 : 가쪽인대(lateral ligament), 나비아래턱인대(sphenomandibular ligament), 붓아래턱인대(stylomandibular ligament)

2. 척주의 관절

1) **고리뒤통수관절(atlantooccipial)**
 (1) 구성뼈 : 1번째 목뼈의 위관절오목+뒤통수뼈의 뒤통수뼈관절융기
 (2) **타원관절로 약간의 머리뼈 앞·뒤 운동이 가능**
 (3) 보강 : 앞·뒤 고리뒤통수막
2) 고리중쇠관절(atlantoaxial)
 (1) 구성뼈 : 1번째 목뼈+2번째 목뼈
 (2) 구성관절
  ① 정중고리중쇠관절 : 고리뼈 앞고리+치아돌기 사이의 차축 관절
  ② 가쪽고리중쇠관절 : 고리뼈와 중쇠뼈의 위, 아래관절돌기 사이의 관절

＊ 정중고리중쇠관절
- 원판상의 관절머리와 패임 모양의 관절오목이 차바퀴와 같이 돌림하는 1축성 관절
- 고리뼈 앞고리와 중쇠뼈 치아돌기 사이의 중쇠관절
- 날개인대는 돌림 견제 인대
- 십자인대가 치아돌기 뒤면을 감싸고 있음

(3) 보강

① 고리십자인대(cruciate ligament of atlas) : 고리가로인대+종속

② 날개인대(alar ligament) : 머리의 돌림을 견제하는 인대

③ 덮개막(tectorial membrane) : 뒤통수뼈 비스듬틀과 2번째 목뼈의 뒤모서리를 잇는 막

④ 치아끝인대(apical dental ligament) : 치아돌기 첨단에서 뒤통수뼈 큰구멍 안쪽 모서리를 잇는 인대

(4) **머리뼈의 돌림에 관여**

십자인대를 가지고 있는 관절 : 고리중쇠관절, 무릎관절

3) 기타의 척주의 연결

(1) 척추뼈몸통의 연결

① 23개의 척추사이원반으로 연결되는 섬유연골 결합

② 보강 : 앞, 뒤세로인대

(2) 척추뼈고리의 연결

① 위·아래관절돌기 사이의 윤활관절

② **보강 인대** (기출)

- 앞세로인대(anterior longitudinal ligament) : 뒤통수뼈 바닥부분에서 엉치뼈를 연결하고, 폭이 넓은 띠 모양의 긴 인대로 척추뼈몸통 앞면을 싸고 있음
- 뒤세로인대(posterior longitudinal ligament) : 척주관 속에서 척추뼈몸통 뒤면을 싸고 있고, 디스크의 원인인 인대
- 황색인대(yellow ligament) : 인접하는 척추뼈고리 간 사이를 잇는 탄력섬유가 많고 황색을 띠는 인대
- 가시사이인대(interspinal ligament) : 인접하는 가시돌기 사이를 잇는 얇은 인대
- 가시끝인대(supraspinal ligament) : 목덜미인대의 연장, 각 가시돌기 끝을 연결하는 인대
- 가로사이인대(intertransverse ligament) : 각 가로돌기를 연결하는 인대

3. 가슴우리의 관절

- 목덜미인대(nuchal ligament) : 바깥뒤통수뼈융기에서 목뼈의 가시돌기 사이를 잇는 목덜미인대
- 허리뼈에서만 볼 수 있는 인대 : 뒤세로인대, 황색인대, 가시끝인대
- 등쪽으로의 순서 : 뒤세로인대 → 황색인대 → 가시끝인대 → 목덜미인대
- 12개 등뼈, 12쌍의 갈비뼈, 1개의 복장뼈 간에 형성

1) 갈비척주관절(costovertebral)

(1) 갈비뼈와 복장뼈에 관절하는 절구관절

(2) 갈비뼈머리관절 : 등뼈의 갈비오목+갈비뼈의 갈비뼈머리, 12쌍의 관절

(3) 갈비가로돌기관절 : 등뼈의 가로돌기갈비오목+갈비뼈의 갈비뼈결절, 10쌍의 관절, 11~12번째 등뼈는 갈비뼈머리 관절만 있음

(4) 보강인대 : 부채꼴 인대(radiate ligament), 갈비가로돌기인대

2) 복장갈비관절(sternocostal)
   (1) 7쌍 : 갈비뼈의 갈비모서리+복장뼈의 갈비패임, 평면관절
   (2) 1번째 갈비뼈연골은 복장뼈와 직접 유리연골결합
   (3) 보강인대 : 방사상 복장갈비관절

4. 팔의 관절

1) 복장빗장관절(sternoclavicular joint)
   (1) 복장뼈의 빗장패임과 빗장뼈 복장끝으로 구성된 관절
   (2) 몸통과 팔의 유일한 관절
   (3) 섬유연골성 관절원반(articular disk)에 의해 2개의 윤활관절공간으로 나뉨
   (4) 빗장뼈와 복장뼈의 관절면은 서로 잘 맞지 않아 관절원반에 의해 절구관절에서와 같은 운동성을 가짐
   (5) 위아래운동, 앞뒤운동 및 돌림운동 등이 가능
   (6) **보강인대** : 앞뒤 복장빗장인대(anterior and posterior sternoclavicular ligaments), 빗장사이인대(interclavicular ligament), 갈비빗장인대(costoclavicular ligament)

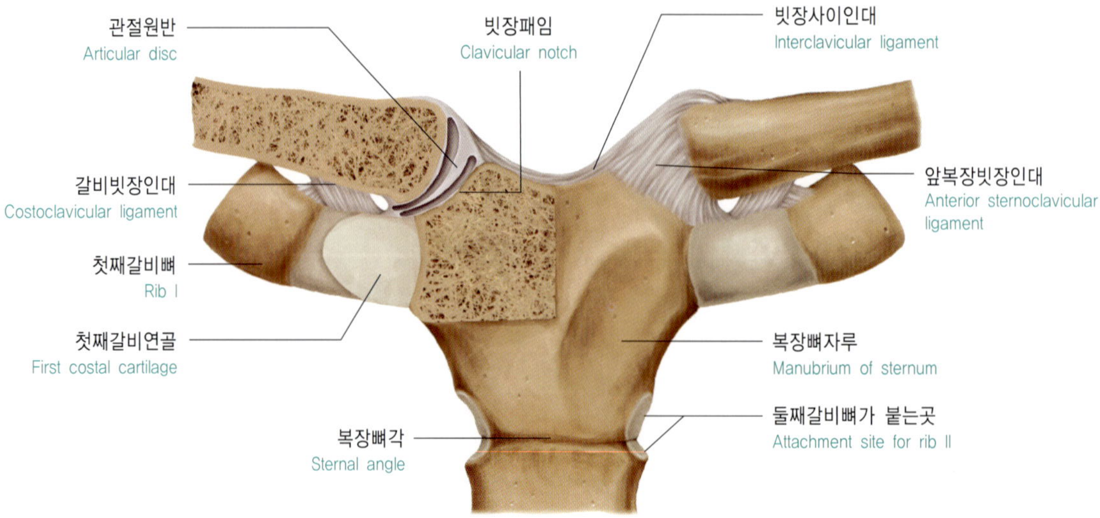

복장빗장관절(흉쇄관절, Sternoclavicular joint) 앞면

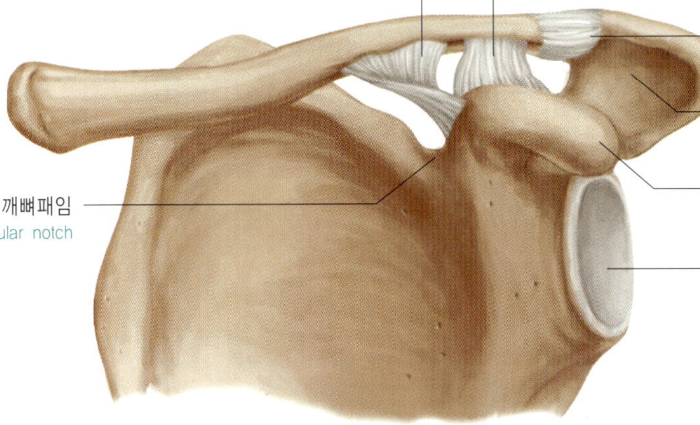

봉우리빗장관절(견쇄관절, Acromioclavicular joint) 앞면(왼쪽)

2) 봉우리빗장관절(acromioclavicular joint)
   (1) 어깨뼈의 어깨뼈봉우리와 빗장뼈 봉우리끝으로 구성된 관절
   (2) 작은 관절로 관절주머니 자체가 강하지 못함
   (3) **보강인대**
      ① 부리빗장인대(coracoclavicular ligament) : 원뿔인대, 마름모인대로 나뉨 **(기출)**
      ② 봉우리빗장인대(acromioclavicular ligament)
      ③ 부리어깨봉우리인대(coracoacromial ligament)
3) **어깨관절(shoulder joint)**
   (1) 위팔뼈머리(head of humerus)와 관절오목(glenoid cavity)의 관절면으로 이루어진 관절
   (2) 탈구가 쉽고 대표적인 절구관절로 운동범위가 가장 넓음
   (3) 굽힘/폄, 모음/벌림, 돌림, 휘돌림 등의 운동
   (4) 비교적 얇은 관절주머니로 둘러싸여 있음
   (5) **보강 구조물**
      ① 부리위팔인대(coracobrachial ligament) : 관절주머니 윗부분
      ② 오목위팔인대(glenohumeral ligament) : 관절주머니 앞벽 안쪽
      ③ 오목테두리
      ④ 어깨관절 아래부분은 위팔 세갈래근에 의해 보강되어 하방탈구가 잘 일어남
      ⑤ **절구테두리가 있는 관절** : 어깨관절, 엉덩관절
      ⑥ **돌림근띠(rotate cuff muscle)** : 어깨밑근(subscapularis), 가시위근(supraspinatus), 가시아래근(infraspinatus), 작은원근(teres minor)

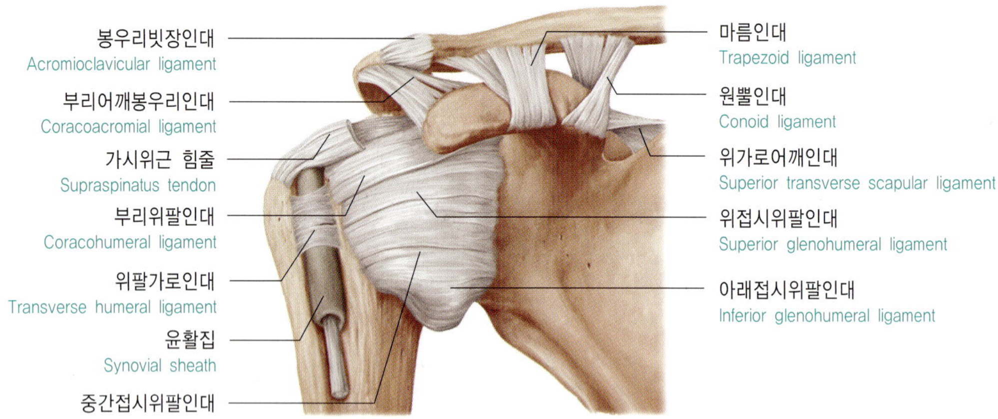

오른팔

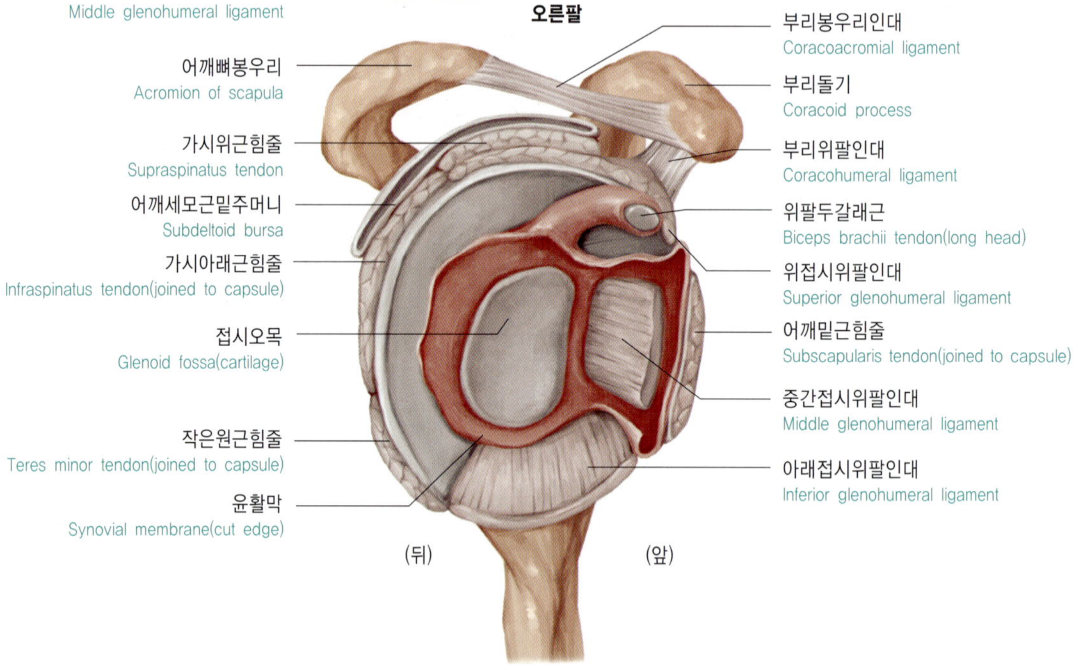

가쪽에서 본 모습

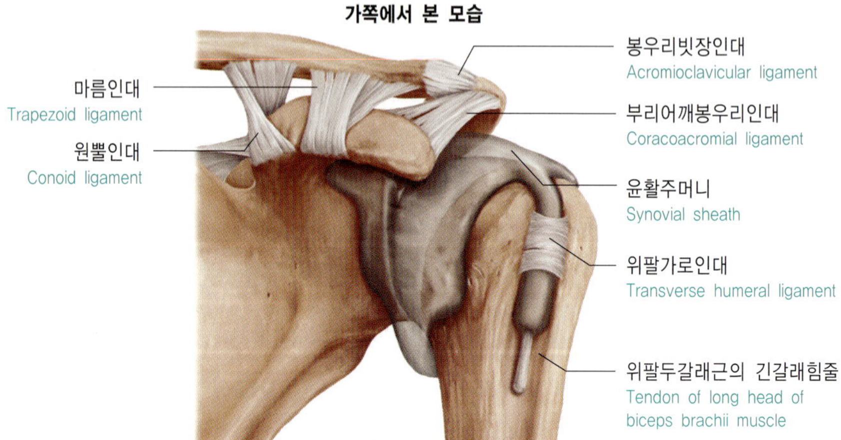

왼팔

4) 팔꿉관절(elbow joint)

- 3개의 관절이 존재
- 3개의 관절은 하나의 관절주머니로 싸여 있고, 단일 관절공간이 존재함

(1) 위팔자관절(humeroulnar joint)과 위팔노관절(humeroradial joint)

① 위팔뼈의 도르래와 자뼈의 팔꿈치머리에 의한 관절(위팔자관절), 위팔뼈의 가쪽관절융기와 노뼈머리의 관절(위팔노관절)

② **굽힘과 폄운동 작용만 가능(경첩관절)**

③ 보강인대 : 안쪽곁인대(medial collateral ligament), 가쪽곁인대(lateral collateral ligament)

(2) 몸쪽노자관절(proximal radioulnar joint)

① 노뼈머리의 바깥면과 자뼈의 노패임과의 관절

② 노뼈머리의 돌림운동을 가능하게 하여 **엎침/뒤침운동**을 일으킴

③ 보강인대 : 고리인대(annular ligament) → 4/5는 노뼈머리를 감싸고, 1/5은 자뼈의 노패임의 관절면에 알맞도록 되어 있음

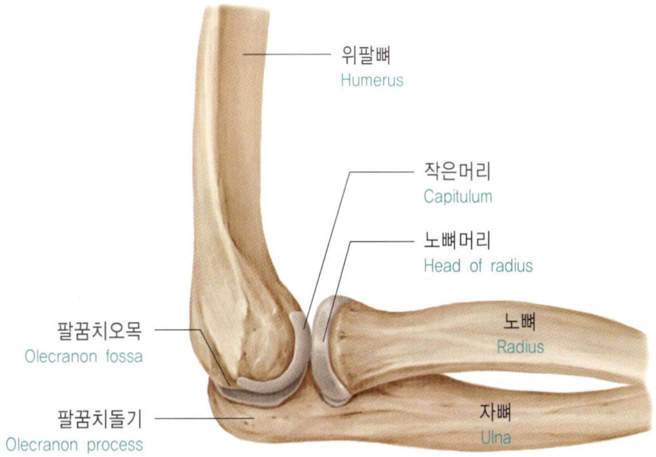

오른팔 가쪽면(인대를 제거한 모습)

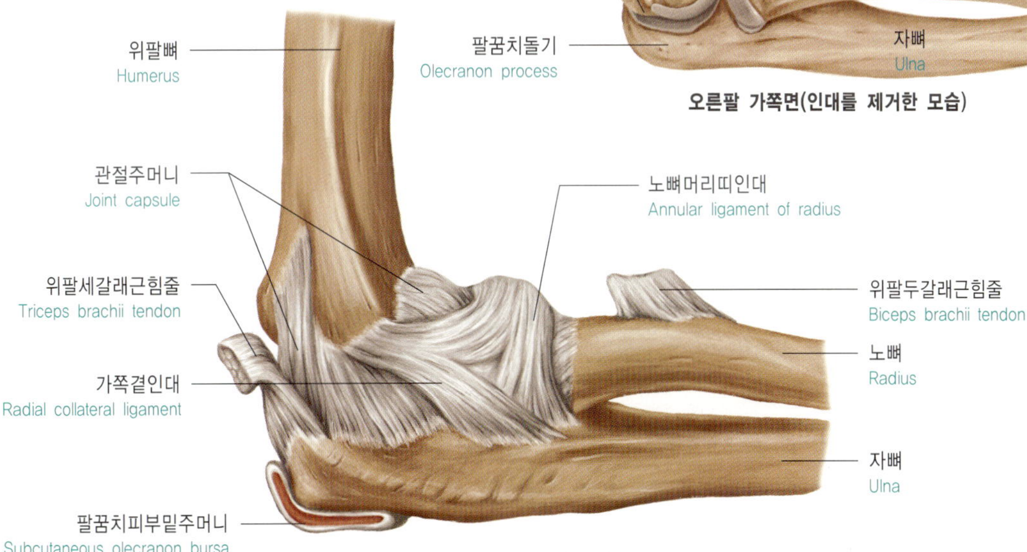

오른팔 가쪽면

5) 먼쪽노자관절(distal radioulnar joint)
   (1) 자뼈머리와 노뼈의 자패임의 관절
   (2) **중쇠관절**
   (3) 관절원반 존재
6) 손목관절(radiocarpal or wrist joint)
   (1) **노뼈의 관절면과 손배뼈, 반달뼈 및 세모뼈 사이의 관절**
   (2) **굽힘/폄, 노쪽편위/자쪽편위의 운동**
   (3) 보강인대
      ① 가쪽곁인대와 안쪽곁인대(radial and ulnar collateral ligaments)
      ② 바닥쪽 및 등쪽 노손목인대(palmar and dorsal radiocarpal ligament)
7) 손목뼈사이관절(intercarpal joints)
   (1) 손목뼈 몸쪽줄의 각 뼈 사이 및 먼쪽줄의 각 뼈 사이의 관절
   (2) 어느 정도 미끄러지는 운동만 허용함
   (3) 작은 손목뼈사이인대에 의해 바닥쪽면과 등쪽면에서 각 열의 손목뼈가 긴밀히 연결됨
   (4) 뼈사이손목뼈사이인대(interosseous intercarpal ligament) : 손목뼈사이 관절공간의 연락성을 차단

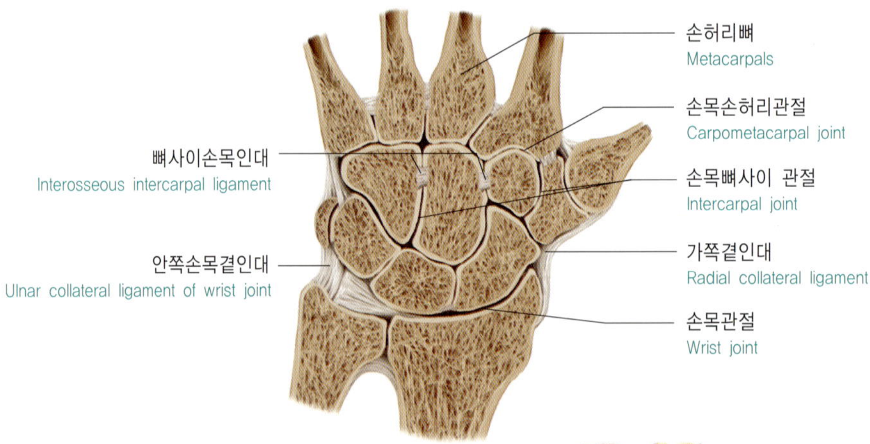

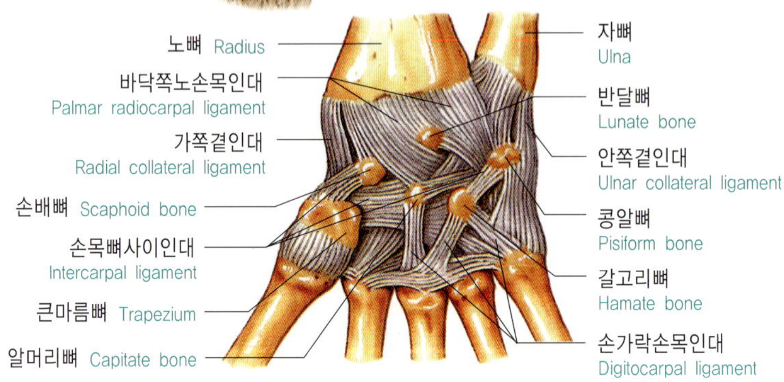

손목앞면(손바닥)의 인대

8) 손목손허리관절(carpometacarpal joints)
   (1) 먼쪽 손목뼈와 손허리뼈 사이의 관절
   (2) 엄지의 손목손허리관절
      ① 독립된 관절공간을 갖는 **안장관절**
      ② **벌림, 모음, 굽힘, 폄 및 돌림운동**이 가능
      ③ 다른 4개의 손가락의 손목손허리관절은 공통의 단일 관절공간을 이룸
9) 손허리손가락관절(metacarpophalangeal joints)
   (1) 5개의 손허리뼈 머리와 5개의 첫마디뼈 사이의 관절
   (2) **타원관절, 굽힘, 폄, 손가락 폄상태에서 양 옆쪽으로 움직이는 운동이 가능**
   (3) 보강 구조물 : 곁인대, 손바닥인대, 폄근덮개, 폄근 널힘줄, 깊은가로손허리인대
10) 손가락뼈사이관절(interphalangeal joints)
   (1) **경첩관절(hinge joint)** : 굽힘과 폄만 이루어짐
   (2) 보강인대 : 곁인대, 바닥쪽인대(과다폄방지)

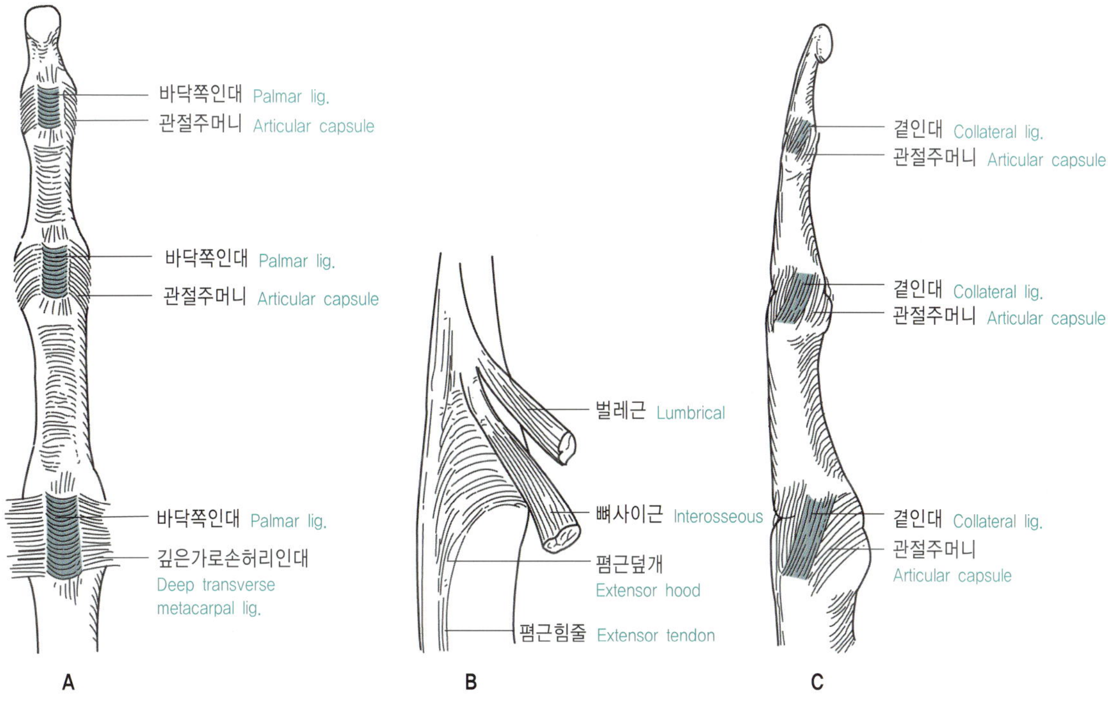

손허리손가락 및 손가락뼈사이관절

A, 세로측모습. B, 폄근힘줄과 함께 있는 손허리손가락관절의 가쪽 모습. C, 손가락의 가쪽

5. 다리의 관절

1) **엉치엉덩관절(sacroiliac joint)**
   (1) 엉치뼈의 귀모양면과 엉덩뼈의 귀모양면의 관절
   (2) 운동이 극히 제한

(3) 보강 : 앞·뒤 엉치엉덩인대(anterior, posterior sacroiliac ligament), 뼈사이엉치엉덩인대(interosseous sacroiliac ligament)

(4) 골반과 엉치뼈를 이어주는 인대 : 엉치결절인대, 엉치가시인대

2) **두덩결합(pubic symphysis)**

(1) 양쪽 두덩뼈가 앞쪽에서 서로 결합

(2) 사이에 **섬유연골성 두덩사이원반(interpubic disc)**이 있다.

(3) 가동성이 없으나, 여성의 경우 임신 중에 약간의 가동성을 가짐

(4) 위·아래 두덩인대에 의하여 보강

3) **엉덩관절(hip joint)**

(1) 볼기뼈의 깊숙한 볼기뼈절구(acetabulum)가 구형의 넙다리뼈머리를 수용하여 형성

(2) **절구관절** : 굽힘/폄, 벌림/모음, 돌림, 휘돌림 등의 운동

(3) 강한 관절주머니로 싸여 있음

(4) **보강 구조물**

① 절구테두리(acetabular labrum) : 말굽형태의 섬유연골, 아래면에는 없음

② 절구가로인대(transverse ligament of acetabulum) : 볼기뼈절구 아래면의 양측 패임을 가로로 연결

③ 넙다리뼈머리인대(ligament of head of femur) : 관절공간 내에서 넙다리뼈머리와 볼기뼈절구 연결

④ 엉덩넙다리인대(iliofemoral ligament) : 아래앞엉덩뼈가시에서 넙다리뼈를 잇는 **Y형의 인대, 엉덩관절의 과다폄 방지**

⑤ 궁둥넙다리인대(ischiofemoral ligament) : 궁둥뼈몸통과 넙다리뼈목 연결

⑥ 두덩넙다리인대(pubofemoral ligament) : 두덩뼈 위가지에서 넙다리뼈목 연결

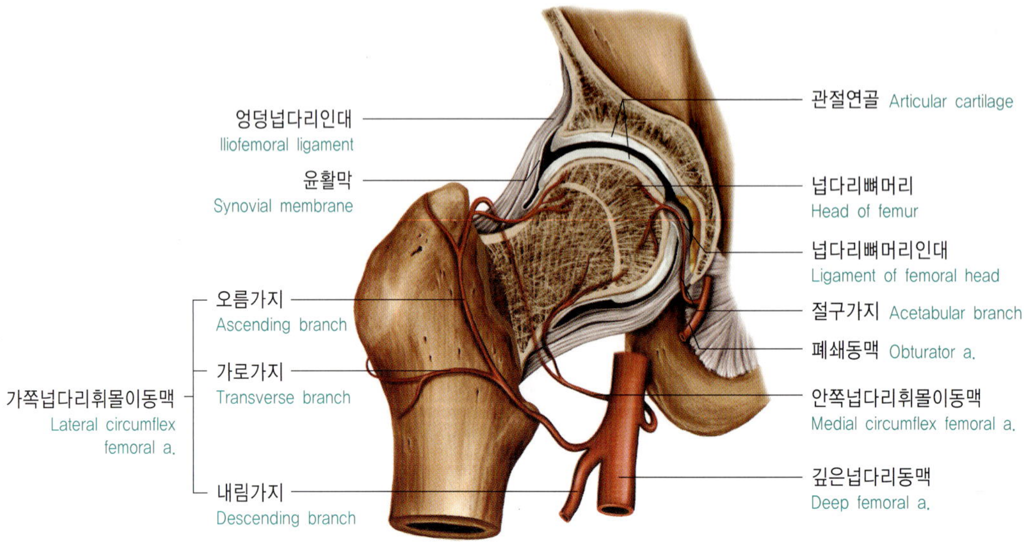

엉덩관절의 이마단면

윤활막이 관절주머니를 싸고 있는 것이 보인다(적색). 넙다리뼈머리인대는 연한 적색으로 보인다. 엉덩관절 둘레띠는 섬유성 주머니 속에 있는 원형섬유로 이루어져 있다.

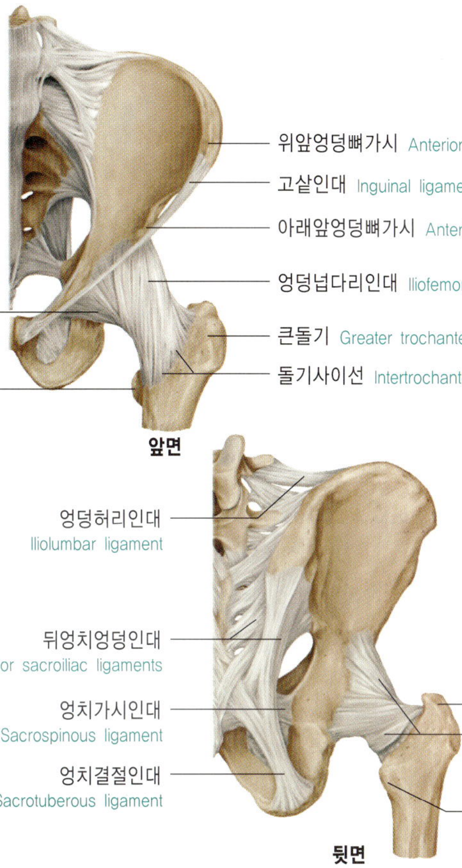

4) 무릎관절(knee joint)

(1) 넙다리뼈와 정강뼈 사이의 **경첩관절**로 무릎뼈가 넙다리뼈 무릎면에 관절하고, 굽힘/폄, 약간의 돌림운동이 가능

(2) 보강 구조물

① 윤활주름(synovial fold) : 지방이 들어 있는 주머니로서 충격흡수에 관여함

② **앞십자인대(anterior cruciate ligament)** : 무릎의 폄 때 긴장(과다폄 억제), 절단 시 정강뼈가 앞쪽으로 이동

③ **뒤십자인대(posterior cruciate ligament)** : 무릎의 굽힘 시 긴장(과다굽힘 억제), 절단 시 정강뼈가 뒤쪽으로 이동

④ 무릎인대(patellar ligament) : 넙다리네갈래근의 연속, 무릎뼈와 정강뼈거친면 연결

⑤ **안쪽반달(medial meniscus)** : 크고 반달형(C형), 얇고 외부 충격시 손상되기 쉬움, 넓은 편

⑥ **가쪽반달(lateral meniscus)** : 작고 원형(O형), 두터운 편, 정강뼈 가쪽관절융기 위끝에 위치

⑦ **안쪽·가쪽 곁인대(medial, lateral collateral ligament)**

⑧ 빗오금인대(oblique popliteal ligament)

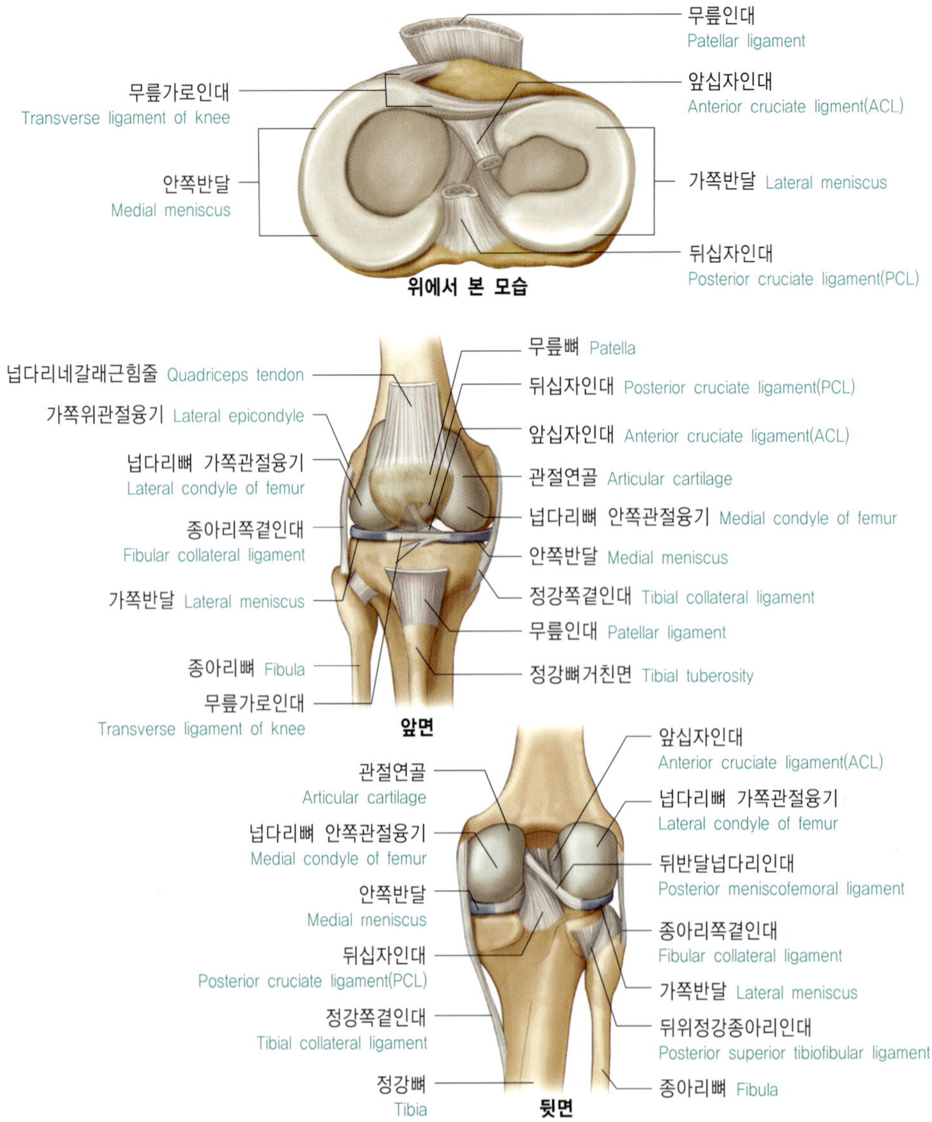

완전히 폈을 때(왼쪽)의 뒤면과 굽혔을 때(오른쪽)의 앞면

5) 정강종아리관절(tibiofibular joint)
   (1) 정강뼈와 종아리뼈의 연결, 평면관절
   (2) 정강뼈몸통과 종아리뼈몸통은 뼈사이막으로 연결
   (3) 위끝 : 정강뼈 가쪽복사+종아리뼈머리, 평면 관절
   (4) 아래끝 : 정강종아리인대결합으로 연결되며 앞·뒤 정강종아리인대가 보강
   (5) 앞, 뒤 인대로 보강
6) 발목관절(talocrural or ankle joint)
   (1) **정강뼈, 종아리뼈의 아래끝과 목말뼈도르래 사이의 관절**

(2) **경첩관절**, 발의 발등굽힘, 발바닥굽힘 운동 가능

(3) 목말뼈도르래의 앞쪽이 뒤쪽보다 넓어서 발의 발등굽힘 시 관절이 견고해짐

(4) **보강인대**

① 세모인대(medial ligament or deltoid ligament) : 정강뼈안쪽복사에서 발꿈치뼈, 목말뼈, 발배뼈에 걸쳐 연결

② 발꿈치종아리인대(calcaneofibular ligament) : 종아리뼈가쪽복사와 발꿈치뼈 가쪽면 사이의 연결

③ 앞목말종아리인대(anterior talofibular ligament) : 종아리뼈가쪽복사와 목말뼈머리 사이 연결

④ 뒤목말종아리인대(posterior talofibular ligament) : 종아리뼈가쪽복사와 발꿈치뼈 뒤면 사이 연결

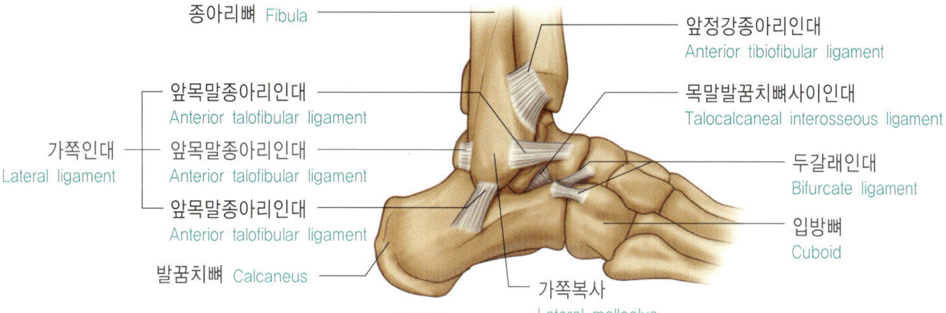

가쪽면

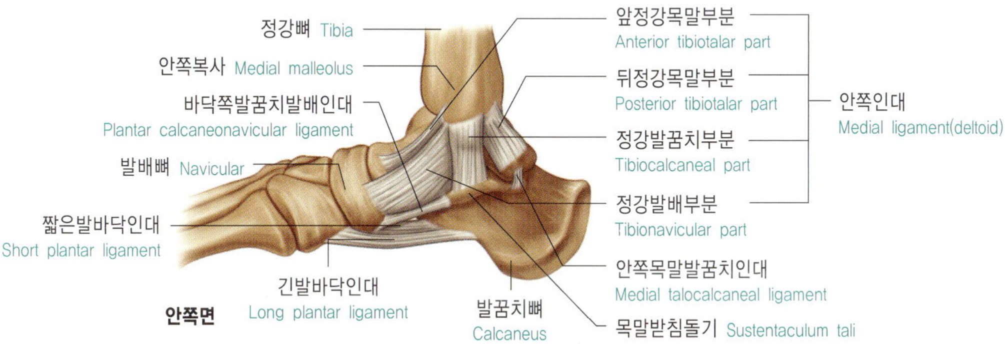

안쪽면

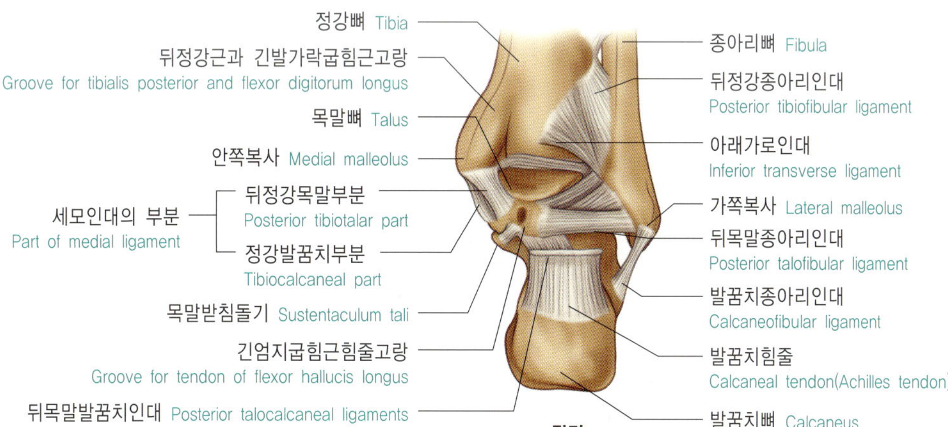

뒷면

7) 발목뼈사이관절(intertarsal joints)

(1) 7개의 발목뼈 사이의 관절

(2) 목말밑관절(subtalar joint)

① 목말밑면과 발꿈치뼈 위면에 있는 3개의 관절면 사이

② **타원관절**

③ 체중지지 시 가장 중요, 상대적으로 탈구가 일어날 수 있음

④ 보강 : 안쪽가쪽 목말발꿈치인대, 뼈사이목말발꿈치인대

(3) 목말발배관절(talonavicular joint)

목말뼈, 발꿈치뼈 및 발배뼈 사이의 관절

(4) 발꿈치입방관절

발꿈치뼈와 입방뼈 사이

(5) 쐐기발배관절

1~3번째 쐐기뼈와 발배뼈 사이

(6) 쐐기입방관절

① 3번째 쐐기뼈와 입방뼈 사이

② 보강 구조물 : 약 20종의 인대(두갈래인대, 긴발바닥인대 등)

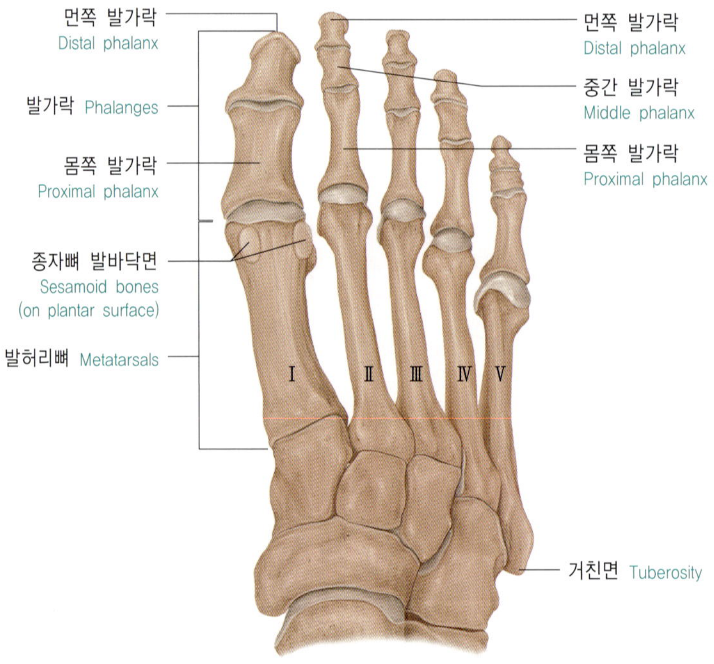

8) 발목발허리관절(tarsometatarsal joints)
   (1) 1~3번째 쐐기뼈 및 입방뼈와 1~5번째 발허리뼈 사이의 관절
   (2) **평면관절**
   (3) 보강 구조물 : 뼈사이인대
9) 발허리사이관절
   (1) 1~5번째 발허리뼈 바닥부분에서 관절
   (2) 보강 구조물 : 발목발허리인대
10) 발허리발가락관절
   (1) 1~5번째 발허리뼈와 1~5번째 첫마디뼈 사이
   (2) 보강 : 깊은가로발허리인대, 곁인대
11) 발의 뼈사이관절
   (1) 3개의 발가락뼈(엄지는 2개) 사이의 관절
   (2) **경첩관절**, 굽힘, 폄운동만 가능
   (3) 보강 : 곁인대

근육계통

근육의 개요

1. 근육의 개요

■ 근육의 발생

1) 대부분 **중배엽**에서 발생
   예외) **외배엽성근 : 땀샘의 민무늬근육, 섬모체근, 동공조임근, 동공확대근**
2) 근육원섬유마디(myotome) : 몸통근 발생
3) 중간엽(mesenchyme) : 머리목부분, 팔다리근육 발생
4) 아가미굽이(brachial arch) : 새절근(아가미근), 관자근, 깨물근, 날개근, 입둘레근, 위눈꺼풀올림근 등 발생

■ 근육세포(muscle cells)

1) 근육세포의 정의
   (1) 근육을 구성하는 세포
   (2) 세포의 최대길이 만큼 신장시킬 수 있는 얇고 모서리가 둥근 원통 모양
2) 근육세포의 구성
   (1) 근육속막(sarcolemma) : 근육세포의 세포막
   (2) 근세포질(sarcoplasm) : 근육세포의 세포질(수많은 미토콘드리아 포함)
   (3) 근세포질그물(sarcoplasmic reticulum) : 근육세포의 세포질그물
   (4) 근육원섬유(myofibrils)
      ① 근육속막 내의 수많은 실가닥 같은 단백질
      ② 액틴섬유, 미오신섬유
   (5) 근육원섬유마디(sarcomere) : 서로 겹쳐 있는 수많은 미오신 섬유와 액틴섬유로 구성된 근육세포의 주요단위

■ 근육조직(muscle tissue)

1) 근육조직의 특징
   (1) 수축성 조직
   (2) 수축과 이완이 가능한 특수세포들로 구성
   (3) 힘줄(tendon)에 의해서 뼈와 연결

2) 근육조직의 형태

뼈대근육(skeletal muscle)	심장근육(cardiac muscle)	내장근육(visceral muscle)
• 수의근, 가로무늬근육 • 근육세포 : 원주상 • 핵 : 다핵세포(35개 정도), 크기가 큼 • 수축기간이 짧고 쉽게 피로하고, 강직의 유발 가능성 보유 • 열생산 기능(체중의 40%)을 하는 근으로 가장 많은 체열 생산 기관 • 신체 운동, 자세유지근 • 수축 시 근세포질그물(SR)로부터 유리되는 Ca을 이용	• 불수의근, 가로무늬근육 • 근육세포 : 원주상 • 핵 : 중앙에 1개씩 있음 • 수축이 약간 느리고 쉽게 피로하지 않음 • 뼈대근육 보다 짧고 가늚 • 세포사이는 교통반(간극결합)으로 연결	• 불수의근, 민무늬근육 • 근육세포 : 방추상 • 핵 : 1개 • 쉽게 피로하지 않아 강직 유발 가능성이 낮음 • 수축이 완만하며 자율신경의 지배를 받음

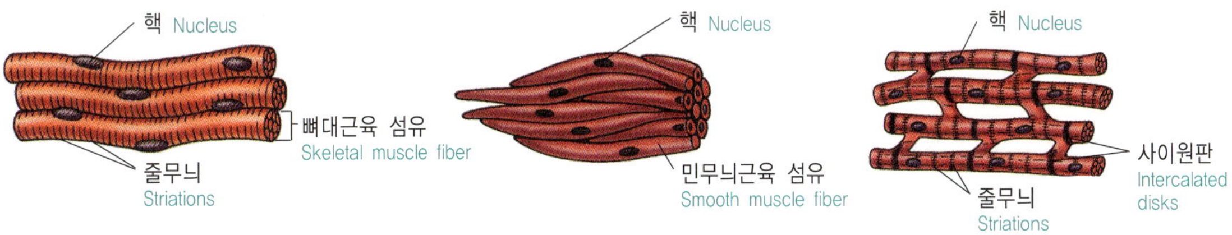

■ 근육의 보조장치

1) 근막(Myofascia)
   (1) 근육, 근육군을 싸고 있는 얇은 외피인 결합조직성 막
   (2) 근육을 보호하고, 근육사이간 막으로 근육군을 구분

2) 윤활주머니
   (1) 뼈, 연골 등과 힘줄의 작용을 원활하게 하기 위한 윤활액을 가진 작은 주머니
   (2) 결합조직성 막

3) 힘줄집
   (1) 기다란 힘줄을 싸서 보호하는 주머니 모양의 막
   (2) 바깥층(섬유초), 속층(윤활막)
   (3) 손, 발의 긴 힘줄

4) 종자뼈
   (1) 힘줄, 인대 속에 있는 작은 뼈

(2) 힘줄, 뼈의 마찰방지

(3) 무릎뼈, 손가락, 발가락 등에 존재

인체에서 가장 큰 종자뼈 : 무릎뼈

5) **도르래**

(1) 힘줄의 방향 전환

(2) 힘줄을 지지하는 뼈의 융기부분, 인대, 결합조직, 연골, 뼈로 구성

(3) 위빗근, 입천장긴장근 등에 존재

■ 근육의 기능

1) 신체운동

2) 자세유지

3) 호흡운동

4) 배분, 배뇨

5) 혈액순환

6) 체열생산

7) 음식물 이동

■ 주요 관절의 작용근육

관절	동작	근육
어깨관절	굽힘	어깨세모근, 큰가슴근, 위팔두갈래근, 부리위팔근
	폄	어깨세모근, 큰원근, 위팔세갈래근, 넓은등근
	벌림	어깨세모근, 가시위근
	모음	큰가슴근, 부리위팔근, 넓은등근, 큰원근
팔꿉관절	굽힘	위팔근, 위팔두갈래근, 위팔노근, 원엎침근
	폄	위팔세갈래근, 팔꿈치근
엉덩관절	굽힘	큰허리근, 엉덩근, 넙다리네갈래근, 넙다리빗근
	폄	큰볼기근, 넙다리두갈래근, 반힘줄모양근, 반막모양근
	모음	짧은모음근, 긴모음근, 큰모음근, 두덩근, 두덩정강근
	벌림	넙다리근막긴장근, 중간볼기근, 작은볼기근, 넙다리빗근, 엉덩허리근, 넙다리곧은근
	바깥돌림	궁둥구멍근, 속폐쇄근, 위쌍둥이근, 아래쌍둥이근, 넙다리네모근, 바깥폐쇄근
	안쪽돌림	중간볼기근, 작은볼기근, 넙다리근막긴장근, 두덩근, 긴모음근, 짧은모음근, 큰모음근
무릎관절	굽힘	반힘줄모양근, 반막모양근, 넙다리두갈래근
	폄	넙다리네갈래근
	안쪽돌림	반힘줄모양근, 반막모양근, 넙다리빗근, 두덩정강근, 오금근
	가쪽돌림	넙다리두갈래근

2. 근육조직

뼈대근육, 민무늬근육, 심장근육의 특성 비교

	뼈대근육	민무늬근육	심장근육
actin과 myosin	있다	있다	있다
근육원섬유마디구조(가로무늬)	있다	없다	있다
근세포질그물(SR)	발달	미발달	중간
T 세관	있다	없다	있다
gap junction	없다	있다	있다
칼슘이온 동원처	근세포질그물(SR)	세포바깥액	근세포질그물 및 세포바깥액
칼슘이온 작용점	Troponin	Myosin	Troponin
향도잡이 전압	없다	있다	있다
근긴장도	없다	있다	없다
수축반응	빠름	아주 느림	느림
신경반응	흥분	흥분 또는 억제	흥분 또는 억제
호르몬 반응	없다	있다	있다
근반응	없다	있다	있다

▪ 뼈대근육

1) 뼈대근육의 미세구조

(1) **근육속막(근섬유막, sarcolemma)**

① 근섬유의 세포막

② 구조상 뉴런의 축색돌기와 비슷함

③ 흥분성과 전도성이 있음

(2) T세관(transverse tubule, T tubule)

① 근육속막의 일부분들이 근육섬유 내부로 깊숙이 함입되어 형성

② 세포바깥액과 동일한 액체성분을 조성

③ 근육속막에서 발생되는 흥분성 변화를 근육섬유 내부로 쉽게 전달

(3) 근세포질그물(sarcoplasmic reticulum, SR)

① 일반세포의 세포질그물(endoplasmic reticulum)과 같은 성격의 구조물

② 근육원섬유 각각을 둘러싸고 있는 형태로 T세관과 직각으로 위치

③ 내부에 Ca^{2+}를 저장하고 있다가 흥분반응이 전도되면 Ca^{2+}를 근장 속으로 방출

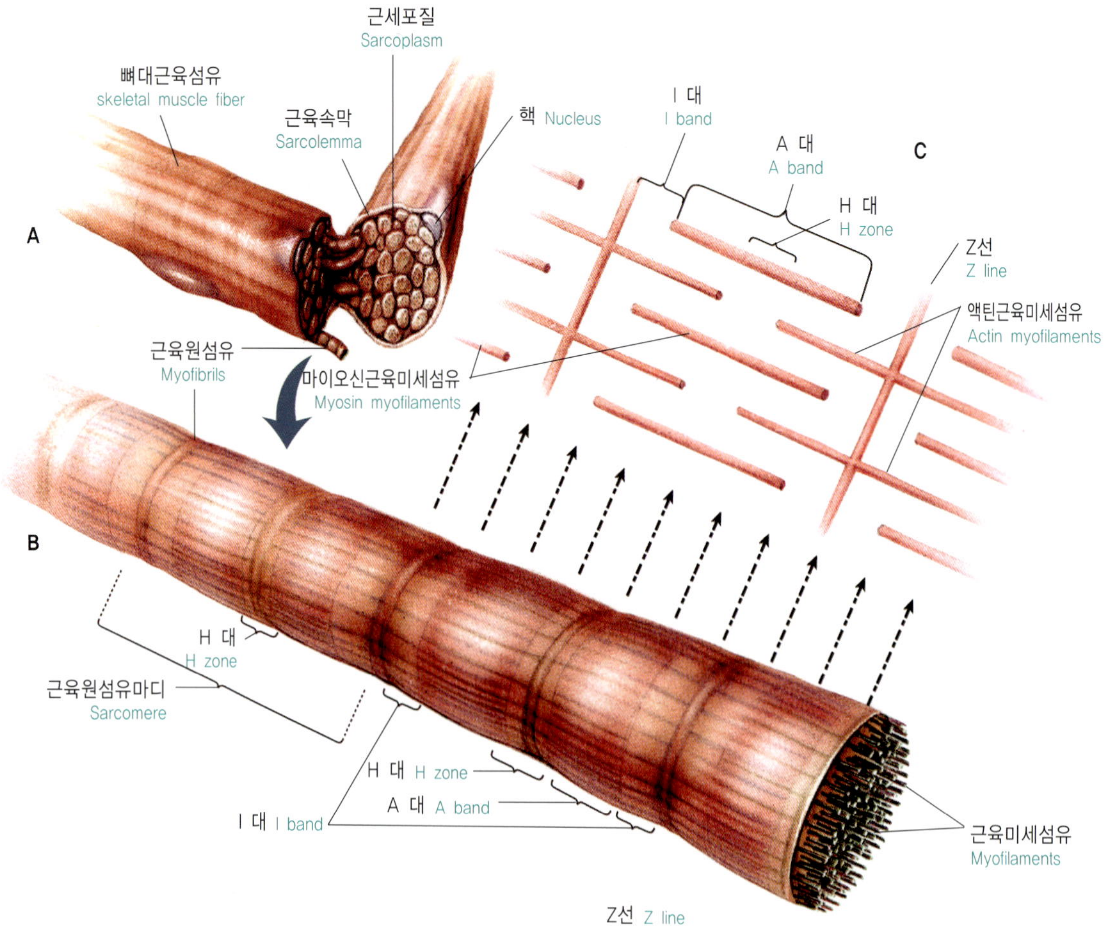

근육원섬유의 구조

A, 뼈대근육 섬유의 많은 근육원섬유들은 많은 구획을 이루면서 배열된다. **B,** 근육원섬유마디들을 나타낸다. **C,** 근육원섬유마디의 특징정인 가로무늬는 각각의 가는 근육미세섬유와 굵은 근육미세섬유의 배열에 의하여 발생되고, 이들은 액틴과 마이오신이라는 단백질로 구성되어 있다.

(4) **근육원섬유(myofilament)** (기출)

① 종류

- 미오신(myosin) 성분의 굵은 필라멘트(100～200Å)
- 액틴성분의 가는 필라멘트(60～70Å)

② 부분별 명칭

- A band(anisotropic band) : myosin에 의하여 어둡게 보이는 부분
- I band(isotropic band) : actin만이 배열되어 상대적으로 밝게 보이는 부분
- H zone : A band 내에서 중앙부분분에 myosin과 actin이 겹치지 않는 상태로 배열되는 부분
- M line : H zone 중앙 부위의 가느다란 선
- Z line : I band 중앙 부위의 선
- 근육원섬유마디(sarcomere) : Z line과 다음 Z line의 사이

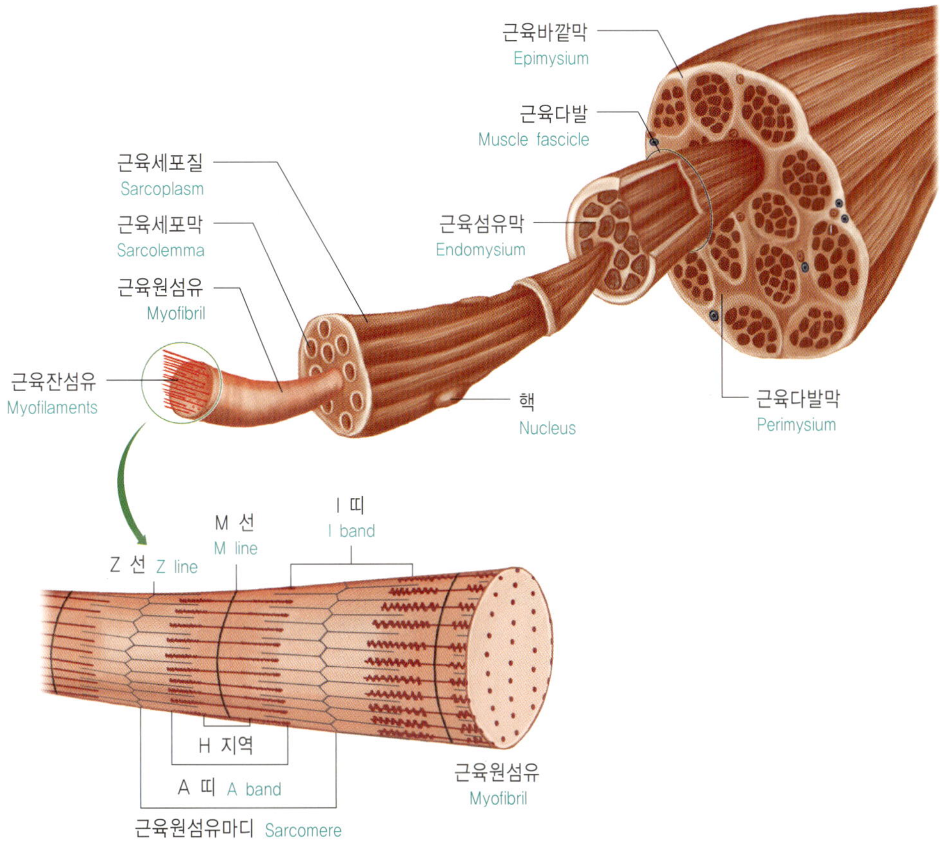

뼈대근육 섬유

2) 뼈대근육의 수축기전 (기출)

근육섬유 수축	• **아세틸콜린**이 운동신경 말단에서 분비 • 아세틸콜린이 신경근 연접 사이로 확산 • 근육섬유막이 자극을 받고 근육자극이 가로세로관을 통하여 섬유 깊숙이 전달되고 근세포질그물에 다다름 • 칼슘이온이 근세포질그물에서 근육속막로 확산되고 트로포닌 분자에 결합 • 트로포마이오신 분자가 움직여 액틴필라멘트의 특별한 위치에 노출 • 액틴필라멘트와 마이오신필라멘트가 결합 • 액틴필라멘트가 마이오신필라멘트를 따라 안쪽으로 미끄러져 들어감 • 수축이 일어나면 근육섬유는 짧아짐
근육섬유 이완	• 콜린분해효소가 아세틸콜린을 분해시켜 근육섬유막이 더 이상 자극받지 않게 됨 • 칼슘이온이 근세포질그물 안으로 활발히 수송 • 액틴필라멘트와 마이오신필라멘트의 결합이 깨짐 • 트로포닌과 트로포마이오신 분자가 액틴필라멘트와 마이오신필라멘트 사이의 상호작용을 억제 • 액틴필라멘트와 마이오신필라멘트가 미끄러지며 떨어짐 • 근육이 이완하고 다시 휴식기가 찾아오면 근육섬유는 길어지게 됨

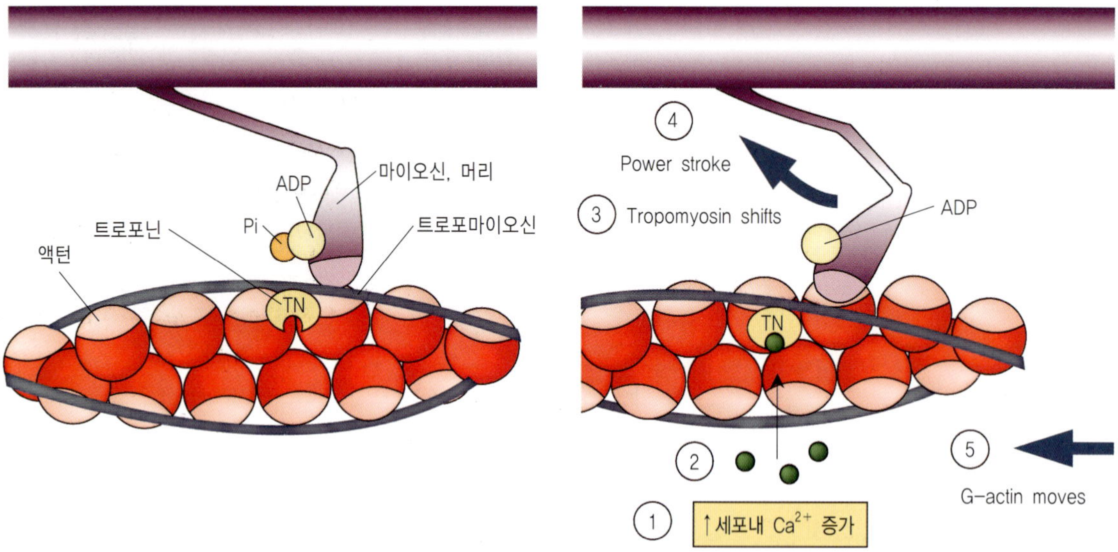

A, 안정상태 B, 수축반응

근육수축기전에 있어서 트로포마이오신과 트로포닌의 역할

안정상태(**A**)에서 트로포마이오신은 액틴분자의 cross-bridge 결합부위를 가리고 있다가 수축반응 시에 (**B**) 칼슘이온이 트로포닌에 붙으면 트로포마이오신이 위치변동을 일으켜 결합부위가 노출되므로 cross-bridge가 형성된다.
① 세포내 Ca^{2+}
② Ca^{2+}이 트로포닌(TN)에 결합
③ 트로포마이오신 위치 이동으로 결합부위노출
④ 결합부위에 마이오신 결합하여 노젓기운동
⑤ 액틴필라멘트의 미끄러짐 이동

3) 근육수축 기전에서 Ca^{2+}의 역할
   (1) 안정 시 근세포질그물(SR)의 종말수조(terminal cistern)에 저장
   (2) T 세관을 따라서 활동전압이 세포 내로 전도되면 종말수조(terminal cistern)로부터 칼슘이온이 확산되어 나옴
   (3) 근장 내로 유리된 칼슘이온은 트로포닌(troponin)의 Ca^{2+} : binding site와 결합하여 가려져 있던 actin의 cross-bridge binding site를 노출시킴
   (4) 근세포질그물의 막에 존재하는 Ca^{2+} pump의 작용을 통하여 다시 근세포질그물로 회수하여 cross-bridge 형성이 억제되어 근육이 이완됨

4) **근육수축 에너지**
   (1) **근육수축에 직접 사용되는 에너지원 : ATP** (기출)
   (2) ATP가 가수분해 되어 ADP로 되면서 유리되는 에너지를 근필라멘트의 수축기전에 이용
   → Myosin head에 있는 ATPase에 의해 이루어짐
   (3) ATP는 cross-bridge cycle에서 두 가지의 기능을 함
      ① 형성되어 있던 cross-bridge를 분해 → 새로운 cycle을 시작
      ② cross bridge의 에너지 제공 → 근육수축력을 발생
   (4) Creatine Phosphate(CP, 크레아틴인산염) : ATP 생성에 관여

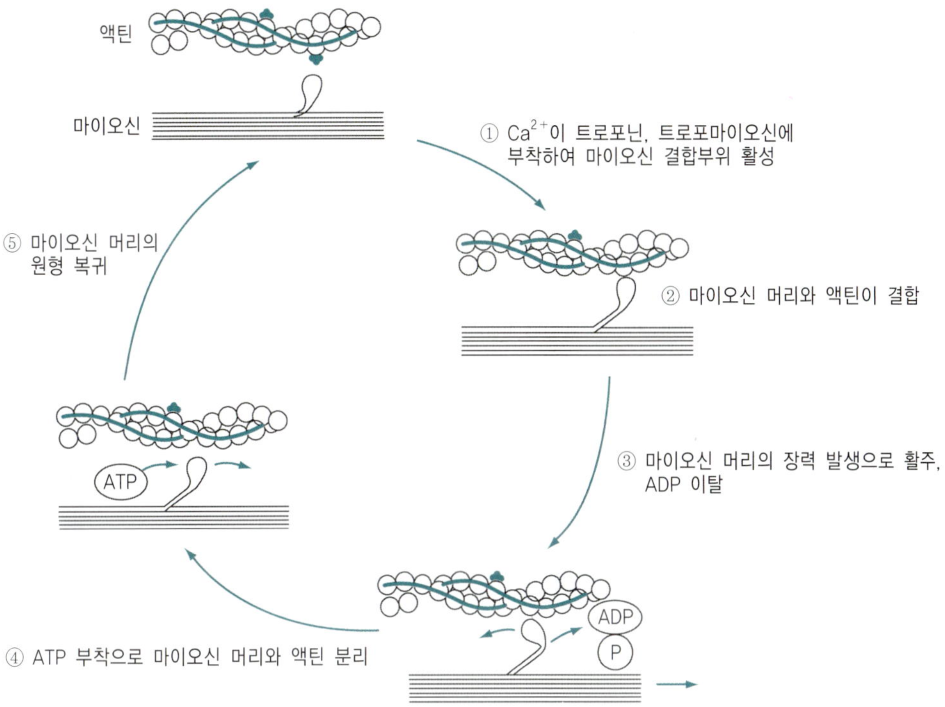

근육수축의 모식도

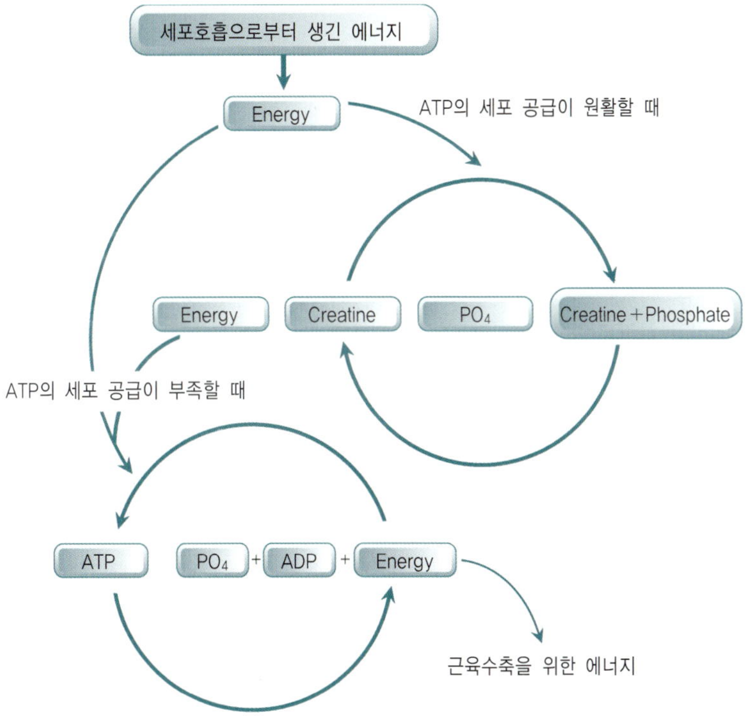

근육수축의 에너지

1. $ATP + H_2O \longrightarrow ADP + H_3PO_4 + 12{,}000kcal$
2. $Phosphocreatine + ADP \longrightarrow Creatine + ATP$
3. Glucose + 2ATP(or glycogen + 1ATP) $\xrightarrow{\text{혐기성 포도당 분해}}$ 2 lactic acid + 4ATP
4. Glucose + 2ATP(or glycogen + 1ATP) $\xrightarrow{\text{호기성 포도당 분해}(O_2)}$ 6 CO + 6HO + 40ATP
5. Free fatty acid $\xrightarrow{+O_2}$ $CO + H_2O + ATP$

근육수축 에너지 유리과정

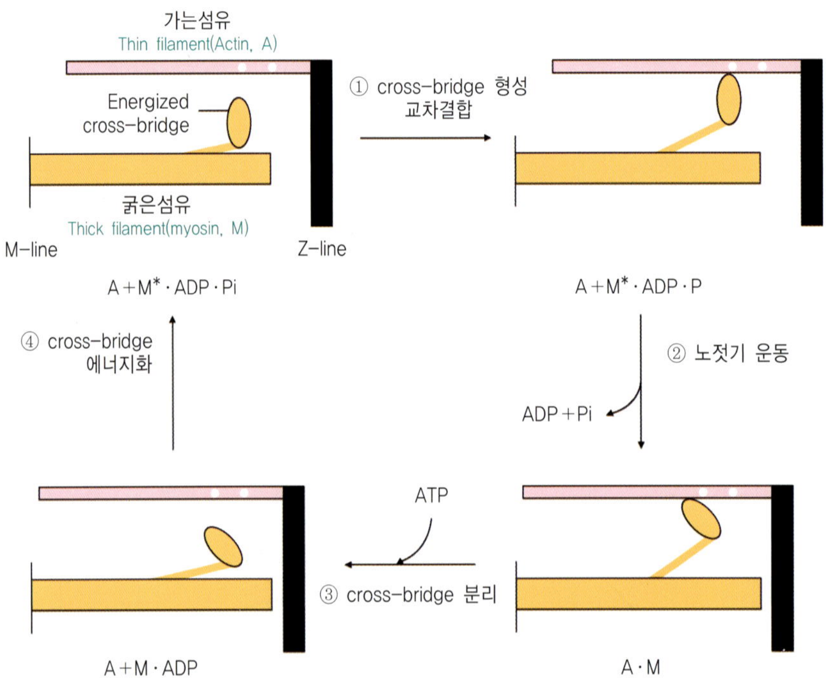

Cross-bridge cycle에서의 ATP 반응

Myosin head에 ATP가 붙게 되면 cross-gridge의 분리가 일어나고, 이후 myosin ATPase의 가수분해 작용으로 myosin head가 에너지를 지닌 상태로 새로운 cross-bridge 형성을 준비하게 된다. A+M은 actin과 myosin이 분리되어 있는 상태이고, A·M은 결합되어 있는 상태를 나타낸다.

5) **근육수축 시 변화**(기출)

(1) A band : **변화 없음**

(2) I band, H zone, Z~Z : 축소

(3) 근육속막 그물에서 Ca가 유리됨

(4) 운동신경 종말에서 아세틸콜린이 신경근연접 내에서 확산됨

6) 근육수축 시 생성물과 분해물의 비교

(1) 소모 : ATP, 포도당, creatine phosphate, O_2 등

(2) 생성 : lactic acid, creatine, CO_2 등

(3) 신체 피로 물질 : 젖산(간에서 glycogen으로 재합성)

(4) 근의 에너지원 순서 : ATP → 크레아틴 인산 → 포도당

(5) 근육수축에 가장 큰 영향을 주는 인자 : 안정 시 근육섬유의 길이

7) 뼈대근육의 운동단위(motor unit)와 운동종판(motor end plate)

(1) 운동단위(motor unit)

① 하나의 운동신경세포와 이에 의해 지배되는 근육섬유군

② 구성하고 있는 근육섬유들의 수에 의해 운동단위의 크기 결정

③ 운동단위↓ → 섬세한 운동

④ 운동단위↑ → 근력의 증가

⑤ 가장 적은 운동단위 : 눈의 운동을 지배하는 근육들

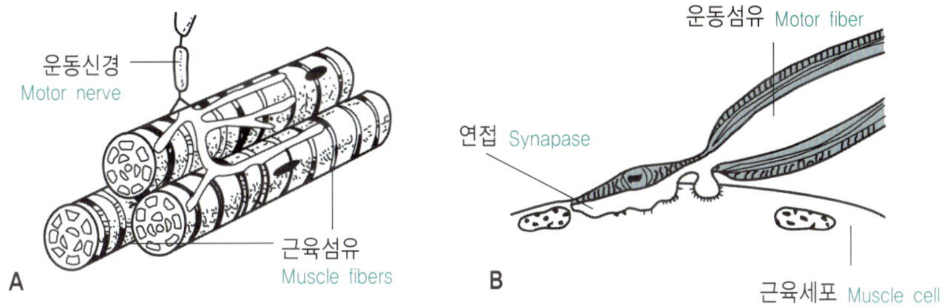

뼈대근육 내의 운동 및 감각(고유수용성) 신경종말

A, 1개의 신경섬유가 3개의 근육섬유를 지배하는 작은 운동단위의 도해
B, A에서 보여준 원색의 확대그림 : 1개의 운동종판에서 1개의 운동신경섬유와 1개의 근육섬유 사이의 연접을 보여준다.

(2) 운동종판(motor end plate) 또는 신경－근연접부(neuromuscular junction)

특수화된 신경종말과 신경종말을 수용하기 위해 근육섬유가 변형된 부위

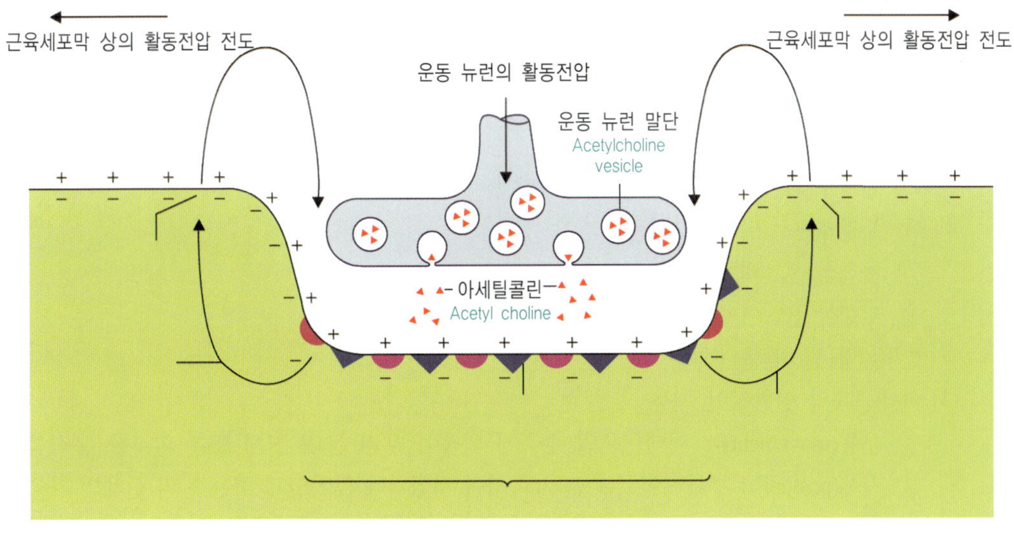

8) 뼈대근육의 형태적, 기능적 특성

(1) 형태에 따른 분류

① 반깃근육(pennated muscle) : 깃털이 한쪽으로만 붙은 모양

② 깃근육(bipennated muscle) : 보통의 깃털 모양

③ 뭇깃근육(multipennated muscle) : 깃털이 엇갈려 중복되어 배열된 모양

④ 대상근육(strap muscle), 방추형근육(fusiform muscle) : 근육섬유가 평행하게 배열

⑤ 편평형(flat), 삼각형(triangular), 사각형(quadrate) 근육 등

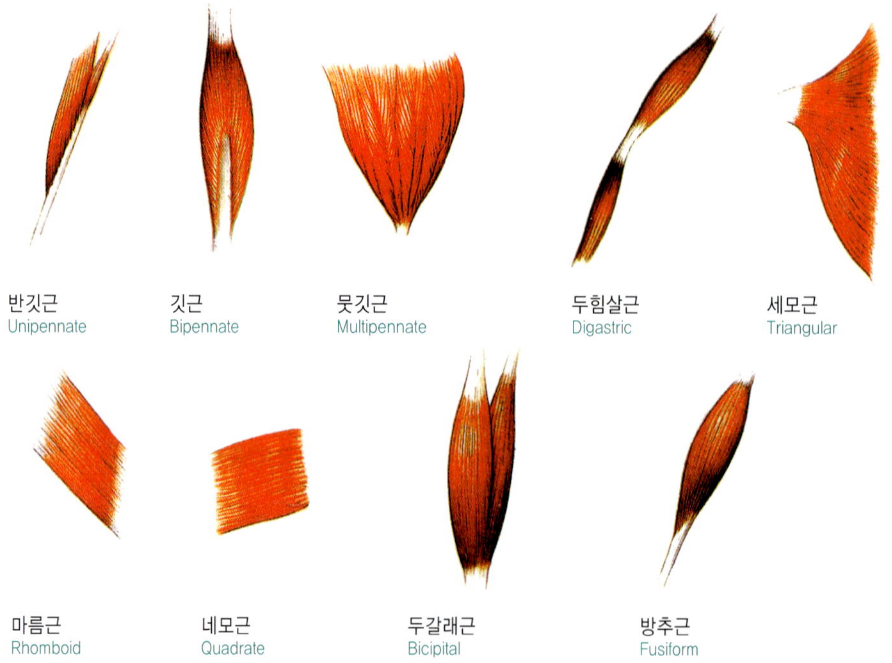

근육의 형태

(2) 근육의 모양에 따른 분류

① 가락모양근 : 긴손바닥근

② 깃모양근 : 앞정강근

③ 반깃모양근 : 반막모양근, 긴엄지폄근

④ 두갈래근 : 위팔두갈래근

⑤ 뭇힘살근 : 배곧은근

⑥ 두힘살근 : 어깨목뿔근

⑦ 올림근 : 앞톱니근

(3) 뼈대근육의 일반적인 기능

① 운동(movement) : 뼈대근육의 수축에 의하여 우리 몸의 전체 또는 일부를 움직임

② 자세(posture) : 부분적인 수축을 계속하여 서있거나 앉아있게 하는 등의 신체의 자세를 유지

③ 열 생산(heat production) : 대부분의 열 생산, 체온의 항상성을 유지

9) 뼈대근육 수축의 종류

(1) **연축(twitch)**

① 단일 활동전압에 의해 근육섬유에서 일어나는 수축현상(약 0.1초)

② 시기

- 잠복기(latent period) : 활동전압이 발생 후 근장력이 증가되기 전까지의 간격(0.01초)
- 수축기(contraction period) : 근육이 장력을 발생시켜 작업을 수행하는 시기(0.04초)
- 이완기(relaxation period) : 수축반응으로부터 회복되는 시기(0.05초) → 안정

③ 불응기(refractory period) : 유효자극이 가해진 후 약 0.005초

- 활동전압이 한번 일어나고 있는 동안 다른 자극에 의하여 활동전압이 발생되지 않는 기간
- 절대적 불응기(absolute refractory period), 상대적 불응기(relative refractory period)

④ 수축의 가중(summation)

- 연축의 수축기에서 다른 자극을 한 번 더 가하면 더 큰 수축이 일어남

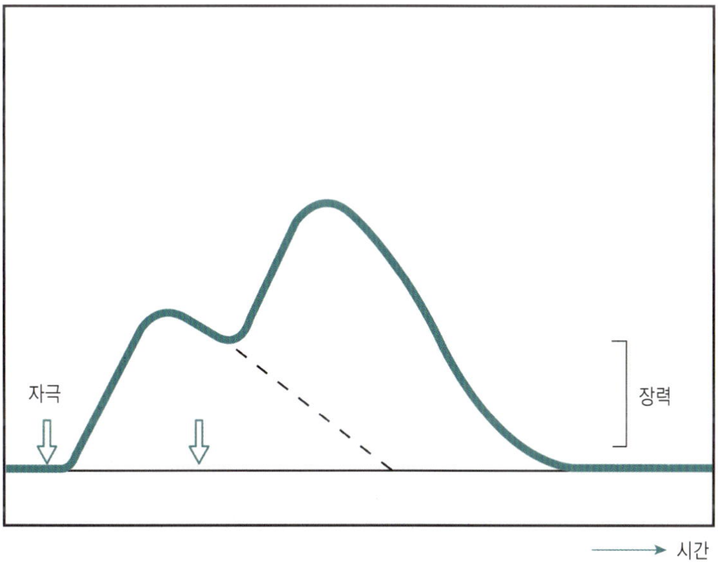

(2) **강축(tetanus)**

① 근육에 단일자극이 아닌 짧은 간격의 반복자극을 가했을 때 나타나는 지속적이고 큰 힘을 나타내는 수축

② 반복적인 자극 때문에 근세포질그물의 Ca^{2+} 펌프가 칼슘이온을 모두 회수할 수 없어서 근장 칼슘이온 농도가 높게 유지되기 때문에 유발

③ 불완전강축(incomplete tetanus)

- 개개의 연축반응의 이완기에 다음 번 연축반응의 수축기가 가중
- 강축곡선 : 톱니 모양

④ 완전강축(complete tetanus)

- 개개의 연축반응들이 거의 완전히 융합
- 강축곡선 : 매끈한 강축곡선

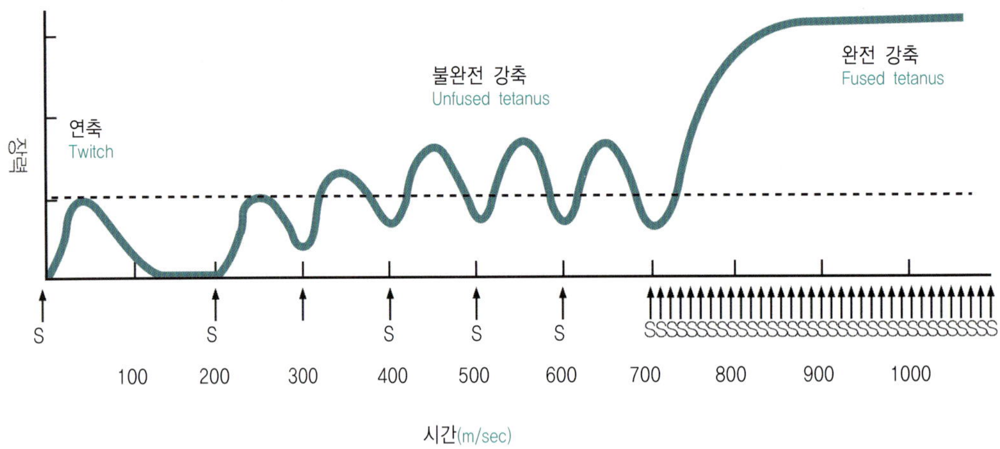

자극빈도에 따른 근육수축 양상의 변화

자극빈도가 10Hz일 때는 불완전 강축을 나타내고, 100Hz의 고빈도 자극일 때는 완전 강축을 나타낸다(S : 전기자극).

(3) **긴장(tonus)**

① 근육의 부분적인 수축상태

② 여러 개의 운동단위가 수축을 지속하고 있는 상태

(4) **강직(rigidity)**

① 병적상태

② 활동전압이 유발되지 않고서도 강축을 일으키는 비가역적 수축

③ 원인

- 세포 외의 칼륨농도 상승
- 카페인
- 관류액의 급냉 등

④ 사후강직 : 사람이나 동물이 죽은 후 일정 시간 경과하여 근육 내에 ATP도 없고 활동전압도 발생되지 않아도 뼈대근육이 강축을 일으키는 현상

(5) **경직(rigor)**

① 불가역적인 지속적 수축

② ATP 고갈에 의해 actin과 myosin이 결합한 복합체가 떨어지지 않는 현상

❋ 마비(paralysis) : 수의적으로 수축을 일으킬 수 없는 상태

10) **수축 형태에 따른 분류**

(1) 등척성 수축(isometric contraction)

① 정적수축

② 근육섬유의 길이에는 변화 없이 장력(힘)이 발생하는 수축

(2) 등장성 수축(isotonic contraction)

① 동적수축 : 순발력, 신체운동

② 장력의 변화 없이 근의 길이가 짧아지는 수축

③ 근육섬유의 길이가 짧아지고 관절각에 변화가 있는 수축

④ 단축성 수축(concentric contraction)과 신장성 수축(eccentric contraction)

11) **적색근육(red muscle)과 백색근육(white muscle)의 비교** (기출)

(1) 적색근육과 백색근육 : myoglobin과 혈관의 양에 따른 차이

	백색근육(fast twitch fiber)	적색근육(slow twitch fiber)
구성	근육원섬유가 가늚 가로무늬가 많음 주로 운동성 신경, 근 단위로 구성됨 신경지배 비율이 낮음(Ⅱβ형 섬유)	근육원섬유가 굵음 가로무늬가 적음 주로 긴장성 신경, 근 단위로 구성됨 신경지배 비율이 높음(Ⅰ형 섬유)
기능	주로 피라미드로계통을 통하여 흥분 전달됨 민첩한 운동, 빠른 수축을 관장하는 속근 짧은 간격의 자극에 반응하고 기계적인 작용을 일으킴 단시간의 수축을 함 흥분성이 높고, 수축강도는 적음 호흡 효소성이 약함	주로 피라미드바깥길계통을 통하여 흥분이 전달됨 자세유지, 조절을 관장하는 완서근 긴 잠복기를 갖고 느린 반응을 일으킴 장기간, 지속적 수축을 함 흥분성이 낮고 수축강도가 크다. 호흡 효소성이 강함(지방이용 능력이 강함)
화학적 성분	산소운반 단백량이 적어 희게 보임 미토콘드리아가 작고 수도 적음 글리코겐 양이 많음(당원분해형 섬유)	산소운반 단백량이 많음(산화대사형 섬유) 미토콘드리아가 크고 수도 많음 글리코겐 양이 적음 모세혈관 밀도가 높음
특성	신속한 ATP 방출, 단시간에 강한 힘을 발휘 연축기간이 짧고, 빠른 활동(점프 등 순발력) 주로 신체운동에 이용 피로하기 쉬움 산화효소 활성이 낮음	지구력이 풍부한 수축, 체내 지방분해 촉진 연축이 길고 느린 활동(장거리 달리기 등) 피로에 대한 저항력이 높고 신장성이 강함 관절고정, 자세유지 등 항중력근

(2) 근육의 부착

① 이는곳 : 뼈대근육 동작 중 고정되어 있는 부착점

② 닿는곳 : 움직이는 부위점

(3) 근조절 수용기 : 근방추, 힘줄기관

12) 근방추와 골지힘줄기관의 개념

(1) 근방추(muscle spindle)

① 3~10개의 작은 근육섬유인 방추속근육세포(intrafusal fibers)로 구성

② 2~4mm의 길이, 방추형 모양(중앙이 넓고 양극단은 가늘어짐)

③ 팔과 다리근육에 가장 많이 분포, 손과 발의 작은 근육에 풍부

④ **뼈대근육의 길이와 속도의 변화에 관한 정보**를 중추신경계통에 제공

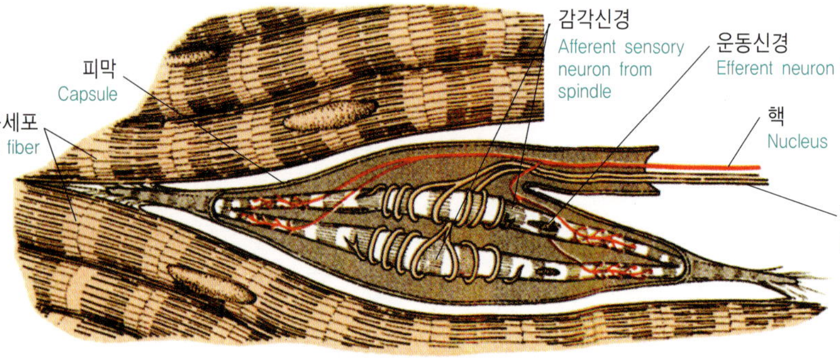

방추바깥근육세포와 방추속근육세포

근방추의 구성 섬유들을 방추속근육세포라고 하며, 근방추를 싸고 있는 일반적인 근육섬유들은 방추바깥근육세포라고 한다.

(2) 골지힘줄기관(Golgi Tendon Organs, GTOs)

① 근육과 힘줄이 연결되는 부위의 힘줄에 부착

② 피막성 구조물, 피막 속에 성긴 아교섬유다발이 들어 있음

③ 근육수축 → GTOs 비수축부분 신장 → GTOs 지배 들섬유 흥분 → 척수 내에서 주동근 지배 α-motor neuron 억제, 길항근의 운동신경세포 활성화

④ **근육에 미치는 장력 변화**를 감지

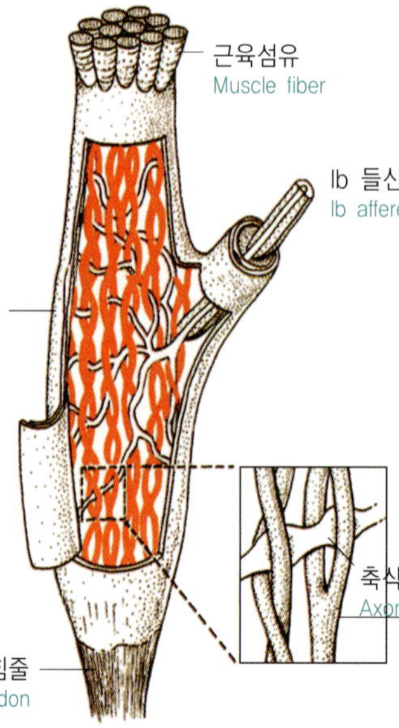

골지힘줄기관

근육과 힘줄의 접합부분에 위치한 골지힘줄기관은 긴장에 관한 정보를 Ib-fiber로 전달하여 장력검출기로 작용한다.

■ 민무늬근육(smooth muscle)

- 소화계통, 순환계통 및 생식계통의 기능조절에 중요한 역할
- actin과 myosin의 상호작용으로 수축현상을 일으킨다는 원칙은 뼈대근육과 같지만 형태적 및 기능적 측면에서 뼈대근육과 많이 다름
- **자율신경에 의한 지배**

1) **민무늬근육의 특성**

(1) 형태적 특성

① actin과 myosin의 배열이 뼈대근육과 틀려서 가로무늬를 볼 수 없음(근육원섬유마디구조를 취하지 않음)

② 근세포질그물(SR)과 근세포질그물이 거의 발달되어 있지 않음

③ 민무늬근육 세포는 Troponin을 가지고 있지 않음

→ 수축기전에서 칼슘이온의 동원체나 작용방식이 뼈대근육 세포와는 다름

④ 조직학적 구분

- 단단위 민무늬근육(single-unit smooth muscle)
  - 주요 장기에 있는 민무늬근육
  - 장기성 민무늬근육(visceral smooth muscle)
  - 근육섬유 수효당 지배하는 뉴런의 수효가 적음
- 다단위 민무늬근육(multi-unit smooth muscle)
  - 근육섬유들이 상호분리, 독립적 기능
  - 근육섬유 수효당 지배하는 운동신경 섬유가 많음

(2) 전기적 특성

① 민무늬근육 세포의 안정막 전압 : −50∼−60mV

② 서파(slow wave)

- 안정막 전압이 주기적으로 변동하는 것
- 일부 민무늬근육(위장관 민무늬근육)에서 나타남
- 주기적인 서파의 작용으로 막전압이 가시전압(spike potential) 발생의 역치를 넘어 가시전압이 발생되어 근 수축이 일어나게 됨
- 심박조율기 전압(pacemaker potential)

(3) 기능적 특성

① 일부 민무늬근육 세포는 서파에 의해서 **외부자극 없이도 자발적으로 수축반응이 일어남**

② 불규칙한 운동단위의 활성화 때문에 수축 긴장도(tonus)를 가짐

③ **자율신경계통의 이중신경 지배하에 있음**

→ 신경흥분에 따르는 수축반응이 흥분성 반응과 억제성 반응이 있음

④ 신경자극 외에 호르몬작용이나 근육섬유의 신장에 의하여 수축반응 야기

⑤ **가소성(plasticity)** : 발생장력이나 수축여부를 민무늬근육 스스로 조절할 수 있는 능력

→ 방광의 배뇨근 : 소변이 방광에 차게 되면 배뇨근의 섬유길이가 늘어나고 이 신호가 전달되어 조수축(배뇨) 활동을 야기시킴

2) 민무늬근육의 수축

(1) 민무늬근육의 수축기전

① 주로 세포바깥액으로부터 **칼슘이온**이 동원됨

② 세포질 내의 칼모듈린(Calmodulin)과 칼슘이온이 결합함

③ Ca^{2+}-calmodulin 결합체가 Myosin light-chain kinase(MLCK)를 활성화시킴

④ MLCK가 ATP를 이용하여 myosin head를 인산화시킴

⑤ 에너지화된 myosin head가 actin filament와 cross-bridge를 형성함

⑥ cross-bridge cycle에 의해서 장력발생과 길이 단축이 일어남

(2) 민무늬근육 수축의 특징

① 뼈대근육에 비해 수축반응 속도가 매우 느림

② 수축반응까지의 잠복기가 길고, ATP 분해속도가 늦어서 수축반응의 시간이 길어짐

③ 많은 에너지의 소모 없이도 장기간의 지속적 수축이 가능

④ 뼈대근육보다 산소 소모량이 100~500배 적음

⑤ 민무늬근육은 서서히, 오랫동안 수축이 지속되나 쉽게 피로하지 않음

⑥ 수축기 동안의 에너지 소비는 가로무늬근육보다 적음

⑦ 분만과 같은 경우 수축력이 매우 강함

⑧ 이완도 매우 느리게 진행됨

⑨ 민무늬근육 자체가 지니고 있는 내적 긴장이 있음

⑩ 자율신경의 지배하에 있음

⑪ 근육속막에 어둡게 염색되는 치밀체가 있음

■ 심장근육(cardiac muscle) (기출)

1) 형태적 특성

(1) 뼈대근육과 민무늬근육의 특성을 모두 지님

① 가로무늬를 띠는 근육원섬유마디구조(⇒ 뼈대근육의 특성)

② 세포 간에 gap junction으로 연결(⇒ 민무늬근육의 특성)

(2) 심장근육 섬유는 분지를 형성, 한 섬유의 끝이 다른 섬유 끝에 이어져 있음 → Intercalated disk

(3) 기능적 공동체(functional syncytium) : 수축 시에 한 무리 세포의 수축반응이 동시에 일어남

2) 전기적 특성

(1) 굴심방결절

① 심장근육의 특정부위

② **심박조율기 전압(pacemake potential) 발생**

③ 주기적이고 자발적인 활동전압을 유도

(2) 활동전압 기전에 있어서 Ca^{2+}의 세포내 유입과정을 포함한다. → 활동전압에 고평부(plateau)가 보임

3) 기능적 특성
  (1) 수축기전에 필요한 칼슘이온의 세포바깥액으로부터 조달하는 의존도가 높음
  (2) 뼈대근육과 같은 점
    ① 근세포질그물(SR) 및 T세관이 비교적 발달
    ② 칼슘이온의 작용점 : troponin C
  (3) 뼈대근육과 다른 점
    ① catecholamine 같은 호르몬에 반응
    ② **자발적 흥분성 있음**
    ③ 부교감 신경자극에 의해서 흥분수축 반응이 억제

3. 운동생리

■ 근육운동의 종류

근육수축 형태에 따른 종류

등척성 운동 (isometric exercise)	• 근육의 등척성 수축을 이용한 운동 • **관절의 움직임 없이 수축하고 힘을 발생**
등장성 운동 (isotonic exercise)	• 근육의 등장성 수축을 이용한 운동 • **근육이 짧아지면서 관절각이 변하는 운동** • 종류 : 동심성수축(concentric contraction), 편심성수축(excentric contraction)
등속성 운동 (isokinetic exercise)	• **운동의 속도가 일정한 운동** • 근육수축에 의해서 발생되는 힘에 관계없이 미리 설정해 놓은 각속도로 운동(등속성 역량계를 이용)

■ 산소부채(oxygen debt)

1) 운동이 끝난 후에 산소요구량이 부족한 상태, 즉 호흡이 가쁜 상태
2) 운동선수 : 10L, 일반인 : 5L
3) 심한 운동을 할수록 산소부채는 증가함
4) 산소부채가 적을수록 산성대사 산물이 쌓이게 됨

■ 최대산소 섭취량(maximal oxygen consumption)

1) 산소 소모량의 최대치
2) 산소 소모량이 최대치에 도달하면 운동 강도를 증가시키더라도 산소 소모량이 더 이상 증가하지 않고 고평부를 형성함

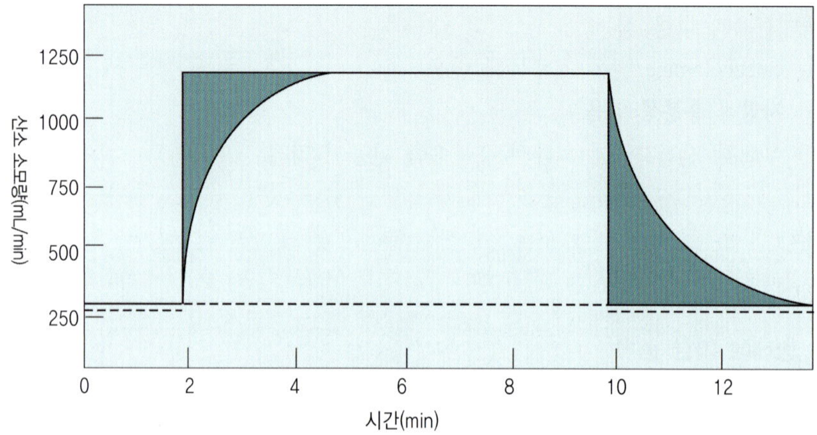

일정한 강도의 운동중과 회복기의 산소 소모량

■ 근육의 에너지 대사

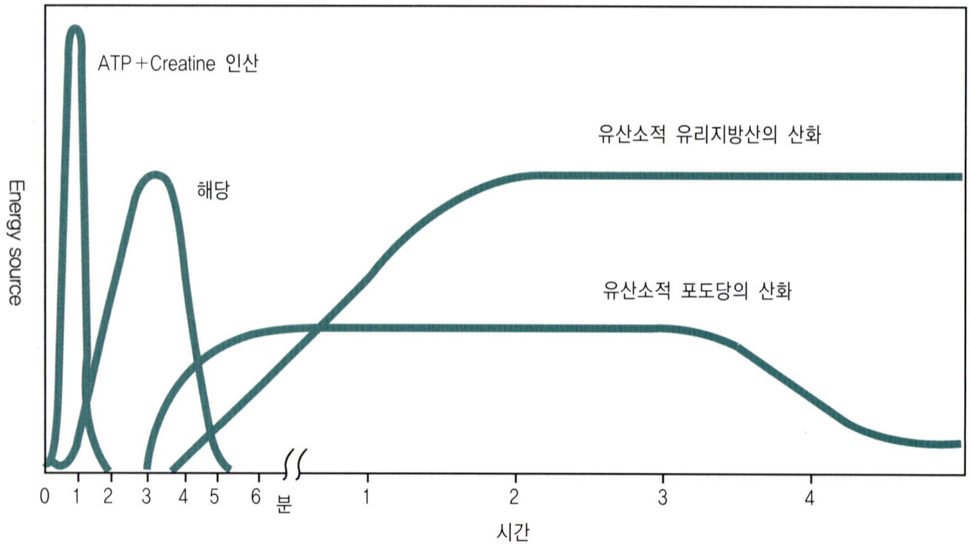

1) <u>**산화적 인산화과정(phosphagen 계)**</u>
   (1) ATP를 ADP로 분해하여 에너지 생성 → 최대 5~6초 운동 가능
   (2) 인산크레아틴 : 크레아틴과 인산으로 분해해서 에너지를 방출하고 ADP를 ATP로 변환함

(3) phosphagen : 에너지계 전체로서 최대 10~15초 운동 지속 → 단시간에 최대의 힘을 발휘하는 데 사용

(4) 완전한 회복에 3~5분 필요

2) **해당과정(glycogen–젖산계)**

(1) 근육 중에 비축된 glycogen이 포도당(glucose)으로 분해되어 에너지로 이용

(2) 해당과정(glycolysis)

① 혐기성 과정

② 포도당 분자를 2개의 피루브산으로 분해하면서 ATP와 O_2 생성

③ 피루브산은 젖산으로 변화

(3) 30~40초 만에 ATP 공급

(4) 절반의 회복에 20~30분 소요

3) 유산소계(aerobic system)

(1) 포도당, 지방산, 아미노산 등이 O_2와 결합하여 대량의 ATP 생성, AMP와 ADP가 ATP로 변화

(2) 영양소가 있는 한 오랫동안 지속

(3) 회복은 수시간에서 수일이 소요됨

■ 운동 시 신체의 생리적 변화

호흡증가, 혈액농축, 심박동 증가, 혈압상승, 체온상승, 요량감소

■ 신체운동구분

1) 중등운동 : 일상생활의 노동–산소소모량은 기초상태의 3배

2) 중노동 : 농업, 건설 등–산소 소모량은 기초상태의 4~8배

3) 최대작업 : 산소 소모량이 기초상태의 10배(5~6분 후 피비기)

EXPLANATION

인체의 근육

1. 머리와 목의 근육

■ 얼굴근육(facial muscles)

• 표정근, 뼈에서 시작하여 피부에 닿음, **얼굴신경(facial nerve) 지배**

1) 머리뼈 표면근육

머리덮개(머리의 손상방지), 뒤통수이마근

2) **눈부분의 근**

(1) 눈을 감고 뜨는 근

(2) 종류

① 위눈꺼풀올림근 : 눈꺼풀을 올리는 근육, **눈돌림신경 지배**

② 눈둘레근 : 눈을 감는데 작용하는 근육, **얼굴신경 지배**, 근 마비 시 토끼눈(hare's eye)
③ 눈썹주름근(corrugator) : 눈썹을 내리고 눈썹활사이-이마에 주름을 지을 때
④ 눈살근(procerus) : 콧구멍을 넓히고 좁히며, 코주름을 지을 때

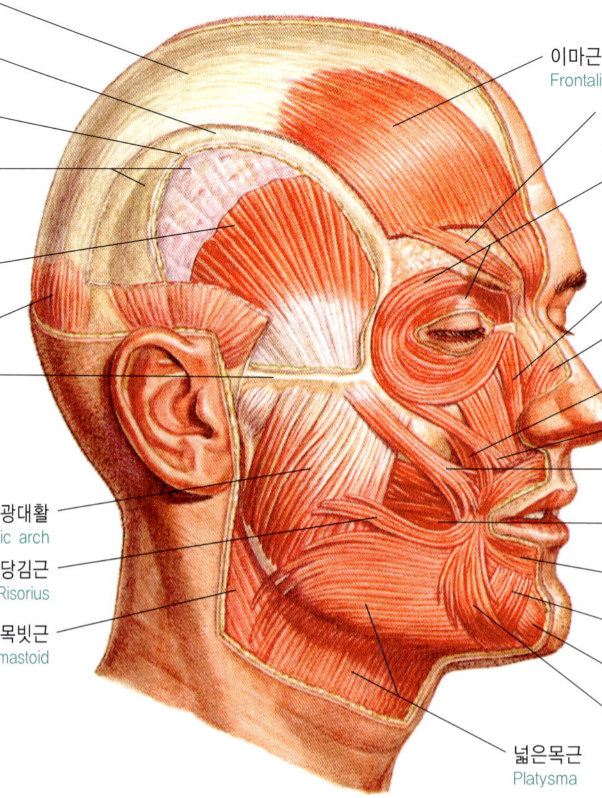

표정과 관련된 얼굴근육의 옆면

(3) 코부분의 근육
① 가로부분과 방울부분으로 구분
② 코근방울부분 : 코중격내림근-콧구멍을 넓힘
③ 코근가로부분 : 콧구멍을 좁힘

(4) 입부분의 근
① 입을 여는데 관여하는 근육
- 큰광대근 : 웃을 때 작용(웃음의 주동근)
- 입꼬리내림근, 넓은목근 : 슬플 때 작용
- 입꼬리당김근 : 보조개근
- 작은광대근, 위입술올림근 : 부정적인 표정근

② 입을 닫는데 관여하는 근육

- 입둘레근 : 입을 다무는 주동근, 휘파람을 불 때 쓰이는 근
- **볼근** (기출) : 입안의 압력형성근, 음식물 유지, 트럼펫근, 성난 표정 형성근

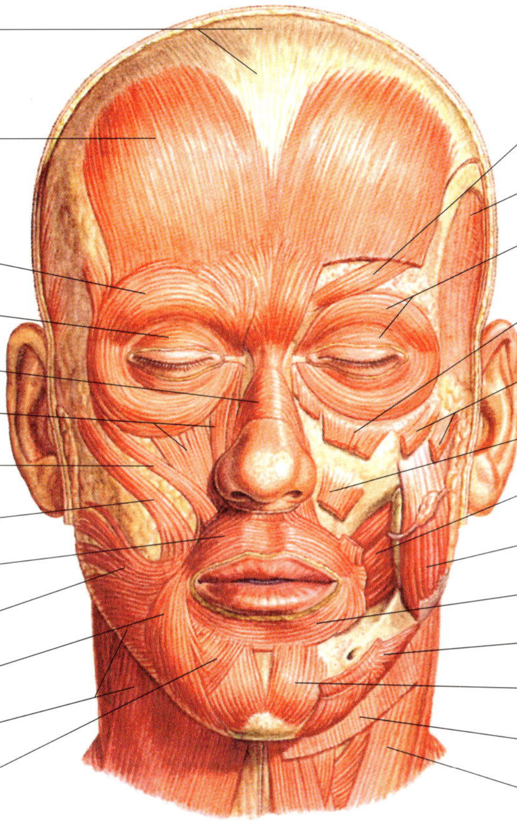

표정과 관련된 얼굴근육의 앞면

■ 씹기근육

1) 턱관절에 작용하는 4개의 근육
2) **삼차신경(trigeminal nerve) 지배**
3) 종류

이름	이는곳	닿는곳	작용(아래턱뼈의 운동)	
깨물근	광대활	턱뼈가지 바깥면	위방향	
관자근	관자우묵	아래턱뼈 근육돌기	위방향, 뒤방향	턱을 닫음
안쪽날개근	나비뼈 날개돌기 가쪽판	턱뼈각 속면	위방향, 앞방향	
가쪽날개근	나비뼈 날개돌기 가쪽판	턱뼈목 앞면	앞방향, 옆방향	**턱을 엶**

■ 목의 근육 (기출)

1) 얕은목근육

넓은목근 (platysma)	• 얕은목근육, 목의 피부밑에 있는 얇은 근육 한 쌍 • 목정맥 압박 완화 • **얼굴신경 지배** • 목에 주름을 잡고 아래턱을 내리며 **슬픈 표정**을 짓는데 관여 • 아래턱뼈 아래모서리에서 시작
목빗근 (sternocleidomastiod)	• 가쪽 목근육 • 목 가쪽의 긴 근 • **머리의 돌림, 머리 굽힘 등의 작용** • **더부신경, 목신경 지배** • 이는곳 : 복장뼈자루 앞면, 빗장뼈부분 • 닿는곳 : 관자뼈 꼭지돌기

※ **뇌신경과 척수신경의 이중지배를 받는 근육** : 등세모근, 목빗근(더부신경+목신경 지배)

2) 목뿔근(hyoid muscle)

구분	목뿔위근육(suprahyoid muscle)	목뿔아래근육(infrahyoid muscle)
구성근	두힘살근, 붓목뿔근, 턱목뿔근, 턱끝목뿔근	복장목뿔근, 어깨목뿔근, 복장방패근, 방패목뿔근
내용 및 작용	• 입안의 바닥 형성 • 입을 열거나 음식물을 삼킬 때 목뿔뼈 및 혀를 위로 올리는 역할	• 목뿔뼈 → 복장뼈 → 방패연골 → 어깨뼈를 연결하는 근육 • 음식을 삼킨 후 목뿔뼈와 인두를 밑으로 당겨 제자리로 가져옴 • 목신경 지배

※ 두힘살근의 신경지배 : 앞힘살 → 아래턱뼈, 뒤힘살 → 얼굴신경

3) 앞쪽 척추근육(anterior vertebral muscle)
   (1) 목의 앞면에 위치, 목신경과 후두신경의 지배
   (2) 목의 굽힘과 벌림에 관여
   (3) 긴목근, 긴머리근, 앞머리곧은근, 가쪽머리곧은근
4) 가쪽 척추근육(lateral vertebral muscle)
   (1) 어깨올림근 앞쪽에 위치한 3개의 근육, 목신경 지배
   (2) 목 굽힘, 심호흡 시 들숨근으로 작용
   (3) 앞목갈비근, 중간목갈비근, 뒤목갈비근

근육	이는곳	닿는곳	작용	지배신경
앞목갈비근	3～6번째 목뼈 가로돌기	1번째 갈비뼈	갈비뼈를 위로 당겨 가슴안을 넓힘	
중간목갈비근	모든 목뼈 가로돌기	1번째 갈비뼈	목뼈를 앞으로 굽힘 한쪽만 작용 시 목을 옆으로 굽힘	목신경
뒤목갈비근	4～6번째 목뼈 가로돌기	2번째 갈비뼈	중간목갈비근과 같음	

2. 몸통의 근육 (기출)

■ 등 근육

1) 얕은등근육(superficial dorsal muscle)

(1) 척주와 팔을 연결하는 근육

(2) 어깨뼈 모음근 : 등세모근 중간섬유, 큰마름근, 작은마름근

근육	이는곳	닿는곳	작용	신경지배
등세모근 (trapezius)	뒤통수위목덜미선, 바깥뒤통수뼈융기 목덜미인대, 등뼈 가시돌기	어깨뼈 어깨뼈봉우리, 어깨뼈가시 빗장뼈 가쪽 1/3	어깨뼈를 위아래로 당기고 머리를 뒤나 옆으로 굽힘	더부신경 목신경
넓은등근 (latissimus dorsi)	T_7～L_5 가시돌기 등허리근막, 엉덩뼈능선	위팔뼈 작은결절능선	위팔의 안쪽돌림과 모음에 관여	가슴등신경
어깨올림근 (levator scapular)	C_1～C_4 가시돌기	어깨뼈 위각	어깨뼈를 위로 당김	목신경
작은마름근 (rhomboid minor)	목덜미인대 C_6～C_7 가시돌기	어깨뼈 안쪽모서리 위부분	어깨뼈를 안쪽 위방향으로 당김	등쪽어깨신경
큰마름근 (rhomboid major)	T_1～T_4 가시돌기	어깨뼈 안쪽모서리 아래부분		

2) 깊은등근육(deep dorsal muscle)

머리뼈, 자뼈, 골반 연결근육, 척수신경 지배

구분	널판근 (spenius)	척주세움근 (erector spinae)	가로가시근 (transvesospinalis)	뒤통수밑근육 (suboccipitalis)
구성	머리널판근 목널판근	엉덩갈비근 가장긴근 가시근	반가시근 뭇갈래근 가시사이근육 가로사이근	큰뒤머리곧은근 작은뒤머리곧은근 위머리빗근 아래머리빗근
작용	머리, 목 폄	척추 지지, 몸통 폄 엉덩갈비근과 가장긴근은 갈비뼈에 부착 → 갈비뼈 아래로 움직임	척주세움근 작용 보조	머리굽힘, 폄, 휘돌림 뒤통수밑신경 지배

(1) 얕은근육집단(superficial group)
  ① 척추를 폄
  ② 널판근 : 머리널판근, 목널판근
  ③ 척주세움근
    - 척추를 지지, 몸통을 폄
    - 엉덩갈비근, 가장긴근, 가시근

(2) 깊은근육집단(deep group)
  ① 등쪽어깨신경 밑의 작은 근
  ② 반가시근, 뭇갈래근, 돌림근, 가시사이근, 가로돌기사이근

(3) 뒤통수밑근육
  ① 머리반가시근 아래면에 있는 4개의 작은 근
  ② 뒤통수밑신경 지배, 머리의 폄, 굽힘, 돌림
  ③ 위머리빗근, 아래머리빗근(돌림), 큰뒤머리곧은근(폄, 가쪽굽힘), 작은뒤머리곧은근

■ 가슴부분의 근육

호흡에 관여하는 근육

1) **얕은가슴근육**

가슴벽과 팔을 연결하는 근육, 팔신경얼기 지배

(1) 큰가슴근
  ① 부채꼴의 큰 근육
  ② 앞가슴신경 지배
  ③ 어깨관절 운동, 위끝에 젖이 위치

(2) 작은가슴근
  ① 어깨뼈 운동
  ② 앞가슴신경 지배

(3) 앞톱니근
  ① 어깨뼈 운동
  ② **긴가슴신경** 지배

(4) 빗장밑근
  ① 빗장뼈 당김 운동
  ② 목신경 지배

근육	이는곳	닿는곳	작용	신경지배
큰가슴근(pectoralis major)	빗장뼈 안쪽, 복장뼈	위팔 큰결절능선	위팔 모음, 안쪽돌림, 수평모음	앞가슴신경
작은가슴근(pectoralis minor)	3～5번째 복장뼈 앞면	어깨뼈 부리돌기	어깨뼈 내림, 내밈, 아래돌림	앞가슴신경
앞톱니근(serratus anterior)	1～8번째 복장뼈 가쪽	어깨뼈 안쪽모서리	어깨뼈 내림, 위돌림	긴가슴신경
빗장밑근(subclavius)	1 갈비연골	빗장뼈 아래부분	어깨뼈 내림, 내밈, 빗장뼈 안정	목신경

2) **깊은가슴근육**

(1) 호흡에 관여

(2) 갈비사이신경 지배

(3) 구성

① 바깥갈비사이근 : 갈비뼈를 위로 당겨 가슴안을 넓힘

② 속갈비사이근 : 복장뼈를 밑으로 당겨 가슴안을 좁힘

③ 갈비올림근 : 가슴안을 넓힘

④ 가슴가로근 : 가슴안을 좁힘

* **들숨근** : 바깥갈비사이근, 갈비올림근, 위뒤톱니근, 목뿔아래근육

날숨근 : 속갈비사이근, 갈비밑근, 가슴가로근, 아래뒤톱니근

3) **가로막**

(1) 원개상(dome)으로 된 근육

(2) **가슴안과 배안의 경계**

(3) 배호흡 주관 : 수축 시 들숨근, 이완 시 날숨근으로 작용

(4) 이는곳 : 허리뼈부분(L_1～L_4 왼·오른각), 갈비뼈부분(7～12번째 갈비뼈), 복장뼈부분(칼돌기)

(5) 닿는곳 : 중심널힘줄

(6) 지배신경 : 목신경 분지인 가로막신경

(7) 호흡

① 배호흡 : 가로막에 의한 호흡

② 가슴호흡 : 갈비사이근에 의한 호흡

③ **호흡근** (기출)

- 들숨근 : 목뿔아래근육, 갈비올림근, 위뒤톱니근, 바깥갈비사이근, 큰가슴근, 목갈비근, 목빗근, 가로막 수축
- 날숨근 : 속갈비사이근, 갈비밑근, 아래뒤톱니근, 가슴가로근 배근육, 가로막 이완
- 수축 시 들숨근, 이완 시 날숨근

(8) 가로막 구멍

① 대동맥구멍

- 내림대동맥, 홀정맥, 가슴림프관, 교감신경간 통과
- 뒤방향에 위치, 12번째 등뼈

② 대정맥구멍

- 아래대정맥, 오른가로막신경가지 통과
- 위부분에 위치, 8번째 등뼈

③ 식도구멍

- 식도, 미주신경 통과
- 앞위쪽에 위치, 10번째 등뼈

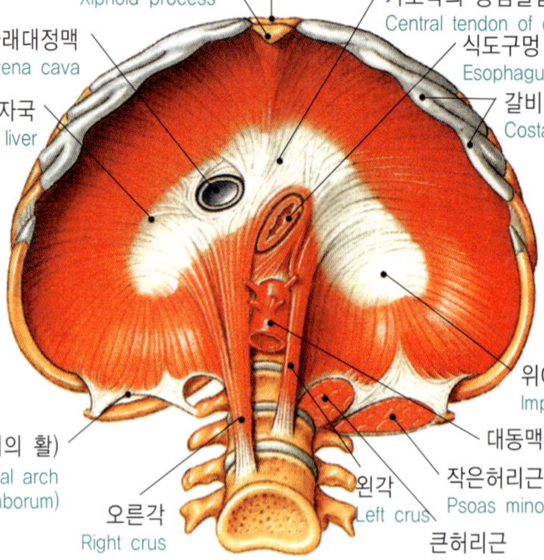

가로막

▪ 배 근육

1) 앞배근육(anterior abdominal muscle)
   (1) 배압력을 형성하여 배안 내 장기를 보호
   (2) 갈비사이신경 지배
   (3) 호흡, 기침, 구토, 배뇨, 배변, 허리의 굽힘, 돌림, 가쪽굽힘 등의 작용
   (4) 구성근
      ① 바깥배빗근(external abdominal oblique) : 가장 얕은층 형성
      ② 배속빗근(internal abdominal oblique) : 가장 아래끝의 근속이 샅굴 내에서 고환올림근 형성
      ③ 배가로근(transversus abdominis) : 가쪽 배부분의 가장 속층 형성
      ④ 배곧은근(rectus abdominis)
2) 뒤배근육(posterior abdominal muscle)
   허리네모근(quadratus lumborum) : 엉덩뼈능선에서 작은 갈비뼈 또는 허리뼈의 갈비돌기까지
3) 그 밖의 구조
   (1) 백색선(linae alba)
      ① 칼돌기와 두덩결합을 잇는 선으로 안쪽모서리를 형성
      ② 신경과 혈관의 분포가 미약하여 수술선으로 이용
      ③ 탯줄이 뚫고 나오는 부위로 결합조직이 다른 곳에 비해 얇음
      ④ 소아 제탈장의 호발부위
   (2) 반달선(semilunar line) : 가쪽면을 형성하는 굽은 선
   (3) 배곧은근집(sheath of rectus abdominis) : 배곧은근과 배세모근을 싸고 있는 2겹의 결합조직성 막으로 내, 바깥배빗근, 배가로근의 널힘줄로 구성

(4) 배세모근(pyramidalis) : 배곧은근집에 싸여 있음

(5) 샅고랑인대(inguinal ligament)

① 바깥배빗근 널힘줄의 변형물, ASIS와 두덩뼈결절을 연결

② 샅굴(inguinal canal)

- 배압력에 대한 저항력이 약해 남성에서 탈장이 잘 발생하는 부위
- 남성의 정삭과 여성의 자궁원인대가 통과하는 부위

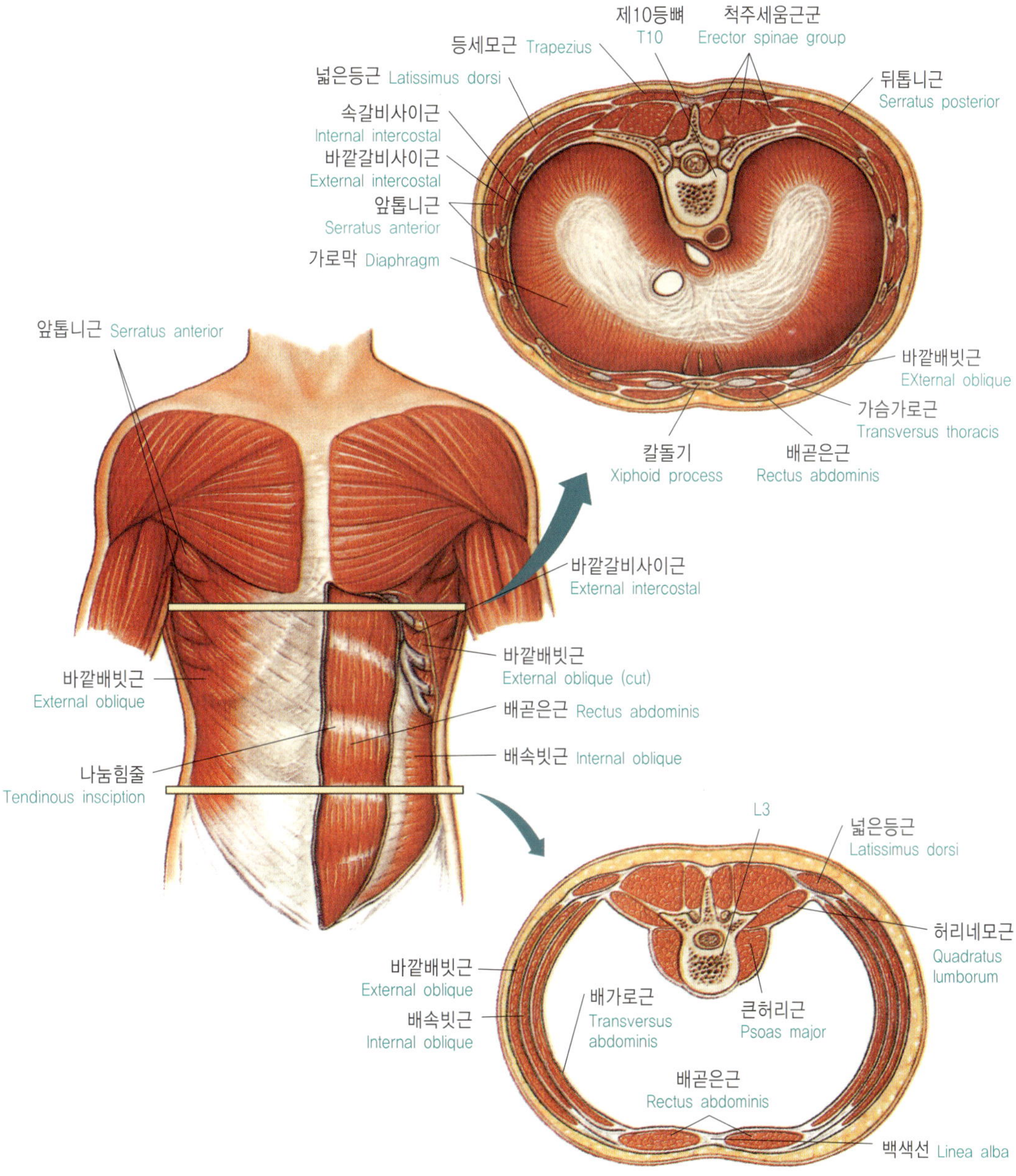

배벽의 근

■ 샅의 근육

1) 골반 출구, 외음부와 항문 사이, 분만 시 열상을 입기 쉬움
2) 구분
   (1) 남성 : 음낭의 뒤굽음과 항문 사이 5~6cm
   (2) 여성 : 질어귀의 뒤면과 항문 사이 2.4~3.0cm
3) 비뇨생식삼각(urogenital triangle)
   (1) 비뇨생식격막근막이라는 근과 막으로 경계
   (2) 요도조임근과 깊은샅가로근으로 구성
   (3) 비뇨생식격막근막 : 요도와 질이 개구
4) 항문삼각
   (1) 골반격막이라는 근과 막으로 경계
   (2) 항문올림근(골반안의 바닥을 형성하고 골반장기를 받침), 꼬리근으로 구성됨
   (3) 골반격막 : 항문이 개구
5) 궁둥해면체근(ischiocavernosus)
   (1) 이는곳 : (남) 음경 바닥과 궁둥뼈결절, (여) 요도구와 궁둥뼈결절
   (2) 닿는곳 : (남) 음경, (여) 음핵·등쪽핵
   (3) 작용 : 발기에 관여(음경, 음핵해면체 압박) → 부교감신경
6) 망울해면체근(bulbospongiosus)
   (1) 남 : 요도를 압박하여 사정을 도움
   (2) 여 : 질어귀망울을 압박하여 질구멍을 좁힘(=질어귀조임근)

3. 팔다리의 근육

■ 팔 근육 (기출)

- 어깨뼈에서 일어나 위팔뼈에서 그치는 근육(어깨뼈, 빗장뼈에서 시작하여 위팔뼈에 닿음)
- 어깨관절 운동에 관여
- 세모근은 팔의 근육주사나 예방주사의 부위
- 겨드랑(axillary)
  - 큰가슴근, 작은가슴근, 넓은등근, 큰원근, 어깨밑근 등에 의하여 형성
  - 신경, 혈관, 림프절, 지방조직이 발달
  - 아포크린선 발달 : 활동이 강할 때 암내 발생

1) **어깨부분의 근육**

근육	이는곳	닿는곳	작용	신경지배
세모근(deltoid)	빗장뼈가쪽 어깨뼈봉우리 어깨뼈가시	세모근 거친면	위팔의 벌림 안쪽 및 바깥돌림	겨드랑신경
어깨밑근(subscapularis)	어깨뼈밑오목	위팔뼈 작은결절	위팔의 모음 안쪽돌림	어깨밑신경
가시위근(supraspinatus)	가시위오목		위팔의 벌림 가쪽돌림	어깨위신경
가시아래근(infraspinatus)	가시아래오목	위팔뼈 큰결절	위팔의 벌림 가쪽돌림	
작은원근(teres minor)	어깨뼈 가쪽		위팔의 벌림 가쪽돌림	겨드랑신경
큰원근(teres major)	어깨뼈 아래각	위팔뼈 작은결절능선	위팔의 모음 안쪽돌림	어깨밑신경

2) **위팔의 근육**

(1) 팔운동근, 어깨관절과 팔꿉관절 굽힘 폄 운동

(2) **위팔앞부분(굽힘근)** : 위팔두갈래근, 위팔근, 부리위팔근

(3) **위팔뒤부분(폄근)** : 위팔세갈래근, 팔꿈치근

3) **아래팔의 근육**

(1) 굽힘근지지띠(flexor retinaculum)와 폄근지지띠(extensor retinaculum)

① 손목을 싸고 있는 강한 결합조직성 막

② 아래팔 근육들이 손목을 통과할 때 힘줄의 이탈을 막는 작용

(2) 아래팔에서 볼 수 있는 특이한 근육 : **엎침근과 뒤침근**

(3) 아래팔의 굽힘근(flexor of forearm)

① 등쪽어깨신경 : 원엎침근, 노쪽손목굽힘근, 긴손바닥근, 자쪽손목굽힘근, 얕은손가락굽힘근, 위팔노근

② 얕은쪽 : 깊은손가락굽힘근, 긴엄지굽힘근, 네모엎침근

- 긴손바닥근 : 손바닥 부채꼴 근육, 손바닥널힘줄, 손목굽힘 주동근, 손바닥 피부긴장
- **위팔노근** : 신경지배 상 아래팔 폄근에 속하나, 작용은 팔꿉관절을 굽히고, 팔꿉관절의 굽힘 중 중립위를 만듦(**노신경 지배**)
- 아래팔의 앞면부분(굽힘근) 근육 중 자쪽손목굽힘근만이 자신경의 지배를 받고 나머지는 모두 정중신경의 지배를 받음

(4) 아래팔의 폄근(extensor of forearm)

① 등쪽어깨신경

위팔노근, 긴노쪽손목폄근, 짧은노쪽손목폄근, 손가락폄근, 새끼폄근, 자쪽손목폄근

② 깊은근육

손뒤침근, 긴엄지벌림근, 짧은엄지폄근, 긴엄지폄근, 집게폄근

4) 손부분의 근육

(1) 엄지두덩근(thenar muscle)

근육	이는곳	닿는곳	작용	지배신경
짧은엄지벌림근	손배뼈	엄지의 첫마디뼈 바닥부분	엄지 벌림	정중신경
짧은엄지굽힘근	큰마름뼈, 작은마름뼈, 알머리뼈	엄지의 첫마디뼈 바닥부분	엄지 굽힘	
엄지맞섬근	큰마름뼈	1번째 손허리뼈 가쪽면	엄지를 새끼손가락 쪽으로 당김	
엄지모음근	2~3번째 손허리뼈	엄지의 첫마디뼈 바닥부분	엄지 모음	자신경

(2) 중간근(intermediate muscle)

근육	이는곳	닿는곳	작용	지배신경
벌레근	깊은손가락굽힘근의 힘줄	제2~5손가락 첫마디뼈 바닥부분	제2~5손가락 MP flex., DIP&PIP Ext.	정중신경(1st, 2nd) 자신경(3rd, 4th)
바닥쪽뼈사이근	2번째 손허리뼈의 안쪽 4~5번째 손허리뼈 가쪽	제2, 4, 5손가락 첫마디뼈 바닥부분	MP flex., DIP&PIP Ext.	자신경
등쪽뼈사이근	1~5번째 손허리뼈	제2~4손가락 첫마디뼈 바닥부분		

(3) 새끼두덩근(hypothenar muscle)

근육	이는곳	닿는곳	작용	지배신경
새끼벌림근	콩알뼈	제5손가락 첫마디뼈 바닥부분	새끼손가락 벌림	자신경
짧은새끼굽힘근	갈고리뼈갈고리		새끼손가락 첫마디뼈 굽힘	
새끼맞섬근		5번째 손허리뼈 안쪽모서리	새끼손가락 엄지쪽으로 당김	

■ 다리의 근육 (기출)

1) 엉덩뼈부분의 근육

(1) 엉덩근 : 부채꼴 모양, 넙다리신경 지배, 넙다리 굽힘과 바깥돌림

(2) 큰허리근 : 방추 모양, 넙다리신경 지배, 넙다리 굽힘과 바깥돌림

(3) 작은허리근 : 작고 얇은 근육, 허리신경 지배, 허리뼈의 굽힘

근육	이는곳	닿는곳	신경지배
엉덩근(iliacus)	엉덩뼈오목, 엉덩뼈능선	넙다리뼈 작은돌기	넙다리신경
큰허리근(psoas major)	T_{12}~L_4 척추뼈몸통		
작은허리근(psoas minor)	T_{12}~L_1 척추뼈몸통	엉덩근막	허리신경

2) **볼기부위의 근육**

(1) 엉덩관절의 운동, 운동 시 몸의 균형, 체중 지탱

(2) 큰볼기근 : 엉덩관절의 폄, 아래볼기신경 지배, **근육주사 부위**

근육	이는곳	닿는곳	작용	신경지배
큰볼기근(gluteus maximus)	엉덩뼈, 엉치뼈뒤면	넙다리 뒤면의 큰돌기	넙다리 폄, 가쪽돌림	아래볼기신경
중간볼기근(gluteus medius)	가쪽 엉덩뼈	넙다리뼈 큰돌기	넙다리 벌림	위볼기신경
작은볼기근(gluteus minimus)				
궁둥구멍근(piriformis)	엉치뼈 앞면			엉치신경
넙다리근막긴장근 (tensor fasciae latae)	엉덩뼈능선	엉덩정강근막띠	넙다리 굽힘, 벌림	위볼기신경

(3) 중간볼기근, 작은볼기근, 넙다리근막긴장근, 엉덩관절 바깥돌림근 (궁둥구멍근, 속폐쇄근, 위쌍둥이근, 아래쌍둥이근, 넙다리네모근, 바깥폐쇄근)

(4) 두렁구멍 : 넙다리근막의 개구부, 큰두렁정맥과 넙다리정맥의 통과부

(5) 넙다리삼각 : 샅고랑인대, 넙다리빗근, 긴모음근이 형성, 넙다리동맥 통과

(6) 넙다리관 : 넙다리관구멍과 두렁구멍 사이에 이루어지는 길이 2cm의 관, 여성에게 탈장이 잘 발생하는 부위

(7) 모음근관 : 넙다리동·정맥, 두렁신경 통과

3) **넙다리의 근육**

(1) 앞넙다리근육

① **넙다리신경 지배**

② 넙다리빗근 (기출)

- **인체에서 가장 긴 근육**
- 엉덩관절굽힘, 벌림, 바깥돌림, 무릎관절굽힘

③ 넙다리네갈래근

- 인체 최대의 근육
- **무릎힘줄반사 검사**
- 넙다리곧은근, 가쪽넓은근, 중간넓은근, 안쪽넓은근

근육	이는곳	닿는곳	작용	신경지배
넙다리빗근(sartorius)	ASIS	정강뼈거친면	넙다리와 종아리 굽힘	넙다리 신경
넙다리곧은근(rectus femoris)	AIIS	넙다리네갈래근을 형성하여 무릎뼈와 연결되고 무릎인대를 구성하여 정강뼈거친면에 부착	종아리 폄	
가쪽넓은근(vastus lat.)	넙다리뼈 큰돌기 거친선			
안쪽넓은근(vastus med.)	넙다리뼈 앞가쪽 거친선			
중간넓은근(vastus inter.)	넙다리뼈 거친선			

(2) 안쪽 넙다리근 (기출)

① 넙다리 모음에 관여

② **폐쇄신경 지배**

③ 두덩근, 긴모음근, 짧은모음근, 큰모음근, 두덩정강근

근육	이는곳	닿는곳	작용	신경지배
두덩근(pectineus)	두덩뼈 위가지	넙다리뼈 작은돌기	넙다리 굽힘, 모음	넙다리신경, 폐쇄신경
긴모음근(adductor longus)	두덩결합 앞면	넙다리뼈 거친선	넙다리 모음	폐쇄신경
짧은모음근(adductor brevis)	두덩뼈 아래부분			
큰모음근(adductor magnus)	두덩뼈, 궁둥뼈결절			
두덩정강근(gracilis)	두덩결합, 두덩활	정강뼈 안쪽		

(3) 넙다리뒤근육

① 엉덩관절 폄, 무릎관절 굽힘에 관여

② 넙다리뒤근육(넙다리두갈래근, 반힘줄모양근, 반막모양근)

근육	이는곳	닿는곳	작용	신경지배
넙다리두갈래근 (biceps femoris)	긴갈래 : 궁둥뼈결절 짧은갈래 : 넙다리뼈 거친선	종아리뼈 머리	엉덩관절 폄 무릎관절 굽힘 종아리 바깥돌림	긴갈래 : 정강신경 짧은갈래 : 종아리 신경
반힘줄모양근(semitendinosis)	궁둥뼈결절	정강뼈 안쪽면	엉덩관절 폄 넙다리 모음 무릎관절 굽힘, 안쪽돌림	정강신경
반막모양근 (기출) (semimembranosis)				

4) 종아리의 근육

(1) 앞종아리근육

① 종아리의 폄근, 발목의 등쪽굽힘 및 발가락 폄, **깊은종아리신경 지배**

② 앞정강근, 긴발가락폄근, 셋째종아리근, 긴엄지폄근

근육	이는곳	닿는곳	작용	신경지배
앞정강근 (tibialis ant.)	가쪽 정강뼈, 뼈사이막	1번째 쐐기뼈, 발허리뼈	발의 발등굽힘	깊은종아리 신경
긴발가락폄근 (extensor digitorum longus)	종아리뼈, 정강뼈, 뼈사이막	제2~5손가락 끝마디뼈	발가락 폄, 발의 발등굽힘	
셋째종아리근 (peroneus tertius)	종아리뼈 안쪽	5번째 발허리뼈 바닥부분	발의 가쪽번짐, 발등굽힘	
긴엄지폄근 (extensor hallucis longus)	종아리뼈, 뼈사이막	1번째 끝마디뼈	엄지 폄, 발의 발등굽힘	

(2) 종아리의 가쪽근
① 종아리의 가쪽번짐근
② 긴종아리근, 짧은종아리근(**얕은종아리신경지배**)

근육	이는곳	닿는곳	작용	신경지배
긴종아리근 (peroneus longus)	종아리뼈 가쪽부분 뼈사이막	1번째 쐐기뼈 바닥부분, 발허리뼈	발의 가쪽번짐, 발바닥굽힘	얕은 종아리신경
짧은종아리근 (peroneus brevis)	가쪽 종아리뼈	5번째 발허리뼈 바닥		

(3) 뒤아래종아리근육
① 종아리의 굽힘근, 종아리 형성근
② **종아리세갈래근**
- **장딴지근(gastrocnemius) 2, 가자미근(soleus)**
- 아킬레스힘줄 형성, 발꿈치뼈에 닿음

③ 긴발가락굽힘근, 긴엄지굽힘근, 장딴지빗근 뒤정강근, 오금근

근육	이는곳	닿는곳	작용	신경지배
장딴지근(gastrocnemius)	넙다리뼈 안쪽, 가쪽 위관절융기	발꿈치뼈 뒤면	무릎관절 굽힘 발의 발바닥굽힘	정강신경
가자미근(soleus)	정강뼈 뒤면, 종아리뼈		발의 발바닥굽힘	

5) 발의 근육
(1) 발등근육
① 짧은발가락폄근, 짧은엄지폄근
② 발가락 폄
③ 깊은종아리신경
(2) 발바닥근육
① 안쪽 발바닥근육
엄지벌림근(안쪽발바닥신경), 짧은엄지굽힘근(안쪽발바닥신경), 엄지모음근(가쪽발바닥신경)
② 중앙 발바닥근육
짧은발가락굽힘근(안쪽발바닥신경), 발바닥네모근(가쪽발바닥신경), 벌레근(안쪽 및 가쪽발바닥신경), 바닥쪽뼈사이근(가쪽발바닥신경), 등쪽뼈사이근(가쪽발바닥신경)
③ 가쪽 발바닥근육
새끼벌림근, 짧은새끼굽힘근, 가쪽발바닥신경지배
④ 9개 근육 발바닥을 이룸, 4층으로 구성
1층 : 엄지벌림근, 짧은발가락굽힘근, 새끼벌림근
2층 : 발바닥네모근, 벌레근
3층 : 짧은엄지굽힘근, 엄지모음근, 짧은새끼굽힘근
4층 : 등쪽뼈사이근, 바닥쪽뼈사이근

신경계통

EXPLANATION

신경조직

1. 신경계통의 구성

1) **중추신경계통(CNS)**

(1) 뇌(brain)

① 대뇌(cerebrum) : 지성의 중추(사고의 중추)

② 사이뇌(diencephalon) : 자율신경계통의 중추

③ 중간뇌(midbrain) : 시각, 청각의 반사중추

④ 다리뇌(pons) : 뇌줄기의 일부

⑤ 소뇌(cerebellum) : 평형, 무의식적 운동주관

⑥ 숨뇌(medulla oblongata) : 생명의 중추(심장, 호흡중추)

(2) 척수(spinal cord) : 척수반사 주관, 일부 들 정보의 통합

2) **말초신경계통(PNS)**

(1) 몸신경계통(SNS) : 뼈대근육 분포

① 뇌신경 : 12쌍

② 척수신경 : 31쌍

(2) 자율신경계통(ANS) : 민무늬근육, 심장근육 분포

① 교감 : Adrenergic neuron

② 부교감 : cholinergic neuron

2. 신경조직

1) 뉴런(신경세포, neuron)

신경세포로 신경계통의 구조 및 기능상의 기본단위

(1) 종류

뭇극신경세포 (multipolar neuron)	• 세포체로부터 다수의 가지돌기와 1개의 긴 축삭이 돌출되어 있는 가장 흔한 신경세포 • 뼈대근육을 지배하는 신경세포들의 구조
두극신경세포 (bipolar neuron)	• 세포체의 양극에서 각각 1개씩의 가지돌기와 축삭이 나오는 신경세포 • 눈의 망막이나 귀의 달팽이신경절, 안뜰신경절, 후각점막층 등의 특수감각기를 구성
홑극신경세포 (unipolar neuron)	• 세포체에서 1개의 돌기가 나와 각각 1개씩 축삭과 가지돌기성 축삭으로 다시 나누어지는 형태의 신경세포 • 척수신경의 뒤뿌리신경절, 뇌의 감각 신경절을 구성 → 항상 감각을 담당
무극신경세포 (anaxonic neuron)	• 상대적으로 크기가 작고 여러 개의 가지돌기가 있지만 축삭이 없는 신경세포 • 중추신경계통과 특수 감각기 등에서 볼 수 있고, 기능은 알려져 있지 않음

(2) 구조

① 세포체(cell body)

- 구형, 타원형, 별형
- 일반적으로 다른 세포들보다 큼
- 니슬소체(Nissl's body)를 함유한다. ⇒ 신경체 에너지 생산부
- 신경미세섬유와 미세관들이 망상을 이룸
- 여성의 신경세포에는 바르소체(Barr's body)라는 성염색질이 있음

② 가지돌기(dendrites)

- 세포질과 같은 구조를 가진 신경세포돌기로 원형질돌기라고도 함
- 여러 개의 들 돌기
- 니슬소체나 미토콘드리아를 볼 수 있으나 골지체는 볼 수 없음
- 세포의 수용면적을 증가하기 위한 역할
- 수가 많고 짧으며, 이는곳은 굵으나 점점 가늘어짐

③ 축삭(axon)

- 1개씩 있으며 날돌기이다.
- 니슬소체가 없어 단백질 합성이 불가능하여 세포체에 의존함
- 축삭둔덕(axon hillock) : 활동전압을 일으키는 부위, 역치가 낮고 Na^+ 통로가 많음
- 랑비에결절(node of Ranvier) : 말이집과 신경집이 없는 마디, 약 1.5mm 간격으로 도약전도가 일어남
- 종말단추(terminal button) : 소포(vesicle)에 신경전달물질 함유
- 말이집(myelin)과 슈반초(Schwann's sheath)로 엮여 있음
- 말이집신경섬유(myelinated nerve fiber) : 말이집이 있는 축삭돌기, 백색
- 민말이집신경섬유(unmyelinated nerve fiber) : 말이집이 없는 축삭돌기, 회백색

- 말이집신경섬유가 민말이집신경섬유보다 전달속도가 더 빠르고 ATP 소모량도 적음(도약전도)
- 슈반세포(Schwann cell) : 말이집을 형성하고 축삭의 영양과 재생에 관여하고, 말초신경계통의 지지 역할을 함. 신경집이라고도 하며 소량의 세포질과 핵이 있음

④ 기타

- 니슬소체(Nissl's body) : RNA 과립으로 단백질 합성, 신경세포의 영양공급, 재생의 역할
- 신경연접(synapse) : 신경과 신경 사이로 간격은 약 20nm임
- 핵(nucleus) : 중추신경계통에서 신경세포체(soma)의 집단으로 대뇌 아랫부분(basal ganglia)에서 발견됨
- 신경절(ganglion) : 말초신경계통에서 신경세포체(Soma)의 집단
- 신경흥분을 전달하는 화학물질의 존재부위 : 신경연접세포

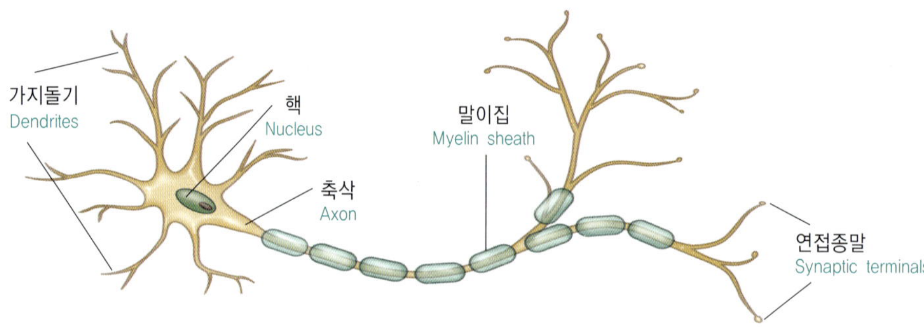

운동뉴런의 구조

2) **신경아교(neuroglia)**

신경세포의 지지세포로 뉴런보다 10~50배 많음

(1) 기능

① 뉴런의 지지

② 말이집생산

③ 뉴런의 노폐물 처리(식작용)

④ 세포바깥액의 K+ 완충

⑤ 뉴런의 발육 방향 조정

⑥ 뇌-혈액장벽 형성

⑦ 뉴런의 영양 공급

(2) **종류**

① **중추신경계통**

- 별아교세포(astrocyte)
  - 긴 방사상의 돌기를 가진 별 모양의 세포
  - 신진대사담당, 뇌-혈관장벽 형성, 신경세포와 혈액 사이의 물질통로 역할, 중추 신경 손윗부분의 반흔조직 형성에 관여

- 희소돌기아교세포(oligodendrocyte)
  - 작은 돌기를 가지는 세포로 중추신경계통의 축삭을 동심원상으로 둘러싸서 말이집 형성
  - 말초신경의 슈반초 역할
- 미세아교세포(microglia)
  - 중배엽성 발생으로 뇌와 척수의 혈관근처에 존재
  - 조직 내에 유주하면서 식작용, 물질운반과 이물질 파괴 및 제거
- 뇌실막세포(ependymal cell)
  - 태생 초기 신경관 형성조직이 남은 것
  - 뇌실의 내면 세포내 뇌척수액의 생산과 순환보조

② **말초신경계통**

- 위성세포 : 신경세포를 직접 둘러싼 세포, 신경절 세포체 보호
- 슈반세포 : 축삭을 내부로 감싼 세포, 말이집형성과 신경재생

EXPLANATION

신경전도

1. 흥분과 전도

■ 안정막전압(membrane potential)

1) 안정상태의 세포막의 전기적 대립상태, 즉 분극상태
2) 세포막 안과 밖의 전압차
3) 세포막 투과성이 좋은 K^+의 이동으로 형성됨
4) 국소 전압은 안정막 전위를 역치 수준에서 탈분극
5) K^+ 막통로가 열리면서 세포막 밖으로 유출되어 재분극이 발생
6) 크기 : −60∼−90mV(−70mV)

■ 활동전압(action potential)

- Na^+가 세포 내로 이동되면서 발생
- 신경세포, 근육세포, 감각세포, 분비세포 등에서 생성됨
- 거리에 따른 크기 변화가 없음

1) 특징
   (1) 신경흥분은 "실무율"에 따름
   (2) 신경흥분은 진폭은 축삭의 길이에 관계없이 일정함
   (3) 신경흥분은 전도한 후 축삭은 0.4∼2msec 기간 동안 어떤 자극에도 흥분반응을 일으키지 않는 절대적 불응기에 들어가고, 빈도나 자극강도에 따라 어느 정도 흥분할 수 있는 상대적 불응기를 거침
   (4) 활동전압은 랑비에결절을 도약하는 도약전류(saltatory conduction)로 전도됨

2) **활동전압 발생단계**

단계	내용
1단계	• 국소전압이 흥분막 부위를 역치수준까지 탈분극 시킴
2단계	• 전압의존성 Na^{+} 통로들이 활성화되어 문(gate)이 열림 • 세포바깥액의 Na^{+}이 활성화된 통로들을 통하여 세포 내로 밀려들어감 • 막전압이 안정수준인 −70mV에서 −30mV까지 변하여 역전됨(지나치기)
3단계	• Na^{+} 통로들이 비활성화 되면서 문(gate)이 닫힘(본래의 특성 회복 시작) • 전압의존성 K^{+} 통로들이 열리면서 세포내액의 K^{+}이 세포외로 나감 • 재분극 시작
4단계	• 역치수준까지 하강하면 Na^{+} 통로들이 본래의 특성을 회복함 • 안정막전압 수준에 이르면 K^{+} 통로들이 닫히기 시작함 • K^{+} 통로들이 닫히는 속도가 느려 K의 유출이 계속됨으로 일시적인 과분극이 일어남 • K^{+} 통로들이 모두 닫히고 막전압은 안정수준으로 회복됨

❋ 불응기 : 0.001～0.005초
과분극 : K^{+}의 세포 외 유출로 형성
역치하자극 : 활동전압을 유발 못하고, Ca^{2+}의 유리도 없음

■ **역치**

1) 활동전압을 일으킬 수 있는 최소의 자극 강도(경계)
2) 막전압을 −55mV까지 떨어뜨릴 수 있는 자극

■ **실무율 법칙(all or none law)**

1) 자극에 대하여 최고의 흥분을 하거나, 하지 않는 현상
2) 역치 이상의 자극에서는 반응의 크기가 일정

■ **도약전도(saltatory conduction)**

1) 축삭의 국소전류가 랑비에결절(node of Ranvier)을 뛰어넘어 전도되는 현상
2) 말이집이 있는 부위는 전기저항 때문에 활동전압 유발이 어렵기 때문
3) 말이집신경섬유가 민말이집신경섬유보다 전도속도가 빠름

2. 시냅스

■ 전기적 및 화학적 시냅스의 특성

1) **화학적 시냅스**

(1) 신경계통의 시냅스
(2) 신경전달물질이라는 화학적 전령을 통한 전도
(3) 특성
① 시냅스 지연이 있음
② 전도방향은 단방향성

③ 뉴런과 뉴런 사이에 형성되는 신경전달 장치
④ 한 뉴런의 축삭돌기와 다른 뉴런의 축삭, 가지돌기 및 세포체로 연결되는 부위에서 볼 수 있음

2) **전기적 시냅스**
(1) 심장근육 세포 등의 연결 상태
(2) 교통반을 통하여 이온들이 직접 이동
(3) 특성
① 전달인자는 이온전류, 시냅스 지연이 없음
② 국소전류에 의해 흥분이 지속적으로 전달됨
③ 전달방향은 양방향성
④ 시냅스 간극은 3.5nm이고 세포간격은 거의 없음
⑤ 교통반을 통해 이온들이 이동함
⑥ 일반적 세포연접에서 나타나는 세포간 연접에서 볼 수 있음

전기 및 화학적 시냅스의 특성 비교

구분	간극	전달체	시냅스지연	전도방향
전기적 시냅스	3.5nm	이온전류	없음	양방향
화학적 시냅스	30μm	화학물질	있음	단방향

■ 시냅스의 연락방식

1) 축삭–가지돌기 시냅스 : 시냅스 꼭지가 다음 뉴런의 가지돌기에 접속하여 시냅스를 이룸
예) 대뇌 및 소뇌
2) 축삭–세포체 시냅스 : 시냅스 꼭지가 뉴런의 세포체 표면에 접속하여 이룸
3) 축삭–축삭 시냅스 : 이미 접속된 시냅스 꼭지의 표면에 다시 시냅스 꼭지가 접속함
4) 축삭–수상–세포체 시냅스 : 시냅스 전 섬유말단이 시냅스 후 뉴런의 가지돌기 및 나머지 세포체 부분과 균등하게 접속함
예) 척수

■ 시냅스의 흥분전도

1) **신경전달물질(neurotransmitter)**
(1) Acetylcholine(Ach)
(2) Biogenic amines
① catecholamines : dopamine, norepinephrine, epinephrine
② serotonin
(3) Amino acids
① 흥분성 : glutamate(중추신경계통 내에서 가장 흔한 흥분성 신경전달 물질), aspartate
② 억제성 : GABA, glycine
(4) Neuropeptides : substance P, endorphine, enkephalin 등

2) 시냅스의 흥분전도 특성 (기출)
   (1) 일방향 전도 : 시냅스 전뉴런에서 시냅스 후뉴런으로만 전도되는 방식
   (2) 시냅스 지연 : 흥분이 시냅스를 통과할 때 늦어지는 현상 ⇒ 약 0.5~1msec
   (3) 발산(divergence) : 한 개의 뉴런이 여러 개의 뉴런과 접속하는 현상
   (4) 수렴(집중, convergence) : 다수의 뉴런이 1개의 뉴런과 접속하는 현상
   (5) 가중(summation) : 흥분이 중첩되어 시냅스 후뉴런을 흥분시키는 현상
   (6) 소통(facilitation) : 가중에 의하여 나타나는 효과가 각각의 자극효과를 더한 것보다 큰 현상 ⇒ 시냅스 전달효율 증가
   (7) 폐색(occlusion) : 가중에 의하여 나타나는 효과가 각각의 자극효과를 더한 것보다 작은 현상 ⇒ 시냅스 전달효율 감소
   (8) 후발사(after discharge) : 시냅스 전뉴런은 한 번 흥분해도 시냅스 후뉴런에서는 여러 차례의 자극이 전달되는 현상

3. 신경섬유와 신경종말

■ 신경섬유의 분류

섬유유형		기능	지름(μm)	전도속도(ms)
A	α	고유수용기, 체성운동신경	15~20	70~120
	β	촉각, 압각	5~10	30~70
	γ	근방추로 가는 운동신경	3~6	15~30
	δ	통각, 온도, 촉각	2~5	12~30
B		자율신경(절이전섬유)	<3	3~15
C	뒤뿌리	통각, 반사반응	0.4~1.2	0.5~2
	교감신경	자율신경(절이후섬유)	0.3~1.3	0.7~2.3

1) A, B는 말이집신경섬유, C는 민말이집신경섬유
2) 산소에 가장 예민한 섬유 : B섬유

■ 신경종말

1) **감각신경 종말**
   (1) 자유종말(free ending) : 통각감수기
   (2) 크라우제 소체(Kraus's corpuscle) : 냉각감수기
   (3) 루피니 소체(Ruffini corpuscle) : 온각감수기
   (4) 마이스너 소체(Meissner corpuscle) : 촉각감수기, 두점식별법으로 감별 가능
   (5) 파치니 소체(층판소체, Pacinian corpuscle) : 압각감수기
   (6) 근방추(muscle spindle) : 뼈대근육의 길이와 수축속도 감지
   (7) 골지힘줄기관(Golgi tendon organ) : 근 신장 수용기

(8) 신경힘줄 방추(neurotendinous spindle) : 힘줄과 근막의 통각수용기로 추측되고, 근방추와 비슷하나 더 작음

2) 운동신경 종말

운동종판(motor end plate) : 근과 근에 분포하는 신경종말

EXPLANATION

반 사

1. 반사활(reflex arc) (기출)

감수체 → 들신경 → 반사중추 → 날신경 → 효과기

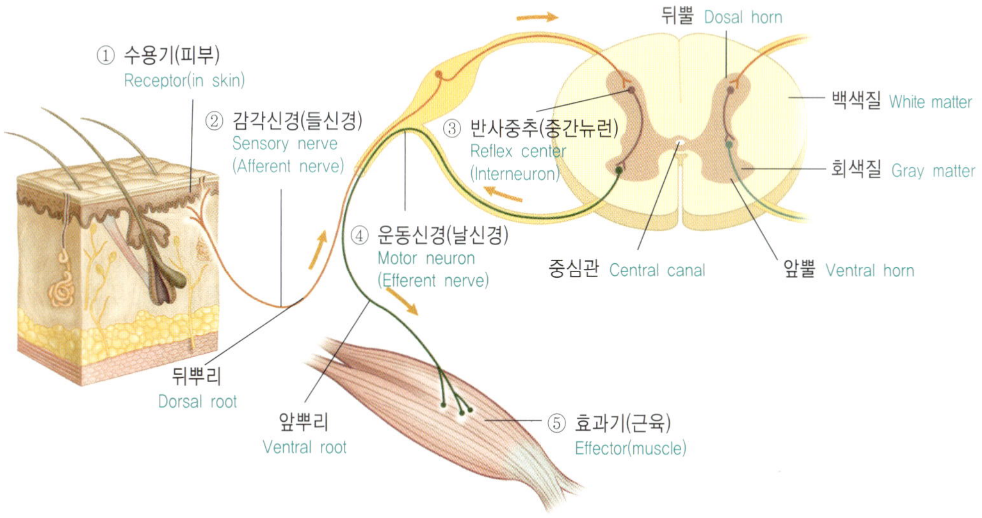

반사활의 전도과정

2. 구분

1) **척수반사(spinal reflex)**

(1) 뻗침반사(무릎힘줄반사, 아킬레스힘줄반사 등) : 근육의 근방추가 자극되어 발생

(2) 굽힘반사(도피반사) : 피부 통각수용기가 흥분하여 발생

(3) 접칼반사

(4) 교차폄반사

(5) 고환올림근반사

2) **뇌반사(brain reflex)**

(1) 각막반사(눈 보호 반사)
(2) 깨물근반사(아래턱반사)
(3) 구토반사
(4) 삼킴반사
(5) 빨기씹기반사
(6) 자세 및 평형반사
(7) 조건반사 : 학습관련 반사
(8) 미로반사(소뇌반사)

3. 신체에서 중요한 반사 중추의 구성과 반사 종류

중추의 구성		반사의 종류
척수 반사	엉치신경	아킬레스반사, 발바닥반사, 배뇨·배변 반사 중추, 고환올림근반사, 방광반사
	허리신경	배근육반사, 무릎힘줄반사(폄반사)
	가슴신경	위팔두갈래근반사, 손뒤침근반사
	목신경	위팔세갈래근반사
숨뇌		호흡중추, 혈관운동중추, 심장중추, 기침중추, 재채기중추, 발성반사중추, 흡인중추, 씹기중추, 타액분비중추, 삼킴중추, 구토중추, 눈깜빡중추, 눈물분비중추, 발한중추
중간뇌		자세반사중추, 긴장성 미로반사중추, 바로잡기반사중추, 빛반사중추, 청반사중추
시상하부		체온조절중추, 식욕중추, 수분조절중추, 위산분비중추, 혈당농도조절중추, 수면중추

❋ **Bell-Magendie 법칙** : 척수반사(척수의 앞뿌리는 운동섬유, 뒤뿌리는 감각섬유라는 법칙)

❋ **척수쇼크**

- 무척수동물을 만들어 뇌와 척수의 상관관계를 밝힘
- 척수 절단 시 일정기간 동안 반사기능이 마비가 됨
- 기간은 고등동물일수록 오래감(인간은 약 2주)
- 대뇌손상 시 기능영역을 미리 손상 받은 경우 척수 쇼크는 손상 대뇌의 지배영역에서 나타나지 않거나 아주 미약하게 나타남

EXPLANATION

뇌파와 수면

1. 뇌파(뇌전도, EEG)

1) 알파(α)파
   (1) 주파수 : 8~12Hz, 진폭 : 50㎶
   (2) 뒷머리 시각영역(마루부위, 뒤통수부위)에 해당하는 부위에서 포착
   (3) 성인이 눈을 감고 편안한 자세에서 명상에 잠길 때 나타남
2) 베타(β)파
   (1) 주파수 : 14~50Hz, 진폭 : 5~10㎶(불규칙적이며 진폭이 빠름)
   (2) 성인이 주로 낮에 활동할 때 이마엽에서 나타나는 속파
3) 델타(δ)파
   (1) 주파수 : 3~5Hz, 진폭 : 200㎶
   (2) 마루부위에서 뚜렷이 나타나며 수면형 뇌파라고도 함
   (3) 주로 어린이의 걸질에서 나타나며 어른은 수면 시 또는 뇌종양이 있을 때 나타남
   (4) 정상 시는 신생아의 뇌파임
4) 세타(θ)파
   (1) 주파수 : 4~7Hz(규칙적인 서파)
   (2) 강한 흥분상태 시, 절망에 빠져 있는 젊은 여성이나 어린이는 마루엽과 관자엽에서 나타남

2. 수면

1) **non REM 수면(속파수면)**
   (1) 뇌파(3cps 이하) 및 심박동이 느림
   (2) 가벼운 자극에 각성됨
   (3) 4단계로 구분
      ① 1단계 : 수면 초기, 저진폭의 뇌파
      ② 2단계 : 수면 방추파(sleep spindle) 출현
      ③ 3단계 : 뇌파의 주파수 저하, 진폭 증대
      ④ 4단계 : 낮은 주파수의 뇌파, 동기화(synchronization)
2) **REM 수면(서파수면)**
   (1) 모순수면, 꿈수면
   (2) 뇌파(20cps 이상) 및 심박동이 빠름
   (3) 큰 자극에 각성됨
   (4) 근육 긴장이 없고 호흡이 깊고 느림
   (5) 빠른 안구운동(Rapid Eye Movement, REM)이 있고, 동공이 확대하거나 수축함
   (6) 꿈을 꾸기도 하고 돌아눕기도 하며 음경이 발기되기도 함

EXPLANATION

중추신경계통(CNS)

1. 개요

▪ 뇌의 발생

외배엽 → 신경관 → 신경판 → 신경융기 → 신경고랑 → 신경관 → 1차 뇌소포

▪ 분화와 유래물

구분	1차뇌소포	2차뇌소포	유래물	신경관
뇌	앞뇌	끝뇌	대뇌반구, 줄무늬체, 뒤뇌	가쪽뇌실
		사이뇌	시상상부, 시상, 시상하부, 시상후부	제3뇌실
	중간뇌	중간뇌	중간뇌덮개, 조가비핵, 대뇌다리	중간뇌수도관
	마름뇌	뒤뇌	소뇌, 다리뇌	제4뇌실
		숨뇌	숨뇌	
척수	척수			중심관

▪ 특성

1) 뇌 무게
   (1) 신생아 : 400g
   (2) 성인 : 1,100～1,700g
2) 뇌줄기의 순서 : (상 → 하) 중간뇌 → 다리뇌 → 숨뇌
   (사이뇌는 포함시키는 경우도 있음 활성그물체가 발달되어 있음)
3) 산소 최대 소비 기관 : 뇌(흡식 산소량의 20%)
4) 뇌혈관장벽(brain-blood barrier)
   (1) 뇌의 모세혈관과 혈액 및 뇌척수액 사이에 형성된 물질이동 장벽
   (2) 제한 물질 : 철, 금, 비소 등과 같은 중금속, 페니실린
   (3) 뇌종양, 산소결핍, 염증 시는 뇌혈관장벽이 없어짐
5) 신경관 : 뇌와 척수로 분화하고 중심부분은 뇌실과 척수 중심관을 형성함
6) 신경능선 : 신경관이 외배엽으로부터 분리될 때, 등가쪽에서 증식한 세포군으로 척수신경절, 자유신경절, 부신속질 등이 유리됨

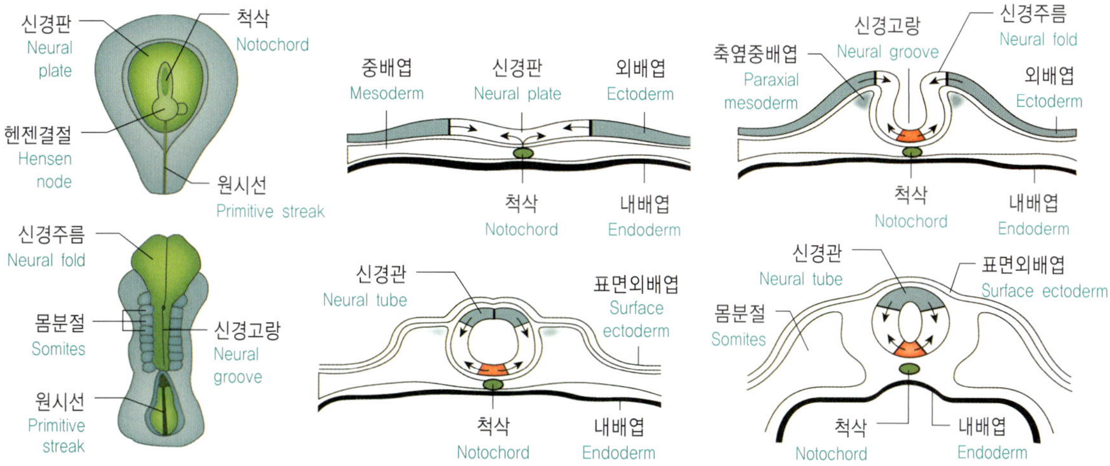

중추신경계의 발생

2. 대뇌

▪ 구조

1) 뇌의 80%를 차지하며 내부에 2개의 가쪽뇌실이 있음
2) 대뇌세로틈새에 의해 갈라진 왼·오른 대뇌반구가 뇌들보로 연결됨
3) 표면은 뇌이랑(gyrus)과 뇌고랑(sulcus)로 많은 주름이 있음
4) **대뇌엽 : 이마엽, 마루엽, 관자엽, 뒤통수엽, 뇌섬엽**

✻ 뇌섬엽(insula) : 태아에서는 표면에 노출되나 성인이 되면 가쪽고랑 속에 매몰되어 보이지 않음

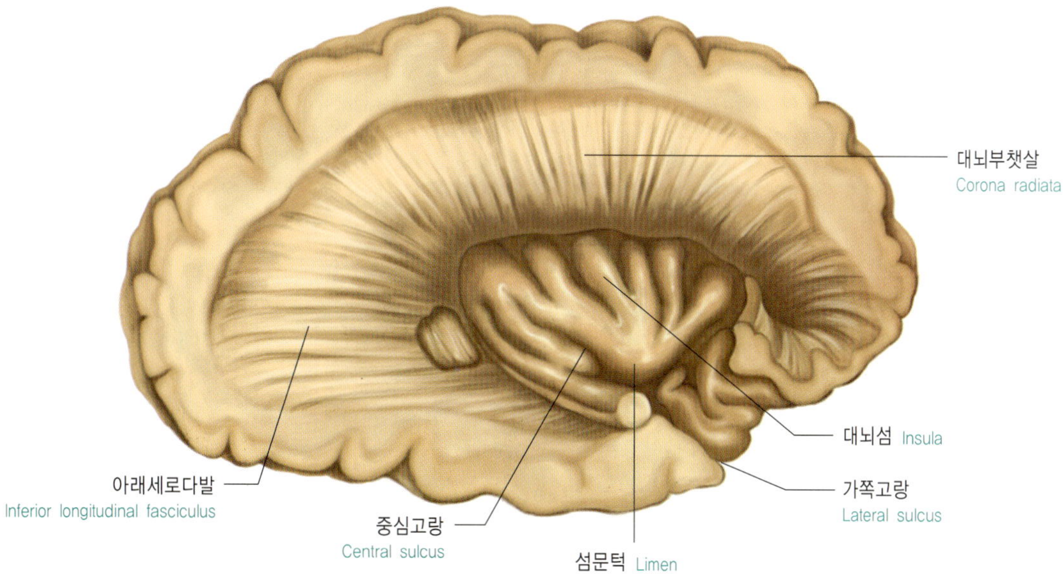

대뇌의 백색질(투사섬유)

5) 대뇌엽의 경계(기출)

(1) 중심고랑(central sulcus) : 반구 중앙을 수직으로 내려가며 이마엽과 마루엽의 경계를 이룸

(2) 마루뒤통수고랑(parietooccipital sulcus) : 마루엽과 뒤통수엽의 경계를 이룸

(3) 가쪽고랑(lateral sulcus) : 반구 가쪽면을 대각선으로 내려와 이마엽과 관자엽의 경계를 이룸

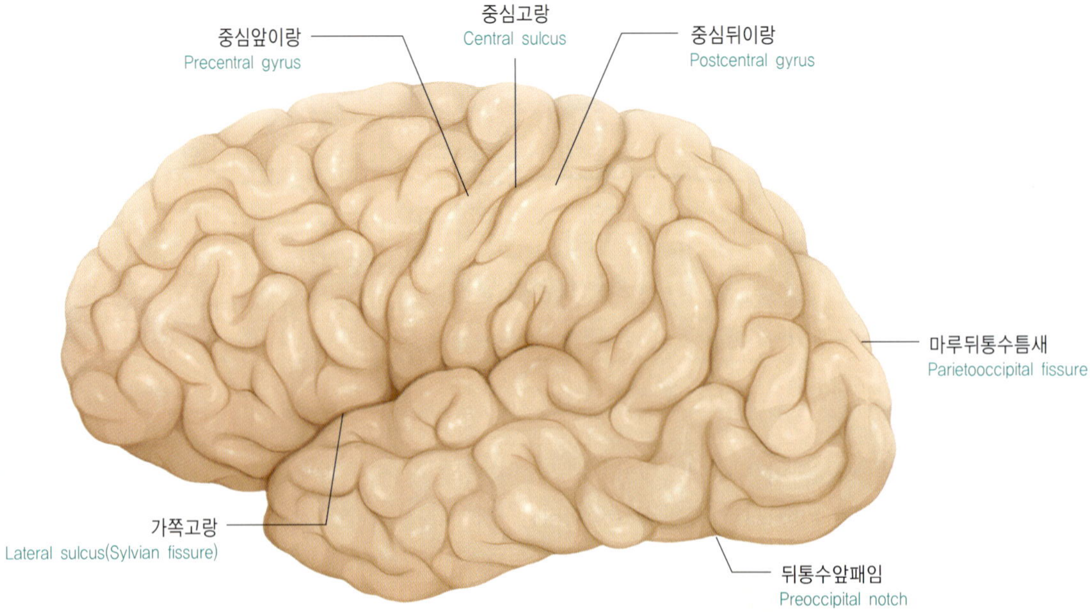

대뇌의 바깥면

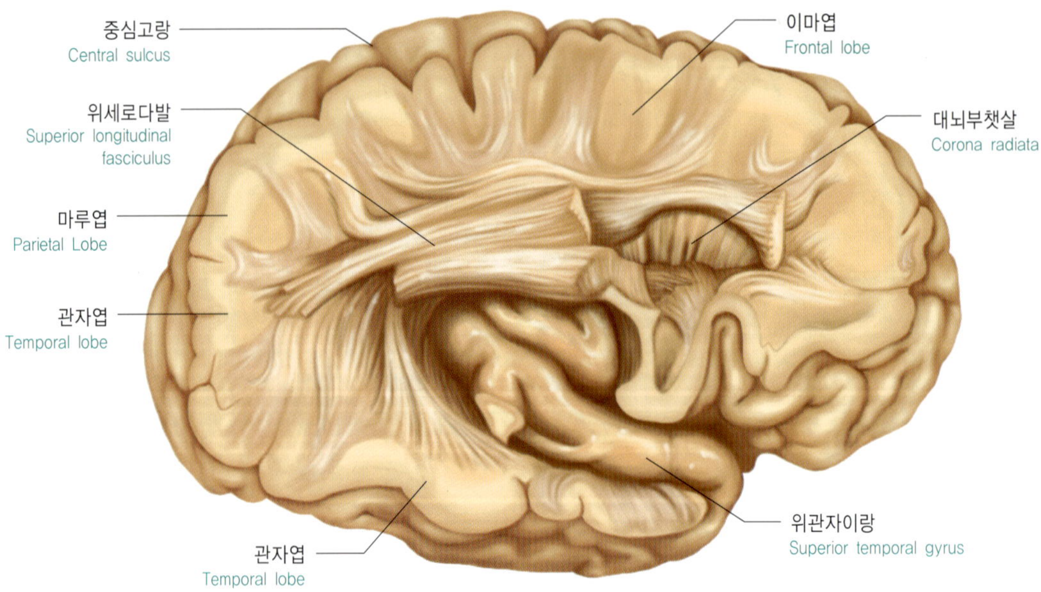

대뇌의 백색질

■ 대뇌겉질

1) **회색질**로서 사고의 중추
2) 구조 : 6층
   (1) 분자층 : 가장 바깥층의 좁은 층, 산재성의 수평세포 함유, 그 수는 적음
   (2) 바깥과립층 : 과립세포와 작은 피라미드세포 함유, 그 수가 많고 지각에 관여
   (3) 바깥피라미드층 : 큰 피라미드세포, 과립세포 및 Martinotti 세포를 함유
   (4) 속과립층 : 많은 과립세포와 접선방향으로 달리는 섬유
   (5) 속피라미드층 : 피라미드세포, 별세포, Martinotti 세포로 이루어지고, 3층보다 피라미드세포가 큼. 중심앞이랑에는 Betz 큰피라미드신경세포가 있고, 운동에 관여
   (6) 다형층 : 방추세포와 다형세포를 함유
3) 두께는 2.5~3mm이며, 넓이는 2,300cm^{2}임
4) **기능영역(Brodmann 영역)**
   - Brodmann은 52영역(대뇌겉질 47개, 속질 5개)으로 구분
   - 대뇌겉질에는 통각영역이 없음(시상에서 담당)
   - 고등동물일수록 연합영역이 대부분임

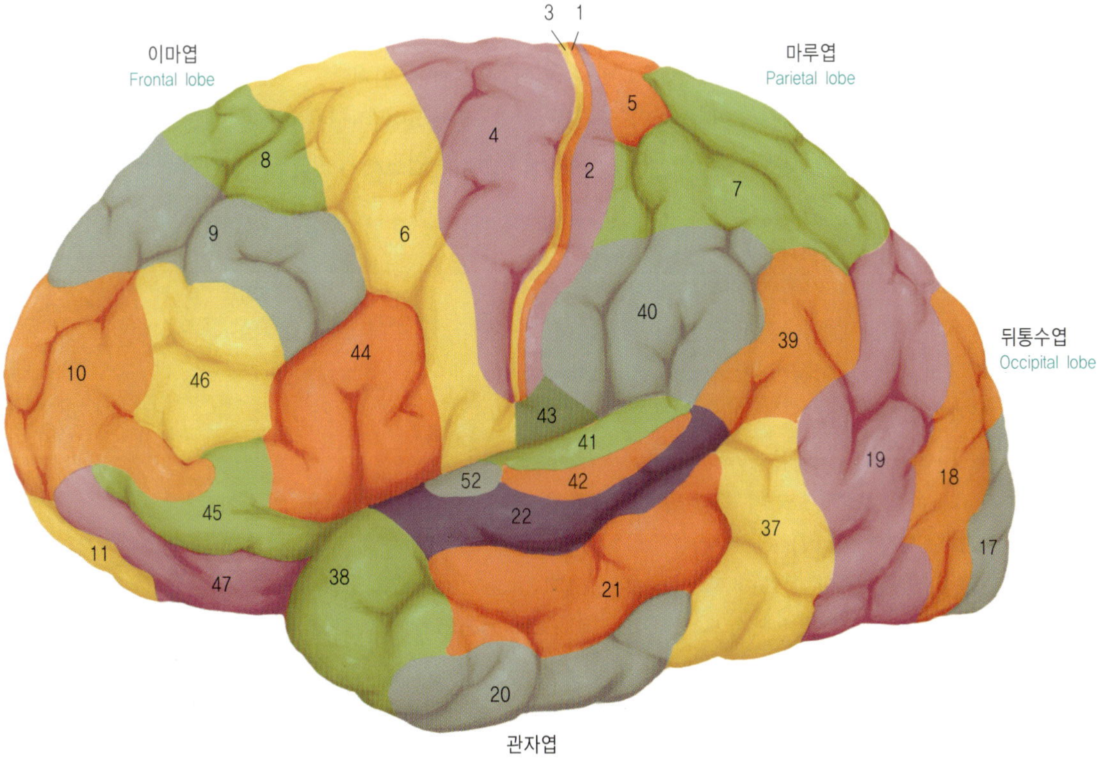

브로드만의 대뇌피질영역

(1) **1차 운동영역(4)**

① 중심앞이랑(precentral gyrus) : 피라미드로 시작 부위

② 섬세한 운동이 요구되는 신체 먼쪽부분의 근육운동 조절

③ 다리는 겉질 윗부분에, 머리는 아랫부분, 손은 중간에 위치, 신체의 크기에 비례하지 않음 ⇒ 손, 입, 혀 등 섬세한 곳에 넓게 투사

(2) **운동앞구역(6)**

① 무의식적 운동이나 긴장 담당

② 장애 시 실행증(apraxia) 유발

③ 줄무늬체, 적색질, 흑색질에서 시작하는 섬유들과 연접 → 피라미드바깥길계 형성

(3) **이마앞영역(9, 10, 11)**

① 인간에게 발달

② 통찰, 판단 및 예견과 같은 고위정신에 기초하여 행동과 운동 조절 ⇒ 인간의 지능이 자리 잡은 곳

(4) **1차 몸감각영역(3, 1, 2)**

① 중심뒤이랑(postcentral gyrus)

② 사이뇌 시상을 거쳐 들어오는 피부의 일반감각과 근육의 심부감각을 받는 곳

(5) **몸감각연합영역(5, 7)**

① 중심뒤이랑(postcentral gyrus) 바로 뒤의 마루엽에 위치

② 1차 몸감각에서 느낀 감각의 종류를 종합·분석하여 판단을 내리는 곳

③ 신체의식과 관계가 있고 모양, 크기, 구성 등을 연관시켜 어떤 물체인지 확인하는 능력(공간지각, 수리적 사고)

(6) **1차 청각영역(41, 42)**

① 관자엽의 가쪽면 윗부분에 위치

② 속귀의 달팽이관에서 일어난 흥분이 투사되는 곳으로 음의 고저와 음조 구별

③ 손상 시 환청이 일어남

(7) **청각연합영역(22)**

① 1차 청각영역을 둘러싸고 있는 부위

② 음의 소재나 의미 등을 판별, 과거의 경험으로 언어·소리의 연합에 관여

(8) **1차 시각영역(17)**

① 뒤통수엽의 안쪽면 후부(새발톱고랑)

② 망막에서 일어난 흥분이 **중간뇌 위둔덕 – 가쪽무릎체**를 거쳐 입사되는 지점

③ 물체의 색과 크기, 모양 및 움직임 등 인지

(9) 시각연합영역(18, 19) : 과거의 경험을 바탕으로 보는 것을 이해하고 기억하는 부분

(10) 1차 미각영역(43) : 마루엽의 중심뒤이랑 저면

(11) 후각영역 : 관자엽의 안쪽면 해마근처

(12) **운동성 언어영역**(44, Broca 영역)

① 가쪽고랑 앞의 이마엽, Broca 중추로서 우성반구에 위치

② 언어에 필요한 종합적인 운동 지배
③ 손상 시 언어는 이해하나 발음이 안 되는 운동언어상실증 유발

(13) **감각성 언어영역**(Wernicke 중추)
① 관자엽 후방에서 마루엽 일부, Wernicke 중추
② 손상 시 발음은 가능하나 언어를 이해할 수 없는 감각성 언어상실증 유발

■ 대뇌속질

1) **백색질**로서 신경섬유와 바닥핵으로 구성됨

2) **신경섬유(neurofiber)**

(1) 투사섬유(척수와 뇌 연결)
① 대뇌부챗살 : 대뇌겉질 쪽에서 부채꼴로 퍼져 있는 관
② 속섬유막 : 시상과 렌즈핵, 꼬리핵 사이의 통로

(2) 연합섬유(같은쪽 회색질 연결)
① 위세로다발 : 대뇌반구에서 이마엽, 마루엽, 관자엽을 연결
② 아래세로다발 : 관자엽과 마루엽을 연결
③ 갈고리섬유다발 : 관자엽에서 섬의 아래면을 지나 이마엽 아래면 사이를 연결
④ 띠다발 : 이마엽에서 관자엽을 지나 해마곁이랑 주위에 연결

(3) 맞교차섬유(반대쪽 회색질 연결) (기출)
① 뇌들보 : 맞교차섬유 중 가장 크고, 좌우 대뇌반구의 새겉질을 연결
② 앞교차연결 : 관자엽과 이마엽 사이를 연결하고, 후각중추 사이의 연락 담당

3) **바닥핵(basal nucleus)** (기출) : 속질 내 회색질 덩어리(피라미드바깥길의 일부분)

(1) 근육의 긴장조절과 운동을 원활하게 하고, 대뇌의 과다한 뼈대근육 운동을 억제 및 조절

(2) 속섬유막(internal capsule)에 의하여 안쪽군과 가쪽군으로 구분

(3) 구조
① 꼬리핵(caudate nucleus)
② 렌즈핵(lentiform nucleus) : 조가비핵(putamen), 창백핵(globus pallidus)
③ 담장(claustrum)
④ 편도체(amygdaloid body)
⑤ 속섬유막 : 안쪽의 꼬리핵과 가쪽의 렌즈핵 사이를 통과하는 신경섬유, 안쪽의 출혈호발부로 뇌출혈 시 반신불수를 초래함

(4) 바닥핵의 주요 특성
① 줄무늬체(corpus striatum) : 피라미드바깥길계의 중추로 꼬리핵, 조가비핵 및 창백핵이 줄무늬를 이루고 있어 이들을 합하여 부르는 명칭
② 중간뇌 측질과 이어지는 창백핵의 변성 시 근육의 경직과 진전, 운동마비를 3대 증상으로 하는 진전마비(Parkinson병, 과소운동증)를 유발함
③ 조가비핵과 꼬리핵 등에 변성이 오면 근긴장도의 저하와 함께 무도병(chorea), 곰지락운동(athetosis) 등 과잉운동증이 나타남

④ 시상밑핵, 흑질 : 기능적으로 분류 시 바닥핵군에 포함

4) 둘레계통(limbic) : 뇌줄기를 둘러싸고 있는 가장자리 겉질영역(원시겉질과 옛겉질)

(1) 구성

① 둘레겉질 : 해마, 시상핵, 띠이랑

② 겉질밑핵군 : 편도핵, 사이막핵, 시상앞핵군, 바닥핵의 일부

(2) 기능

① 성행위, 성욕, 기아, 포만감 등 본능적 행동과 정서감정 반응을 주재

② 행동의 의욕, 학습, 기억과정에 관여

3. 사이뇌 (기출)

■ 개요

1) 대뇌반구에 의하여 덮여 있으므로 하방에서만 관찰이 가능

2) 제3뇌실을 둘러싸고 있는 부위로 태생 5주경 앞뇌에서 분화하고, 자율신경계통의 종합지배 중추임

3) 구분 : 시상, 시상밑부, 시상상부, 시상하부

■ 시상(thalamus)

1) 제3뇌실의 양 측벽에 있는 큰 타원형의 회색질

2) 시각, 청각, 피부감각 등 수용된 모든 감각을 대뇌겉질로 보내는 중계소

3) 시상베개(pulvinar thalami) : 시상의 뒷부분, 안쪽·가쪽무릎체와 결합하여 시각과 청각에 관여함

4) 안쪽무릎체(medial geniculate body) : 청각의 중계소

5) 가쪽무릎체(lateral geniculate body) : 시각의 중계소

6) 뒤안쪽배쪽핵(ventral posteromedial nucleus) : 얼굴과 목 감각

7) 뒤가쪽배쪽핵(ventral posterolateral nucleus) : 목 이하의 감각

8) 소뇌와 줄무늬체에서의 흥분을 대뇌에 전도, 감정의 해부학적 통로

■ 시상밑부(subthalamus)

1) 피라미드바깥길계의 일부

2) 시상밑핵(subthalamic nucleus), 불확정구역(zona incerta), 포렐구역(field of Forel)으로 구성

■ 시상상부(epithalamus)

1) 솔방울샘(pineal body) : 멜라토닌(melatonin)을 분비하는 내분비샘, 생체리듬에 관여

2) 수강삼각 : 고삐삼각, 후각에 관여하는 섬유를 받음

3) 뒤교차연결 : 위둔덕을 잇는 섬유

■ **시상하부(hypothalamus)**

1) 구조 : 유두체, 회백융기, 깔때기, 뇌하수체, 시각교차, 시각로위핵, 뇌실결핵 등
2) 주요 핵
   (1) 시각로위핵(supraoptic nucleus) : ADH 분비
   (2) 뇌실결핵(paraventricular nucleus) : 옥시토신 분비
   (3) 배쪽안쪽핵(ventromedial nucleus) : 포만조절 중추
   (4) 시각로앞핵(preoptic nucleus) : 체온조절 중추
3) **기능** : 자율신경의 통합 중추, 혈당조절 중추, 체온조절 중추, 식욕, 포만 중추, 배란조절, 호르몬 생산 등

4. 뇌줄기(brainstem)

■ **뇌줄기(brainstem)의 주요 구조 및 기능** (기출)

구분	핵과 부위	기능
중간뇌	위둔덕 아래둔덕 적색핵 흑색질	시각정보 중계(가쪽무릎체) 청각정보 중계(안쪽무릎체) 대뇌핵들의 활동조절 근 긴장과 자세를 불수의적으로 조절
다리뇌	지속성들숨중추 날숨조절중추	숨뇌의 호흡주기중추 조절
숨뇌	널판다발, 쐐기다발핵 올리브핵 심장중추 혈관운동중추 호흡주기중추	몸감각정보를 시상으로 중계 들어온 정보를 소뇌로 중계 심박률과 수축력 조절 혈류 분배 조절 호흡수 속도 조절

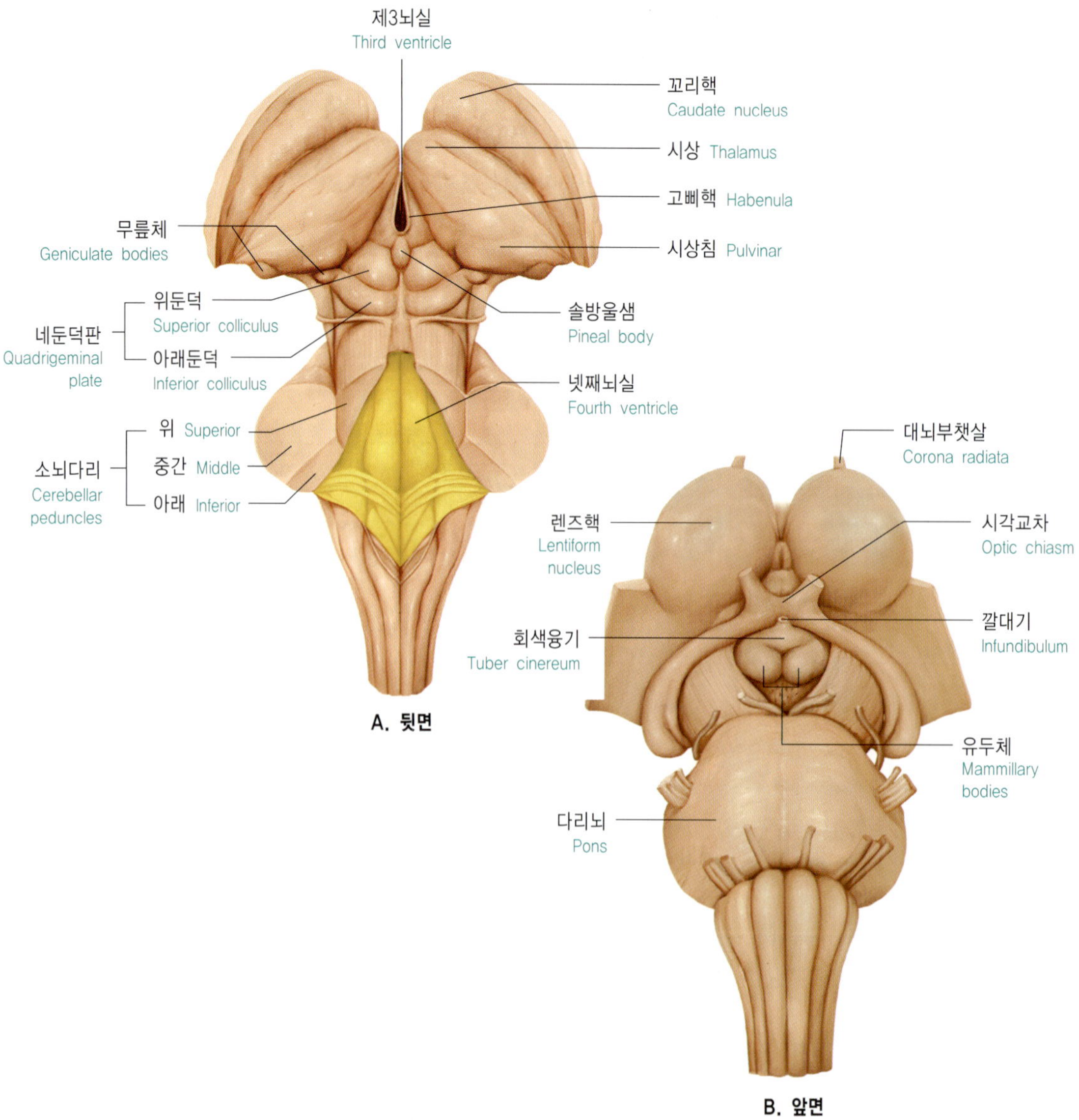

사이뇌의 구조

■ **중간뇌(midbrain)**

1) 사이뇌, 다리뇌, 소뇌를 연결함
2) 눈돌림신경(CN 3), 도르래신경(CN 4)이 시작함
3) 구조 및 기능
   (1) 중간뇌덮개(tectum)
      ① **위둔덕(superior colliculi)** : 시각반사 중추, 빛 반사 중추의 중계소
      ② **아래둔덕(inferior colliculi)** : 청각반사 중추

(2) 덮개(tegmentum) : 피라미드바깥길계의 적색핵과 흑질로 구성됨

① 적색핵(red nucleus) : 덮개 중앙부분의 피라미드바깥길계(1쌍), CN 3, 4, 5 신경로 핵이 있음. 소뇌의 위소뇌다리로부터 신경섬유를 연결하고, 철(Fe)을 함유

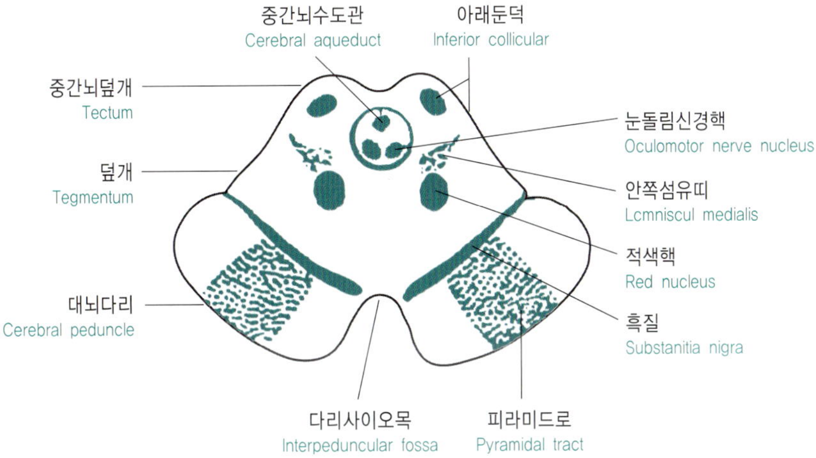

② 흑색질(substantia nigra) : 덮개와 대뇌다리 사이의 피라미드바깥길계로, 멜라닌(melanin)과 **도파민(dopamine)**을 함유

→ 소뇌 및 척수 중추와 연락을 취하며 자세 유지와 관련된 반사와 무의식 운동에 관여

(3) 대뇌다리(verebral peduncle) : 자형의 운동성 투사섬유로 구성(피라미드로 형성)

4) **기능** : 시각 및 청각반사 중추, 동공반사 중추, 자세반사 중추

(1) Edinger－Westphal 핵 : 부교감신경핵(동공조절, CN 3 눈돌림신경)

(2) 흑색질의 변성 : **Parkinson병 유발**

■ 다리뇌(pons)

1) 중간뇌와 숨뇌를 연결, 뇌바닥동맥이 지나는 자리

2) 삼차(CN 5), 갓돌림(CN 6), 얼굴(CN 7), 속귀(CN 8) 신경 이는곳

3) 구조

(1) 중간소뇌다리(middle cerebral peduncle) : 소뇌로 가는 감각섬유

(2) 다리뇌핵(pontine nucleus)

(3) 마름오목(rhomboid fossa) : 제4뇌실의 바닥

4) **기능** : 호흡운동의 중추, 지속성들숨 중추

5) 겉질다리뇌 소뇌로 : 대뇌겉질과 다리뇌핵 및 소뇌겉질 사이를 연락하는 2개의 전도로

(1) 겉질다리뇌핵로 : 피라미드바깥길성의 전도로

(2) 다리뇌핵소뇌로 : 다리뇌와 소뇌를 연결(근육들의 협력 작용)

■ 숨뇌(medulla oblongata)

1) 일명 숨골, 즉 **생명의 중추**
2) **피라미드로가 교차**
3) 다리뇌와 척수 사이로 뇌줄기 중 가장 작음
4) 혀인두(9), 미주(10), 더부(11), 혀밑(12) 신경이 시작
5) 구조
   (1) 올리브핵, 쐐기다발, 널판다발
   (2) 백색질과 회색질이 섞인 그물체가 있음
6) 그물체(reticular formation) (기출)
   (1) 뇌줄기에 형성된 그물모양의 신경구조
   (2) 뇌의 여러 부위로부터 오는 정보를 받아 통합하는 비교적 산만하게 퍼져 있는 신경세포의 집합
   (3) 뼈대근육의 긴장 및 평형유지, 호흡, 심장박동, 혈압조절, 기침, 재채기, 삼킴, 구토 등의 반사중추
   (4) 장애 시 의식유지 및 주의력이 떨어진다. ⇒ 혼수
   (5) 활성그물체계(Reticular Activity System, RAS)라고 함
7) **기능** : 심장 중추, 호흡 중추, 삼킴 및 구토 중추, 각막반사 중추, 정신적 발한 중추
8) 자율신경의 반사조절과 가장 직접적으로 관계가 깊은 뇌

5. 소뇌

■ 특징

1) 무게 : 120g
2) 위치 : 다리뇌와 숨뇌뒤, 제4뇌실 지붕 형성, 소뇌천막이 대뇌와의 경계를 형성
3) 왼·오른 소뇌반구와 중앙의 벌레(vermis)로 구분함(소뇌반구 : 고등동물, 벌레 : 하등동물에 발달)
   (1) 벌레 : 뼈대근육의 긴장 ⇒ 보행, 자세유지 등 운동 상태 조절
   (2) 타래결절엽(원시소뇌) : 신체평형, 안구운동 조절 ⇒ 가장 오래된 소뇌의 시작부
   (3) 앞엽(옛소뇌) : 운동 기능 조절(자극 시 제뇌경직 억제)
   (4) 뒤엽(새소뇌) : 운동 기능 조절(제거 시 수의운동 장애, 겨냥이상)
   ✽ 원시소뇌는 양서류－어류에서는 안뜰신경계통과 관련이 되어 있고, 조류－양서류가 되면 척수와 관계가 깊은 옛소뇌가 발달하며 영장류는 대뇌겉질과 관계있는 새소뇌가 확대되어 있음
4) 표면은 소뇌고랑과 소뇌이랑에 의하여 많은 주름이 있음
   (1) 겉질 : 회색질
   (2) 속질 : 백색질, 소뇌핵, 소뇌나무(arbor vitae)
5) **기능** : 피라미드바깥길계의 중추, 몸의 평형유지, 수의적 운동조절, 근 긴장도 조절

■ 소뇌의 기능적인 분류

기능적 부위	해부학적 부위	주요 들입력	중심핵	주요 날출력	기능
전정소뇌 (원시소뇌)	타래결절엽	안뜰미로	안뜰핵	안쪽활동계 : 몸통과 몸쪽으로 가는 운동신경세포	몸통과 몸쪽 근육 조절, 전정반사
척수소뇌 (옛소뇌)	벌레구역	안뜰미로, 몸통과 몸쪽 부분의 몸감각, 시각, 청각 입력	꼭지핵	안쪽활동계 : 안뜰핵, 그물구성체, 운동겉질	몸통과 몸쪽 부위의 지속적 움직임 실행
	벌레곁구역 (소뇌반구 중간영역)	척수를 통한 먼쪽 팔다리의 몸감각 입력	중간위치핵	가쪽활동계 : 적색핵과 운동겉질의 먼쪽부분	팔다리 먼쪽 부위의 지속적 움직임 실행
대뇌소뇌 (새소뇌)	소뇌반구 가쪽부분	대뇌겉질	치아핵	통합영역 : 적색핵, 운동겉질	움직임의 시작, 계획, 타이밍 설정

1) 소뇌엽(cerebellar lobe)
   (1) 타래결절엽
   (2) 소뇌몸통 : 앞엽+뒤엽
2) 소뇌다리(cerebellar peduncle) : 숨뇌, 다리뇌, 중간뇌와 연락하는 섬유
   (1) 위소뇌다리(efferent fiber) : 소뇌핵 → 중간뇌 적색핵, 사이뇌시상 연결
   → 소뇌에서 나가는 전도로(날성)
   (2) 중간소뇌다리(afferent fiber) : 다리뇌핵 → 소뇌 연결
   (3) 아래소뇌다리(afferent fiber) : 숨뇌 → 소뇌 연결
3) **소뇌겉질**
   (1) 두께는 0.5～0.7mm의 회색질로서 가로로 많은 주름 형성
   (2) 3층구조
   ① 분자층 : 가장 바깥층, 별세포(stellate cell)와 바구니세포(basket cell)로 구성
   ② Purkinje 세포층 : 중간층, Purkinje 세포로 구성
   ③ 과립층 : 속층, 과립세포와 Golgi 세포로 구성
4) **소뇌핵(cerebellar nucleus)** : 소뇌 속질(백질)내의 핵으로 Purkinje 세포로부터 정보를 받아 날 섬유를 보냄
   (1) 치아핵(dental nucleus) : 대뇌 의지운동 억제와 섬세한 손 운동에 관여(가장 큼)
   (2) 마개핵(enboiform nucleus) : 서 있는 자세에서 중력을 지탱하는데 관여
   (3) 둥근핵(globose nucleus.) : 뼈대근육의 긴장 및 고유 감각에 관여
   (4) 꼭지핵(fastigeal nucleus) : 공간에서 평형 및 돌림감각조절(교통사고 손상 시 장애)

■ 소뇌기능 부전

협동운동 불능, 진전(tremor), 근기능 저하, 소뇌성 안구진탕, 길항운동 반복 불능증, 현훈(현기증, vetigo), 언어장애

■ **소뇌 절제로 일어날 수 있는 영향**

1) 평형장애 : 보행 장애와 기립장애
2) 근긴장 저하 : 근력이 약하고 쉽게 피로(근무력증)
3) 겨냥이상(dysmetria) : 거리, 속도, 힘의 추측을 잘 못하는 겨냥장애(수의 : 운동의 목적 이상)
4) 진전(떨림, tremor) : 자세를 취하고 있을 때 나타나는 정지 떨림과 동작 시 나타나는 동적떨림(의도 떨림)
5) 운동의 해리(decomposition) : 어떤 동작을 할 때 복잡한 운동의 올바른 순서와 크기를 수행할 수 없음

6. 척수

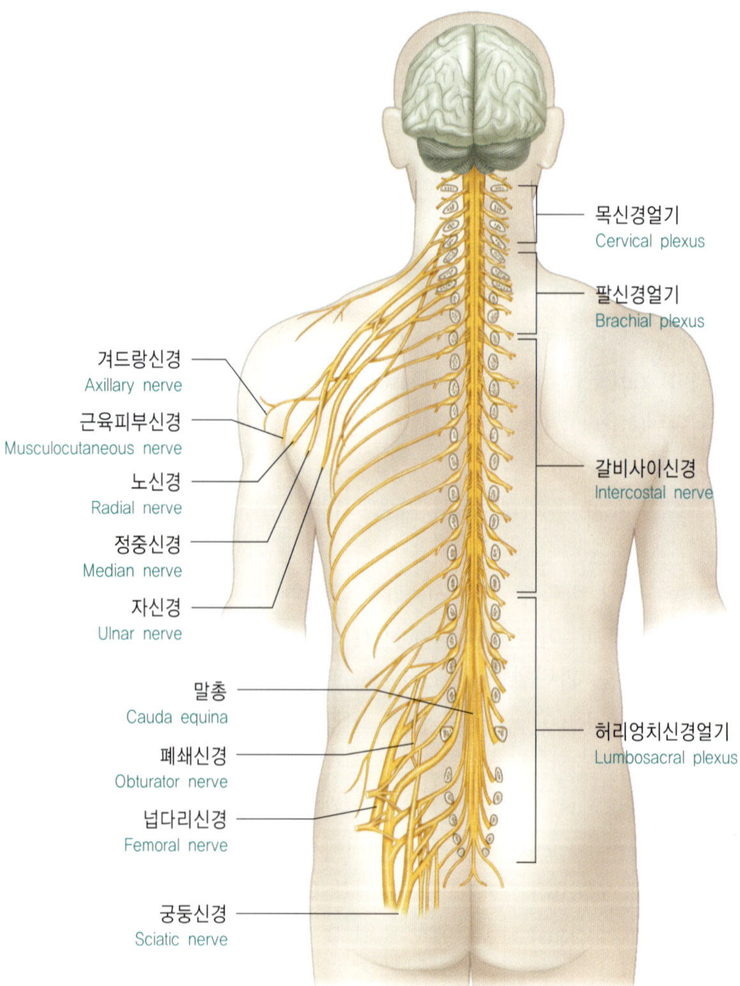

척수의 외부구조

■ 개요

1) 척추강 내에 있으며 길이는 약 45cm
2) 큰구멍에서 1, 2번째 허리뼈까지, 이후는 종말끈으로 끝남
3) 31쌍의 말초신경인 척수신경이 분지됨
4) 구분 : 목신경, 가슴신경, 허리신경, 엉치신경

■ 분절의 경계

1) 목신경절 : C_1~C_2
2) 가슴신경절 : C_7~T_9
3) 허리신경절 : T_{10}~T_{12}
4) 엉치신경절 : L_1~L_2

■ 말총(Cauda equina)

아래위의 척수신경이 신경뿌리를 이루어 종지를 둘러싸고 있는 상태

■ 구조

1) 팽대부 2곳 : 목팽대, 허리팽대
2) 겉질 : 백색질(white substance), 신경섬유의 집합, 앞섬유단·가쪽섬유단·뒤섬유단으로 구분
   가슴신경 중간 이상의 뒤섬유단 : 안쪽의 널판다발과 가쪽의 쐐기다발로 구분
3) 속질 : 회색질(gray substance), H형, 세포체의 집합
   (1) **뒤뿔(posterior horn)** : **감각신경세포**가 있음
   (2) **앞뿔(anterior horn)** : **운동신경세포**가 있음
   (3) 가쪽뿔(lateral horn) : 자율신경세포가 있음(가슴신경, 허리신경에만 있음)
   (4) 회색질맞교차(gray commissure) : 앞뿔과 뒤뿔을 연결함

■ 중심관

뇌실과 연결되어 뇌척수액이 있음

■ 척수막(3겹)

dura mater(경질막), arachnoidea(거미막), pia mater(연질막)

■ Bell - Magendie 법칙

척수의 앞뿌리는 운동섬유, 뒤뿌리는 지각섬유로 되어 있다는 법칙(척수반사 법칙)

■ 뇌실(Ventricle) - 4개

1) 가쪽뇌실 ——— 2개 좌·우대뇌반구에 위치
   ↓ interventricular foramen(뇌실사이구멍) ——— 왼쪽·오른쪽뇌실과 제3뇌실 연결
2) 제3뇌실 ——— 사이뇌에 위치
   ↓ cerebral aqueduct(중간뇌수도관) ——— 제3~4뇌실 연결
3) 제4뇌실 ——— 척수의 중심관과 연결되어 있음
   ↓중심관 ——— 척수의 중심관과 연결되어 있음

■ 뇌막

경질막(dura mater)	바깥막(섬유성막), 경질막정맥동굴, 대뇌낫, 소뇌낫 형성 ※ 경질막밑공간(subdural space) : 림프가 차 있음
거미막(arachnoid)	중간막, 일명 거미막 ※ 거미막밑공간(subarachnoid space) : 뇌척수액이 차 있음(허리천자 부위)
연질막(pia mater)	속막(혈관막), 맥락얼기(choroid plexus : 뇌척수액 분비조직)를 형성함

■ 뇌척수액(CSF)

1) 분비 : 가쪽뇌실 및 제3, 4뇌실의 맥락얼기(Chroid plexus)
2) 양 : 130~150mL(1일 분비량은 400~600mL)
   ⇒ 남은 양은 거미막과립을 통해 회수되고, 이상 시 뇌수종이 발생됨
3) 성분 : 혈장과 비슷하나 Na^+, Cl^-는 높고, 단백질, 포도당, 콜레스테롤은 낮음
4) 기능 : 뇌를 외부의 충격으로부터 보호
5) **뇌척수압**
   (1) 누운 자세 : 130mmH_2O
   (2) 앉은 자세 : 200mmH_2O
6) 뇌척수액의 순환경로

정중고랑 → 거미막밑공간 → 위시상정맥동굴
↕
가쪽뇌실 → 제3뇌실 → 중간뇌수도관 → 제4뇌실 → 척수중심관 → 종말뇌실
↕
중간뇌수도관 → 거미막밑공간 → 위시상정맥동굴

제4뇌실을 나온 CSF는 가쪽고랑과 정중고랑을 통해 거미막밑공간으로 나오며, 위시상정맥동굴의 거미막과립을 통해 정맥으로 주입됨

> **❋ 혈막 뇌척수액 장벽(Blood-CSF Barrier, BCB)**
> - 맥락얼기를 형성하는 것으로 혈액에서 뇌실로 통하는 부분
> - 선택적 투과막

■ **척수의 주요 전도로(오름성·내림성)** (기출)

구분	전도로		이는곳	닿는곳	기능
오름성	뒤섬유기둥－안쪽섬유띠로	널판다발	하반신의 고유감각, 경촉각, 압각 및 진동감각 감수기	숨뇌의 널판다발핵	위치, 경촉각, 압각 및 진동감각 전도
		쐐기다발	상반신의 고유감각, 경촉각, 압각 및 진동감각 감수기	숨뇌의 쐐기다발핵	
	척수소뇌로	뒤척수소뇌로 *앞척수소뇌로	고유감각감수기로부터 자극을 수용한 중간뉴런	소뇌	고유감각의 전도
	척수시상로	*앞척수시상로	촉각과 압각으로부터 자극을 수용한 중간뉴런	시상 (배쪽핵)	촉각 및 압각 전도
		*가쪽척수시상로	통각과 온각으로부터 자극을 수용한 중간뉴런		통각 및 온도각 전도
내림성	피라미드로	*가쪽겉질척수로 앞겉질척수로	대뇌겉질의 1차 운동영역	척수앞뿔	뼈대근육의 수의운동 조절
	피라미드 바깥길	적색척수로	중간뇌의 적색핵	척수앞뿔	자세 및 근장력의 불수의적 조절
		안뜰척수로	다리뇌의 안뜰신경핵	척수의 앞·가쪽뿔	근장력 및 신체균형의 불수의적 조절
		*그물체척수로	뇌줄기 그물체 내의 핵		반사활동 및 자율기능의 불수의적 조절
		*덮개척수로	중간뇌의 위둔덕과 아래둔덕	척수앞뿔	시·청각에 대한 머리목부분 및 팔의 불수의적 조절

* 교차성 전도로

> ❋ 위운동중추 장애 : 경직성마비
> 아래운동중추 장애 : 이완성 마비

■ **오름성전도로(전도방식 : 척수 → 뇌) : 감각성(들) 전도로**

1) 촉각·압각전도로 : 앞척수시상로(anterior spinothalamic tract)
2) 통각·온각전도로 : 가쪽척수시상로(lateral spinothalamic tract)

■ **내림성전도로(전도방식 : 뇌 → 척수) : 운동성(날) 전도로**

1) **피라미드로(pyramidal tract)**
   (1) 대뇌겉질의 중심앞이랑에서 척수앞뿔을 잇는 전도로
   (2) 뼈대근육의 운동신경로(수의운동)
      ① 가쪽겉질척수로－숨뇌에서 교차
      ② 앞겉질척수로－숨뇌에서 비교차(해당 척수에서 교차)

(3) 대뇌겉질 4영역(1차 운동영역)의 피라미드세포와 Betz 세포에서 시작

(4) 주행경로 (기출) : 운동영역 → 속섬유막 → 대뇌다리 → 피라미드교차 → 척수앞뿔

(5) **숨뇌에서 교차**하며 일부는 비교차성

2) 피라미드바깥길계(extrapyramidal tract)

뼈대근육의 운동, 긴장, 근군의 협조운동을 반사적, 불수의적으로 지배하는 신경로의 총칭

| EXPLANATION |

말초신경계통(PNS)

1. 뇌신경 (기출)

명칭		작용성	통과부	분포 및 기능
CN 1.	후각신경	감각성	벌집체판	코안 후부(후각 담당)
CN 2.	시각신경	감각성	시각신경관	안구 망막(시각 담당)
CN 3.	눈돌림신경	운동성	위눈확틈새	상·아래곧은근 및 안쪽곧은근, 아래빗근, 위눈꺼풀올림근 지배
CN 4.	도르래신경	운동성	위눈확틈새	안구의 위빗근 지배
CN 5.	삼차신경	혼합형		삼차신경절 형성－다리뇌 등쪽부위 이는곳
	눈신경	감각성	위눈확틈새	눈확(각막, 코) 및 이마부위(이마, 머리덮개)의 피부
	위턱신경	감각성	원형구멍	위턱뼈부분(코안, 입천장, 윗니, 볼)의 피부
	아래턱신경	혼합성	타원구멍	아래턱뼈부분(혀, 아랫니, 턱) 및 씹기근육 운동
CN 6.	갓돌림신경	운동성	위눈확틈새	안구의 가쪽곧은근 지배
CN 7.	얼굴신경	혼합성	붓꼭지구멍	얼굴표정근의 수축, 고막의 이완 타액(혀밑샘, 턱밑샘) 및 눈물 분비－부교감성 혀 앞 2/3 미각 → 고실끈신경
CN 8.	속귀신경	감각성		
	달팽이신경	감각성	속귀길	속귀의 달팽이(청각)
	안뜰신경	감각성	속귀길	속귀의 전정(평형각)
CN 9.	혀인두신경	혼합성	목정맥구멍	붓인두근의 수축, 혀의 뒤 1/3 미각 타액(귀밑샘) 분비조절 → 부교감성 목동맥팽대압수용기, 목동맥토리의 일반감각
CN 10.	미주신경	혼합성	목정맥구멍	인두·후두근의 운동, 혀(미각)·인두(촉각) 가슴부분·배부분장기의 운동과 분비 조절 → 부교감성 목동맥팽대압수용기, 목동맥토리의 일반감각
CN 11.	더부신경	운동성	목정맥구멍	등세모근·목빗근의 운동과 고유감각 목·후두근의 운동(미주신경과 동일)
CN 12.	혀밑신경	운동성	혀밑신경관	대화 및 삼킴시 혀의 운동

❋ 뇌신경 외우기

- 뇌신경은 번호와 이름, 기능(운동, 지각), 그리고 사정 방법까지 확실히 암기하고 있어야 합니다. 이미 1, 2학년 때 외우셨겠지만 아마 이름과 기능이 모두 달라 순서대로 외우고 기억하기 쉽지 않으셨을 거예요. 아래 두 가지 팁을 참고로 차근차근 외우시길 바랍니다.
- 외우는 팁 (1) **어원과 숫자, 기능을 연관지어 외우기**
  - 공장(factory)에서 냄새가 나니 1번 olfactory nerve(후각신경)
  - 눈은 2개가 있으니 2번 optic nerve(시각신경)
  - 3번 oculomotor nerve(눈돌림)는 눈(oculo)을 움직이는(motor) 신경입니다. 2번 시신경의 바로 다음 신경인데 시신경은 보는 것(시각)을, 눈돌림신경은 눈이나 동공의 움직임을 담당합니다.
  - 4번 신경의 '4'는 숫자의 모양을 보면 두 군데나 튀어나와 벽에 걸어놓고 돌리기 좋게 생겼으니 4번 trochlear nerve(도르래신경)
  - 5번 trigeminal nerve(삼차신경)는 해부도에서 보면 신경이 세 방향(이마, 위턱, 아래턱)으로 갈라져 있습니다. 그래서 '삼차'신경이고, 턱과 얼굴에 퍼져있으니 얼굴의 감각, 저작을 담당합니다.
  - 6번 a**bd**ucens nerve(갓돌림신경)는 스펠링에서의 bd가 6이 서로 마주보고 있는 것처럼 생겼으니 6번 신경
  - 7번 facial nerve(얼굴신경)는 럭키세븐, 행운의 숫자는 예쁘고 잘생긴 우리 얼굴에 붙입시다.
  - 8번 vestibulocochlear nerve(속귀신경)에서 vestibulo는 우리 몸의 균형을 잡아주는 안뜰기관을, cochlear는 청력을 감지하는 달팽이관을 뜻합니다. 8을 보면 귓구멍과 귓불 같이 생기지 않았나요?
  - 9번 glossopharyngeal nerve(혀인두신경)에서 gloss는 혀, pharynx는 인두를 뜻합니다. 인두는 침이 넘어가는 입의 뒷공간이므로, 설인신경은 혀의 미각과 구개반사, 연하를 담당합니다. g로 시작하는 혀인두신경은 9와 닮았죠. 9번 신경입니다.
  - 10번 vagus nerve(미주신경)는 특별합니다. 다른 신경들이 거의 얼굴 쪽에 집중 돼있는 반면 10번 신경은 심장, 폐, 기관지, 위장 등 우리 몸의 장기에 널리 분포 돼있죠. 한 자리 숫자에서 두 자리 숫자로 넘어가는 첫 번째 숫자인 10. 자리수의 변화처럼 분포하는 면적이 확 늘어나는 뇌신경입니다.
  - 11번 accessory nerve(더부신경)는 양쪽 귀에 1을 하나씩 건다고 생각하면 귀걸이같이 생겼습니다. 그래서 악세사리 신경입니다. 또 11을 보면 우리의 목 같이 생기지 않았나요? 목과 어깨부근의 목빗근과 등세모근의 움직임을 담당합니다.
  - 12번 hypoglossal nerve(혀밑신경)에서 hypo는 아래, gloss는 혀를 의미합니다. hypo는 아래라는 뜻이고 혀밑신경은 12뇌신경 중 가장 아래번호인 12를 받았으니 12번은 설하신경입니다.

• 외우는 팁 (2) **각 기능에 따른 뇌신경 번호를 순서대로 그려보며 외우기**

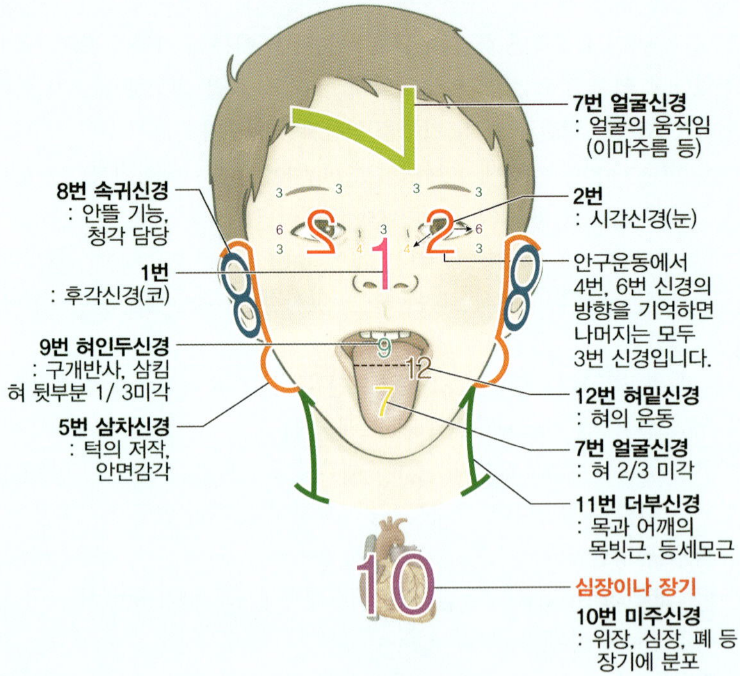

• 5번이 삼차신경, 6번이 갓돌림신경이고 안구의 운동은 3, 4, 6번 신경이 세트입니다.

■ 눈에 분포하는 신경

1) 안구운동 : 제3, 4, 6뇌신경
2) 시각 : 제2뇌신경

■ 혀에 분포하는 신경

1) 지각 : 제5, 7, 9, 10뇌신경
2) 혀운동 : 제12뇌신경
   고실끈신경 : 얼굴신경의 분지로 혀의 앞 2/3 미각 담당

■ 제4뇌신경(도르래신경)

뇌줄기의 등쪽에서 시작하는 신경

■ 제5뇌신경(삼차신경) 분지

1) 눈신경 : 안구, 결막, 앞이마 등에 분포하는 감각신경
2) 위턱신경 : 윗니, 뺨, 입천장, 등에 분포하는 감각신경
3) 아래턱신경 : 혼합신경으로 운동가지는 씹기근육 등에, 감각가지인 혀신경은 혀의 미각에 관여

■ 제8뇌신경(속귀) 분지

1) 안뜰신경 : 속귀의 반고리관, 안뜰부위에 분포 – 평형각
2) 달팽이신경 : 속귀의 달팽이관에 분포 – 청각

■ 제10뇌신경(미주)

1) 대부분 부교감신경지로 구성되며 호흡기, 소화기 등 내장에 분포
2) 분지인 왼·오른 되돌이신경은 후두근에 분포하여 발성을 조절
3) 가로막의 식도구멍을 통하여 복강으로 나와 복강신경얼기 형성

■ 부교감 신경지를 분지하는 것들

제3, 7, 9, 10뇌신경

■ 뇌신경절(cranial ganglion)

1) **감각신경절**

감각신경절	구성신경	분지
삼차신경절(trigeminal ganglion)	삼차신경 – 일명 반달신경절	눈신경, 위턱신경, 아래턱신경
무릎신경절(geniculateganglion)	얼굴신경	중간신경
나선(달팽이)신경절(spiral ganglion)	속귀신경	달팽이신경
안뜰신경절(vestibular ganglion)	속귀신경	안뜰신경
위·아래신경절(sup./inf. ganglion)	혀인두신경, 미주신경	혀인두신경과 미주신경의 감각가지

2) **자율신경절**

자율신경절	구성신경	분지
섬모체 신경절 (ciliary ganglion)	눈돌림신경과 삼차신경의 분지	안구의 섬모체근과 동공조임근에 가는 신경
날개입천장신경절절 (pterygopalatine ganglion)	날개입천장신경절과 큰바위신경	큰·작은입천장신경 등
귀신경절 (otic ganglion)	아래턱신경과 혀인두신경의 분지	고막긴장근신경 및 귀밑샘으로 가는 신경
턱밑신경절 (submandibular ganglion)	혀신경과 얼굴신경의 분지인 고실끈신경	혀밑샘과 턱밑샘에 가는 신경

2. 척수신경

■ 개요

1) 구분 : **31쌍**(목신경 8쌍, 가슴신경 12쌍, 허리신경 5쌍, 엉치신경 5쌍, 꼬리신경 1쌍)
2) 앞뿌리는 운동섬유, 뒤뿌리(신경절 형성)는 감각섬유

3) 전부 혼합신경이며, 앞가지와 뒷가지로 구성됨
4) 대부분 앞가지가 뒷가지보다 발달됨(뒤통수밑신경, 큰뒤통수신경 제외)
5) 신경얼기를 형성함(가슴신경 제외)
⇒ 신경얼기 구성에 의해 팔·다리로 향하는 말초신경은 굵고, 굵을수록 신경전달 속도가 빠름

▪ 신경얼기 및 주요분지

1) 목신경얼기
가로막신경(C_3~C_5)을 분지하여 가로막에 분포함, 목빗근 밑층(신경점)에 있고, 목부위와 그 주변에 분포

2) 팔신경얼기
겨드랑신경, 근육피부신경, 정중신경, 자신경, 노신경을 분지하여 팔에 분포
⇒ 팔의 근 전체 지배, 신경얼기 중 가장 강대함(등세모근 제외)

신경명	이는곳 및 분포	피지	손상
겨드랑신경	뒤뿔신경속에서 시작하여 어깨세모근－작은원근 아래 모서리에서 피부밑로 나와 어깨 가쪽에 분포	위가쪽위팔 피부신경	어깨관절 벌림 불능
근육피부신경	가쪽신경다발에서 시작하여 위팔굽힘근을 지배한 후 팔꿉관절 부근에서 피부밑으로 나와 아래팔 가쪽부분 피부 가장 바깥에 분포	가쪽아래팔 피부신경	팔꿉관절 굽힘 불능
정중신경	안·가쪽 신경속에 겨드랑 동맥 앞쪽에서 합하여 이루어지며 아래팔굽힘근, 엎침근 및 손바닥 가쪽부분 지배		손의 엎침불능, 엄지벌림 손－손가락 굽힘 불능 **마비시 : Ape hand**
자신경	안쪽신경속에서 일어나는 손바닥의 작은근육에 분포		손가락 끝마디 굽힘, 손가락 모음·벌림 불가 **마비시 : Claw hand**
노신경	뒤뿔신경속에서 나와 아래팔 뒤면의 폄근 운동 및 손뒤침근을 지배하는 팔신경얼기에서 가장 큰 신경 → 팔신경얼기의 종말지		팔꿈치 폄 불능, 손목－손가락의 굽힘 불능 **마비 시 : Wrist drop**

3) 가슴신경얼기
신경얼기를 형성하지 않고 전체가 갈비사이근이 되어 갈비사이근 및 가슴부분피부에 분포함

4) 허리신경얼기
허리·볼기부위·넙다리앞면과 안쪽·골반근·샅굴부위·외음부 및 종아리 안쪽까지 분포하는 신경얼기(L_1~L_5)임
(1) 엉덩샅굴신경 : 아래 배부분·바깥음부에 분포(남 : 음낭, 여 : 대음순)
(2) 음부넙다리신경 : 남자는 고환올림근, 여자는 대음순에 분포
(3) 넙다리신경 : 허리신경얼기 최대신경으로 넙다리의 앞면과 종아리·발의 안쪽에 분포, 무릎힘줄 반사에 관여
(4) 폐쇄신경 : 운동신경은 넙다리 위안쪽부분, 지각 신경은 엉덩관절에 분포, 손상시 모음근 마비

(5) 엉덩아랫배신경 : 배부분 근육과 피부 및 볼기부위에 분포
(6) 가쪽넙다리신경 : 샅넙다리 아래쪽, 넙다리 가쪽 피부에 분포

5) 엉치신경얼기
엉치뼈·꼬리뼈부분, 볼기부위 중앙부분, 넙다리앞면 이외의 다리 전역에 분포($S_1 \sim S_5$)
(1) 궁둥신경 : 궁둥구멍근 아래쪽으로 큰궁둥구멍을 나와 큰돌기·궁둥뼈결절과의 중간을 지나 넙다리표면으로 내려가 정강신경과 온종아리신경으로 분지함. 마비 시 넙다리 폄근집단 및 골반근의 마비를 일으키고 넙다리의 벌림, 무릎 굽힘이 불가능함
(2) 위·아래볼기신경 : 위볼기신경은 중간·작은볼기근, 넙다리근막긴장근에 분포하고, 아래볼기신경은 큰볼기근을 지배함
(3) 음부신경 : 샅의 근과 피부, 음낭, 음순, 음경, 음핵, 항문, 해면체근, 샅근육, 꼬리근, 바깥항문조임근을 지배함
(4) 뒤넙다리신경 : 넙다리, 무릎관절 뒤면 피부에 분포함
(5) 정강신경 : 장딴지근, 가자미근, 넙다리뒤근육, 장딴지빗근을 지배함

6) 꼬리신경얼기
항문 주위의 피부에 분포함

7) 기타 주요 신경
(1) 궁둥신경 : 최대의 말초신경(정강신경과 온종아리신경이 분지되기 이전)
(2) 두렁신경 : 넙다리신경의 감각신경지
(3) 장딴지신경 : 정강신경의 감각신경지

3. 자율신경계통

■ 특징

1) 내장이나 혈관 및 선등의 불수의적 운동을 주관하는 식물신경계통－날 섬유
2) 신경절을 형성하여 절이전섬유와 절이후섬유로 구분됨 → 반드시 1회 연접
3) 사이뇌시상하부에 의해 지배

■ 구조비교 (기출)

신경	이는곳	신경절	전달물질	
			절이전섬유	절이후섬유
교감신경	가슴신경, 허리신경	곁신경절, 중간신경절	acetylcholine	noradrenalin
부교감신경	뇌, 엉치신경	종말신경절	acetylcholine	acetylcholine

＊ 아드레날린이 민무늬근육의 알파 수용체에 결합하면 수축하고, 베타 수용체에 결합하면 이완시킨다.

■ 생리적 작용 (기출)

계통	기관	교감신경	부교감신경
감각기	동공	동공확대	동공축소
	눈물샘	미량분비	대량분비
	섬모체근	원점을 위한 이완	근점을 위한 수축
외피	땀샘	분비촉진	영향 없음
	털세움근	수축	영향 없음
내분비계통	부신겉질	분비촉진	영향 없음
	침샘	분비억제	분비촉진
소화기	민무늬근육	꿈틀운동억제	꿈틀운동 촉진
	소화샘	분비억제	분비촉진
호흡기	기관지	확대	축소
	심박동	증가	감소
순환기	심장동맥	확대	수축
	말초혈관	수축	영향 없음
비뇨기	방광조임근	수축	이완
	방광배뇨근	이완	수축
생식기	남자생식기	사정	발기
	자궁	수축	이완

■ 중간뇌동물의 특징

1) 제뇌동물보다 경직이 심하지 않음
2) 바로잡기반사 가능(독자적인 기립 가능)
3) 뇌줄기 전 영역, 특히 중간뇌에서 조절되는 반사
4) 숨뇌, 다리뇌 및 중간뇌까지도 척수와 연결된 채 남아있는 동물

■ 제뇌경직

1) 바로잡기반사 조절중추는 중간뇌와 뇌줄기 전 영역에서 조절
2) 폄반사가 과장됨
3) 뇌줄기 그물체 조절기능 상실
4) 바로잡기반사 불가능(자세 변형 시 원위치 불가능)
5) 중간뇌동물보다 경직이 심함
6) 항중력근에 대한 긴장도 증가

감각기계통

1. 개요

■ 일반감각

촉각(touch), 통각(pain), 온각(thermal), 압각(pressure), 내장감각(visceral)

■ 특수감각

시각(optic), 청각(auditory), 미각(taste), 후각(olfactory)

■ 5대 감각

1) 촉각(touch), 시각(optic), 청각(auditory), 미각(taste), 후각(olfactory)
   (1) 피부 1cm^{2}당 감각분포 수 : 통각 100개, 촉각 25개, 냉각 20개, 온각 3개
   (2) 가장 피로하기 쉬운 감각 : 후각(olfactory sensory)
   (3) 순응이 빠른 감각 : 촉각(가장 빠름), 후각
2) 통각
   (1) 유해자극에 대한 위험신호를 전달함(신체보호)
   (2) 피부감각점 수가 가장 많음
   (3) Aα, C 신경섬유가 전달함
   (4) 유해자극이 계속되면 역치가 낮아지는 감작현상이 나타남
   (5) 통각은 순응하지 않음
   (6) 통각이 없거나 느린 것 : 근방추 감수기+통각
   (7) ┌ **연관통(referred pain)** : 내부 장기의 통각이 피부에서 느껴지는 것 같은 감각
       └ **환상통(phantom pain)** : 팔다리가 절단되어 없는데도 그 부위가 아픈 것처럼 느껴지는 통증

감각수용기의 분류

	분류			감각의 종류	감각기
	감각	수용기			
일반감각	몸감각	피부감각(표면감각)	외수용기	통각	자유신경종말
				촉각	Meissner 소체
				압각	Pacini 소체
				온각	Ruffini 소체
				냉각	Krause 소체
		심부감각(고유감각)	고유수용기	근육의 폄	골지힘줄 수용기
				관절의 위치	방추, 관절주위의 신경종말
				힘줄장력	골지힘줄 방추
	내장감각		내수용기	동맥혈압	대동맥활, 목동맥활
				중심정맥혈압	심장벽, 대정맥벽
				허파확장	허파실질, 미주신경종말
				머리혈액온도	시상하부
				O_2 분압	대동맥소체, 목동맥토리
				CO_2 분압	숨뇌, 화학감수세포
				뇌척수액의 pH	숨뇌 배쪽면의 수용기
				혈장삼투압	시상하부전부 수용기
				혈당의 동정맥차	시상하부세포
특수감각	특수감각		원격수용기	시각	눈(막대세포, 원뿔세포)
				청각	귀(유보세포)
				후각	콧속점막(후세포)
			내수용기	미각	혀(맛봉오리)
				돌림가속도	세반고리관(속귀)
				직선가속도	전정기관(속귀)

2. 시각기관

■ 개요

1) 구성 : 안구와 부속기관
2) 시각영역 : 대뇌겉질의 뒤통수극
3) 시각교차 : 사이뇌 시상하부
4) 동공반사중추 : 중간뇌

■ 안구(eyeball)

1) 지름 24mm의 구형체, 안구벽은 3층으로 구성됨
2) 구조

<table>
<tr><td rowspan="9">안구</td><td rowspan="6">안구벽</td><td rowspan="2">바깥막(섬유막)</td><td>공막(sclera)</td></tr>
<tr><td>각막(cornea)</td></tr>
<tr><td rowspan="3">중간막(혈관막)</td><td>맥락막(choroid)</td></tr>
<tr><td>섬모체(ciliary body)</td></tr>
<tr><td>홍채(iris)</td></tr>
<tr><td>속막(신경막)</td><td>망막(retina)</td></tr>
<tr><td rowspan="3">굴절질</td><td colspan="2">안구방수(aqueous humor)</td></tr>
<tr><td colspan="2">수정체(lens)</td></tr>
<tr><td colspan="2">유리체(vitreous body)</td></tr>
</table>

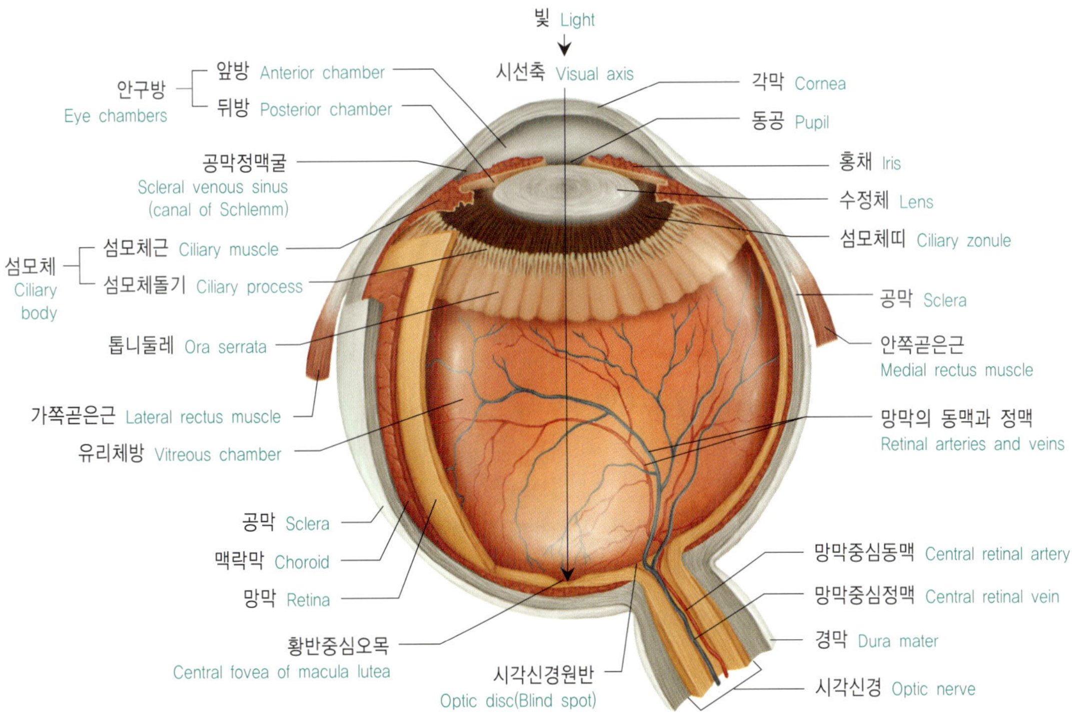

3) **안구벽**

(1) 섬유막(바깥막, fibrous coat)

① 각막(cornea)

- 안구앞쪽 1/6을 차지한 투명한 5층 구조의 섬유막
- 빛의 굴절체로 표면이 고르지 못하면 난시를 초래함
- 혈관 분포는 없으나 신경은 분포함

② 공막(sclera) : 흰자 위, 안구의 후방 5/6을 차지하는 불투명한 막으로, 안구보호를 하는 섬유성 막으로 각막과 접함

✱ 공막정맥동굴(canal of schleman) : 각막과 공막의 결합부로 안구방수가 흡수되는 곳

(2) **혈관막(중간막, vascular coat)**

① 맥락막(choroid)

- 공막의 내면층, 일명 포도막
- 혈관막으로 혈관이 풍부하고, 멜라닌 색소를 함유하여 광선을 차단함(암실 유지)
- 혈관을 이용하여 안구 내 영양을 공급함
- 앞면의 섬모체근(조정근)이 원근을 조절함

② 섬모체(ciliary body)

- 섬모체띠(ciliary zonule) : 수정체의 두께 조절
- 섬모체 수축 : 수정체가 두꺼워짐(가까운 거리 응시)
- 섬모체 이완 : 수정체가 얇아짐(먼 거리 응시)
- 섬모체 돌기 : 섬모체띠와 근육이 부착되어 수정체 굽이 조절, 안구방수 분비

③ 홍채

- 동공 형성
- 광선 통과량 조절(조리개 역할)
- 눈의 색깔 결정
- 구면수차와 색수차 조절
  - 구면수차 : 가장자리를 통과한 광선의 초점이 흐려지는 현상
  - 색수차 : 장파광선 유입시 초점 거리가 길어져 초점이 흐려지는 현상

(3) 신경막(속막, nervous coat)

① 망막(retina)

- 뇌소포에서 유래하여 신경막이라고도 함
- 10층 구조인 안구의 주요부로 눈의 속층을 불완전하게 덮고 있음
- 구분(톱니둘레에 의해)
  - 망막비시각부분 : 앞쪽의 홍채와 섬모체 속면에 접하는 부위로 상이 맺힐 수 없는 곳
  - 망막시각부분 : 후방의 두껍고 많은 신경세포가 배열된 조직으로 상이 맺히는 부위
- 황반의 중심오목(central fovea) : 물체의 상이 가장 잘 맺히는 부위 (기출)

– 망막 내 감수체(감각세포)

막대세포(rod cell)	원뿔세포(cone cell)
한쪽 눈에 1억 2천 개 존재	한쪽 눈에 700만 개 존재
Rhodopsin 함유	Iodopsin 함유
명암구별 세포	색깔구분 세포
역치가 낮음(약한 빛에 자극)	역치가 높음(강한 빛에 자극)
이상 시 야맹증 유발	이상 시 색맹 유발

– 막대세포 내의 광화학 반응

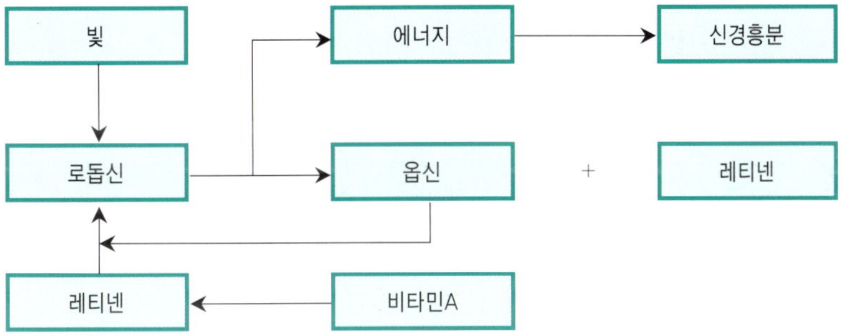

❋ Rhodopsin = Retinene + Scotopsin
Iodopsin = Retinene + Photopsin

4) **굴절질**

(1) 안구방수(aqueous humor)

① 안구내압 유지 및 안구 영양공급

② 과다시 안구내압 상승으로 **녹내장(glaucoma)** 유발

③ 분비 : 섬모체돌기(ciliary process), 흡수 : 공막정맥동굴(venous sinus)

④ 순환경로 : 섬모체 돌기 → 뒤방 → 앞방 → 홍채각막각공간 → 공막정맥동굴

(2) 수정체(lens)

① 볼록렌즈형의 최대의 굴절체, 섬모체띠에 의해 섬모체에 연결, 섬모체근의 수축·이완에 의해 초점을 맞춤

② 지름 : 9mm, 두께 : 4mm

③ 총굴절력 : 58D, 원점 : 6m(58D), 근점 : 10cm(70D)

④ 수정체의 혼탁 : **백내장(cataract)**

(3) 유리체(vitreous body)

① 투명의 교양질로 안구내압(14~27mmHg)을 유지함

② 과다 시 안구내압 상승으로 **녹내장** 유발
안구의 내압유지 기관 : 안구방수, 유리체

5) 안구의 부속기관

(1) 눈근육

① 6개의 근육이 안구의 운동에 관여함

② **구성**

- 눈돌림도르래신경 지배근 : 위곧은근, 아래곧은근, 안쪽곧은근, 아래빗근
- 도르래신경 지배근 : 위빗근
- 갓돌림신경 지배근 : 가쪽곧은근

③ 아래빗근을 제외한 나머지 근육 모두 온힘줄고리(common tendinous ring)에서 시작하고, 공막의 각막가장자리 가까이에 닿음

(2) 눈꺼풀(eyelid)

① 위눈꺼풀, 아래눈꺼풀로 구분함

② 속눈썹, 눈물유두, 눈물점이 있음

③ 기름샘인 눈꺼풀판샘이 있으며 곪으면 맥립종(다래끼, hordeolum)이라고 함

④ 결막(conjunctiva) : 눈꺼풀의 뒤면과 공막의 앞면을 덮고 있는 얇고 투명한 막으로 된 안구의 속층으로 먼지나 이물이 머무는 결막구석(conjunctive fornix)이 있다. 점액을 분비하여 안구의 윤활작용과 보호함

(3) 눈물기관(lacrimal apparatus)

① 눈물샘 : 눈확의 위벽에 위치한 장액샘

② 눈물의 배설로 : 눈물점 → 눈물소관 → 눈물주머니 → 코눈물뼈관 → 아래코길

③ 눈물은 끊임없이 안구표면(결막, 각막)을 적시는 약한 알칼리성 액체로 약간의 효소를 함유하고 있음

→ 안구청소, 세정, 살균작용, 코눈물뼈관을 통해 코안(아래코길)으로 유도

■ 시각생리

1) 암순응과 명순응

(1) 암순응 : 밝은 곳 → 어두운 곳에의 순응(약 20분 소요)

(2) 명순응 : 어두운 곳 → 밝은 곳에의 순응(약 2~3분 소요)

2) 굴절이상

(1) 근시 : 안축이 길어 상이 망막 앞에 맺힘 → 오목렌즈로 교정

(2) 원시 : 안축이 짧아 상이 망막 뒤에 맺힘 → 볼록렌즈로 교정

(3) 난시 : 각막, 수정체의 표면이 고르지 못할 때 유발 → 원뿔형 렌즈로 교정

3) 시각전도로 (기출) : 시각교차 → 시각로 → 가쪽무릎체 → 시각부챗살

4) 기타

(1) 빛의 굴절순서 : 각막 → 안구방수 → 수정체 → 유리체 → 망막

(2) 베버(Weber)의 법칙 : 기존 자극보다 더 큰 자극을 주어야만 자극의 크기를 느낄 수 있다는 법칙

(3) 베버(Weber) 증후군 : 중간뇌 대뇌다리 바닥부분에 혈액 순환장애가 있을 때 피라미드로와 눈돌림신경이 함께 손상되는 것으로, 이 때 중간뇌 손상 시 안구는 가쪽으로 편재됨

3. 평형. 감각기 : 귀

■ **개요**

1) 위치 : 관자뼈 속에 수용된 감각기
2) 구조

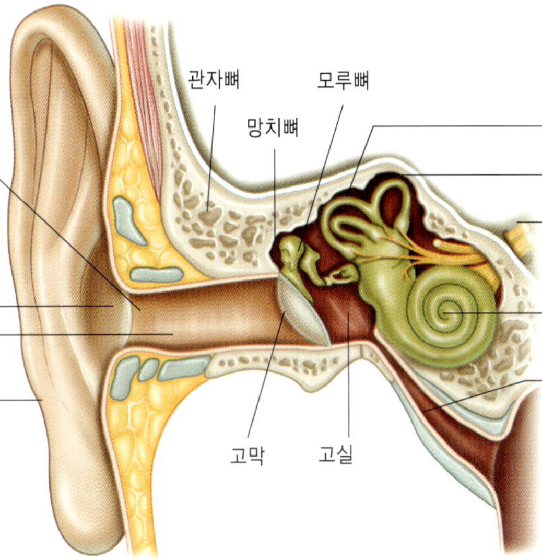

귀의 속구조

■ **바깥귀(external ear)**

1) **귓바퀴(auricle)**
   (1) 조개껍질 모형의 탄력연골(귓바퀴) : 음파를 모음
   (2) 테두리 : 귀둘레, 하방 : 귓볼
2) **바깥귀길(external acoustic meatus)**
   (1) 관자뼈 속의 길이 2.5cm인 S자형 관
   (2) 이모 및 땀샘의 일종인 귀지샘(ceruminous gland)이 있음

■ **가운데귀(middle ear)**

1) **고막(tympanic membrane)**
   (1) 바깥귀와 가운데귀의 경계막
   (2) 망치뼈와 연결되며 이완부(윗부분)와 긴장부(아랫부분)로 구분됨
   (3) 구조
      ① 3층 : 피부층, 섬유층, 점막층
      ② 구분 : 윗부분의 좁은 이완부, 아랫부분의 넓은 긴장부
      ③ 중심부분이 가운데귀 쪽으로 튀어 나옴
   (4) 고막반사(tympanic reflex)
      ① 큰 소리의 전달을 감소시키는 보호반사

② 고막장근 : 고막진동의 진폭 약화

③ 등자근 : 귓속뼈의 진동제한

(5) 최대의 진동판 : 고유진동수 1,300～1,500회/초

2) **귓속뼈(auditory assicle)** : 3쌍의 작은 뼈로 진동을 증폭시켜 속귀로 전달

(1) 망치뼈(malleus) : 망치뼈자루로 고막과 연결됨

(2) 모루뼈(incus)

(3) 등자뼈(stapes) : 등자뼈바닥으로 안뜰창과 연결됨, 인체 최소의 뼈

① 고막긴장근(고막의 긴장)·등자근(고막의 이완) : 귓속뼈 연결부에 있는 근

② 음파진동 : 공기진동 → 고막 → 고막진동 → 귓속뼈에 의한 증폭 → 전정관 → 바깥림프 진동 → 속림프 진동

3) 창(window)

(1) 안뜰창(oval window) : 등자뼈와 연결되며 진동을 전정계의 바깥림프에 전달

(2) 달팽이창(정원창, cochlear window) : 제2의 고막

4) 귀인두관(유스타키오관, Eustachian tube)

(1) 약 4cm의 관으로 가운데귀와 속귀의 압력을 유지함

(2) 인두 ↔ 귀인두관 ↔ 고실(가운데귀)로 서로 교통함

(3) 호흡기 질환 시 가운데귀염을 유도함

(4) 하품이나 삼킴 시 바깥공기가 고실로 들어가는 통로

＊ 고실(tympanic cavity) : 관자뼈 내의 6면체의 빈 공간

■ **속귀(inner ear)** (기출)

관자뼈 바위꼭지부분 내에 있고 "미로"라고 함

1) 뼈미로(bony labyrinth) : 바깥림프액이 차 있음

(1) 안뜰(전정, vestibule) : 중앙부분으로 정원창과 안뜰창이 있음 → 몸의 위치와 머리 운동

(2) 반고리관(semicircular canal) : 3개의 위·뒤·가쪽반고리관이 서로 직각과 팽대를 형성 → 신체의 동적 평형 조절

(3) 달팽이(cochlea) : 달팽이 껍질 같은 2½ 돌림상의 나선관 → 소리자극을 뇌신경으로 전달

2) 막미로(membranous labyrinth) : 내림프액이 차 있음

(1) **둥근주머니(saccule), 타원주머니(utricle)** : 안뜰부위이며 **위치감각**을 감지함(안뜰신경 분포) 끝에는 이석(Otolth)이 들어 있음 → 중력에 대한 머리의 위치 감지

(2) **막성반고리관(membranous semicircular canal)** : **돌림감각**을 감지함(안뜰신경 분포) → 머리의 앞·뒤·왼·오른운동 감지, 팽대능선 형성 – 감각세포 발달

(3) 뼈 달팽이관

① 구분 : 전정계(scala vestibuli), 중간계(scala medius, 달팽이관), 고실계(scala tympani)

② 전정막(vestibular membrane) : 전정계와 달팽이관 사이 막

③ 바닥막(basilar membrane) : 달팽이관과 고실계 사이 막

④ 달팽이관(cochlear duct)
- 횡단 시 삼각형 모양
- 바닥막 위에 코르티나선기(spiral organ of corti)가 있음 : 2½ 돌림
- 코르티나선기는 감각상 피부이며, 유모세포 끝에는 덮개막(tectorial memb)이 덮여 있음
- 코르티나선기 : 달팽이신경 분포, 청각 감지
  인간이 들을 수 있는 주파수 : 16～20,000cps
  소리의 전도 순서 : 바깥귀길 → 고막 → 망치뼈 → 모루뼈 → 등자뼈 → 안뜰창
- **청각전도로** : 코르티나선기 → 달팽이신경 → 중간뇌아래둔덕 → 안쪽무릎체 → 관자엽(청각영역)

4. 미각기

■ 맛봉오리(taste buds)

1) 맛을 감지하는 꽃봉오리 모양의 기관
2) 혀의 성곽유두에 있으며 인두 및 후두에 소수가 존재

■ 신경지배

1) 고실끈신경(chorda tympanic nerve)
   얼굴신경의 분지
   혀의 앞 2/3의 맛봉오리를 지배
2) 혀인두신경(glossopharyngeal nerve)
   혀의 후방 1/3의 맛봉오리를 지배
3) 미주신경(vagus nerve)
   입천장, 인두 및 후두에 있는 맛봉오리 지배
4) 삼차신경(trigeminal nerve)
   혀의 촉각, 압각, 온도각 등을 지배

5. 피부

■ 기능

1) 감각기능
   (1) 신경섬유의 말단이 분포하여 외부에서 오는 자극을 받아들임
   (2) 감각 : 촉각(touch), 통각(pain), 온각(thermal), 냉각(cooling), 압각(pressure)
   (3) 감각이 분포하는 지점 : 촉점, 통점, 온점, 냉점, 압점
2) 체온조절
   (1) 혈관의 확장에 따른 열 발산량의 변화
      ① 체온이 높은 경우 : 피부층의 얕은 소동맥 확장 → 혈류량 증가 → 체외로 열 발산
      ② 체온이 낮은 경우 : 피부층의 얕은 소동맥 수축 → 혈류량 감소 → 체내의 열 보호

(2) 땀에 의한 증발 효과
① 체온이 높은 경우 : 땀샘에서 땀이 분비되어 체표면에서 증발할 때 기화열을 빼앗기면서 체온을 낮춤
② 체온이 낮은 경우 : 땀 분비가 적어져 체온을 높임

3) 보호 및 방어
(1) 외부에서 오는 충격으로부터의 인체 보호
(2) 물리적 보호 : 마찰이 많이 발생하는 부위의 굳은살
(3) 내장기관 보호 : 유해한 자외선으로부터 보호하는 멜라닌색소
(4) 물리적 장벽 : 미생물이나 세균의 침입 방지
(5) 방수

4) 체액조절
(1) 수분증발 방지 : 화상 등으로 심각한 피부 손상시 체액이 손실되는 것을 방지
(2) 외부로부터의 수분 침투 방지

5) 분비작용
(1) 땀 분비 : Na, K, Cl, 요소 등을 배설하여 체내의 이온 균형 조절(효과 미비)
(2) 기름 성분 분비 : 피부나 털을 부드럽게 함

6) 영양물 보관

■ 구조

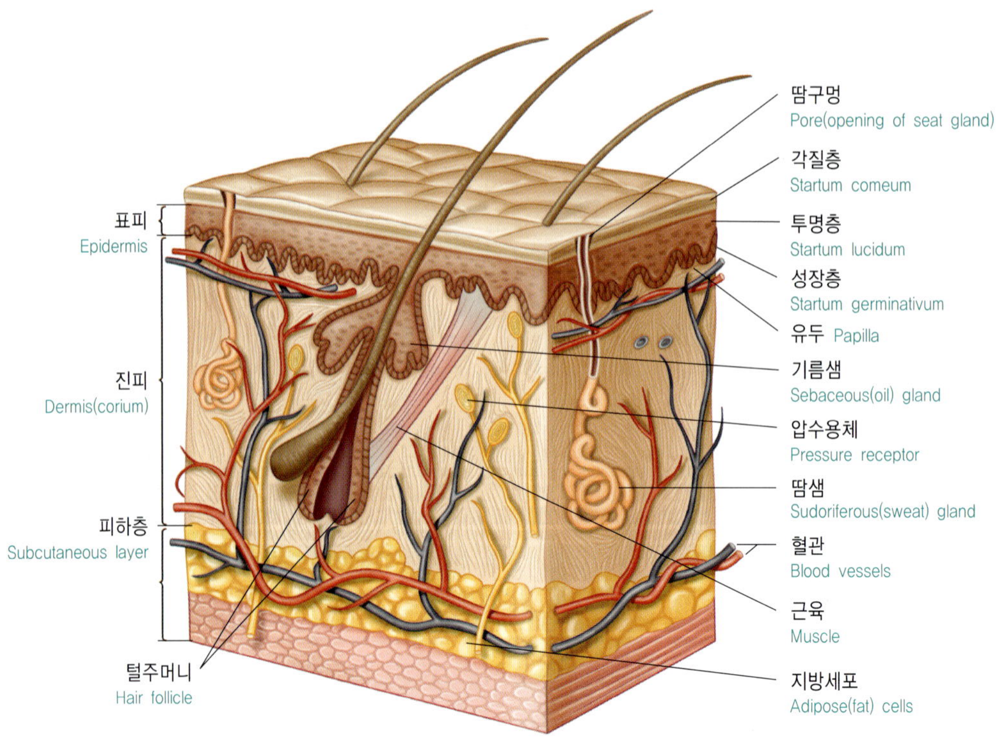

피부의 구조

표피	각질층	세포의 각질화(keratin)층, 표면에서 박리 탈락
	투명층	광택이 나는 층으로 손·발바닥에서 볼 수 있고, eleidin이라는 반유동성 물질로 채워져 있음
	과립층	각질유리질상물질(keratohyalin) 과립이 불규칙상으로 존재
	종자층	극세포층 : 각질화 세포를 보충 바닥층 : 멜라닌 색소를 함유하여 피부색 결정
진피	유두층	지문, 장문, 족저문 형성
	그물층	Langer's line(피부주름) : 신체기능에 맞도록
피부밑조직		주로 뼈막, 근막과 결합, 지방조직이 다량 존재

- 몽고반, 아반 : 진피에서 볼 수 있는 melanin 색소 침착층
- 담명층 : 손·발바닥에서만 볼 수 있는 층
- **불감발한(insensible water loss)** : 피부나 허파에서 느끼지 못하고 손실되는 수분, 1일 900L
- 표피성장인자(EGF) : 소화관에서 생산 → 바닥층 자극

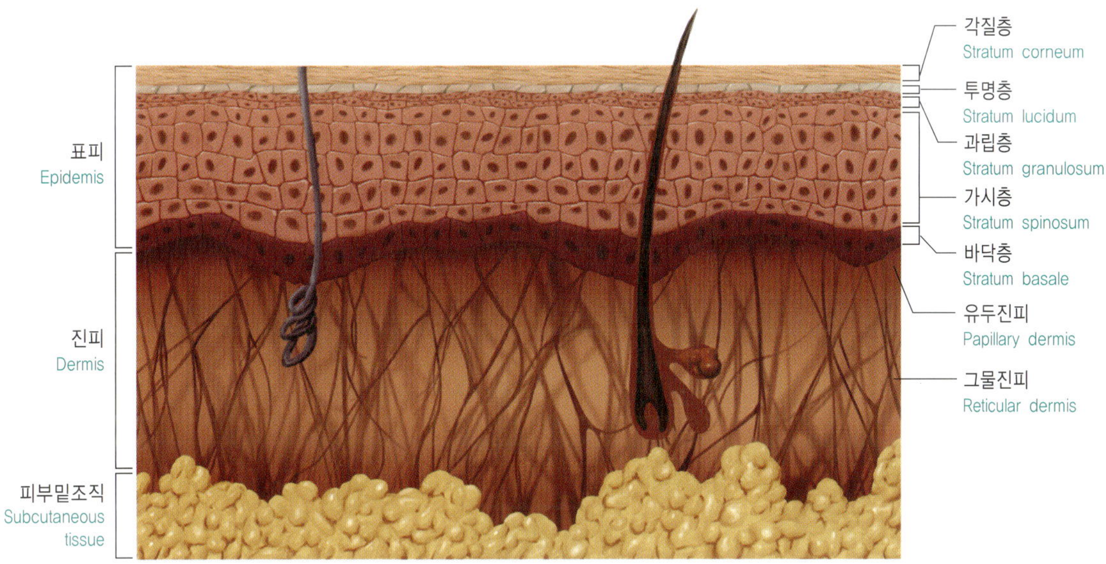

피부의 구조

1) 표피(Epidermis)
   (1) 몸의 가장 외부를 싸고 있는 층
   (2) 각질중층편평상피
   (3) 혈관의 공급이 없음
   (4) 신경 말단이 바닥층에 닿고 있지만 신경이 분포하지 않음

(5) 5개의 층

① 각질층(stratum corneum)
- 핵과 세포소기관 소실
- 죽은 세포들이 단단하게 결합되어 피부의 보호기능에 중요한 역할을 함
- 가장 두껍고 치밀한 층
- 각질세포로 구성(불용성 단백질)

② 투명층(stratum lucidum)
- eleidin(반유동성물질) 함유－손바닥, 발바닥의 각질화 관여
- 핵, 세포소기관, 세포막이 없음
- 두꺼운 피부에서는 얇게 존재
- 얇은 피부에서는 관찰되지 않음

③ 과립층(stratum granulosum)
- 케파토히알린과립을 포함－각질형성에 보조
- 각질유리과립이 축적되면서 세포소기관들이 퇴화됨(각질화)
- 세포변태가 완전히 일어나는 소요시간 : 15～30일

④ 가시층(stratum spinosum)
- 부착반점이 있어 가시가 있는 것처럼 보임
- 당김잔섬유를 합성하여 부착반점과 각질이란 방수단백질의 전구물을 만듦

⑤ 바닥층(stratum basale)
- 세포분열을 통해 새로운 세포가 만들어지는 층
- 멜라닌색소를 생성하여 자외선으로부터 피부를 보호함

(6) 표피가 변화한 구조물 : 샘(gland), 털(hair), 손톱발톱(nail)

2) 진피(Dermis)

(1) 표피를 지탱하는 결합조직층 : 질기고 유연한 탄력섬유, 두꺼움

(2) 층

① 유두층(papillary layer) (기출)
- 성긴결합조직
- 진피유두 : 혈관, 림프과, 감각수용기가 많이 분포
- Meissner 촉각소체가 있으며 손, 발바닥에 풍부(유두가 많을수록 민감)
- 유두층의 혈관에서 산소와 영양분이 확산되어 표피에 공급됨(모세혈관분포)
- 무늬 : 장문, 족문, 지문

② 그물층(reticular layer)
- 치밀불규칙조직
- 아교섬유, 탄력섬유 : 거칠고 탄력있는 층 형성
- Langer의 절창이개선 : 외과적 수술시 중요하게 고려
- 민무늬근육 섬유가 많음 : 성기관(젖꼭지, 젖꽃판, 음경, 샅, 음낭, 대음순)
- 가로무늬근육섬유 정지 : 얼굴의 진피내, 표정근, 수의적 운동 가능

3) 피부밑조직(subcutaneous tissue)

(1) 얕은근막(superficial fascia)

(2) 지방성 결합조직층

① 보온 및 영양축적

② 지방조직(여성 > 남성, 어린이 > 어른)

③ 지방이 적을수록 피부의 가동성이 크다.

(3) 체온조절 및 절연체 역할 : 큰 혈관들이 관통하고 지방이 축적하고 있음

■ 피부의 부속기관

1) **털(hair)**

(1) 강한 탄력성을 가진 단백질이 각질화 된 것

(2) 기능 : 체표의 보호, 체온의 보존, 촉각 감지

(3) 분포

① 두피, 겨드랑이, 두덩뼈 부분에 많이 있음

② 입술, 손·발바닥, 귀두, 소음순, 유두에는 존재하지 않음

(4) **털의 색**

① 털겉질 내의 멜라닌과립의 양

② 털속질 내의 공기의 양

(5) **구조**

① 털줄기(hair shaft)

- 각질화된 세포가 원통형을 이룬 것
- 위로는 피부 밖으로 나온 부분이고, 아래로는 털뿌리와 연결됨
- 구성
  - 속질(medulla) : 세포가 느슨하게 배열된 안쪽 층
  - 겉질(cortex) : 세포가 단단하고 심하게 각질화된 바깥층
  - 껍질(cuticle) : 겉질 외부의 얇은 층으로 털이 밖으로 빠져나오는 것을 방지

② 털뿌리(hair root)

- 두 겹의 피막인 털주머니(follicle) 속에 들어 있는 부분
- 상피세포가 분화되고 자라서 각질화된 후 위로 이동함

③ 털주머니(hair follicle)

- 털을 생성하고 유지하는 상피관
- 털주머니의 경사된 쪽에는 기름샘과 털세움근이 있음

④ 털망울(hair bulb)

- 털뿌리 아래끝의 팽대부
- 신경말단과 혈관이 존재하는 진피유두를 둘러쌈

⑤ 털유두(hair papilla)

영양공급을 담당하는 털망울 아래끝

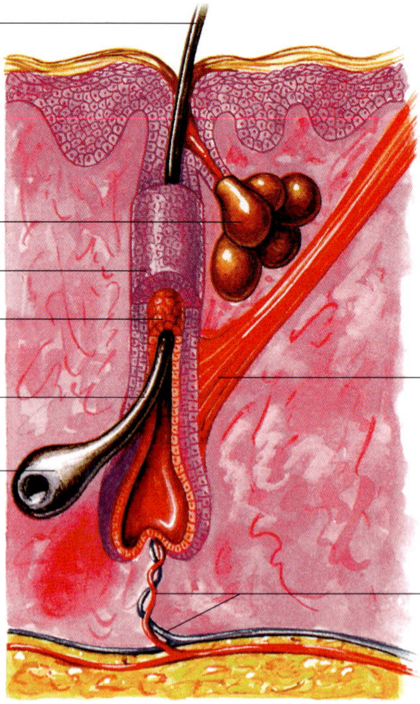
털줄기
Hair shaft
표피
Epidermis
기름샘
Sebaceous gland
바깥털뿌리집
External root sheath
속털뿌리집
Internal root sheath
털뿌리
Hair root
털망울
Hair bulb
털세움근
Arrector pili muscle
혈관
Blood vessels

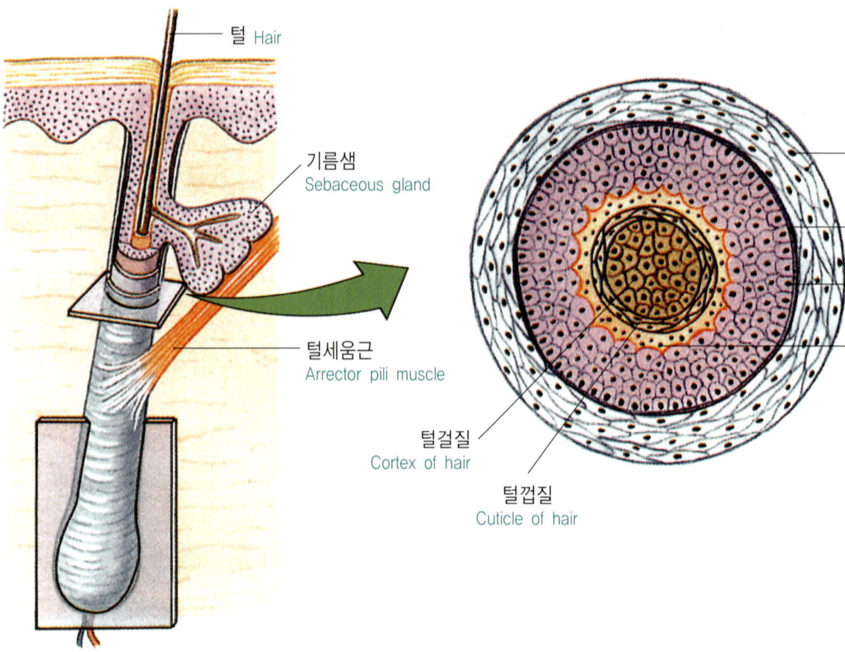
털 Hair
기름샘
Sebaceous gland
털세움근
Arrector pili muscle
결합조직초
Connective tissue sheath
유리막
Glassy membranev
바깥털뿌리집
External root sheath
속털뿌리집
Internal root sheath
털겉질
Cortex of hair
털껍질
Cuticle of hair

털의 구조

2) **손톱, 발톱(nail)**

(1) 손·발등의 표피가 각질화된 것

(2) **구조**

① 손발톱몸통(body)

- 밖으로 노출되어 있는 부분
- 공기를 함유한 손발톱반달(lunula)이 있음

❋ 손발톱반달(lunula) : 손발톱바닥과 손발톱몸통의 경계부에 있는 공기를 함유한 돌출부

② 손발톱뿌리(root)

- 피부 속에 묻혀 있는 부분
- 손톱·발톱바탕질(nail matrix)의 손상시 손·발톱 재생 불가능

③ 손발톱바닥(bed)

손·발톱 성장 및 재생에 관여하는 손발톱바탕질이 있음

(3) 숟가락 손톱(spoon-shaped nails) : 철분 부족 시 발생

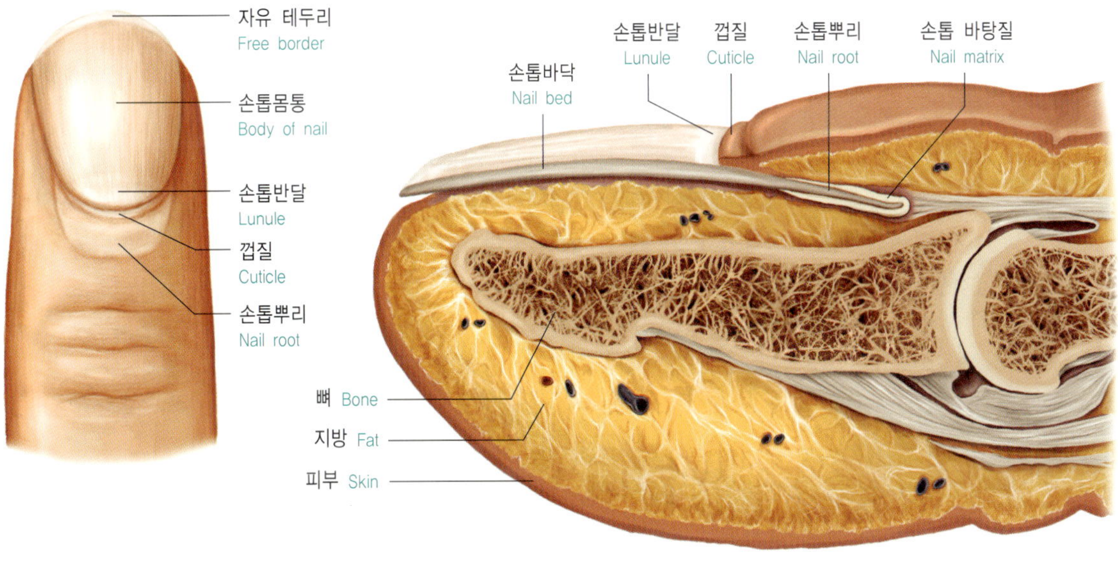

손톱의 구조

3) **샘(gland)**

(1) **기름샘(sebaceous gland)**

① 털주머니에서 유래한 꽈리샘의 형태

② 털주머니와 연결되어 분비액을 털주머니로 분비함

③ 기능 : 피부의 윤활, 방수 역할, 피부 보호

④ 분포 : 손·발바닥을 제외한 전신에 분포

⑤ 눈꺼풀의 눈꺼풀판샘은 털주머니와 관계없는 독립기름샘임

⑥ 분비 형태에 따라 온분비샘(holocrine gland), 샘분비샘(eccrine gland), 부분분비샘(apocrine gland)으로 나뉨

❋ 피지와 수치료의 관계

- 피지의 성분은 대부분 지방성, 피부의 방수와 윤기를 갖게 함
- 피지제거 : 건조한 공기, 급격한 체온의 변화, 잦은 목욕
- 가려움증 : 과도한 샤워 또는 목욕하지 말 것

(2) **땀샘(sweat gland)**

① 대롱샘으로 인체에 약 500만 개가 있고 1일 700g의 땀을 분비함

② 구분

- 에크린선(eccrine gland)
  - 작은땀샘
  - 전신의 피부에 분포
  - 분비관이 나선형으로 표피를 통과하여 표피의 작은 땀구멍으로 연결됨
  - 체온조절 기능
- 아포크린선(apocrine gland)
  - 큰땀샘
  - 바깥귀길, 겨드랑, 유두, 유륜, 음부, 항문주위에 분포
  - 선의 속공간이 넓고 땀의 분비량이 적으며 지방·단백질 함유
  - 세균에 의해 분해되어 특유의 냄새가 남

③ 단위면적당 손바닥에 수가 가장 많고, 입술, 음경귀두, 고막에는 없음

(3) **젖샘(mammary gland)**

① 땀샘의 변형물

② 젖

- 큰가슴근 위에 약 3~5cm 돌출한 한 쌍의 반구상의 여성 육아기관
- 2~6(7)번째 갈비뼈 높이에 있고, 사춘기 이후 급속히 발달함
- 무게는 200g(수유기는 400~500g)
- 15~20개의 우선엽으로 구성됨
- 젖꽃판은 임신 시 색소과립이 증가함
- 상하 10~12cm, 가로지름은 이보다 약간 작으며, 왼쪽이 오른쪽보다 큼
- 여성 젖의 임신비대 : 2개월경부터 색소침착, 유두·젖샘엽의 비대 수반
- 임신 중 젖샘변화 : 난소·태반에서 분비되는 에스트로겐(estrogen)과 프로게스테론(progesterone)의 영향
- 겨드랑으로 통하는 림프관과 림프절이 많아 유방암 전이로로 이용됨

  젖의 분비 : prolactin(뇌하수체앞엽에서의 분비)

(4) 귀지샘(ceruminous gland)

① 땀샘의 변형물

② 분포 : 귀의 바깥귀길

③ 귀지를 분비하여 고막을 보호함

■ 피부의 혈액공급, 신경지배, 색

1) 피부의 혈액공급

(1) 분포

① 동맥얼기(arterial plexus) : 진피와 피부밑조직 사이

- 모세혈관 : 하부 진피와 피부밑조직에서 털망울과 땀샘에 분포
- 모세혈관 고리(capillary loop) : 진피의 유두층에 분포

(2) 피부의 혈액순환

① 피부조직에 산소와 양분을 공급

② 체온조절 : 피부를 통한 열 발산 조절

- **고온 시** : 교감신경진정 – 동정맥연결부 혈액량 증가 – 체열발산
- **저온 시** : 동정맥연결부 혈액량 감소 – 체열보호(혈관수축)

2) 피부의 신경지배

(1) 피부의 감각

① 감각 : 접촉(touch), 압력(pressure), 진동(vibration), 온도(temperature), 가려움(itching), 아픔(pain) 등

② 자유신경종말

- 별도의 수용장치가 없이 감각신경의 끝이 와 있는 곳
- 피부의 표피와 진피의 결합조직 속, 털주머니, 털유두에 분포

③ **신경종말소체**

- 통각 : 자유신경말단(Free nerve ending)
- 촉각 : 마이스너소체(Meissner's corpuscles)
- 온각 : 루피니소체(Ruffini's corpuscles)
- 압각 : 파시니안소체(Pacinian corpuscles)
- 냉각 : 크라우제소체(Krause's corpuscles)

④ **고유수용기**

- 골지힘줄기관(GTO) : 근육의 힘줄
- 근방추 : 근육
- 관절운동 감각성 수용체(joint kinesthetic receptor) : 윤활성 관절을 둘러싼 관절주머니에서 폄을 감지하는 고유수용체

⑤ **열 수용기** : 두 가지 형태 – 냉에 반응/온열에 반응

- 아래팔의 경우 냉점 : $1cm^2$당 13~15개
온점 : 1~2개
- 일반적으로 냉각수용기가 온각수용기보다 많음
(냉각수용기 : 온각수용기 = 4 : 1 또는 10 : 1)
- 온각수용기와 냉각수용기 모두 얼굴과 손등에 많이 분포함

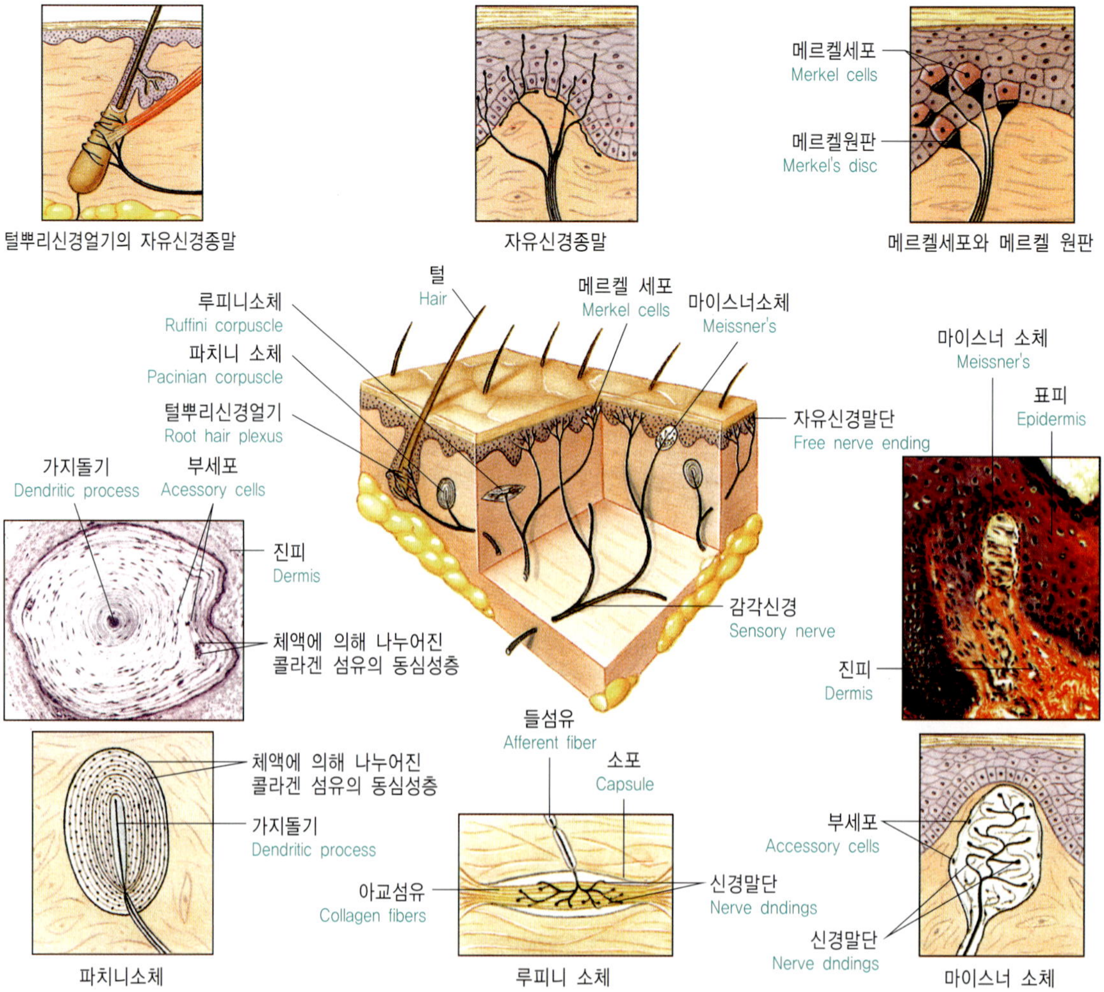

감각수용기의 분류

- 온각수용기
  - 흥분발사 : 25∼45℃ 사이
  - 흥분발사 최대 : 37∼40℃ 사이
  - 45℃ 이상 : 통각수용기 흥분, 인접부위의 온각수용기가 함께 흥분하여 뜨겁게 느낌
- 냉각수용기
  - 흥분발사 : 15∼29℃(혹은 12∼37℃)
  - 흥분발사 최대 → 15∼20℃
  - 12℃ 이하나 37℃ 이상 : 흥분발사 안됨

⑥ **화학적 수용기** : 자극성 화학물질에 반응하는 수용기

⑦ **전자기 복사 수용기**

⑧ **통증 수용기** : 감수체 → 말이집신경섬유의 자유신경종말

⑨ **순응현상**

예) 36℃ 정도 물속에서 41℃ 온도의 물로 옮기면 2~3초 찌르는 듯한 통증을 느끼다가 잠시 후 사라짐

(2) 체온조절

① 편심성 자율신경인 교감신경의 섬유가 세동맥, 털세움근, 땀샘 등에 분포되어 있음

② 피부 혈관을 수축시키고, 털을 곤두서게 하고, 땀을 분비하도록 하여 체온조절을 함

3) 피부의 색

(1) **멜라닌(Melanin)**

① 흑갈색의 색소

② 진피와 표피의 경계부에서 멜라닌세포의 세포질 내에서 형성되어 표피세포의 내부로 전달됨

③ 자외선으로부터 피부세포를 보호

④ 백색증 : 흑색소모소체의 기능장애

(2) 카로틴(Carotene)

① 황색소

② 피부의 표피세포에 존재

③ 여성보다 남성에게 많이 존재함

(3) 헤모글로빈(Hemoglobin)

① 혈액의 적혈구 속에 존재

② 산소분자와 결합하여 산소를 세포와 조직에 운반해줌

③ 산소와 결합된 헤모글로빈은 붉은색이고, 산소와 결합하지 못한 헤모글로빈은 푸른색을 나타냄

심장 · 순환기계통

혈 액

순환기계통의 분류

심장혈관계 (cardiovascular system)	• 혈액을 운반 • 혈액, 심장, 동맥, 모세혈관, 정맥 등으로 구성
림프계 (lymphatic system)	• 림프를 운반 • 모세림프관, 림프관, 지라, 가슴샘, 림프절, 편도 등으로 구성

1. 혈액의 특성

1) 성인에서 5~6L의 용량
2) 체중의 8% 정도의 용적률
3) 점성 : 물의 4~5배
4) pH : 7.2~7.4
5) 비중 : 1.055~1.065

2. 혈액의 기능

1) 호흡가스를 교환하는 호흡작용
2) 소화된 영양물질의 흡수, 운반 및 노폐물 배설 작용
3) 혈관의 손상, 수리 작용(출혈의 방지)
4) 항체에 의한 면역 작용
5) 생체의 수분 조절 작용
6) 호르몬을 표적기관으로 운반
7) 삼투압 및 이온 평형 조절(생리조절) : 체내 항상성 유지 작용
8) 체온조절 작용(열의 운반)
9) pH 조절, 산-염기 조절 작용
10) 혈압유지 조절 작용

3. 혈액의 구성

1) 총혈액량 : 약 5L(체중의 1/13, 8~9%, 1/3 실혈 시 위험)
2) 혈액의 산도 : pH 7.4
3) 혈당량 : 80~120mg/dL
4) 혈구의 크기 : 백혈구 > 적혈구 > 혈소판
5) 전체 혈액의 비중 및 점도 : 1.055~1.065, 점도 : 물의 4배
6) hematocrit(혈액 중에서 적혈구가 차지하는 몫) : 남성 : 45%, 여성 : 40%
7) 혈액의 단백량 : 약 18%(혈구단백량 12~16g/dL, 혈장단백량 7g/dL)
8) hemoglobin 농도 : (Hb, 혈구단백량) : 12~16g/mL
9) 혈장량 측정물질 : Evans blue(T - 1842), RIHSA
10) 주요 이온 : 혈구 내 이온 : K^+, Mg^{2+}, 아미노산
    혈장 내 이온 : Na^+, Cl^-, Ca^{2+}
11) 총혈액량＝얻어진 혈장량 ÷ (1 − 0.45) × 100

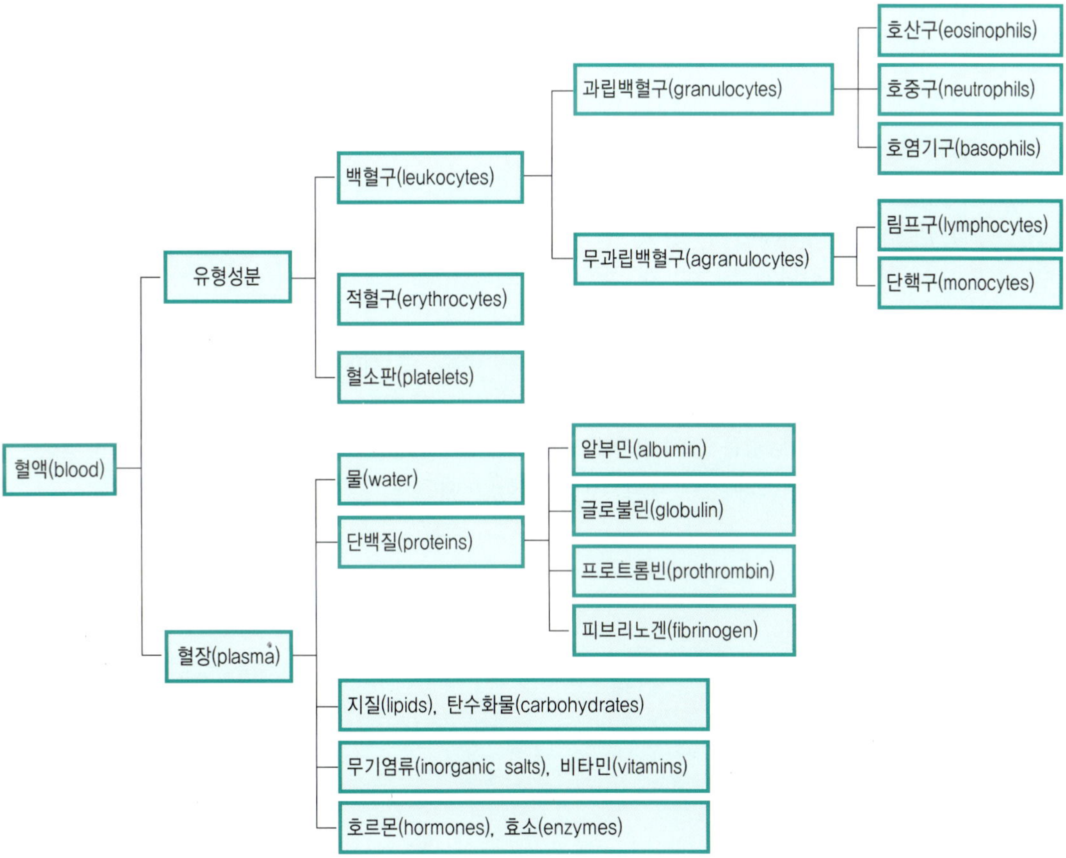

혈액의 구성

	종류	수	기능	형성	파괴
혈구 (cell 45%)	적혈구(RBC)	4.5～5.5백만	산소 및 탄산가스 운반	적색뼈속질(뼈속질조직)	간, 뼈속질, 지라 등 혈관의 속면을 덮고 있는 그물내피 세포에 의해 탐식
	백혈구(WBC)	5,000～9,000	생체방어 : 이물질 탐식, 항체형성	과립구와 단핵구는 적색뼈속질, 림프구는 림프조직	
	혈소판(platelet)	20만～30만	혈액응고		확실치 않음
혈장 (plasma 55%)	섬유소(fibrinogen)		혈액응고		
	혈청(serum)				

4. 혈구(blood corpuscle)

1) 적혈구(Red Blood Corpuscle, Erythrocyte, RBC)

(1) 혈액 $1mm^3$ 속에 약 500만 개

(2) 여자 < 남자

(3) 지름 : 약 7.6μm

(4) 가장 자리는 두껍고 가운데는 얇은 원반 모양

(5) 무핵

(6) 기능 : 산소와 결합하여 조직에 운반

(7) 혈색소(hemoglobin)

① 적혈구 하나에 2～3억 개 정도

② 적혈구 중량의 95%

③ 4분자의 heme에 globin 단백질이 결합된 구조, 각 heme 분자는 철 원자를 하나씩 갖고 있음

④ 산소와 결합

⑤ 정상 성인 남성은 혈액 100mL 속에 약 14～16gm 보유하고, 여성은 1～2gm 낮음

⑥ 빈혈 : 혈색소의 양이 대략 10gm 이하일 때

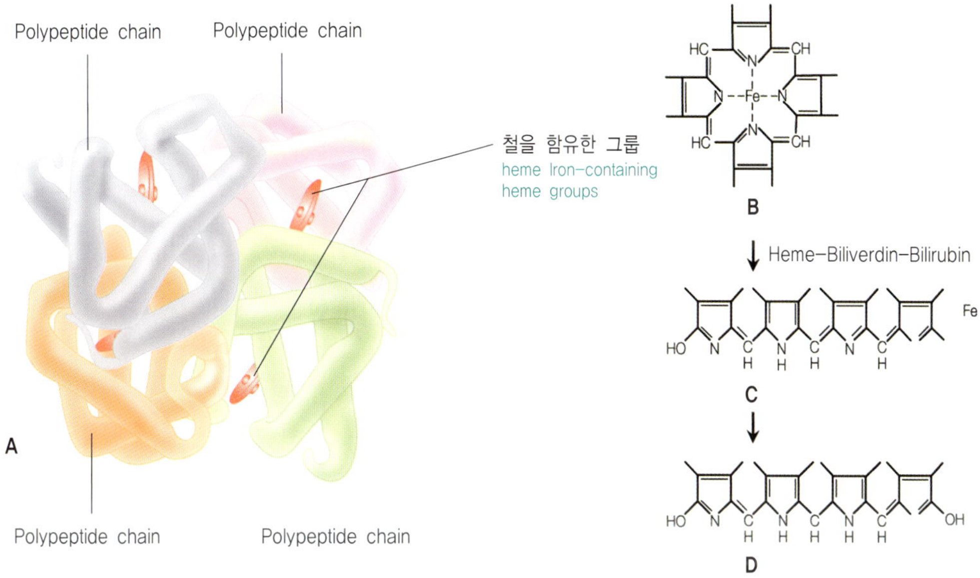

(8) 적혈구의 생성 : 적색뼈속질의 혈구모세포(hemocytoblast)에서 형성

(9) 적혈구의 수명 : 약 120일

(10) 적혈구의 파괴

RBC → globin
　　→ heme → biliberdin → bilirubin → stercobilin－분변으로 배설
　　　　　　　　　　　　　　　→ urobilinogen－소변으로 배설

① 간, 지라, 뼈속질의 그물내피세포(reticuoendothelial cell)에 의하여 분해되어 철분이 유리되고 **bilirubin 색소**가 형성

② RBC → giobin → sterobilin → heme → biliverdin → bilirubin → urobiligen

③ 용혈(hemolysis) : 적혈구의 파괴, 세포질이 밖으로 나오며 막이 혈구형(ghost cell)으로 나타남

④ 황달 : 혈중 빌리루빈 농도가 2mg/100mL 이상

- 생리적 황달(physiological jaundice) : 출생 후 산소공급이 원활하게 되면 잉여 혈구가 다량으로 파괴되는데 이렇게 함으로써 혈중에 bilirubin 색소가 증가하여 전신이 노랗게 되는 것
- 폐쇄성 황달 : 쓸개에 형성된 쓸개돌(담석)이 쓸개길(담도)을 폐쇄시켜 쓸개즙 배설장애가 일어나게 되고 혈액 내에 쓸개즙색소가 증가된 상태
- 간원성 황달 : 간염이나 간 질환에 의한 간실질 조직 장애로 인해 생기는 황달
- 용혈성 황달 : 적혈구의 파괴로 혈색소 분해산물이 혈액 내에 증가하여 형성된 황달

(11) 적혈구 형성에 필요한 영양소 : 비타민 B_{12}, 철, 아미노산 등

(12) Hematocrit(Hct)

① 혈액에서 적혈구가 차지하는 비율

② 남자 45%, 여자 40%

(13) 평균 적혈구 용적(Mean Corpuscular Volume, MCV)

① Hct(mL)/(혈액/dL 중의 적혈구 수)

② 보통 81～94μm^3

(14) 적혈구 조혈인자

조직 산화작용, erythropoietin(콩팥에서 분비되는 호르몬), REF(신성조혈자극요소), 비타민 B_{12}, 엽산과 내적인자

2) **백혈구(White Blood Cell, Leuckocyte, WBC)**

(1) 혈액 $1mm^3$ 속에 대략 7,000(5,000～9,000)개 들어 있음

(2) 유핵세포

(3) 병, 식후, 운동 등에 따라 변화

(4) 혈액 외 사이질액, 뼈속질 등 존재

(5) 평균수명

① 과립구 : 혈중에서 4～8시간, 조직에서 4～5일

② 림프구 : 100～300일

(6) 백혈구의 종류 및 특성

① 호중성 백혈구 : 염증부위에 가장 먼저 나타남, 세균 침입 시 수가 증가

② 호산성 백혈구 : 기생충이 있는 부위에 나타남, 알레르기성 질환에서도 증가

③ 호염기성 백혈구 : 많은 양의 히스타민과 헤파린 함유, 알레르기 반응, 혈액응고 방지에 관여

④ 단핵구 : 탐식능력이 강함

⑤ 림프구 : 면역기능에 관여, 항체생성

백혈구의 종류 (기출)

	분류	백분율(%)	크기(μm)	생성부위	특성
과립 백혈구	호중성 백혈구	65～75	9～12	골수간세포	식균작용, 급성 염증 시 증가
	호산성 백혈구	2～5	10～14	골수간세포	식균작용, 아메바 운동, 알레르기 질환, 기 면역질환, 기생충 감염 시 증가
	호염기성 백혈구	0.5～1	8～10	골수간세포	혈액응고 방지, 알레르기 반응
무과립 백혈구	림프구	20～25	7～8	림프절, 뼈속질	항체생성, 면역기능
	단핵구	3～8	12～15	뼈속질	만성염증 시 증가

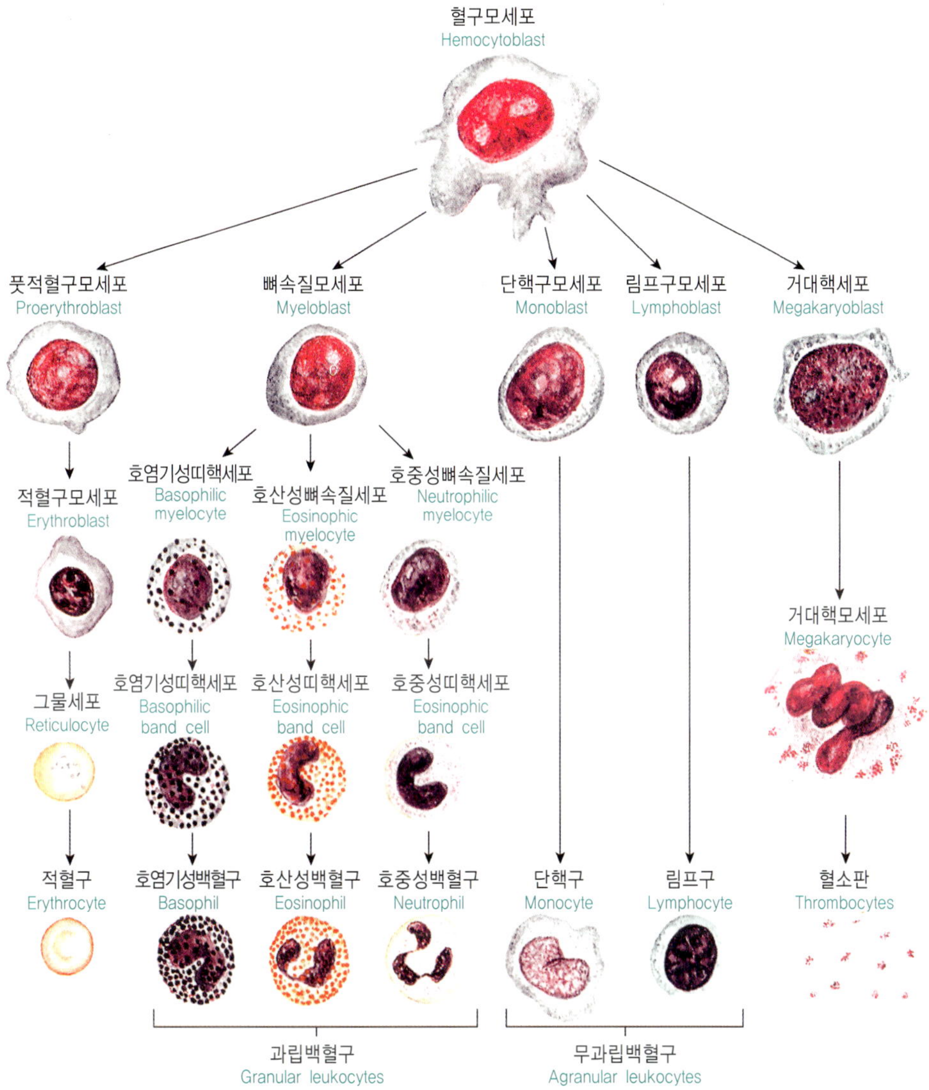

혈구의 발생과 분화과정

가장 아래 줄의 세포들이 혈액 속에 존재하는 혈구이다.

3) **혈소판(platelet)** **(기출)**

(1) 크기가 약 3μm, 잎사귀 모양

(2) 혈액 $1mm^3$ 속에 약 30만 개 존재

(3) **혈액응고기전에 관여**

(4) 평균 수명 : 약 10일

(5) ADP, 세로토닌, 카테콜라민(catecholamine), 칼슘이온 등 함유

(6) 간, 지라, 뼈속질 등에 있는 큰포식세포에 의해 제거

(7) 혈소판의 생리적 기능 : 점착작용, 혈액응고, 혈병수축 작용, 섬유소 용해 억제작용

5. 혈장(plasma)

1) 혈액에서 혈구성분을 제외한 액체 성분
2) 물질의 운반 외에 산-염기의 균형 및 혈액의 삼투압을 유지
3) 구성
   (1) 물(90%)
   (2) 용질(10%)
   (3) 혈장 단백질
      ① 혈장의 6~8%
      ② 알부민, 글로불린, 피브리노겐으로 구성
   (4) 알부민(albumin)
      ① 가장 많은 혈장단백질(혈장단백질의 55%), 분자량(69,000), 간에서 생산
      ② 생리적 역할 : 교질삼투압의 형성, 영양원, 빌리루빈과 rhyroxin, cortisol 등의 호르몬 운반
   (5) 글로불린(globulin)
      ① γ- globulin 외에 주로 간에서 생산
      ② α_1- globulin : 조직분해산물과 지질 운반
      ③ α_2- globulin : 비타민과 호르몬의 운반기능
      ④ β- globulin : 철을 운반하는 트랜스페린과 지질을 운반하는 지방단백질에 속함
      ⑤ γ- globulin : 림프절에서 생산, 면역글로불린 IgG가 대표적 항체
   (6) **피브리노겐(fibrinogen)** : 피브린(fibrin)의 전구물질, 혈액응고에 관여
4) 혈청 : 혈장에서 피브리노겐이 제거된 상태

6. 지혈(hemostasis)

1) 실혈을 방지하는 작용
2) 국소적 혈관수축 단계(vascular phase)
   (1) 손상된 부위를 중심으로 양측에서 혈관이 수축
   (2) 손상된 혈관벽에 부착된 혈소판에서 유리된 세로토닌(serotonin) 등의 혈관 수축물질에 의하여 손상된 혈관의 구멍이 좁아짐
3) 혈소판 부착단계(platelet phase)
   (1) 손상된 혈관벽의 내피세포가 파괴되어 콜라겐이 노출되면 혈소판이 혈관벽에 부착함
   (2) 여러 가지 화학물질을 유리
   (3) 손상된 혈관벽에 혈소판들이 응집하여 일시적 혈소판 마개를 만들어 출혈을 막음
4) 혈액응고 활성화 단계(coagulation phase)
   (1) 혈액응고
   혈액이 혈관 밖으로 나오면 차차 굳어져 젤(gel) 상태로 되며 연노랑 액체가 분리되면서 퇴축되어 굳어지는 현상
   (2) 파열된 혈관을 막아서 출혈로 인한 혈액의 손실을 막아줌

(3) **혈액응고 과정**

① 트롬보플라스틴(thromboplastin)의 생성 : 인지질 단백질, 복잡한 효소 : 기질반응
② 프로트롬빈(prothrombin)이 트롬보플라스틴과 칼슘이온에 의하여 트롬빈(thrombin)으로 활성
③ 피브리노겐(fibrinogen)과 트롬빈이 반응하여 섬유소(fibrin) 형성
④ 섬유소와 혈구가 엉켜 혈액이 응고되어 혈병(피떡, blood colt) 형성

인자	명칭	혈장내 유무	비타민 K 의존성
Ⅰ	Fibrinogen		
Ⅱ	Prothrombin		
Ⅲ	Tissue factor		+
Ⅳ	Calcium	+	
Ⅴ	Proaccelarin		
Ⅶ	SPCA(Serum Prothrombin Conversion Accelerator)	+	+
Ⅷ	AHF(Antihemophilic Factor)		
Ⅸ	PTC(Plasma Thromboplastin Component) 혈우병의 원인	+	+
Ⅹ	Stuart factor	+	+
XI	PTA(Plasma Thromboplastin Antecedent)		
Ⅻ	Hageman factor	+	
XIII	Fibiri-stabilizing factor	+	

인자	인자명	생성장소	존재장소	기능	성상
Ⅰ	Fibrinogen	간	혈장	fibrin의 전구물질	용해성 단백질
Ⅱ	Prothrombin	간	혈장	thrombin의 전구물질	α_2 - globulin
Ⅲ	Thromboplastin	혈장, 조직, 혈소판에 있는 전구물질들	일시적 혈액응고 작용	혈중의 여러 응고인자들이 조직과 혈소판에서 유래하는 인지질과 복잡한 반응으로 생성되는 산물, factor Ⅱ를 factor Ⅱa로 활성화	
Ⅳ	Ca^{2+}		혈장	대부분의 응고인자들이 활성화되거나 전환하는데 필요한 물질	
Ⅴ	Proaccelerin	간	혈장	factor Ⅱ의 factor Ⅱa로의 전환을 촉진, thrombin과 Ca^{2+}에 의해서 활성화	용해성 globulin
Ⅵ	활성화된 factor Ⅴ				
Ⅶ	Proconvertin	간	혈장	Ca^{2+} 존재하여 factor Ⅹ를 활성화하여 thrombin 형성을 촉진	β - globulin

(계속)

인자	인자명	생성장소	존재장소	기능	성상
Ⅷ	Antihemophilic globulin		혈장	응고의 초기단계에서 내인성 thrombo-plastin의 생성에 긴요한 factor Ⅸa와 Ca^{2+}에 의해 활성화됨	β_2 - globulin
Ⅸ	Christmas factor	간, 콩팥, 지라	혈청	factor Ⅷ처럼 작용, factor Ⅺa와 Ca^{2+} 존재하에서 활동	
Ⅹ	Stuart-Prower factor	간	혈청	factor Ⅲ의 촉진물, factor Ⅶ, Ca^{2+} 및 factor Ⅷa에 의해서 활성화	
Ⅺ	Thromboplastin antecedent	간	혈청	접촉 감수성 단백분해효소, 응고 초기에 factor Ⅻa에 의해서 활성화	용해성 globulin
Ⅻ	Hageman factor		혈청	접촉 감수성 단백 분해 효소	산성 당단백
XIII	fibric stabilizing factor		혈청	Ca^{2+} 존재하에 fibrin을 안정화, thrombin에 의해서 활성화	transpeptidase

＊ 혈액응고기전

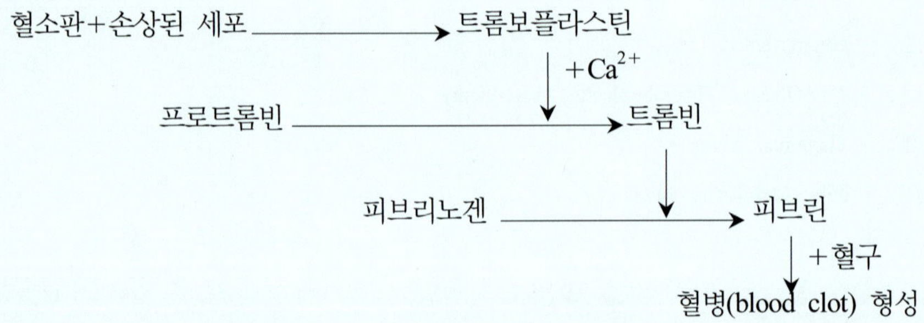

5) 항응고 기전
   (1) 혈관 내 정상적 혈액순환, 수혈, 검사 등을 위한 처리
   (2) 칼슘이온 제거 : 옥살산나트륨(sodium oxalate), 불화소다
   (3) 트롬빈 억제 : 헤파린(heparin), 히루딘
   (4) 비타민 K 작용 억제(프로트롬빈 생성 억제) : 디쿠마린(dicumarine) 유도체

7. 혈액형(blood type)

1) 적혈구 막에 있는 항원인 응집원(agglutinogen)과 혈장에 있는 그들에 대한 항체인 응집소(agglutinin)의 항원－항체 반응에 의해 혈액형을 분류
2) ABO식 혈액형
   (1) 적혈구 항원에 따라 A, B, AB, O형의 4종으로 나눔
   (2) 응집원 : A, B, 당단백질
   (3) 응집소 : α응집소(항B응집소), β응집소(항A응집소), IgM, IgG

ABO식 혈액형의 인자형, 응집원, 응집소, A형 혈청, B형 혈청과의 반응

혈액형	인자형	응집원	응집소	A형 혈청	B형 혈청
O	OO	–	항B(α), 항A(β)	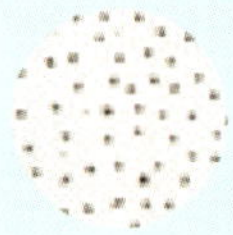	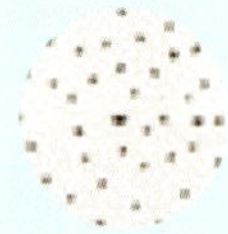
A	AA, OA	A	항A(β)	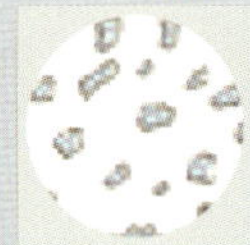	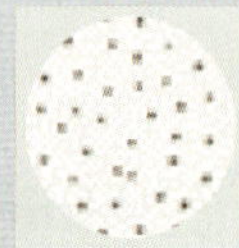
B	BB, OB	B	항B(α)	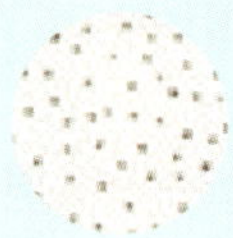	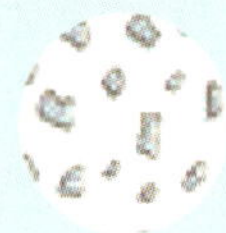
AB	AB	A, B	—	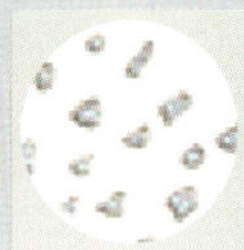	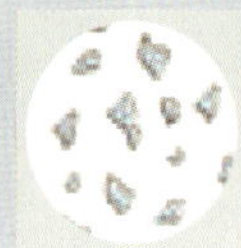

3) Rh식 혈액형
   (1) Rh 항체에 대한 적혈구의 Rh인자의 응집반응
   (2) Rh+, Rh−의 2종으로 나눔
   (3) 동양인은 99% 이상 Rh+, 서양인은 약 15%가 Rh−
   (4) 태아적아세포증
   Rh−인 모체가 Rh+ 태아를 임신하면 태아에 대해 항 Rh+ 항체를 생산하여 두 번째의 임신에서는 항체생산이 증대되고 항체는 태반을 통과해서 태아 혈구를 파괴하는 것
4) 수혈(transfusion)
   (1) 교차시험(cross matching)
      ① ABO 및 Rh factor 등에 의한 수혈 부적합을 감사
      ② 주교차시험 : 공혈자의 적혈구와 수혈자의 혈청으로 응집반응 검사
      ③ 부교차시험 : 공혈자의 혈청과 수혈자의 적혈구로 응집반응 검사
   (2) ABO 및 Rh 혈액형이 같고 교차시험에서 이상이 없으면 수혈 가능
   (3) 총혈액량의 1/3 실혈 시 생명 위험
   (4) 수혈의 극대화 조건 : 수혈시기, 수혈속도, 수혈량, 수액종류
   (5) 수혈속도
      ① 위험성 큰 경우 : 50∼100mL/min
      ② 위험성이 적은 경우 : 50∼100mL/hour

ABO 혈액형에 따른 수혈

혈액형	줄 수 있는 혈액	받을 수 있는 혈액
A	A, AB	A, O
B	B, AB	B, O
AB	AB	A, B, AB, O
O	A, B, AB, O	O

8. 면역(immunity)

1) 외부로 침입한 미생물과 독소에 대한 저항능력
2) **항원과 항체**
   (1) 항원(antigen) : 개체에 면역반응을 일으키는 것, 세균이나 바이러스, 이종단백질 등
   (2) 항체(antibody) : 체내에 들어온 항원에 작용하여 항원을 없애거나 독소를 중화
3) T림프구와 B림프구

특징	T림프구	B림프구
이분화된 세포의 기원	적색뼈속질	적색뼈속질
분화되는 장소	가슴샘	가슴샘 이외의 장소
저장	림프조직	림프조직
비율	순환림프구의 70～80%	순환림프구의 20～30%
종류	Helper T cell, Cytotoxic T cell, Suppressor T cell	Plasma cell, Memory B cell
기능	• 세포성 면역에 관여 • lymphokine에 의해 활성화 • B림프구의 작용을 촉진 & 조절 • 혈청 및 체액의 살균작용	• 체액성 면역에 관여 • Ig에 의한 면역 • 과립 백혈구와 macro-phage의 식작용

4) 체액성 면역(humoral immunity) : 항체생산에 의한 면역
5) 세포성 면역 : 감작림프구에 의한 면역
6) 면역글로불린(immunoglobulin)
   (1) 항체를 일컫는 말
   (2) γ-globulin으로서 혈장단백질의 약 20%를 차지
   (3) IgG(전체 75%), IgA, IgM, IgD, IgE 5종류로 구분

주요 면역글로불린의 기능

형태	발생	주요기능
IgG	체액과 혈장	세균과 바이러스 및 보체와 반응, 태반통과
IgA	외분비샘에서 분비	세균과 바이러스에 작용
IgM	혈장	감염초기에 방출, 보체와 결합
IgD	대부분 B림프구 표면	항원을 인식
IgE	외분비샘에서 분비	알레르기 반응을 일으킴

9. 혈압(blood pressure)

1) 혈액이 혈관벽에 미치는 압력, 혈액순환의 원동력
2) 혈관종류, 위치, 혈액량, 혈관크기, 혈관저항, 혈액의 점도 등에 따라 차이
3) 수축기 혈압 : **최고혈압(120mmHg)**, 왼심실 수축에 관한 정보제공
4) 확장기 혈압 : **최저혈압(80mmHg)**, 혈관의 저항에 관한 정보제공
5) 평균 혈압 : 최고혈압과 최저혈압의 평균치
6) 맥압=최고혈압-최저혈압
7) 혈압의 조절
   (1) 혈압은 항상 일정 유지
   (2) 신경성 조절
      ① 신속하고 강력
      ② 심장기능, 말초혈관의 저항 변동
      ③ 숨뇌 : 심장조절 중추(혈관수축), 혈관운동 중추(세동맥 민무늬근육)
   (3) 액성조절
      ① 콩팥 : 레닌 → 혈관 수축하여 혈압 높게 유지
      ② 부신겉질호르몬-코르티코이드 조절

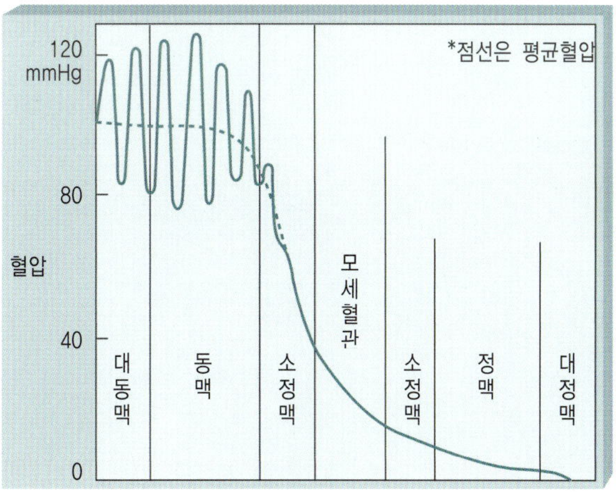

혈관계 각 부위의 혈압

10. 혈류역학

1) 혈류

(1) 혈류형태 : 축류, 와류

(2) 혈류량 : 혈관구경의 4제곱에 비례

(3) 혈류저항 : 대동맥 19%, 세동맥 50%, 모세혈관 25%, 세정맥 4%

(4) 혈류속도(대동맥) : 0.25m/sec

(5) 맥파속도(대동맥) : 7～8m/sec

(6) 안정 시 혈류량 분포 : 뼈대근육(25%), 콩팥(25%), 배부분내장(15%), 간(10%), 뇌 조직(8%), 심장혈관(4%), 기타(13%)

2) 혈관조절

(1) 신경성조절

① 교감신경(노르아드레날린)에 의한 수축

② 숨뇌의 혈관 축소중추(승압)와 혈관확장중추(감압중추) 작용

③ 목동맥팽대과 목동맥토리의 반사

(2) 액성조절

① 혈관축소물질 : 안지오텐신, 칼슘, Catecholamine, Vasopressin 등

② 혈관확장물질 : 브레드키닌, 마그네슘

EXPLANATION

심 장

1. 심장

<table>
<tr><td>특징</td><td>• 위치 : 가로막 위 3∼6번째 갈비뼈연골 사이 2/3가 신체의 왼쪽으로 치우쳐 있음
• 심장벽 : 3층 구조로 왼심실이 가장 두꺼움(동맥내압, 혈압 좌우)
• 심장막 : 2겹으로 심장막공간을 형성하고, 심낭삼출액이 있음
• 심장의 조절 중추 : 숨뇌
• 자율신경 : 교감신경－심박동 촉진, 부교감신경－심박동 억제
• 심장 양육 혈관 : 심장동맥(심실의 이완 시 혈액이 유입됨)－독자순환혈관
• Starling의 심장 법칙</td></tr>
<tr><td>판막</td><td>• 역류방지, 혈류로 개폐
• valve가 없는 곳 : 위·아래 대정맥, 허파정맥
– 삼첨판(tricuspid valve) : 오른방실구멍
– 이첨판(bicuspid valve) : 왼방실구멍, 일명 승모판
– 반달판 : 허파동맥판(오른심실, 허파동맥 사이), 대동맥판(왼심실, 대동맥 사이)</td></tr>
<tr><td>주기</td><td>• 소요시간 : 0.8초
• 심방수축기(0.11초) → 심실수축기(0.27초) → 심실확장기(0.42초)
• 심박수 : 60∼80회/분
• 1회 박동량 : 70mL
• 1분간 박출량 : 70×70mL＝5L×pacemaker : 굴심방결절의 심장박동을 주재하는 곳
<table>
<tr><th>구분</th><th>기간(s)</th><th>심장의 생리현상</th></tr>
<tr><td>PR간격</td><td>0.18</td><td>심방탈분극 및 AV절을 통한 전도</td></tr>
<tr><td>QRS간격</td><td>0.08</td><td>심실탈분극</td></tr>
<tr><td>QT간격</td><td>0.40</td><td>심실탈분극＋심실재분극</td></tr>
<tr><td>ST간격</td><td>0.32</td><td>심실재분극</td></tr>
</table></td></tr>
<tr><td>심장반사</td><td>• 대동맥활, 목동맥팽대 반사 : 혈중의 CO_2, O_2, H 농도 감지
• 아쉬너 반사(Aschner's reflex) : 안구 압박반사
• 골즈 반사(Golz's reflex) : 내장신경의 흥분 시 심박동이 감소되는 현상
• 베인브리지 반사(Bainbridge reflex) : 심장, 대정맥의 압력 상승 시 심박수가 증가</td></tr>
<tr><td>흥분전도계</td><td>• 굴심방결절(S－A node) : 자극의 근원, pacemaker → 심방근흥분 → 왼·오른심방수축
• 방실결절(A－V node) : 이곳을 지나는 활동전압의 전도가 가장 느리고 길며 기능장애 많음
• 방실다발(A－V bundle, His'bundle)
• 왼·오른 다발가지(Rt./Lt. bundle branches)
• 푸르키니에 섬유(Purkinje' fiber) → 심실근 흥분 → 심실수축
• 방실지연(A－V delay) : 심방과 심실이 동시 수축을 막기 위해 방실결절에서 전도지연 0.2m/sec</td></tr>
</table>

해부생리학

■ 심장막 (기출)

1) 심장을 싸고 있는 큰 주머니
2) 섬유심장막(fibrous pericardium) : 심장막의 겉부분
3) 장막심장막(serous pericardium) : 속면을 덮고 있는 얇은 막
   (1) 벽쪽층(parietal layer)
   (2) 내장쪽층(visceral layer) : 심장바깥막(epicardium)
4) 심장막공간(pericardial cavity)
   (1) 두 장막 사이의 간격
   (2) 심장막액(pericardial fluid)이 들어 있어 심장의 수축운동 시 마찰을 경감시킴

■ 심장의 위치와 크기

1) 좌·우 허파 사이에 끼어 있음
2) 약 1/3은 정중선에서 오른쪽에, 2/3는 왼쪽으로 치우쳐 있음
3) 심장바닥(base of heart) : 2번째 갈비뼈 사이, 큰 혈관들의 출입부
4) 심장꼭대기(apex of heart) : 5번째 갈비뼈 사이 공간의 높이, 왼심실에 해당
5) 왼쪽 끝은 왼쪽 유두에서 약간 안쪽에 위치하여 비스듬히 기울어져 있음
6) 무게 250~300g, 길이 14cm, 폭 10cm, 두께 8cm

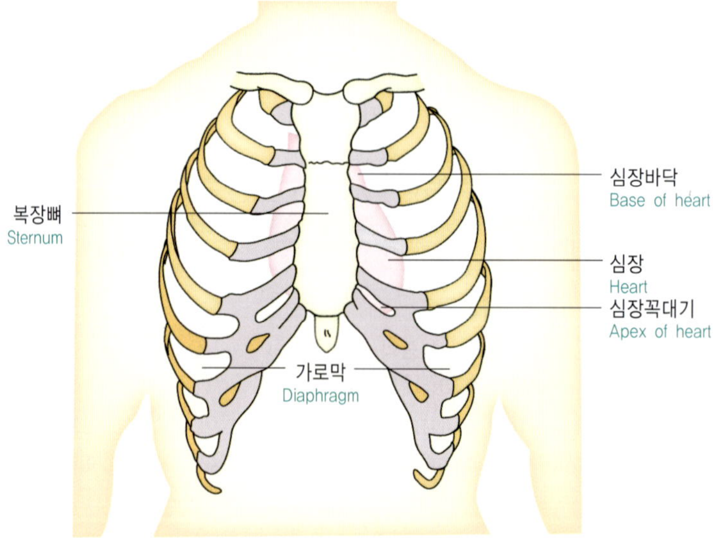

가슴안의 심장의 위치

■ 심장의 구조 (기출)

1) 윗부분의 심방(atrium)과 아래 부분의 심실(ventricle)로 나누어짐
2) 심방사이막(interatrial septum)과 심실사이막(interventricular septum)에 의해 왼·오른쪽 2실로 나누어져 오른심방, 왼심방, 오른심실, 왼심실 등 4실로 구분됨
   (1) 오른심방 : 위대정맥(superior vena cava), 아래대정맥(inferior vena cava), 심장정맥(coronary sinus)이 들어감
   (2) 왼심방 : 왼쪽과 오른쪽에 각 2개씩 4개의 허파정맥(pulmonary vein)이 들어감
   (3) 오른심실 : 1개의 허파동맥줄기(pulmonary trunk) 나옴
   (4) 왼심실 : 1개의 대동맥(aorta)이 나옴

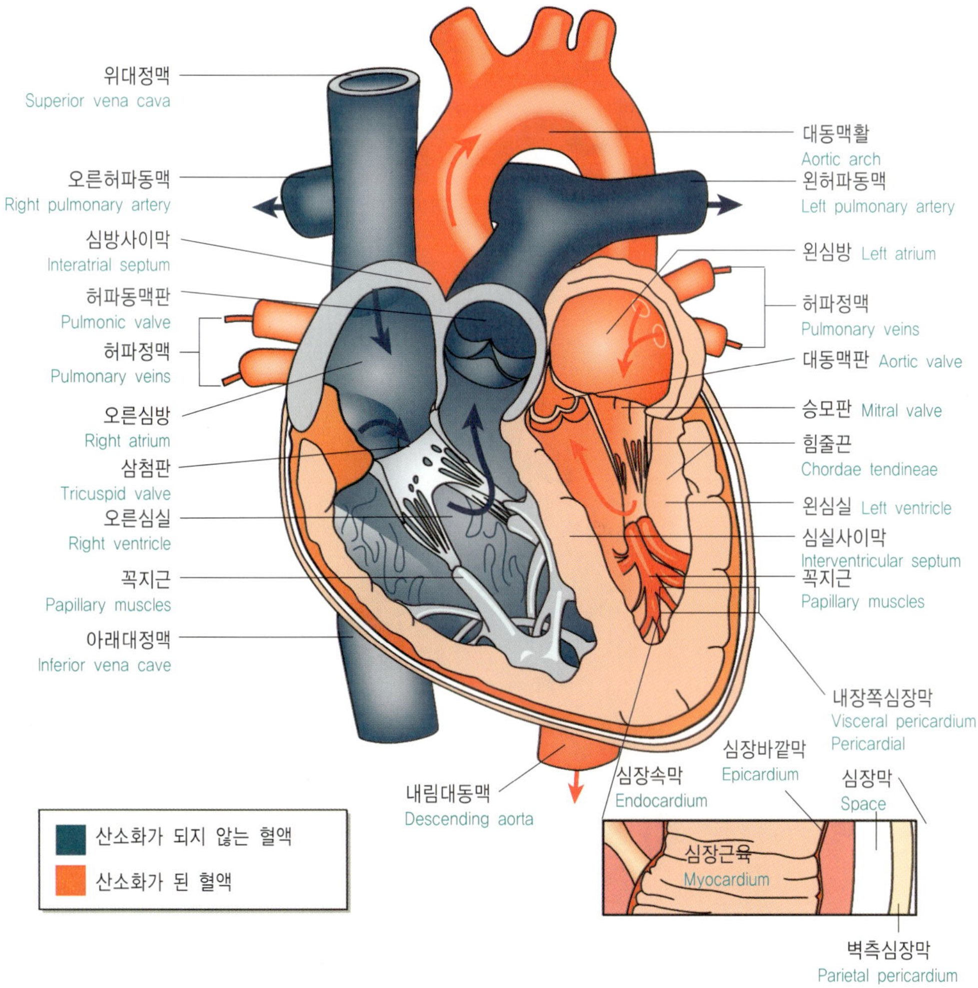

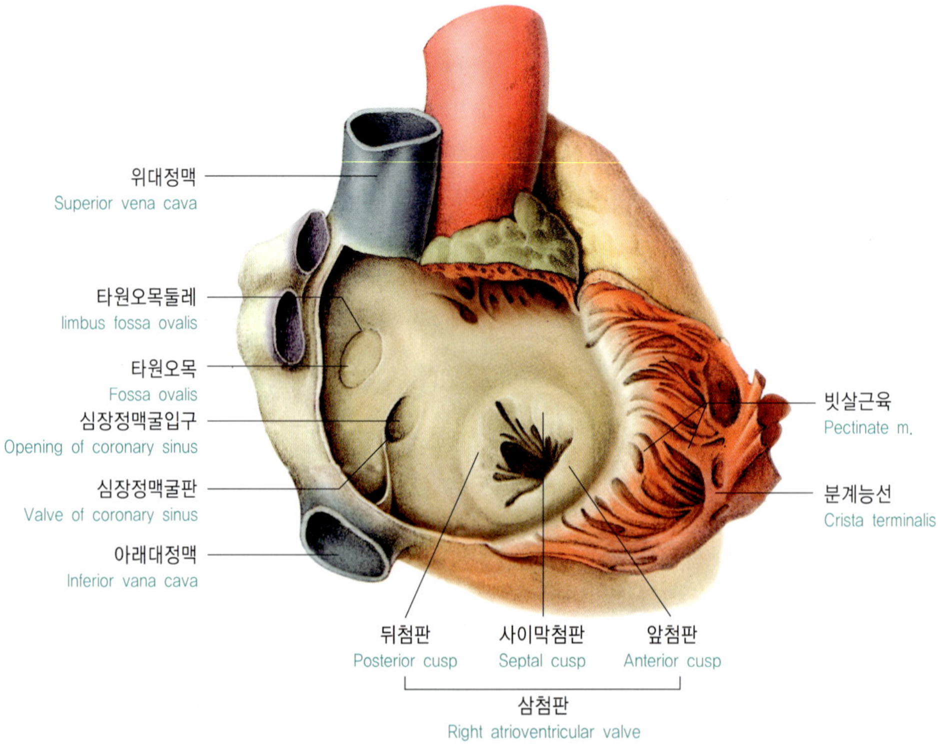
위대정맥
Superior vena cava
타원오목둘레
limbus fossa ovalis
타원오목
Fossa ovalis
심장정맥굴입구
Opening of coronary sinus
심장정맥굴판
Valve of coronary sinus
아래대정맥
Inferior vana cava
빗살근육
Pectinate m.
분계능선
Crista terminalis
뒤첨판
Posterior cusp
사이막첨판
Septal cusp
앞첨판
Anterior cusp
삼첨판
Right atrioventricular valve

오른심방

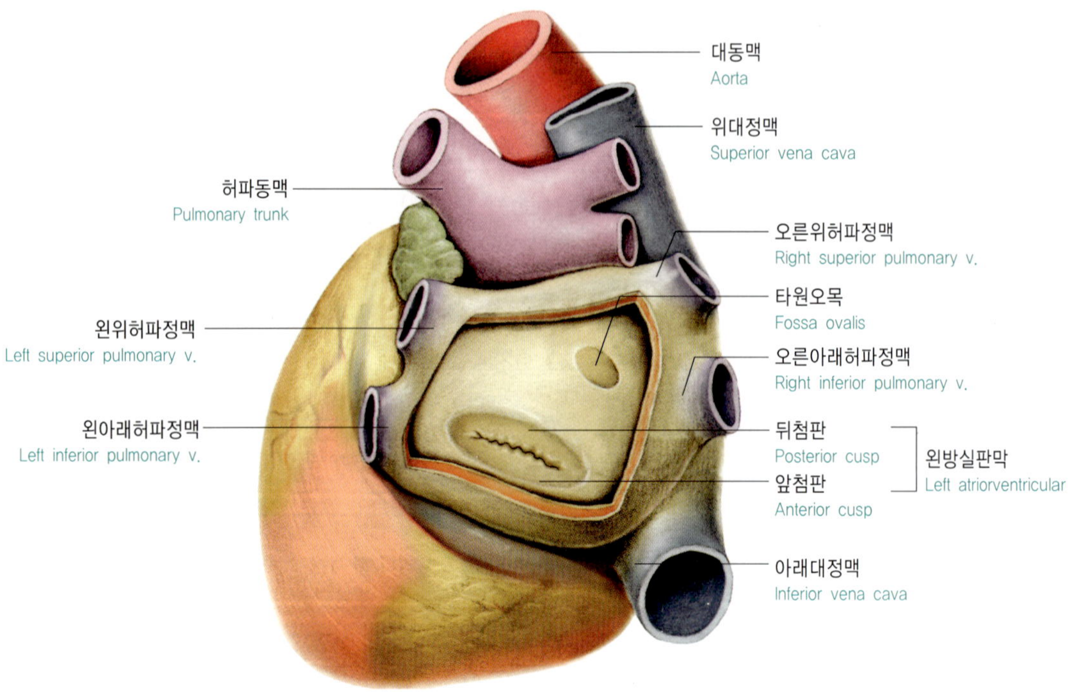
대동맥
Aorta
위대정맥
Superior vena cava
허파동맥
Pulmonary trunk
오른위허파정맥
Right superior pulmonary v.
타원오목
Fossa ovalis
왼위허파정맥
Left superior pulmonary v.
오른아래허파정맥
Right inferior pulmonary v.
왼아래허파정맥
Left inferior pulmonary v.
뒤첨판
Posterior cusp
앞첨판
Anterior cusp
왼방실판막
Left atrioventricular
아래대정맥
Inferior vena cava

왼심방

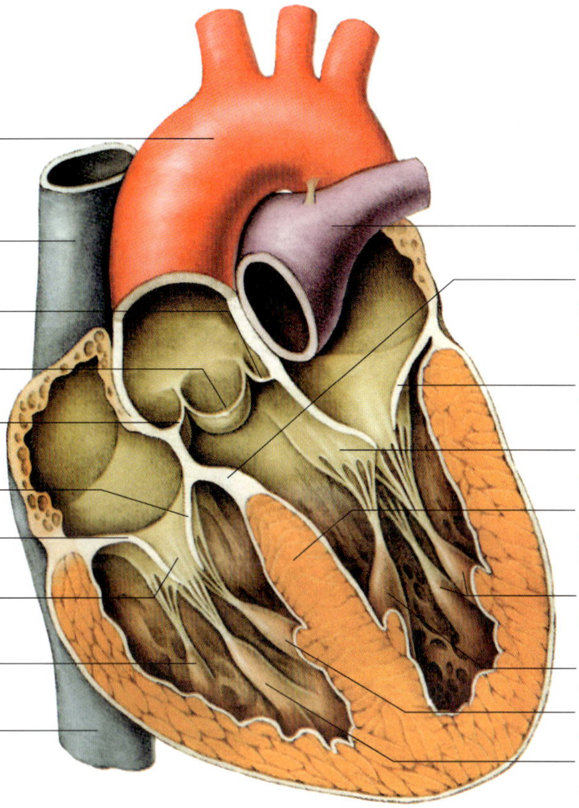

우심실과 좌심실

3) 심장의 벽

(1) 심장속막(endocardium) : 얇은 내피층, 심장에 연결된 큰 혈관의 내피와 연속

(2) 심장근육층(myocardium) : 대부분을 차지

(3) 심장바깥막(epicardium)

(4) 심실벽 > 심방벽, 전신으로 피를 보내야 하기 때문에 **왼심실 벽이 가장 두꺼움**

4) 심방귀(auricle of atrium)

심방의 일부가 주머니 모양으로 돌출되어 벽이 가장 얇은 지역, 왼심방귀, 오른심방귀

5) **타원오목(fossa ovalis)**

태아기에 열려 있던 타원구멍(foramen ovale)이 닫힌 흔적, 심방사이막에 위치

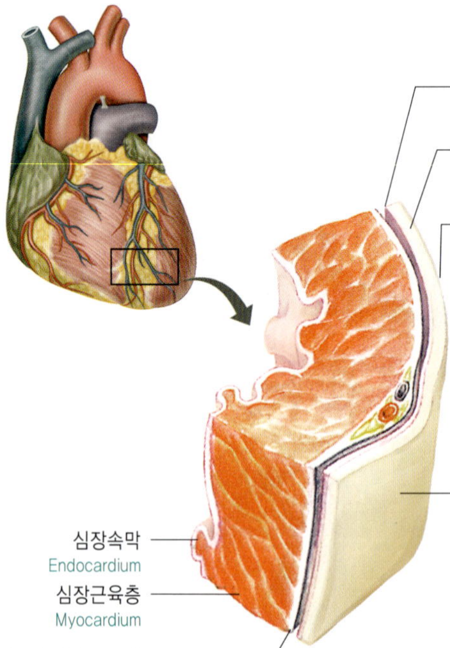

심장벽의 구조

▪ 심장의 판막

1) 혈액의 역류를 막고 혈액의 흐름을 일정하게 유지하기 위한 구조물

2) 종류

(1) **방실판막(atrioventricular valve)**

① 심방과 심실 사이에 종이처럼 얇은 막으로 이루어짐

② 힘줄끈(chordae tendinese) : 미세한 실 모양의 결합조직

③ 꼭지근육(papillary muscle) : 심실에 위치

④ 힘줄끈과 꼭지근육 때문에 뒤집혀지지 않음

⑤ 오른방실판막 : 3개의 판막 → 삼첨판막(tricuspid valve)

⑥ 왼방실판막 : 2개의 판막 → 승모(이첨)판막(mitral or bicuspid valve)

(2) **반달판막(semilunar valve)**

① 허파동맥과 대동맥의 시작부위에 위치

② 정맥과 같은 주머니 모양의 판막(정맥판막은 2개의 주머니, 반달판막은 3개의 주머니)

③ 허파동맥판막(pulmonary valve) : 허파동맥의 시작부위, 앞, 오른, 왼쪽 3개의 동맥판

④ 대동맥판(aerotic valve) : 오름대동맥의 시작부위, 뒤, 오른, 왼쪽 3개의 동맥판막

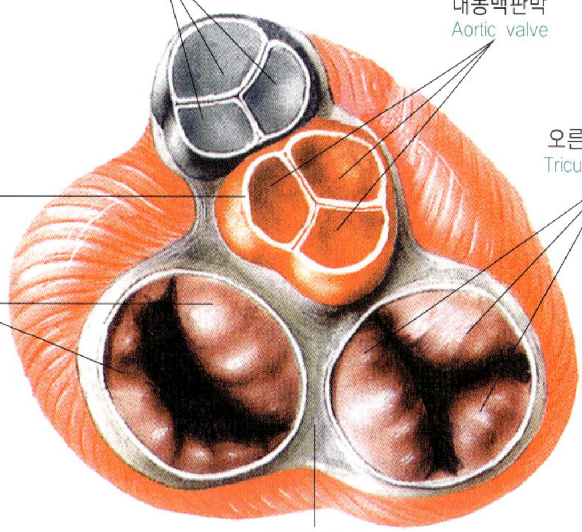

심장의 판막

심장이 수축하고 이완할 때 판막이 있는 구멍이 늘거나 줄지 않게 단단한 섬유성의 심장뼈대(cardiac skeleton)

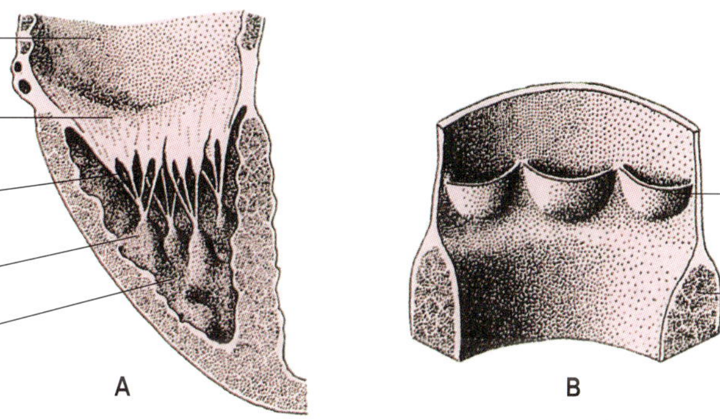

방실판막과 반달판막의 구조

■ 심장의 혈관

1) **심장동맥(coronary artery)**

(1) **심장의 혈액 공급**

(2) 대동맥판막 바로 뒤에서 나오는 대동맥의 첫 번째 가지

(3) 왼쪽과 오른쪽의 심방과 심실사이를 앞쪽에서 뒤쪽으로 주행함

(4) 왼·오른 심실 사이(실간구)를 따라 굵은 가지를 냄

(5) 심장동맥의 종류

① 오른심장동맥(right coronary artery)

- 뒤심실사이가지 : 양쪽심실에 혈액공급
- 오른모서리가지 : 오른심방과 오른심실 혈액공급

② 왼심장동맥(left coronary artery)

- 앞심실사이동맥 : 양쪽 심실에 혈액공급
- 휘돌이가지 : 왼심방과 왼심실 혈액공급

2) **심장정맥(coronary vein)**

(1) 동맥과 거의 나란히 주행

(2) 굵은 심장정맥굴(coronary sinus)에 모여 오른심방으로 들어간다.

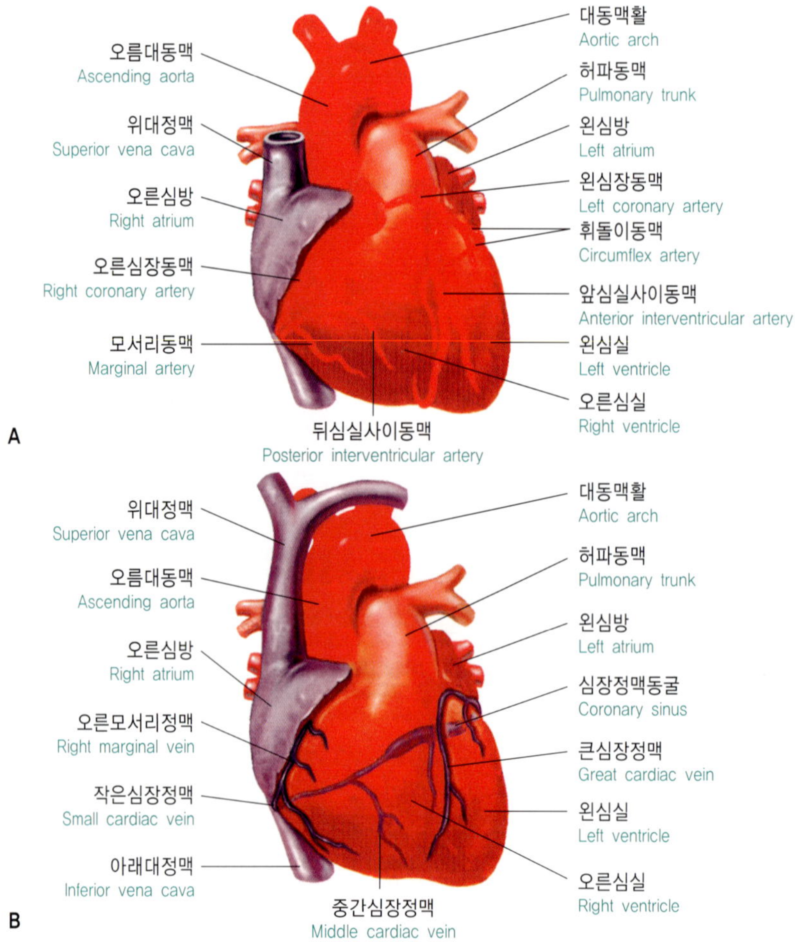

관상동맥의 순환

A, 심장의 동맥분포를 위에서 본 모습. B, 정맥 배출을 앞에서 본 모습

■ 심장의 신경분포

1) **심장에는 자율신경섬유가 분포**
2) 교감신경섬유
   선경절이후섬유들이 교감신경줄기의 아랫목 부분과 위가슴 부분에서 갈라져 나옴
3) 부교감신경섬유
   신경절이전섬유들인 미주신경의 가지들이 갈라져 나옴
4) 대동맥 시작부분에서 심장신경얼기(cardiac plexus) 형성
   (1) 교감신경과 부교감신경섬유가 양쪽 심장동맥을 따라 심장으로 들어감
   (2) 대부분 굴심방결절에 그치며 일부는 방실결절과 방실다발에 분포

■ 심장의 자극 전도계

1) 심방근과 심실근을 결합하는 특수근육섬유의 주행로
2) 변형된 심장근육조직
3) 수축기능, 흥분을 일으키고 전도하는 기능을 수행
4) 굴심방결절(Sinuatrial node, S－A node)
   (1) 길이 1cm, 넓이 3～5mm의 구조물
   (2) **위대정맥이 오른심방으로 들어오는 입구 가까운 오른심방벽에 위치**
   (3) 중추로부터 신경자극을 받지 않고도 스스로 규칙적인 간격으로 흥분을 일으킴
   (4) **흥분에 의하여 심방수축**
   (5) 흥분이 방실결절 → 방실다발 → 푸르키니에 섬유를 따라 모든 심실근육 섬유를 수축시켜 심박동(heart beat)을 유발함
   (6) 심박동 속도를 정함
   (7) **심장 고유의 속도조정자(심박조율기, pace maker)**
   (8) 에피네프린이나 갑상샘 호르몬의 농도에 의해 심장운동 속도가 영향을 받음
5) 방실결절(atroventricular node, A－V node)
   (1) 굴심방결절보다 작음
   (2) 오른심방 심장정맥굴 구멍의 바로 윗부분에 위치
6) 방실다발(atrioventricular bundle)
   (1) 방실결절에서 시작된 굵은 섬유다발
   (2) 길이 1cm, 지름 2mm
   (3) 왼·오른으로 나뉘어 심실사이막의 양쪽에서 다발가지로 내려가서 심장 속막에서 여러 가지들로 갈라져 푸르키니에 섬유를 타고 심장근육 섬유들에 연결함
7) 푸르키니에 섬유(Purkinje fiber) : 심실 수축
8) 방실지연(A－V delay)
   (1) 심방과 심실의 동시 수축을 막기 위해 방실결절에서 전도지연
   (2) 0.2m/sec

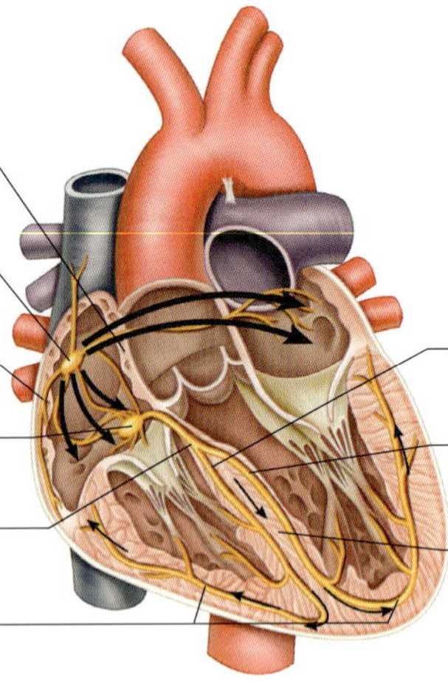

심장벽의 내적 신경경로

▪ 심장의 주기

1) 심방의 수축과 이완, 심실의 수축과 이완으로 구성된 심장박동(heart beat)이 주기적으로 일어나는 것
2) 심방수축 시작에서 다음 심방 수축 시작을 의미 : 0.8sec/cycle
3) 구성
   (1) 심방수축기(0.11sec)
   (2) 심실수축기(0.27sec)
   (3) 심실이완기(0.42sec)

▪ 심박출량과 심박수

1) **심박출량**
   (1) **1회 약 70mL**
   (2) 심장기능의 효율성, 정맥환류에 영향을 받음
   (3) **스타링의 법칙(Starling's law)** : 심실의 충만도에 따라서 심실근의 수축력이 증가
2) **심박수**
   (1) 약 70회/분
   (2) 느린맥(bradycardia) : 심박수가 60회/분 이하
   (3) 빠른맥(tachycardia) : 심박수가 100회/분 이상
3) 심박동의 조절
   (1) 자동능 : 자극전도계
   (2) 신경조절 : 심장중추(숨뇌) ┬ 교감신경
   └ 부교감신경
   (3) 심박동의 증가 : 교감신경, 에피네프린, 노르에피네프린, 운동, 체온상승, 흥분, 갑상샘 호르몬, 들숨
   (4) 심박동의 감소 : 부교감신경, 아세틸콜린, 수면, 호식

■ 심전도

1) 1903년 Einthoven이 발명
2) 심장주기 동안 심장근육 수축에 의해 발생된 활동전압을 체표면에서 검출함
3) 심장의 기능적 상태를 판단하는 데 매우 유용함
4) 박동리듬의 이상(부정맥 등), 심장비대, 심장의 위치이상, 자극전도계의 이상, 심장근육의 장애(협심증, 심근경색), 심방의 이상 등 여러 가지 심장질환을 진단함
5) **심전도의 분석**
   (1) P파 : 심방의 탈분극(심방수축)
   (2) QRS파 : 심실의 탈분극(심실수축)
   (3) T파 : 심실의 재분극(심실회복)

구분	기간(sec)	심장의 생리현상
PR간격	0.18	심방탈분극 및 AV절을 통한 전도
QRS간격	0.08	심실탈분극
QT간격	0.40	심실탈분극+심실재분극
ST간격	0.32	심실재분극

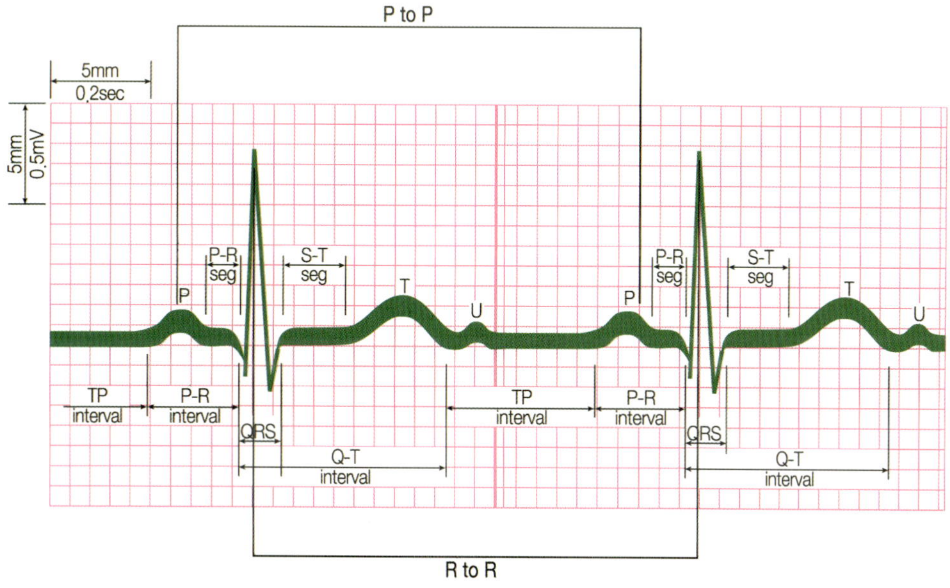

■ 심장반사

1) 숨뇌에 있는 심장신경의 중추가 체내의 각 부분에서 오는 정보에 의해서 신체의 상황을 감지하고 여기에 적응할 수 있도록 심장신경을 통해서 심장을 조절하는 것
2) **종류**
   (1) 베인브리지 반사(Bainbridge reflex)
      ① 심방으로 들어오는 혈액에 의한 반사

② 오른심방벽이 늘어나면 오른심방 내의 혈액을 빨리 동맥 내로 밀어내기 위해 반사적으로 심박수가 증가

(2) 대동맥 신경반사와 목동맥팽대 신경반사

① 대동맥활이나 목동맥팽대의 압력수용기(pressoreceptor) : 혈압을 감지

② 혈압이 상승 → 심박수 감소

(3) 목동맥토리반사

① 목동맥팽대의 화학수용기(chemoreceptor) : 혈액의 화학조성 변화를 감지, 특히 혈액 속의 CO_2 농도에 민감

② 혈액 속의 CO_2 농도 증가 → 심박수 증가

(4) 감각자극에 의한 반사

① 심한 통각자극 → 심박수 증가

② 아쉬너 반사(Aschner's reflex) : 안구를 강하게 압박 → 심박수 감소

(5) 호흡반사

① 들숨 : 심박수 증가

② 날숨 : 심박수 감소

③ 호흡성 부정맥 : 호흡에 의해서 박동리듬이 변하는 것, 심호흡을 할 때일수록 현저

④ 호흡중추 → 심장중추 → 심장신경의 경로로 반사

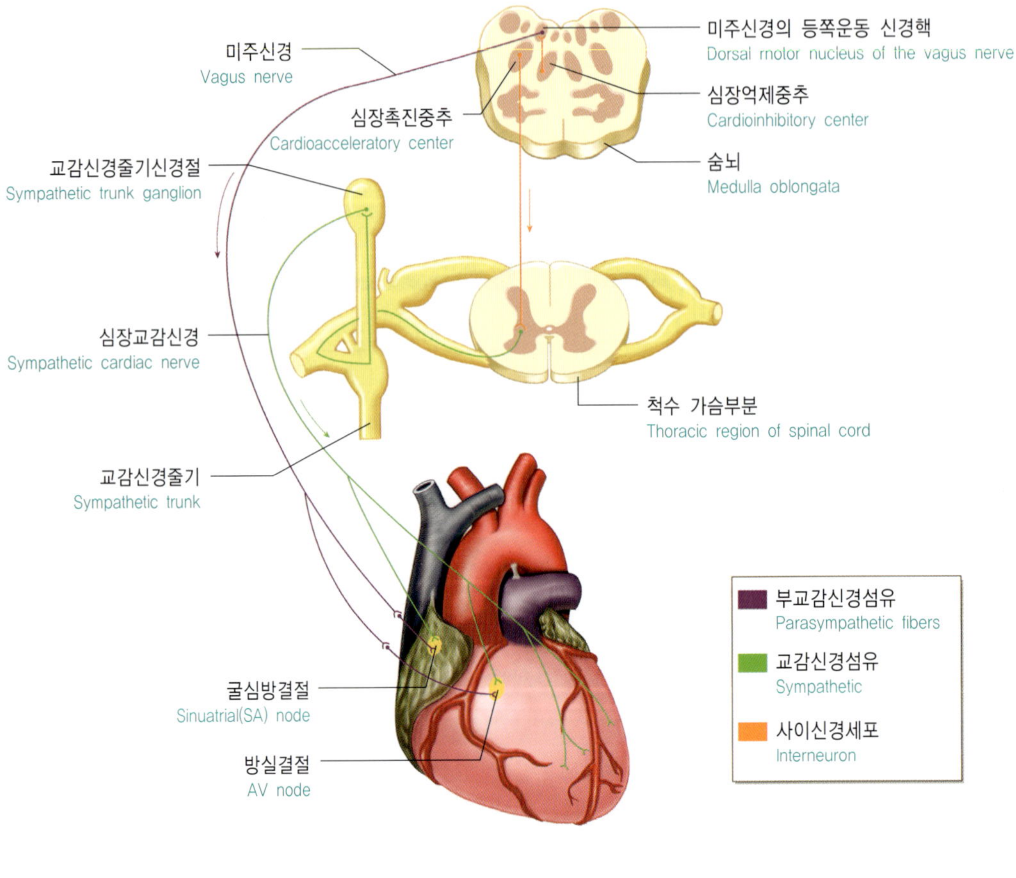

■ 심음

1) 심장 박동 때마다 들리는 소리
2) 심장 판막이 닫히면서 발생
3) 종류

(1) **제1심음**

① 길고 저음

② 방실판이 닫힐 때

③ 심실수축기 시초

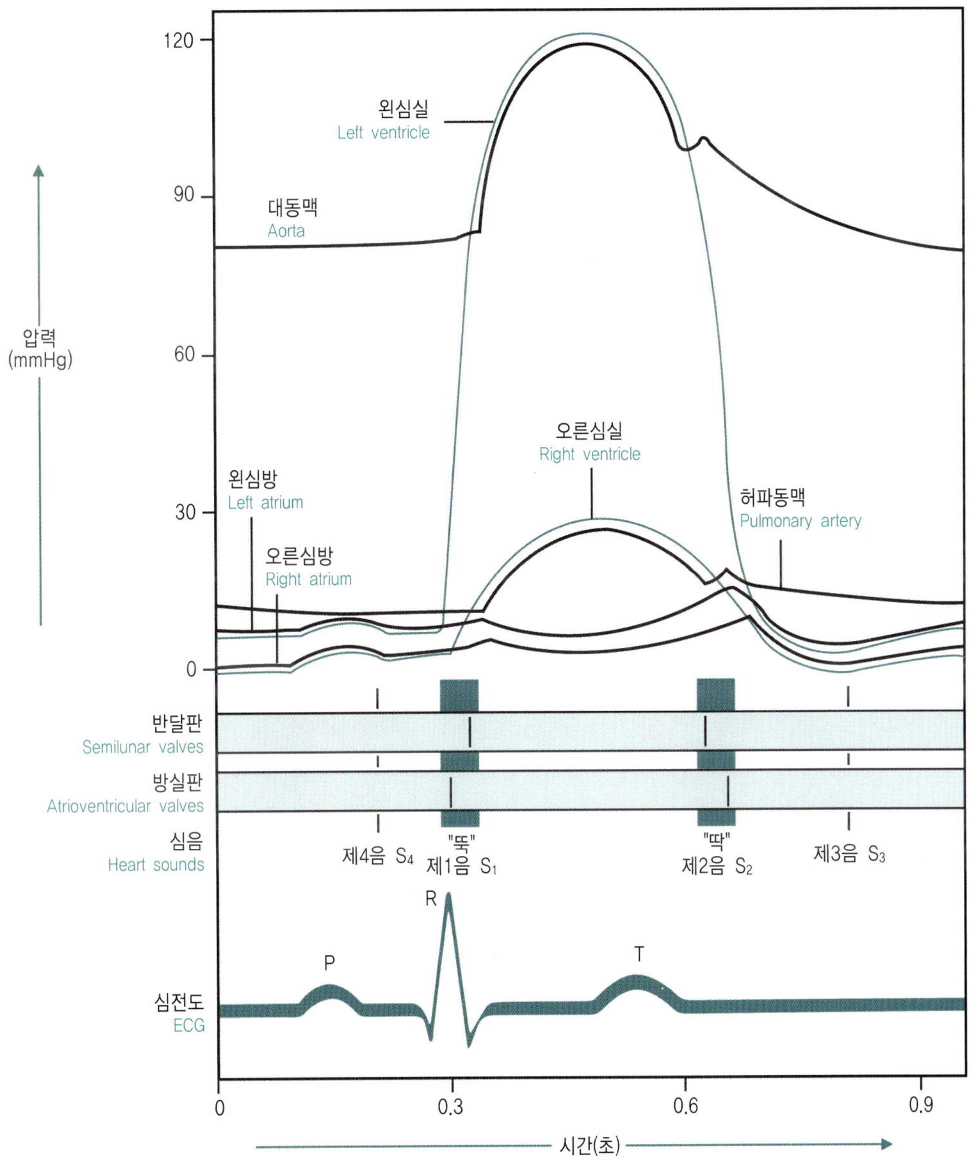

(2) **제2심음**

① 짧고 고음

② 반달판 닫힐 때

③ 심실확장기 시작 직후

(3) 제3심음

① 제2심음 이후 심실확장기 음

② 심실벽 진동

(4) 제4심음

① 심방음

② ECG의 P파 후 뒤따른 음

4) 의의 : 심장 판막의 상태 진단에 아주 중요

5) 심장잡음(heart murmurs)

(1) 정상인에게 들리지 않는 소리가 들리는 것

(2) 류마티스성, 선천성 심질환 등에서 발생

2. 혈관

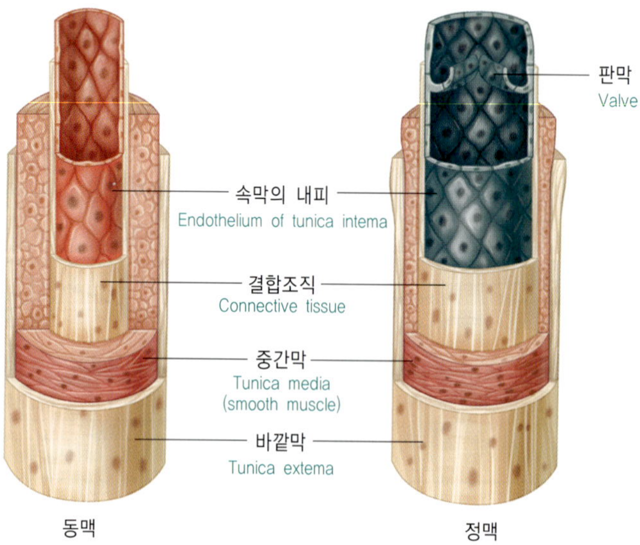

혈관의 구조

해부생리학

■ 동맥

1) 심장에서 말단조직으로 흘러가는 혈액을 운반
2) 크기에 따라 대동맥, 세동맥(지름 0.5mm 이하)으로 구분
3) 구조
   (1) 속막, 중간막, 바깥막의 3층으로 구성
   (2) 속막은 내피와 그 밑에 받치고 있는 얇은 결합조직
   (3) 중간막은 민무늬근육 섬유와 많은 탄력섬유
   (4) 바깥막은 결합조직
   (5) 왼심실의 수축에 의한 높은 압력에 견딜 수 있도록 탄력성이 높고 두꺼운 벽으로 구성
   (6) 탄력성 동맥 : 심장에 가까운 대동맥과 큰 가지들, 많은 탄력섬유
   (7) 근육성 동맥 : 탄력성 동맥에서 갈라진 동맥들, 혈류조절기능, 중막이 주로 민무늬근육 섬유
4) 혈관의 지름에 따라 대동맥과 동맥, 세동맥으로 구분
   (1) 대동맥 : 심장에 연결된 가장 굵은 동맥
   (2) 동맥 : 대동맥에서 갈라져 나온 분지
   (3) 세동맥 : 지름 0.5mm 이하, 민감하고 섬세한 수축과 이완을 통해 국소에 혈류를 조절

■ 모세혈관 (기출)

1) 세동맥이 나누어짐
2) 총지름 : 5~9μm
3) 혈액과 조직 사이에 **물질교환**이 쉽게 이루어지도록 내피세포로만 구성됨
4) 산소와 영양소를 내보내고 이산화탄소 및 노폐물을 끌어들임

■ 정맥

1) 혈액이 단조직에서 심장으로 되돌아가는 통로
2) 대정맥, 정맥, 세정맥으로 구분
3) 구조
   (1) 낮은 압력으로 벽이 얇고 탄력성이 적음
   (2) **정맥판막**이 존재
      ① 지름 2mm 이상의 혈관(특히 다리의 정맥)에 존재
      ② 2개의 반달판막으로 구성
      ③ **혈액의 역류를 방지**

■ 연결

1) 모세혈관 되기 전 부위에서 세동맥, 세정맥 분지가 연결
2) 곁순환 : 굵은 혈관의 장애 시에 가지 간의 상호 연결을 이룸
3) 동정맥 연결 : 단축순환, 손·발가락 끝, 코 끝
4) 종동맥 : 작은 동맥이 독립적 분포, 뇌, 심장근육, 허파, 간 등

EXPLANATION

혈액의 순환

대순환	온몸순환, 신체 전체 : 왼심실 → 동맥 → 모세혈관 → 정맥 → 오른심방	
소순환	허파순환, 기체교환, 온몸순환의 10% 오른심실 → 왼·오른허파동맥 → 허파모세혈관 → 왼·오른허파정맥 → 왼심방	
국소순환	맥순환	간문맥, 시상하부－뇌하수체문맥계
	관상순환	심장 자체의 영양순환, 심장 확장기에 혈류 증가
	뇌순환	속목동맥(90%), 척추동맥(10%) 대뇌동맥류 → 경질막정맥동굴
	피부순환	동, 정맥연결(열발산 유용)
	태아순환	탯줄호흡으로 물질순환, 모든 물질 교환은 태반에서 이루어짐 허파순환은 없음, **배꼽정맥만이 유일한 동맥혈**이고 나머지는 혼합혈의 순환 배꼽동맥 : 2개로 태아의 노폐물을 운반하는 정맥혈이 흐르는 혈관
	상반신 : 배꼽정맥 → 아래대정맥 → 오른심방 → 타원구멍 → 왼심방 → 왼심실 → 오름대동맥 → 대동맥활 → 머리, 목, 팔 하반신 : 배꼽정맥 → 아래대정맥 → 오른심방 → 오른심실 → 허파동맥 → (간) → 동맥관 → 내림대동맥 → 다리	

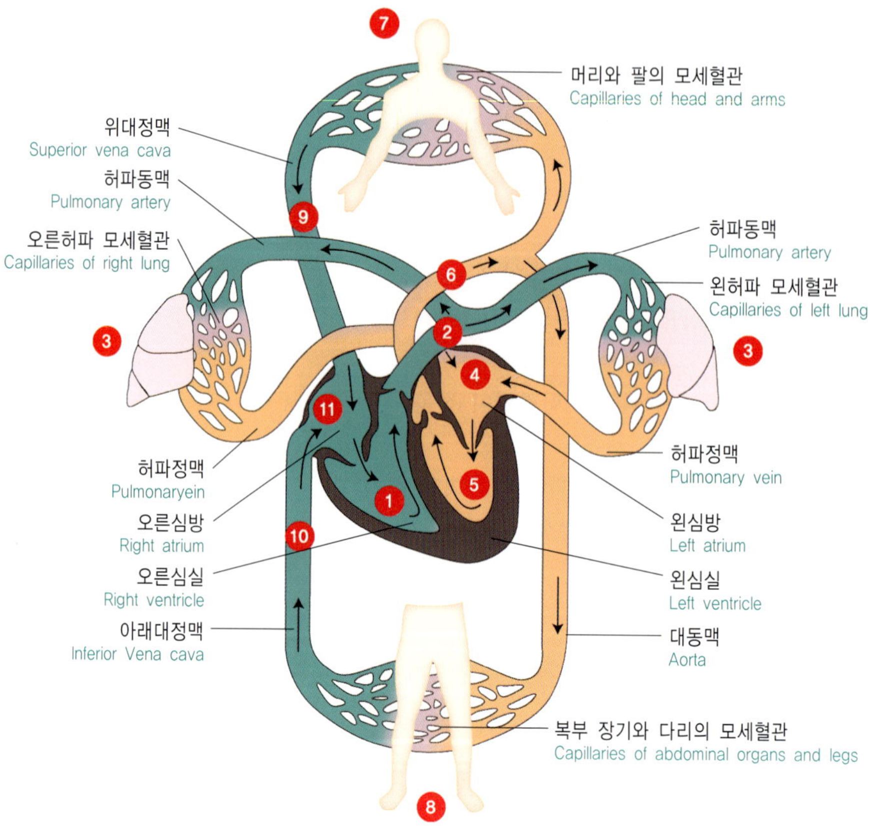

인체의 순환

1. 허파순환, 소순환(pulmonary circulation or Lesser circulation)

1) 전신에서 오른심방으로 돌아온 정맥혈을 허파로 보내 산소가 풍부한 동맥혈로 바꾼 다음 왼심방으로 보내는 경로
2) 허파동맥 : 비교적 가늘고 길
3) 허파정맥 : 굵고 짧으며 허파를 나오면 곧바로 왼심방으로 주입

2. 온몸순환, 전신순환, 대순환(systemic circulation or Greater circulation)

1) 왼심방으로 돌아온 동맥혈을 전신에 보내어 전신의 세포에 산소와 영양을 공급하고, 다시 이산화탄소와 노폐물을 모아 오른심방으로 돌아오는 경로
2) **왼심실 → 동맥 → 모세혈관 → 정맥 → 오른심방**

3. 국소순환

1) **문맥순환**
   (1) **2회의 모세혈관을 거치는 순환**
   (2) 간문맥, 시상하부－뇌하수체 문맥계
   (3) 위창자관에서 흡수한 영양소, 독소 등의 모든 물질과 적혈구 파괴 후 생성된 철분과 색소 등을 간세포가 흡수하도록 함
2) 심장순환 : 심장자체의 영양순환
3) 뇌순환 : 속목동맥과 척추동맥, 대뇌동맥고리 형성
4) 피부순환 : 동·정맥 문압으로 열발산 유용
5) **태아의 순환**
   (1) 탯줄호흡으로 물질순환
   (2) 동·정맥을 흐르는 혈액이 성인에서와는 상반됨
   (3) 상반신
   배꼽정맥 → 아래대정맥 → 오른심방 → 타원구멍 → 왼심방 → 왼심실 → 오름대동맥 → 대동맥활 → 머리목부분, 팔
   (4) 하반신
   배꼽정맥 → 아래대정맥 → 오른심방 → 오른심실 → 허파동맥 → (간) → 동맥관 → 내림대동맥 → 다리

태아의 혈액 통로 및 출생 후 변화

태생기		성인
배꼽정맥	→	간원인대
배꼽동맥	→	안쪽배꼽동맥인대
정맥관	→	인대정맥관
동맥관	→	동맥관인대
타원구멍	→	타원오목

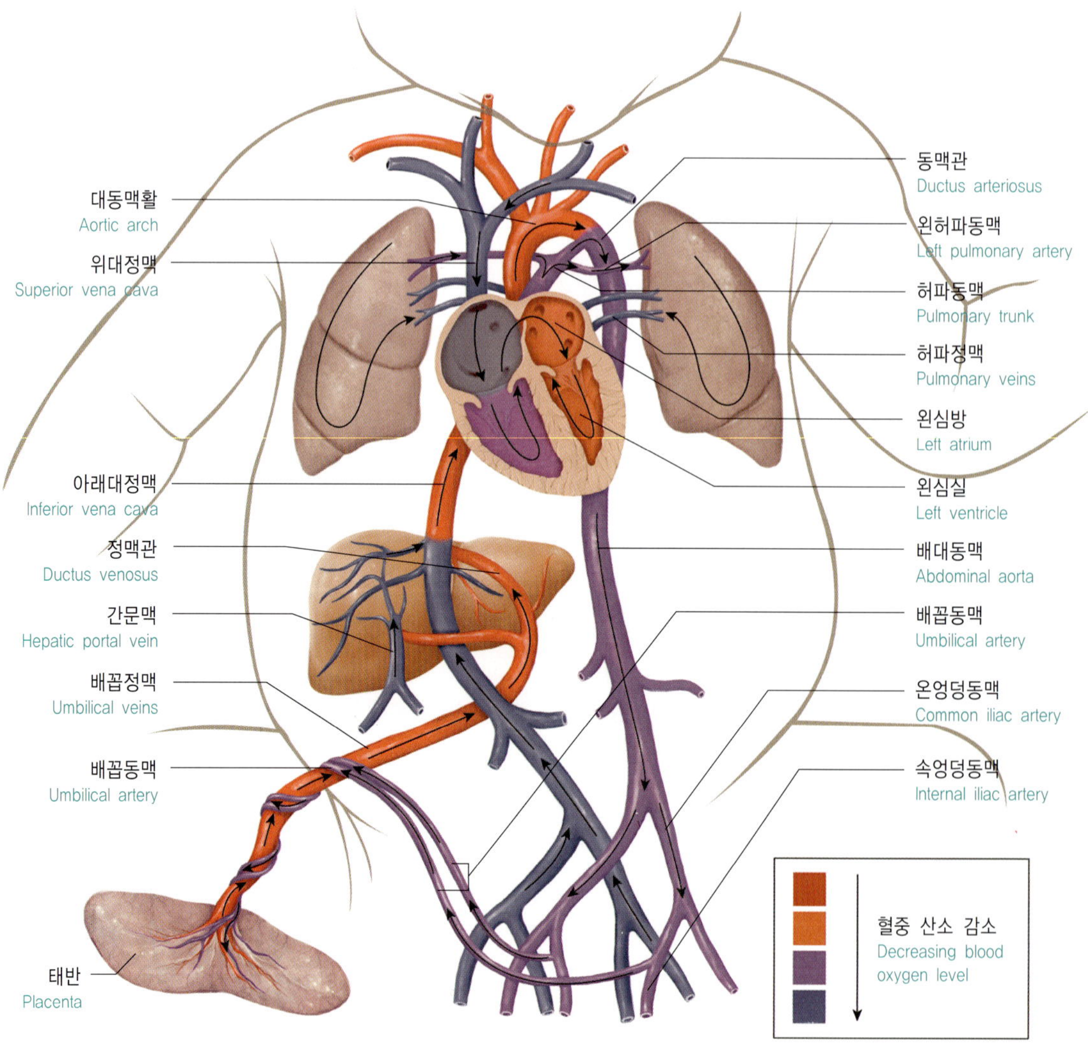

태아의 혈액순환

4. 인체의 동맥

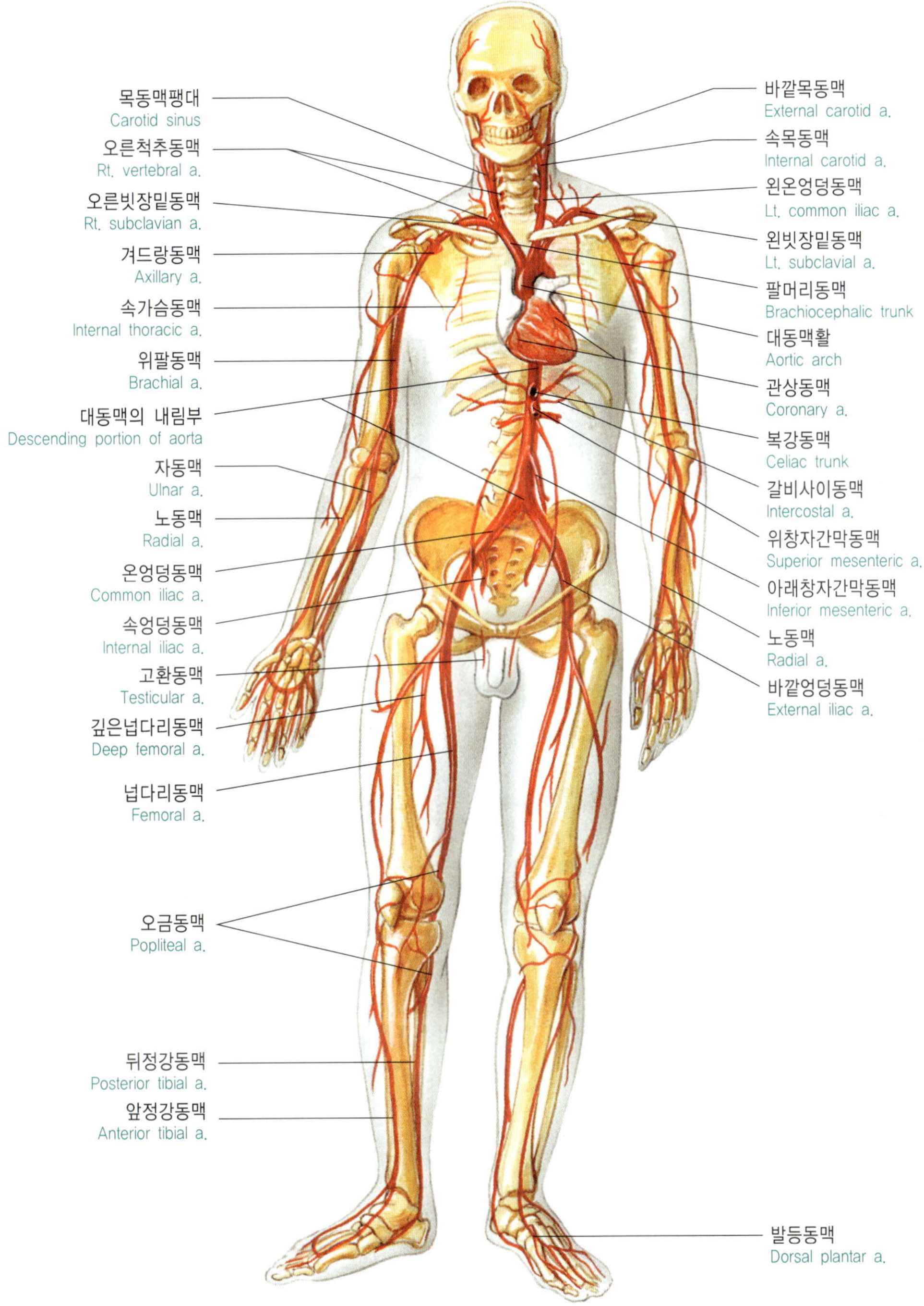
목동맥팽대
Carotid sinus
오른척추동맥
Rt. vertebral a.
오른빗장밑동맥
Rt. subclavian a.
겨드랑동맥
Axillary a.
속가슴동맥
Internal thoracic a.
위팔동맥
Brachial a.
대동맥의 내림부
Descending portion of aorta
자동맥
Ulnar a.
노동맥
Radial a.
온엉덩동맥
Common iliac a.
속엉덩동맥
Internal iliac a.
고환동맥
Testicular a.
깊은넙다리동맥
Deep femoral a.
넙다리동맥
Femoral a.
오금동맥
Popliteal a.
뒤정강동맥
Posterior tibial a.
앞정강동맥
Anterior tibial a.
바깥목동맥
External carotid a.
속목동맥
Internal carotid a.
왼온엉덩동맥
Lt. common iliac a.
왼빗장밑동맥
Lt. subclavial a.
팔머리동맥
Brachiocephalic trunk
대동맥활
Aortic arch
관상동맥
Coronary a.
복강동맥
Celiac trunk
갈비사이동맥
Intercostal a.
위창자간막동맥
Superior mesenteric a.
아래창자간막동맥
Inferior mesenteric a.
노동맥
Radial a.
바깥엉덩동맥
External iliac a.
발등동맥
Dorsal plantar a.

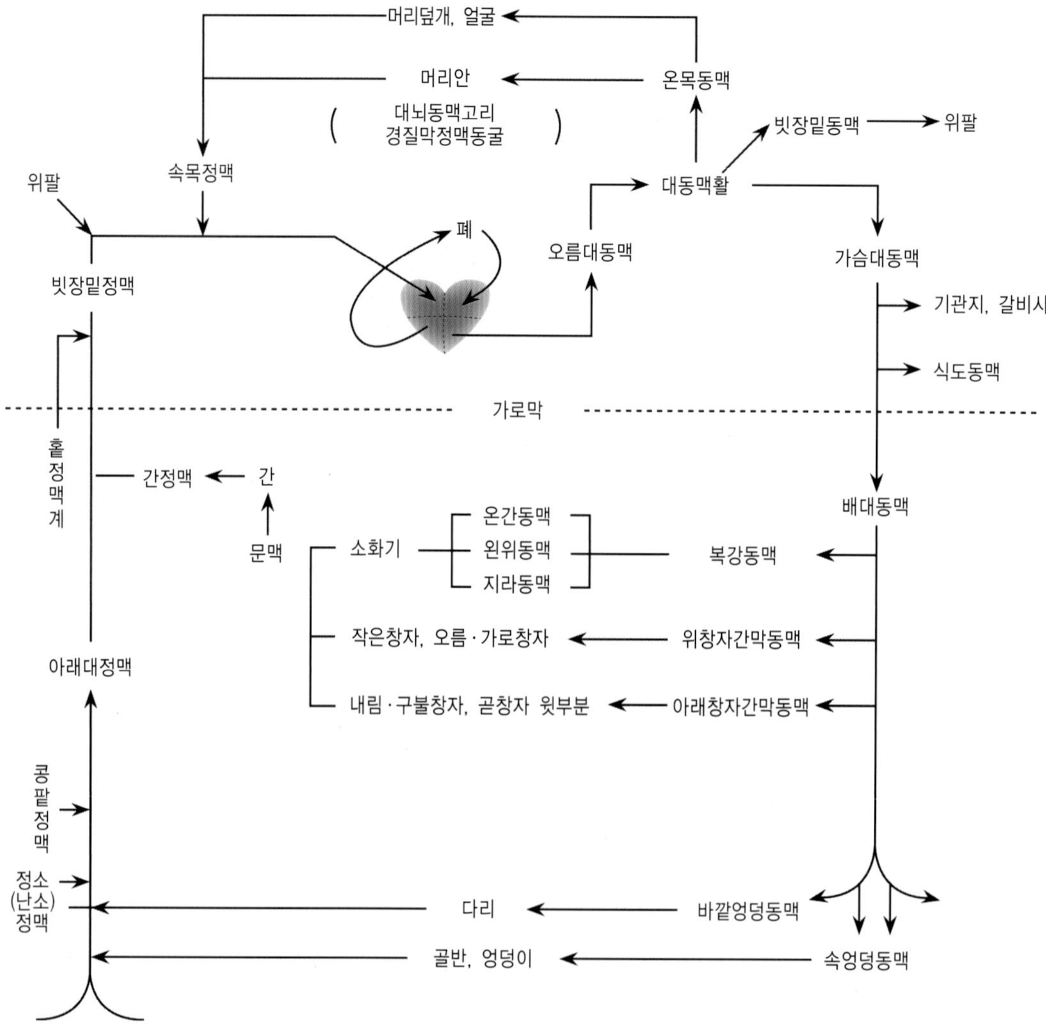

■ **왼심실에 연결된 대동맥(aorta)에서 시작**

■ **오름대동맥**

왼심실에서 시작, 왼·오른 관상대동맥 분지

■ **대동맥활**

3개 분지(**팔머리동맥, 왼온목동맥, 왼빗장밑동맥**)

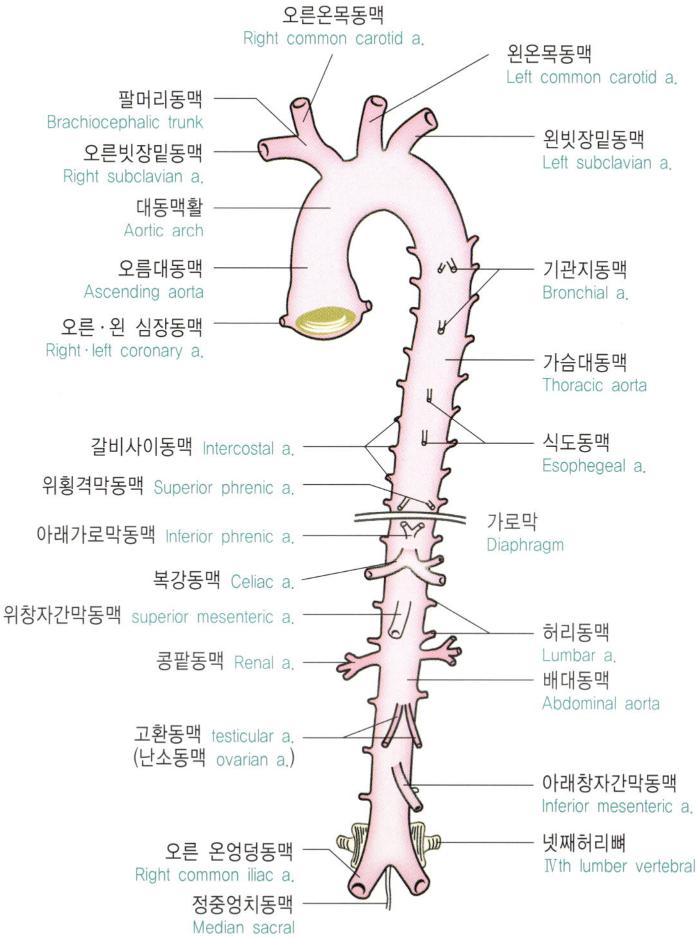

대동맥활 주요 동맥 경로

■ 몸통의 동맥 (기출)

1) **가슴대동맥**

(1) 가슴부위의 내장과 가슴벽의 근육 및 피부에 가지를 보냄

(2) 내장쪽 가지

① 내장에 들어가는 가지

② 기관지동맥, 식도동맥

(3) 벽쪽 가지

갈비사이동맥, 갈비아래동맥, 위가로막동맥

2) **배대동맥**

(1) 소화기계통, 비뇨기계통의 장기에 혈액공급

(2) 내장쪽 가지

① 복강동맥

- 왼위동맥 : 위

- 지라동맥 : 지라, 위
- 온간동맥 : 간, 쓸개, 위, 샘창자

② 위창자간막동맥 : 작은창자, 몸쪽부분 절반의 큰창자(오름잘록창자, 가로주름창자), 이자의 머리 부위

③ 아래가로막동맥 : 내림잘록창자, 구불주름창자, 곧창자 윗부분

④ 부신동맥 : 부신

⑤ 콩팥동맥 : 콩팥

⑥ 고환 또는 난소동맥 : 고환, 난소

벽쪽 가지

⑦ 아래가로막동맥 : 가로막의 아래 부분, 가지 – 위부신동맥

⑧ 허리동맥 : 허리근육, 척수 및 척수막

❋ 위는 복강동맥의 3개 가지 모두에서 혈액을 받고 있음

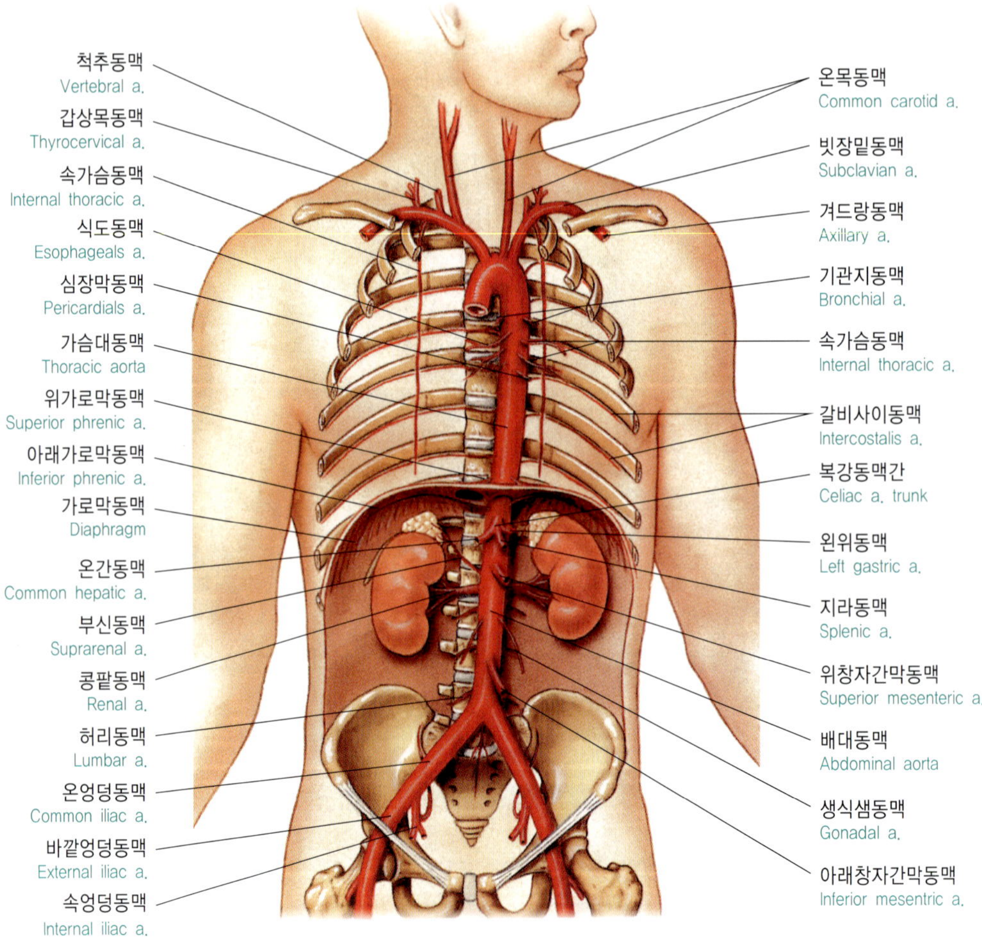

몸통의 동맥

■ 머리목부분의 동맥

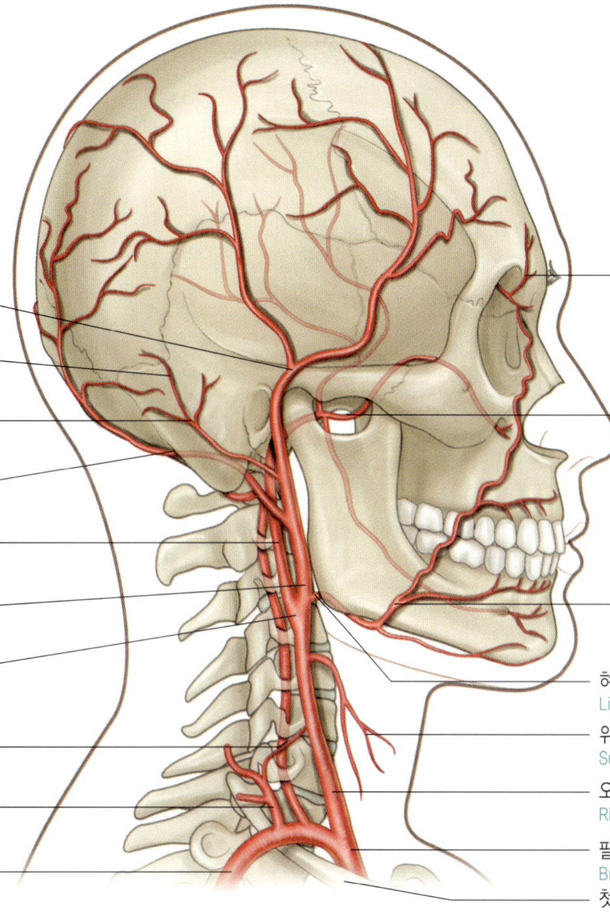

머리와 목의 동맥

1) **온목동맥**

- 왼온목동맥 : 대동맥활에서 직접분지
- 오른온목동맥 : 팔머리동맥에서 분지
- 목에서 둘로 갈라짐

(1) 바깥목동맥

① 위갑상샘동맥 : 갑상샘으로 가는 가지

② 혀동맥 : 혀로 가는 가지

③ 얼굴동맥 : 얼굴의 표면층으로 가는 가지

④ 위턱동맥 : 얼굴의 깊은층, 치아, 뇌경질막으로 가는 가지

⑤ 오름인두동맥, 뒤통수동맥, 뒤귓바퀴동맥, 얕은관자동맥 등

(2) 속목동맥

① 관자뼈의 목동맥관을 지나 머릿속으로 들어감

② 눈동맥 : 나비뼈의 시각신경관을 나와 안구로 감

③ 앞대뇌동맥 : 대뇌의 이마엽과 마루엽의 안쪽

④ 중간대뇌동맥 : 대뇌의 이마엽과 마루엽의 바깥쪽, 그리고 관자엽의 앞 1/3

⑤ 앞·뒤교통동맥

2) **척추동맥**

(1) 빗장밑동맥에서 분지되어 척추뼈의 가로구멍을 지나 큰구멍을 통하여 머릿속으로 들어감

(2) 대뇌뒤부분, 척수, 뇌줄기, 소뇌 등 영양

(3) 뇌바닥동맥, 앞·뒤 척수동맥, 앞·뒤아래소뇌동맥, 미로동맥, 위소뇌동맥, 뒤대뇌동맥, 척수가지 등으로 분지

3) **대뇌동맥고리(Wilis's circle)**

(1) 뇌의 혈액순환을 일정하고 고르게 조절, 동맥 연결 고리

(2) 뇌 혈행장애를 막기 위한 보호 기능의 일정

(3) 속목동맥계통 : 앞·중간대뇌동맥, 앞·뒤교통동맥

(4) 척추동맥계 : 뒤대뇌동맥

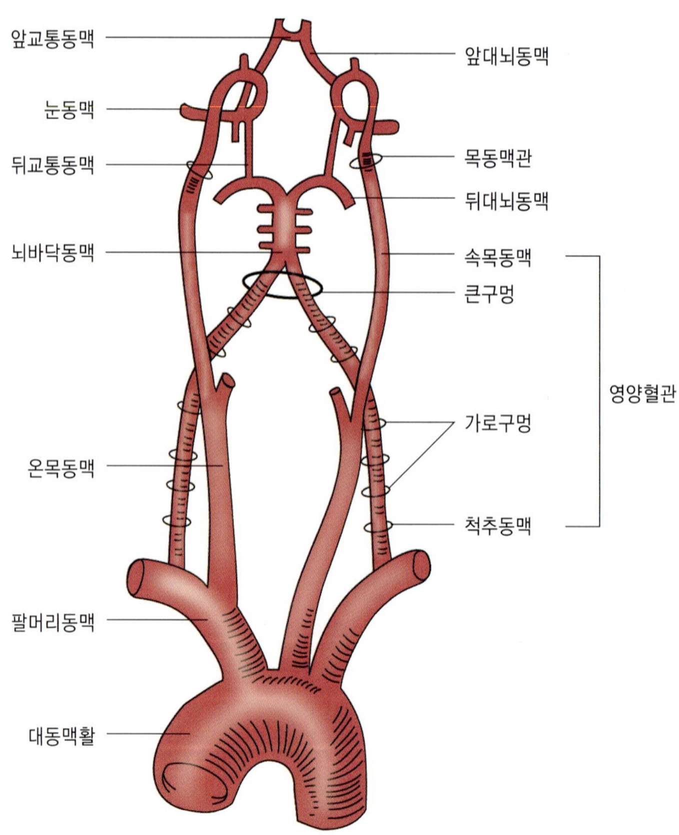

뇌의 혈액 공급 경로

■ 팔의 동맥

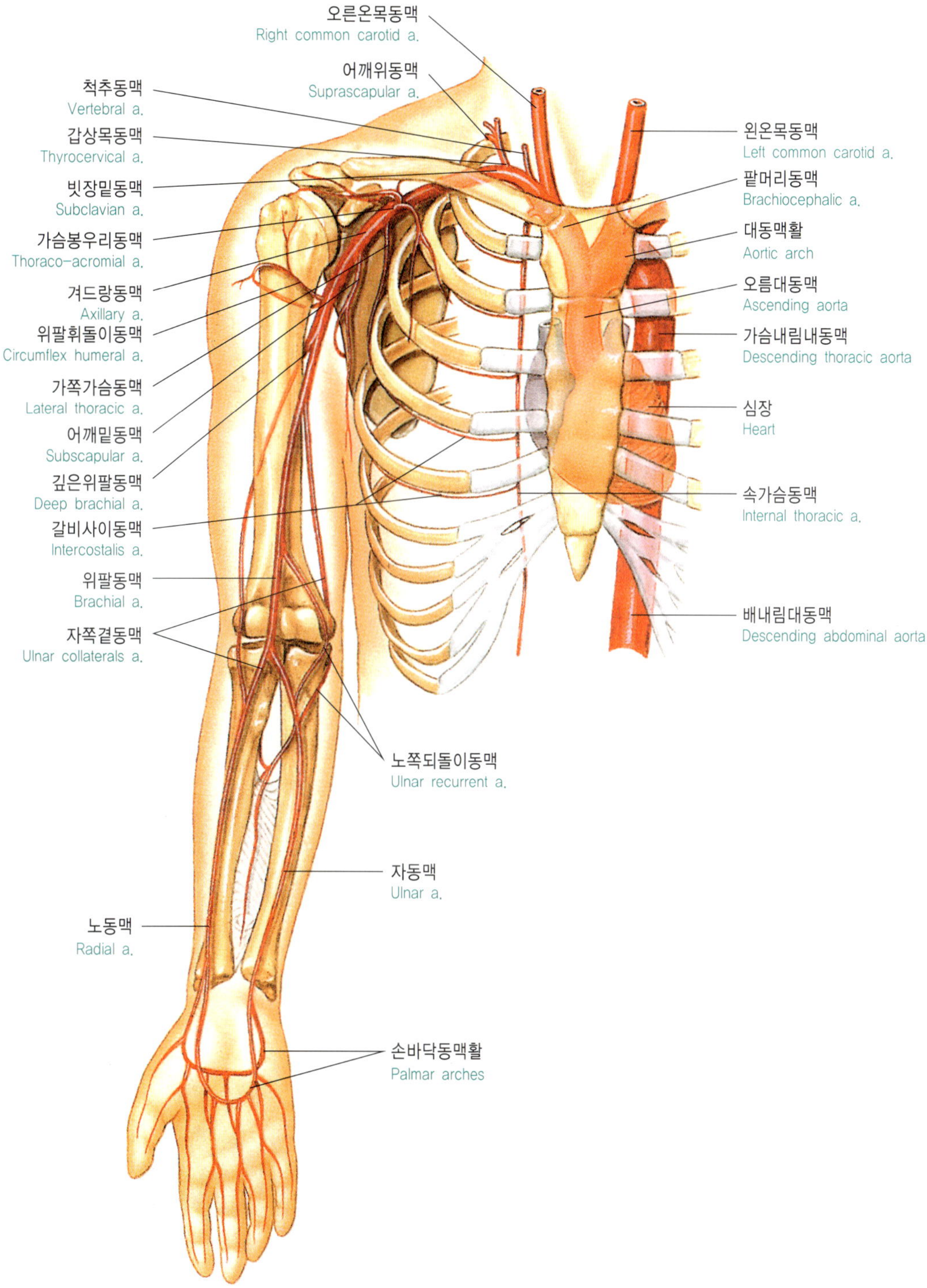

오른온목동맥
Right common carotid a.
어깨위동맥
Suprascapular a.
척추동맥
Vertebral a.
갑상목동맥
Thyrocervical a.
빗장밑동맥
Subclavian a.
가슴봉우리동맥
Thoraco-acromial a.
겨드랑동맥
Axillary a.
위팔휘돌이동맥
Circumflex humeral a.
가쪽가슴동맥
Lateral thoracic a.
어깨밑동맥
Subscapular a.
깊은위팔동맥
Deep brachial a.
갈비사이동맥
Intercostalis a.
위팔동맥
Brachial a.
자쪽곁동맥
Ulnar collaterals a.
왼온목동맥
Left common carotid a.
팔머리동맥
Brachiocephalic a.
대동맥활
Aortic arch
오름대동맥
Ascending aorta
가슴내림대동맥
Descending thoracic aorta
심장
Heart
속가슴동맥
Internal thoracic a.
배내림대동맥
Descending abdominal aorta
노쪽되돌이동맥
Ulnar recurrent a.
자동맥
Ulnar a.
노동맥
Radial a.
손바닥동맥활
Palmar arches

팔의 동맥

1) **빗장밑동맥**

(1) 오른빗장밑동맥 : 팔머리동맥에서 분지

(2) 왼빗장밑동맥 : 대동맥활에서 직접 분지

2) **겨드랑동맥**

(1) 빗장밑동맥의 연속

(2) 빗장뼈아래쪽에서 큰가슴근의 바깥모서리까지

(3) 어깨와 얕은 가슴부위로 들어감

(4) 가슴봉우리동맥, 어깨밑동맥, 가쪽가슴동맥 등

3) **위팔동맥**

(1) 겨드랑동맥의 연속

(2) 깊은위팔동맥(위팔의 뒷면), 노동맥, 자동맥으로 분지

(3) 혈압측정 동맥

4) 노동맥

노뼈를 따라 내려감. 자동맥보다 가늘고 뚜렷, 맥박 촉지 부위

5) 자동맥

자뼈를 따라 내려감. 온뼈사이동맥이 이는곳, 아래팔의 대부분에 혈액공급

6) 장동맥궁

(1) 자동맥과 노동맥이 손바닥에서 연결

(2) 얕은손바닥동맥활, 깊은손바닥동맥활

■ 다리의 동맥

1) **온엉덩동맥**

(1) 배대동맥이 넷째 허리뼈의 높이에서 왼·오른 온엉덩동맥으로 갈라짐

(2) 엉치엉덩관절 부근에서 속엉덩동맥과 바깥엉덩동맥으로 나누어짐

2) **속엉덩동맥**

(1) 내장쪽 가지

① 배꼽동맥 : 방광으로 들어감, 태아기에 중요함, 출생 후 퇴화, 위방광동맥으로 됨

② 아래방광동맥 : 방광으로 들어감

③ 자궁동맥 : 자궁으로 들어감. 남성은 정관동맥이 됨

④ 중간곧창자동맥 : 중간부 곧창자로 들어감

⑤ 내음부동맥 : 항문, 샅, 음경 또는 음핵, 곧창자아래부분 등에 분포함

(2) 벽쪽 가지

① 엉덩허리동맥 : 엉덩허리근

② 가쪽엉치동맥 : 엉치신경얼기 앞면을 하행하여 앞엉치뼈구멍에서 엉치뼈관으로 가지를 냄

③ 위볼기동맥 : 중간볼기근, 작은볼기근

④ 아래볼기동맥 : 큰볼기근

⑤ 폐쇄구멍동맥 : 폐쇄구멍을 지나 큰모음근에 분포

3) **바깥엉덩동맥**

(1) 샅고랑인대를 지나 넙다리동맥이 되어 넙다리의 앞쪽으로 나옴

(2) 넙다리동맥 : 바깥엉덩동맥의 연장, 앞쪽에서 뒤쪽으로 넙다리를 관통

(3) 오금동맥 : 넙다리동맥의 연장, 다리오금부분, 종아리에서 앞정강동맥, 뒤정강동맥으로 나뉨

(4) 앞정강동맥 : 종아리의 두 뼈사이로 앞쪽으로 나가서 근육들에 가지를 주고 발등동맥이 됨

(5) 뒤정강동맥 : 종아리동맥을 분지, 안쪽 및 가쪽 발바닥동맥으로 나뉨

(6) 종아리동맥 : 종아리 가쪽 근육들에 분포

(7) 발바닥동맥 : 가쪽 및 안쪽, 발바닥에 분포

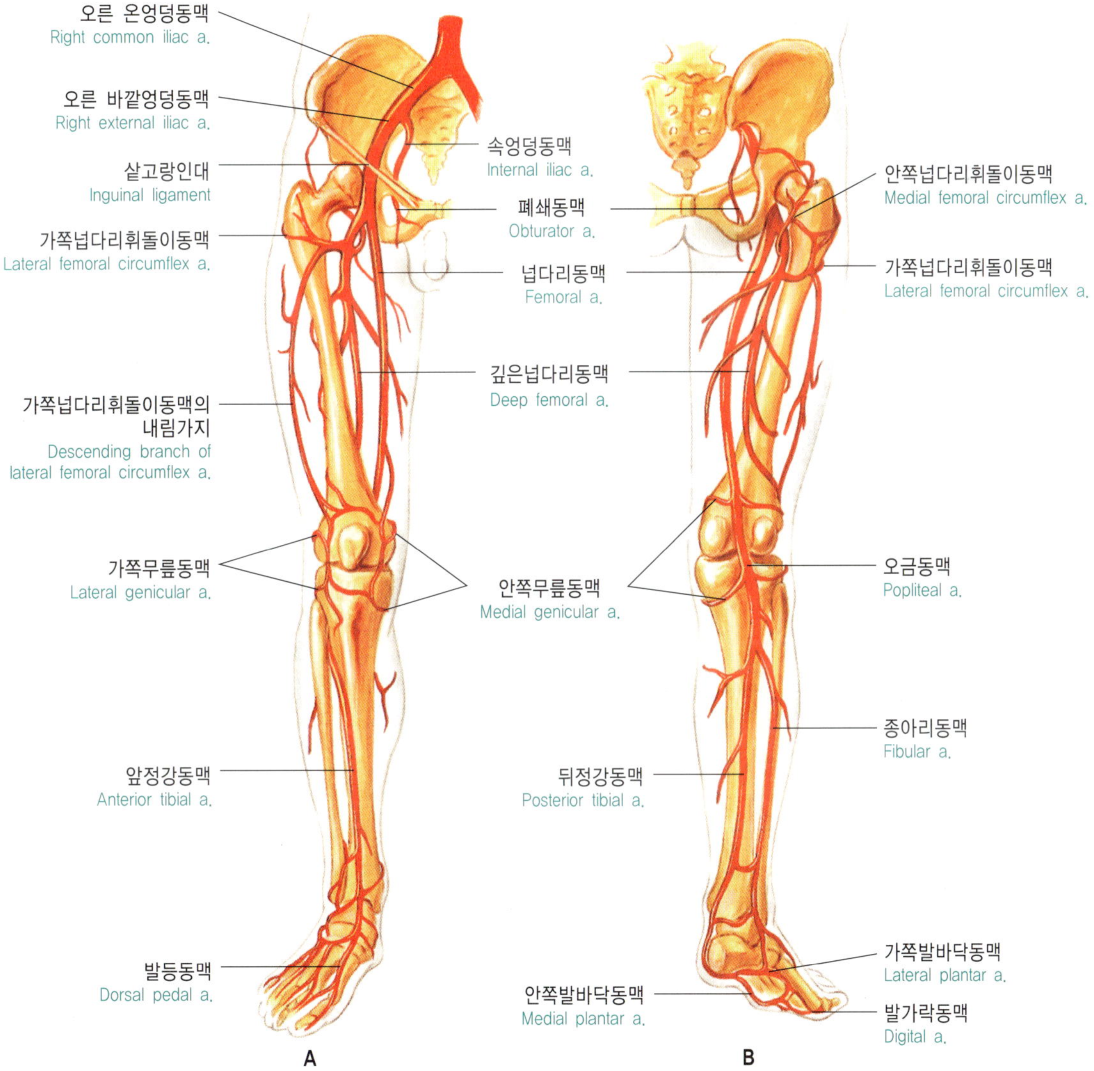

오른다리의 동맥

A, 앞면의 모습. **B**, 뒤면의 모습

동맥의 가지 및 분포

오름대동맥 (ascendingaorta)	• 왼, 오른심장동맥(right and left coronary artery)
대동맥활 (aortic arch)	• 팔머리동맥간 – 오른온목동맥(Rt. common carotid artery) – 오른빗장밑동맥(Rt. subclavian artery) • 왼온목동맥(Lt. common carotid artery) • 왼빗장밑동맥(Lt. subclavian artery)
빗장밑동맥	• 척추동맥(vertebral artery) : 뇌, 척수 • 갑상목동맥간(thyrocervical trunk) : 갑상샘, 어깨 부위 • 속가슴동맥(internal thoracic artery) : 가슴벽, 젖샘 • 목갈비동맥간(costcocervical trunk) : 가슴벽(T1과 T2 사이 동맥), 목 → 겨드랑동맥(axillary artery) → 위팔동맥(brachial artery) – 노동맥(radial artery) → 깊은손바닥동맥활 – 자동맥(ulnar artery) → 얕은손바닥동맥활
온목동맥	→ 속목동맥(internal carotid artery) –눈동맥(ophthalmin artery) : 안구, 안구근육, 얼굴 → 바깥목동맥(external carotid artery) –① 갑상(thyroid)동맥 ② 혀(lingual)동맥 ③ 오름인두(ascending pharyngeal)동맥 ④ 뒤통수(occipital)동맥 ⑤ 얼굴(facial)동맥 ⑥ 뒤귓바퀴(posterior auricular)동맥 → ⑦ 아래턱(maxillary)동맥 – 중간뇌막동맥(middle meningeal artery) → ⑧ 얕은관자동맥(superficial temporal artery) – 가로얼굴동맥
가슴대동맥	• 내장쪽 가지(visceral branches)=심낭동맥, 기관지동맥, 식도동맥, 가슴세로칸동맥 등 • 벽쪽 가지(parietal branches)=갈비사이동맥(intercostal artery) : 젖샘, 가슴우리, 가로막
배대동맥	• 복강동맥(celiac artery) – 왼위동맥(left gastric artery) : 위(stomach) • 온간동맥(common hepatic artery) : 간, 쓸개, 위, 샘창자 • 지라동맥(splenic artery) : 지라 • 부신동맥(suprarenal artery, 한 쌍) : 부신 • 위창자간막동맥(superior mesenteric artery) : 작은창자, 큰창자(오름 및 가로주름 잘록창자) 및 이자 일부 • 콩팥동맥(renal artery, 한 쌍) : 콩팥 • 고환동맥 또는 난소동맥(testicular artery or ovarian artery, 한 쌍) : 고환, 난소 • 아래창자간막동맥(inferior mesenteric artery) : 큰창자(내림잘록창자, 구불주름창자, 곧창자의 윗부분) • 벽쪽 가지(parietal branches)=허리동맥(lumbar artery, 다섯 쌍) : 허리근육, 척수 및 척수막, 가로막 → 온엉덩동맥(common iliac artery) – 속엉덩동맥(internal iliac artery) : 골반벽 및 골반 안의 각종 장기 → 바깥엉덩동맥(external iliac artery) → 넙다리동맥(femoral artery) → 오금동맥(popliteal artery) (오금동맥) – 앞정강동맥(anterior tibial artery) → 발등동맥(dorsalis pedis artery) • 뒤정강동맥(posterior tibial artery) – 종아리동맥(peroneal artery) → 발바닥동맥활(plantar artery arch)

– : 가지(branch); → : 연속(continuation)

5. 인체의 정맥

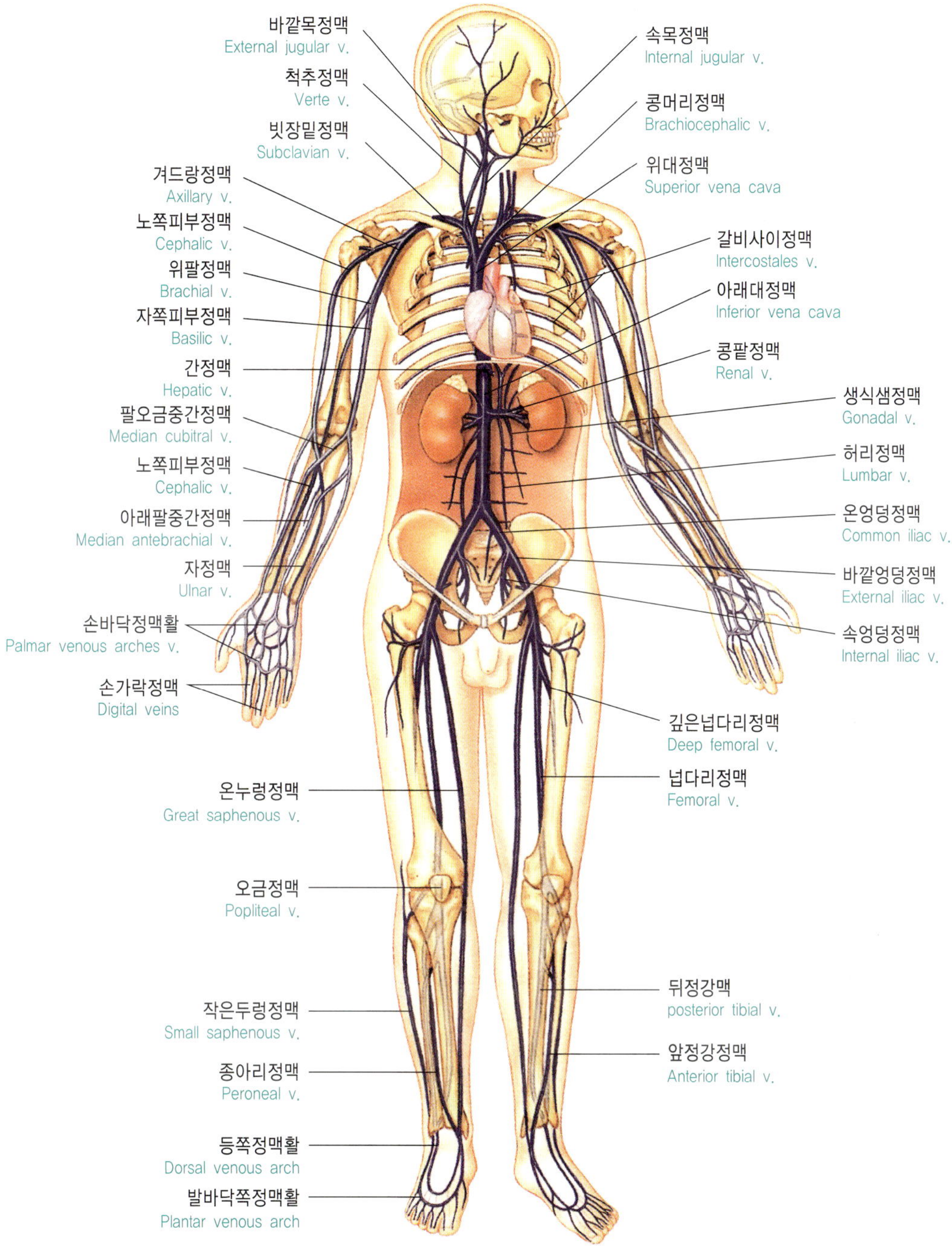

온몸순환 정맥 모식도(overview of systemic venous system)

■ 깊은정맥(deep vein)

1) 깊은 곳에 있는 정맥
2) 동맥에 동반한 주요 정맥, 동맥명과 동일

■ 위대정맥과 아래대정맥

1) 위대정맥(superior vena cava)
   (1) 팔, 머리목부분, 홑정맥계로부터 혈액을 받아 오른심방으로 연결
   (2) 온목동맥 → (머리뼈) → 속목정맥 → 왼·오른팔머리정맥 → 위대정맥
   빗장밑정맥 ─┘
2) 아래대정맥(Inferior vena cava)
   (1) 인체 최대의 정맥
   (2) 다리, 비뇨생식기계, 문맥계로부터 혈액을 받아 오른심방으로 연결
   (3) 왼·오른 온엉덩정맥 → 아래대정맥
   ↑
   간정맥, 콩팥정맥, 정·난소정맥

■ 머리목부분의 정맥

1) **경질막정맥동굴(dural venous sinuses)**
   (1) 머리뼈공간 속 혈액의 곁순환로
   (2) 뇌의 혈액 → 정맥동굴 → 구불정맥동굴 → 머리뼈바닥 목정맥구멍 → 머리뼈공간 → 속목정맥
   (3) 해면정맥동굴 → 곧은정맥굴 → 구불정맥동굴 → 가로정맥동굴 → 위·아래시상정맥동굴
   (4) 주요 경질막정맥동굴
   ① 위시상정맥동굴(기출) : 대뇌낫의 위모서리를 따라 앞에서 뒤로 주행
   ② 아래시상정맥동굴 : 대뇌낫의 아래모서리를 따라 앞에서 뒤로 주행
   ③ 해면정맥동굴 : 나비뼈몸통의 양쪽에 위치
   ④ 곧은정맥굴 : 아래시상정맥동굴을 합류
   ⑤ 정맥동굴합류 : 곧은정맥굴과 위시상정맥동굴이 합류
   ⑥ 구불정맥동굴 : 횡정맥동에 이어지고 속목정맥으로 주입
   ⑦ 위·아래바위정맥동굴 : 해면정맥동굴과 구불정맥동굴을 연결
2) 온목정맥이 없고 속목정맥과 바깥목정맥이 각각 빗장밑정맥으로 들어감

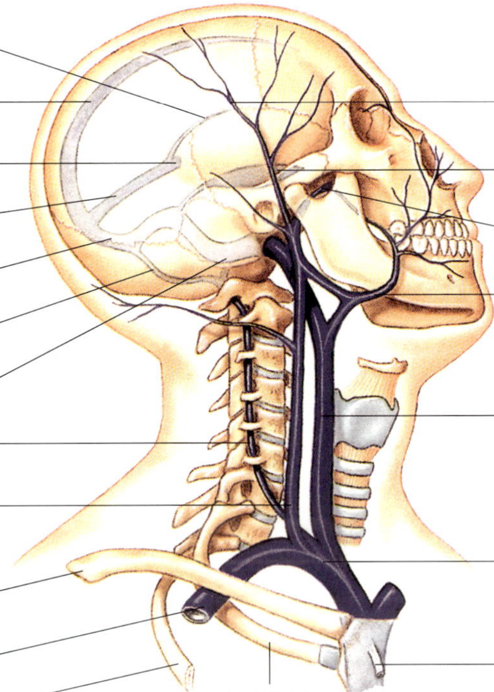

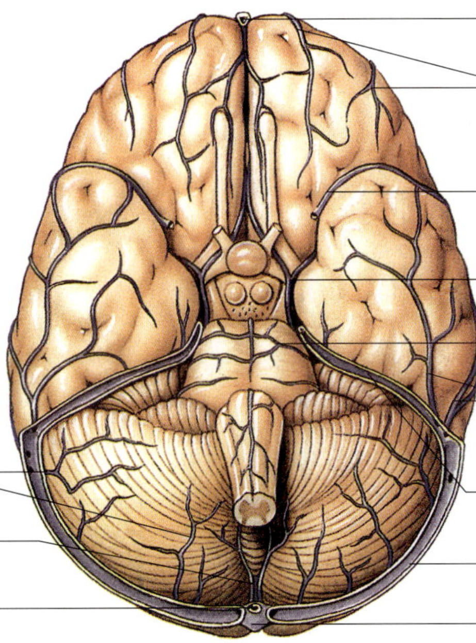

머리 및 목의 주요 정맥(Major veins of head and neck)

▪ 팔의 정맥

1) **깊은정맥**

(1) 같은 이름의 동맥을 따라 주행

(2) 동반정맥으로 대체로 동맥의 양쪽에 하나씩 위치

(3) 주행경로

얕은·깊은손바닥동맥활 → 자·노정맥 → 위팔정맥 → 겨드랑정맥 → 빗장밑정맥 → 팔머리정맥
속목정맥 ┘

2) **얕은정맥**

(1) 노쪽피부정맥

손등에서 생겨나서 아래팔의 노뼈쪽을 주행하여 위팔뼈를 따라 위에서 겨드랑정맥으로 주입

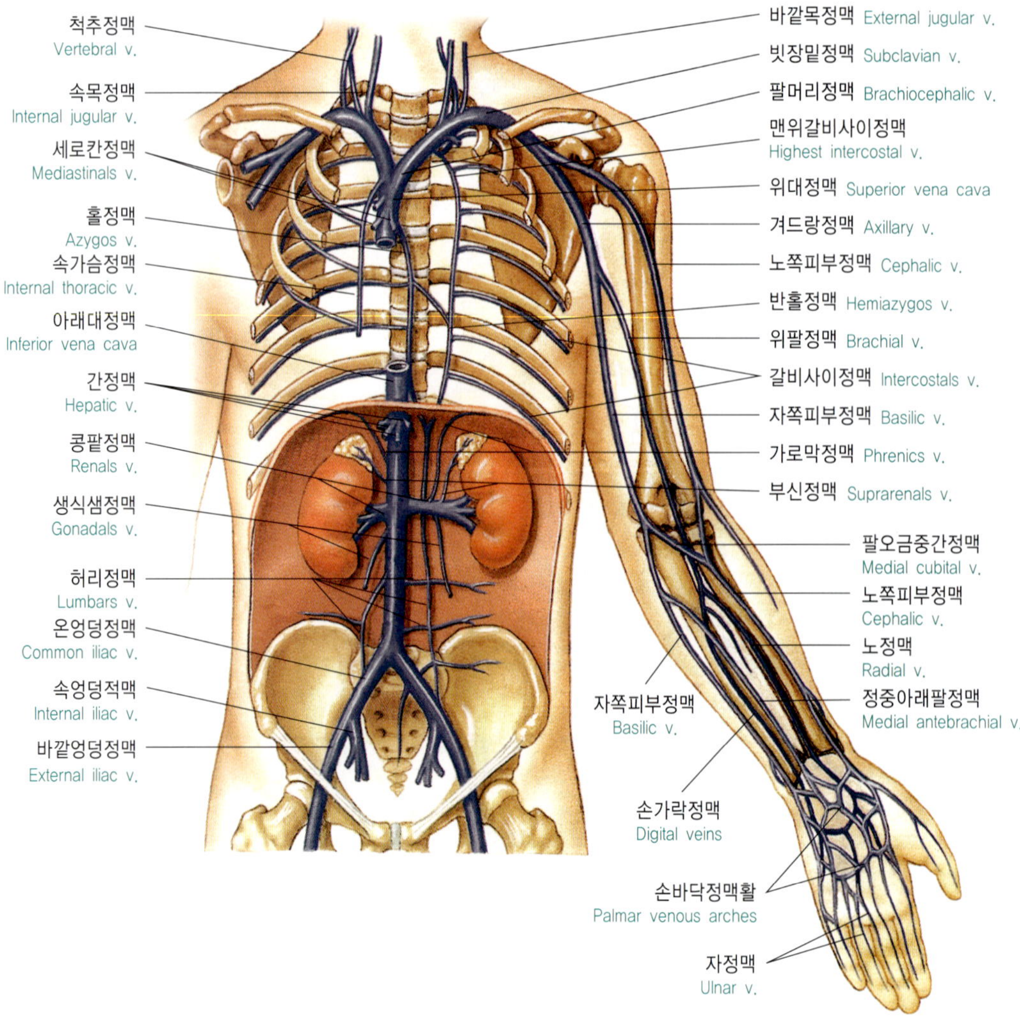

몸통과 팔의 정맥

(2) 자쪽피부정맥

손등에서 생겨나서 아래팔의 자뼈쪽을 주행하여 위팔정맥으로 주입

(3) 팔오금중간정맥(median cubital vein)

팔오금(cubital fossa) 근처에서 노쪽피부정맥과 자쪽피부정맥을 연결하는 짧은 정맥, 정맥주사의 장소

■ 가슴부분의 정맥

1) 가슴대동맥과 유사한 대정맥이 없음
2) 홑정맥(azygos vein)과 반홑정맥(Hemiazygos)이라는 특수정맥이 존재함
3) 오른온엉덩정맥 → 오름허리정맥 → 홑정맥 → 위대정맥
   ↓ 허리정맥 ┘ ↑
   내림대정맥(갈비밑정맥, 3~11번째 갈비사이정맥, 위가로막정맥, 기관지정맥, 식도정맥 등)
4) 왼오름허리정맥 → 반홑정맥 → 7번째 등뼈에서 오른쪽으로 구부러져 홑정맥과 합류
   왼허리정맥 ┘
5) 왼위갈비사이정맥 → 덧홑정맥 → 반홑정맥 또는 왼팔머리정맥으로 주입
6) 홑정맥과 반홑정맥은 아래대정맥과 위대정맥을 연결하는 곁순환로 역할
7) 오른쪽 1, 2번째 갈비사이정맥 → 위갈비사이정맥 → 홑정맥
   (또는) → 맨위갈비사이정맥 → 오른팔머리정맥

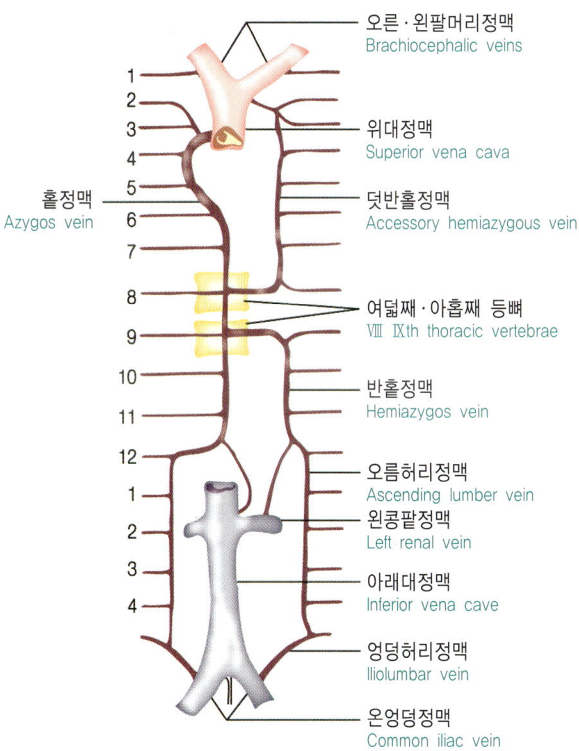

가슴부분의 정맥

■ 배부의 정맥

1) **문맥계통**

(1) 소화관의 정맥(왼위정맥, 오른위정맥, 지라정맥, 위·아래창자간막정맥 등)은 처음에는 같은 이름의 동맥을 따라 주행하나 도중에 동맥과 나뉘어져 1개의 문맥으로 합해져 간으로 들어감

(2) 소화관에서 흡수된 영양물질을 운반하는 중요한 경로, 간의 기능과 밀접한 관계

2) 지라정맥, 아래창자간막정맥, 위창자간막정맥 합류되어 문맥 형성

3) 왼·오른위정맥은 독립해서 직접 문맥으로 주입

4) 소화관 및 지라에서의 정맥은 거의 모두가 문맥을 거쳐 간으로 주입

5) 간에서 다시 한 번 모세혈관으로 갈라진 다음 2~3개의 간정맥으로 합해진 후 아래대정맥으로 주입

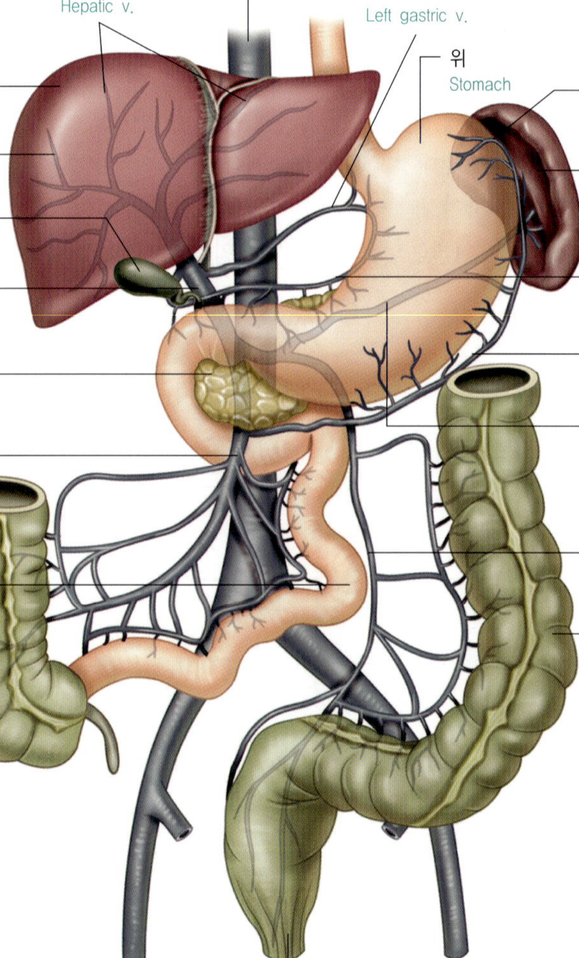

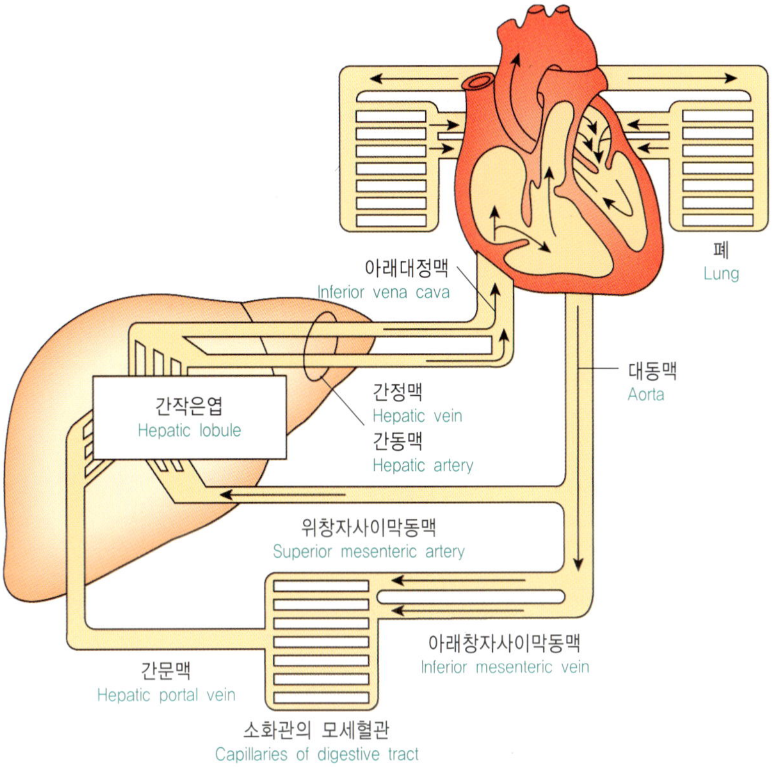

배부의 정맥

6) 주행도

위·아래창자간막정맥 → 지라정맥 → 왼·오른위정맥 → 간문맥 → 간 → 간정맥 → 아래대정맥

7) 문맥 계통의 작은 곁길

(1) 식도정맥 → 홑정맥 → 위대정맥

(2) 배꼽옆정맥 → 간원인대 → 속가슴정맥 → 팔머리정맥

(3) 중간·아래곧창자정맥 → 속엉덩정맥

(4) 정상 상태에서는 큰 의미가 없다.

■ 다리의 정맥

1) 깊은정맥 : 정확하게 같은 이름의 동맥을 따라 주행

2) 얕은정맥

(1) 큰두렁정맥

발등정맥그물 → 안쪽복사의 앞쪽 → 종아리 안쪽면 → 오금 → 넙다리 앞면 → 두렁정맥구멍 → 넙다리정맥

(2) 작은두렁정맥

발등정맥그물 → 가쪽복사의 뒤쪽 → 종아리 뒤면 → 오금정맥

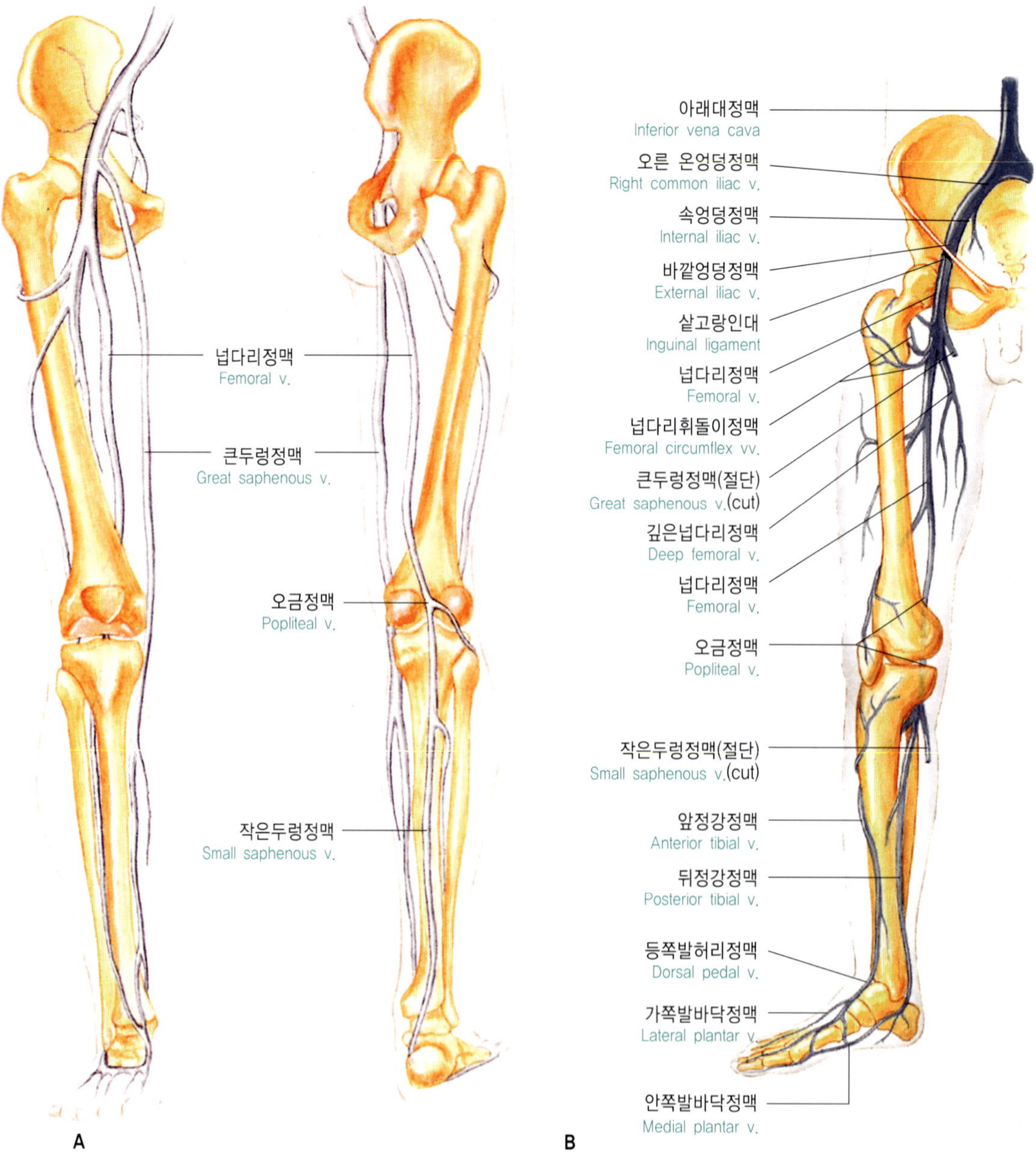

다리의 정맥

A, 얕은층정맥의 안쪽면과 뒤면. **B**, 깊은층정맥의 안쪽면

▪ 동반하는 동맥 없는 정맥

1) 피부밑정맥(cutaneous vein or superficial vein)
2) 정맥동굴(venous sinus)
3) 문맥(potal vein) 계통

EXPLANATION

림프계통

1. 개요

1) 순환계통의 일부이기는 하나 혈관계통과 큰 차이
2) 조직으로부터 액체성분을 모아 정맥을 통해서 심장으로 돌려보내는 기능
3) 림프, 림프관, 림프절, 가슴샘, 지라, 편도, 림프소절 등으로 구성

2. 림프(lymph)

1) 조직액을 거두어들인 것
2) 혈장과 비슷, 혈장보다 단백질 농도가 낮음
3) 림프절을 지나면서 림프구와 항체가 첨가됨
4) 혈액과 다른 점 : 적혈구와 혈소판이 없음
5) 보통 맑은 액체

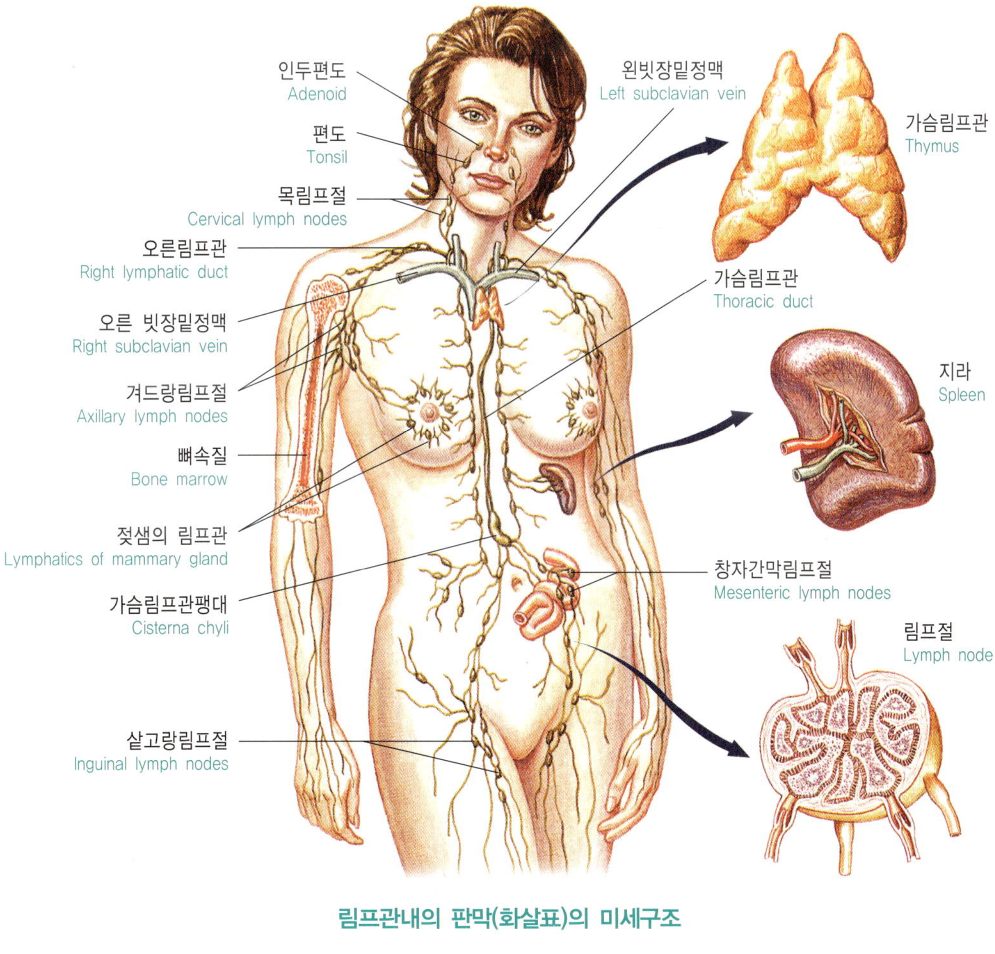

림프관내의 판막(화살표)의 미세구조

해부생리학

6) 유미(chyle)
  (1) 작은창자에서 거두어진 림프
  (2) 지방 다량 함유, 우유 빛

3. 림프관(lymphatic vessel)

1) 림프의 경로 : **모세림프관 → 림프관 → 림프관줄기와 집합관 → 정맥**
2) 지름에 따른 구분
  (1) 모세림프관(lymphatic capillary)
    ① 체내 곳곳의 세포 사이에 퍼져 있는 끝이 막힌 관(맹관)
    ② 얇은 단층편평상피 → 조직액이 모세림프관으로 들어가기 위한 것
    ③ 암죽관(lacteal duct)
      • 작은창자에 있는 모세 림프관
      • 소화관에서 바로 흡수된 지방을 많이 포함(유미, chyle)
  (2) 림프관(lymphatic vessel)
    ① 모세림프관들이 모여서 이루어짐
    ② 정맥과 비슷한 구조 : 속막(내피), 중막(민무늬근육 및 탄력섬유), 바깥막(결합조직)
    ③ 판막 있음 : 림프 역류 방지
    ④ 정맥과 다른 점
      • 벽이 얇음
      • 더 많은 판막
      • 경로에 많은 림프절 존재
    ⑤ 림프관이 없는 기관 : 연골(cartilage), 표피(epidermis), 각막(cornea), 안구(eye ball), 속귀(inner ear), 뇌경질막(dura mater) 등
  (3) 림프관줄기(lymphatic trunk)
    ① 몸의 비교적 큰 부위에서 림프를 끌어들임
    ② 부위의 이름과 관계
      • 허리림프관줄기(lumbar lymphatic trunk) : 다리와 아래배벽 및 골반기관의 림프 흡수
      • 장림프관줄기(intestinal lymphatic trunk) : 배부분 내장기관 림프 흡수
      • 갈비사이, 기관지세로칸림프관줄기(intercostal & bronchomediastinal lymphatic trunk) : 가슴우리부분
      • 빗장밑림프관줄기(subclavian lymphatic trunk) : 팔의 림프 흡수
      • 목림프관줄기(jugular lymphatic trunk) : 목과 머리의 림프 흡수
  (4) 집합관(collecting duct)
    ① 가슴림프관(thoracic duct)
      • 약 40cm, 오른림프관보다 크고 길
      • 둘째 허리뼈 부위의 복강에서 시작함

- 가로막의 대동맥구멍 통과하여 가슴안 속으로 들어와 세로칸오목을 통해서 척주의 앞으로 올라가 왼빗장밑정맥으로 들어감
- 인체의 오른쪽 윗부분 1/4을 제외한 전신의 림프가 들어감

② 우림프관
- 길이가 약 1.3cm 정도
- 우경림프관줄기와 오른기관지세로칸림프관줄기가 만나는 곳인 오른쪽 가슴우리에서 시작하여 오른빗장밑림프관, 오른빗장밑정맥으로 들어감
- 오른쪽 가슴우리, 오른쪽 팔, 머리와 목의 오른쪽 측면에서 오는 림프가 들어감

4. 림프절(lymphatic nodes)

1) 림프관의 경로 도중에 있음
2) 쌀에서 완두콩 정도의 크기
3) 림프절의 구조
   (1) 튼튼한 피막(capsule)으로 둘러싸여 있음
   (2) 기둥과 같은 지주(trabecula)가 피막을 받치고 있음
   (3) 속벽 : 그물조직
   림프구, 세포질세포, 큰포식세포 등의 자유세포가 가득 차 있음
   (4) 종자중심(germinal center) : 림프구가 분열, 증식하는 장소

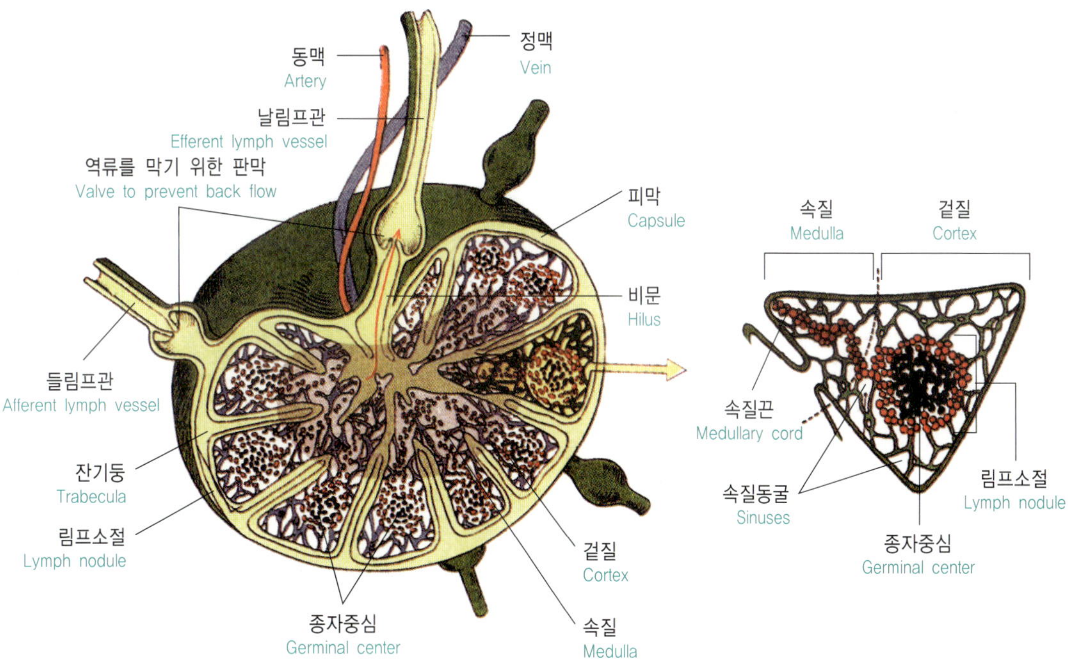

림프절의 내부구조

(5) 림프동굴(lymphatic sunus) : 피막의 안쪽관절융기 기둥의 주위, 림프의 통로
(6) 문(hilum) : 수출림프관과 혈관이 출입하는 곳의 약간 오목한 부분

4) 기능
(1) 림프구 생산
(2) 일부 림프구를 림프액으로 수송
(3) 림프 속의 이물질을 처리

5) 종류
(1) 얕은부분림프절(superficial lymphatic nodes)
귀(auricle) 주변, 가쪽 목부위(external cervical), 팔오금(cubital fossa), 겨드랑(axilla), 샅굴부위(inguinal region), 무릎오금(popliteal fossa) 등
(2) 깊은림프절(deep lymphatic nodes)
① 동맥을 따라 분포
② 가슴부분 : 기관지, 식도의 주위
③ 배부분 : 위와 간의 주위의 배대동맥, 온엉덩동맥을 따라 많이 분포
④ 골반부분 : 속엉덩동맥 주위

6) 림프절로 들어오는 수입림프관은 많으나, 나가는 수출림프관은 적음
→ 림프절을 통과할 때마다 림프관의 수는 적어짐

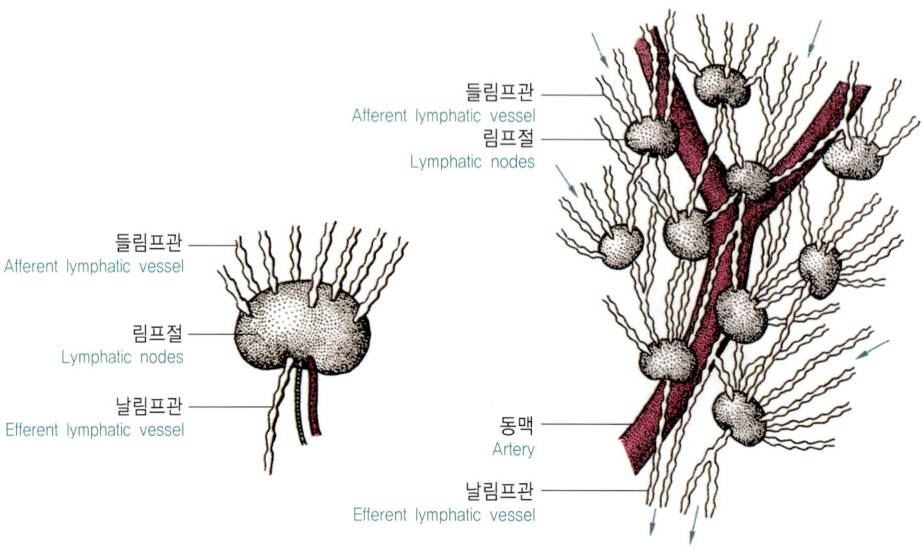

림프절

5. 림프순환

1) 정맥의 이동과 유사 : 근육의 수축, 호흡운동 등 관여

2) **림프 순환 경로**

모세림프관 → 림프관 → 림프줄기 → 가슴림프관 → 왼빗장밑정맥 → 팔머리정맥 → 위대정맥

림프줄기 → 우림프관 → 오른빗장밑정맥 → 팔머리정맥

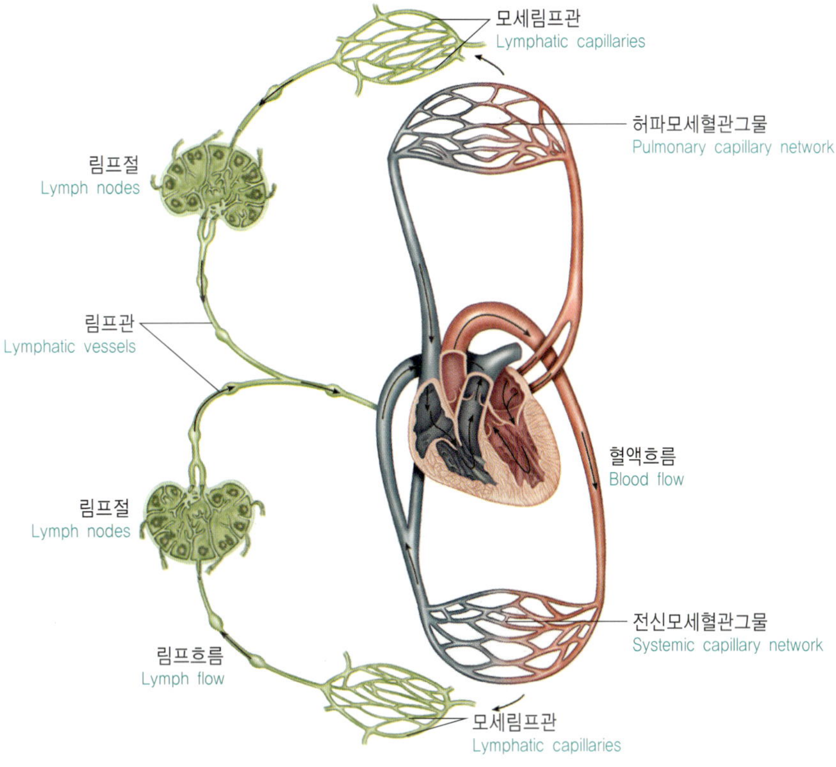

림프의 순환모식도

6. 지라(spleen)

1) 위치

(1) 배안 오른쪽 윗부분의 끝

(2) 이자의 왼쪽과 위의 뒤쪽

(3) 위쪽은 가로막과 접하고, 안쪽면은 왼쪽 콩팥과 접해 있으며 위로 덮여 있음

2) 모양

(1) 거의 주먹정도의 크기, 버섯의 삿갓과 같은 모양

(2) 무게 약 150g, 평균길이 10cm, 폭 5cm, 두께 3cm

3) **구조**

(1) 피막으로 둘러싸여 있음

(2) 지라 잔기둥(trabeculae of spleen) : 피막의 유지

(3) 지라문(hilum) : 지라동맥, 지라정맥이 출입

(4) 지라 속질(splenic pulp) : 그물조직, 실질(parenchyme)

① 백색지라속질 : 림프구 생산

② 적색지라속질 : 지라동굴(splenic sinus), 비장끈(splenic cord)으로 되어 있음

③ 비장끈 : 많은 큰포식세포, 이물을 분해, 처리

(5) 정맥동굴(venous sinus) : 상당량의 혈액 보유(350mL)

4) **기능**

(1) 림프구, 단핵구, 세포질세포 등을 생산

(2) 노화된 적혈구 파괴, 처리

(3) 혈액 속의 이물을 처리

(4) 혈액의 저장소

(5) 자가수혈(self-transfusion) : 교감신경의 자극으로 정맥동굴의 혈액용적이 200mL 이하로 감소되면서 일어남

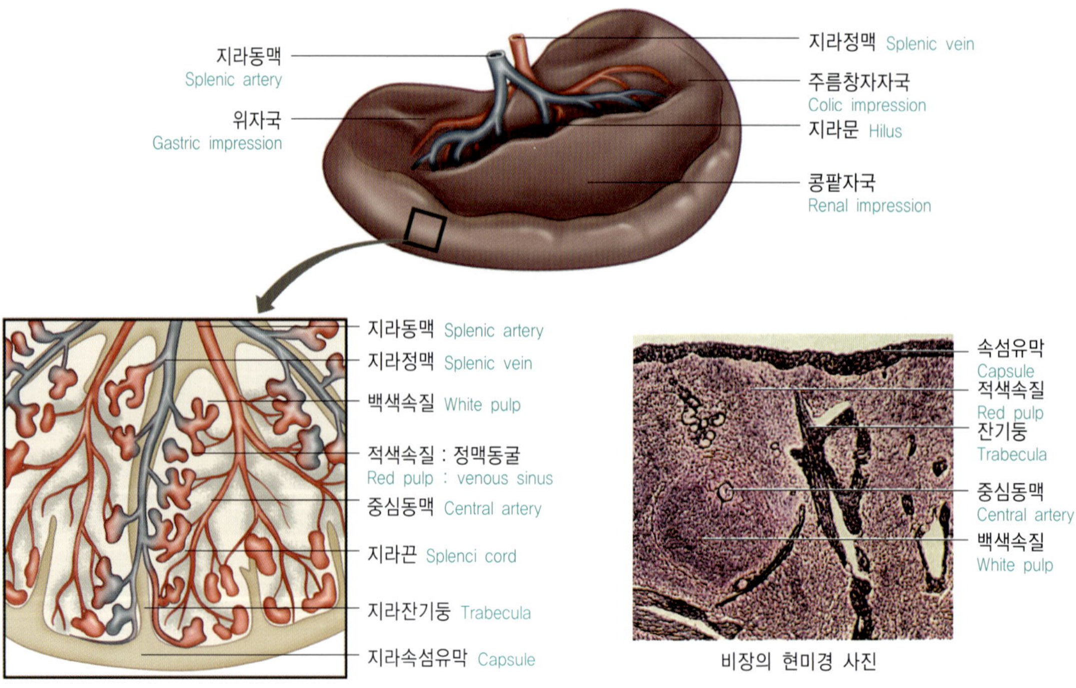

비장의 내부구조

7. 가슴샘(thymus)

1) **위치 및 구조**
   (1) 복장뼈 뒤의 가슴세로칸 속에 위치
   (2) 발생과정이 복잡하고 출생 후 분화과정이 특이
   (3) 왼·오른 2엽(lobe)으로 구성 : 피막으로부터 속으로 뻗은 지주들에 의해 많은 소엽으로 분리
   (4) 속질
      ① 속질의 그물세포 : 내배엽에서 기원한 상피성 세포
      ② 가슴샘소체(thymic or Hassall's corpuscle)
      그물조직이 양파처럼 겹쳐짐, 변형된 상피세포, 죽은 세포, 각질화된 세포
   (5) 겉질 : 림프구가 많음
2) **기능**
   (1) 림프기관의 유도 : 림프기관 중 가슴샘이 가장 일찍 발생, 다른 림프기관의 발달을 유도
   (2) T림프구의 성숙 : 뼈속질에서 형성된 미분화 T림프구를 성숙, 증식
3) 가슴샘의 퇴화
   (1) 신생아의 가슴샘 : 10～15g
   (2) 사춘기의 가슴샘 : 30g
   (3) 노년기의 가슴샘 : **사춘기 이후 가슴샘이 퇴화시작**, 노년에는 지방조직으로 대치

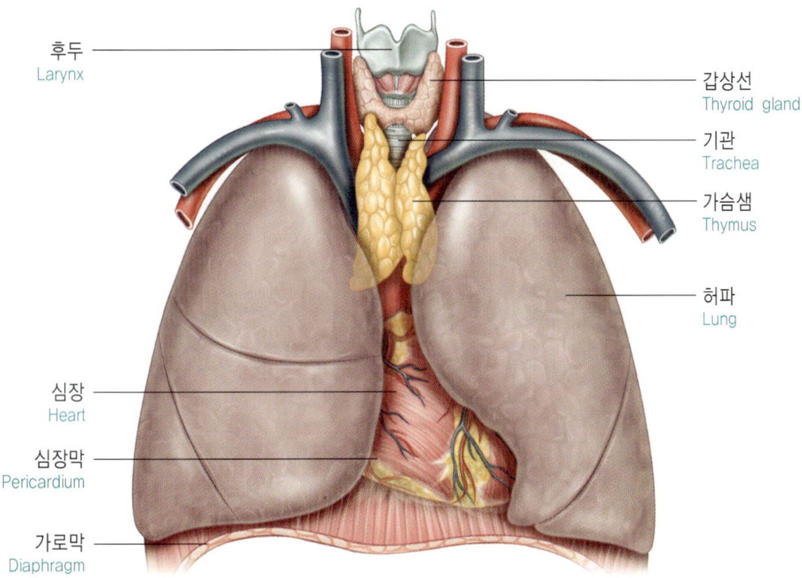

가슴샘

8. 편도와 림프소절(tonsil & lymphatic nodule)

1) **림프소절**

(1) 소화관 곳곳에 림프구가 구상으로 밀집된 곳

(2) B림프구의 생산

(3) **집합림프소질(collecting lymphatic nodule)**

① 림프소절이 십수 개에서 수십 개가 모인 것

② 돌창자, 막창자꼬리에서 특히 잘 발달

③ 파이어판(Peyer's patch) : 돌창자에 존재하는 집합림프관, 20~30개 정도 존재

(4) 독립림프소절(solitary lymphatic nodule)

① 림프소절 1개가 단독으로 존재

② 소화관의 전 장에 걸쳐 광범위하게 존재

2) 편도

(1) 입안과 인두의 경계에서 발달하는 림프소절의 커다란 집단

(2) 편도의 종류

① 목구멍편도(palatine tonsil) : 입안과 인두 사이의 가쪽벽에 위치

② 인두편도(pharyngeal tonsil) : 머리뼈바닥 하방, 인두의 뒤위벽에 위치

③ 혀편도(lingual tonsil) : 혀뿌리(root of tongue)의 위면에 위치

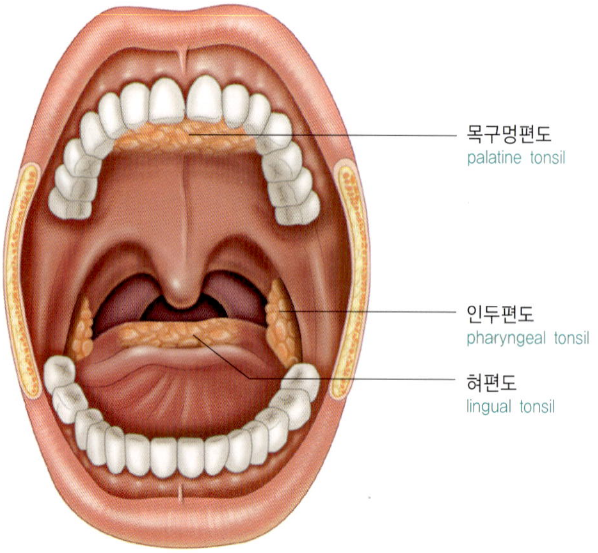

편도의 구조

소화기계통

EXPLANATION

소화기의 개요 및 기능

1. 개요

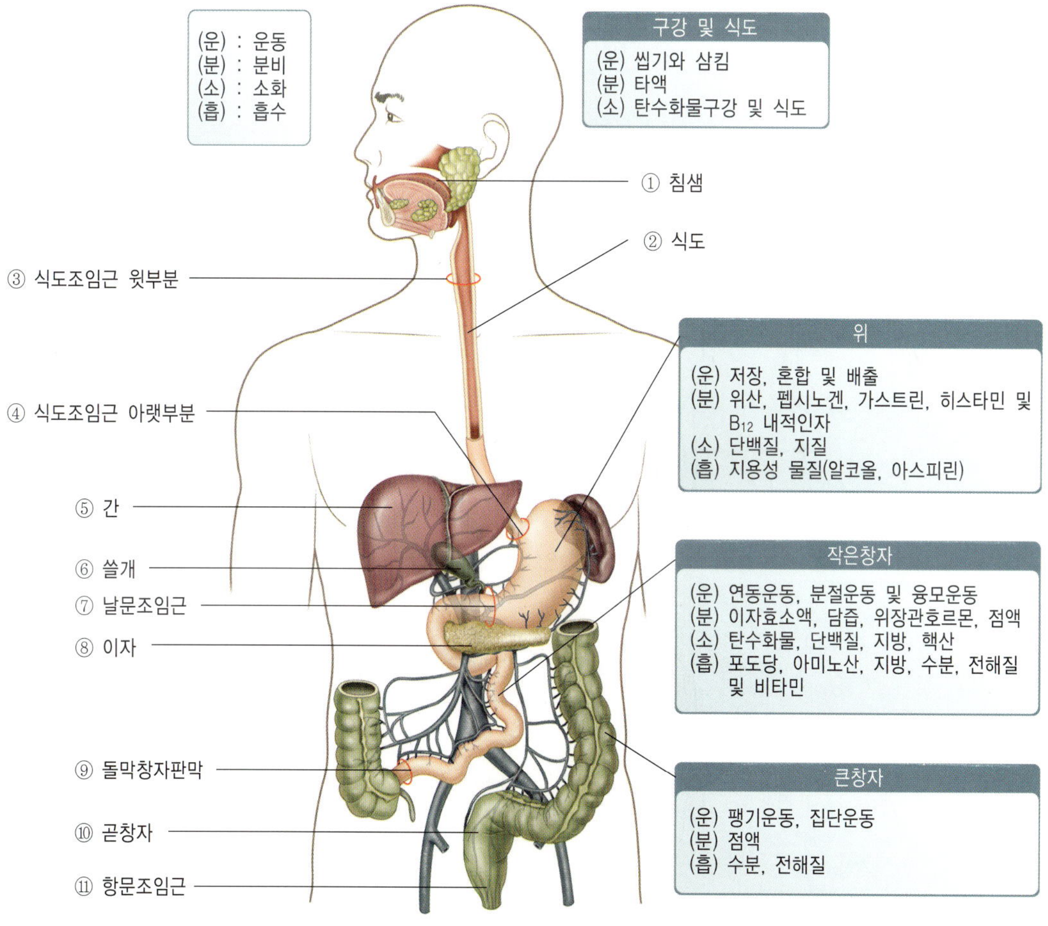

소화기계의 개요

2. 정의

1) 섭취한 음식물을 소화관에서 화학적 또는 물리적으로 변화시켜 잘 흡수할 수 있도록 분해하는 일련의 기관들을 총칭함
2) 섭취한 고분자 화합물을 저분자 물질로 분해하는 과정

3. 구성

1) 소화관 또는 위장관(digestive or gastrointestinal tract) : 입안, 인두, 식도, 위, 작은창자, 큰창자, 항문 등
2) 부속선(accessory gland) : 침샘, 간, 이자 등

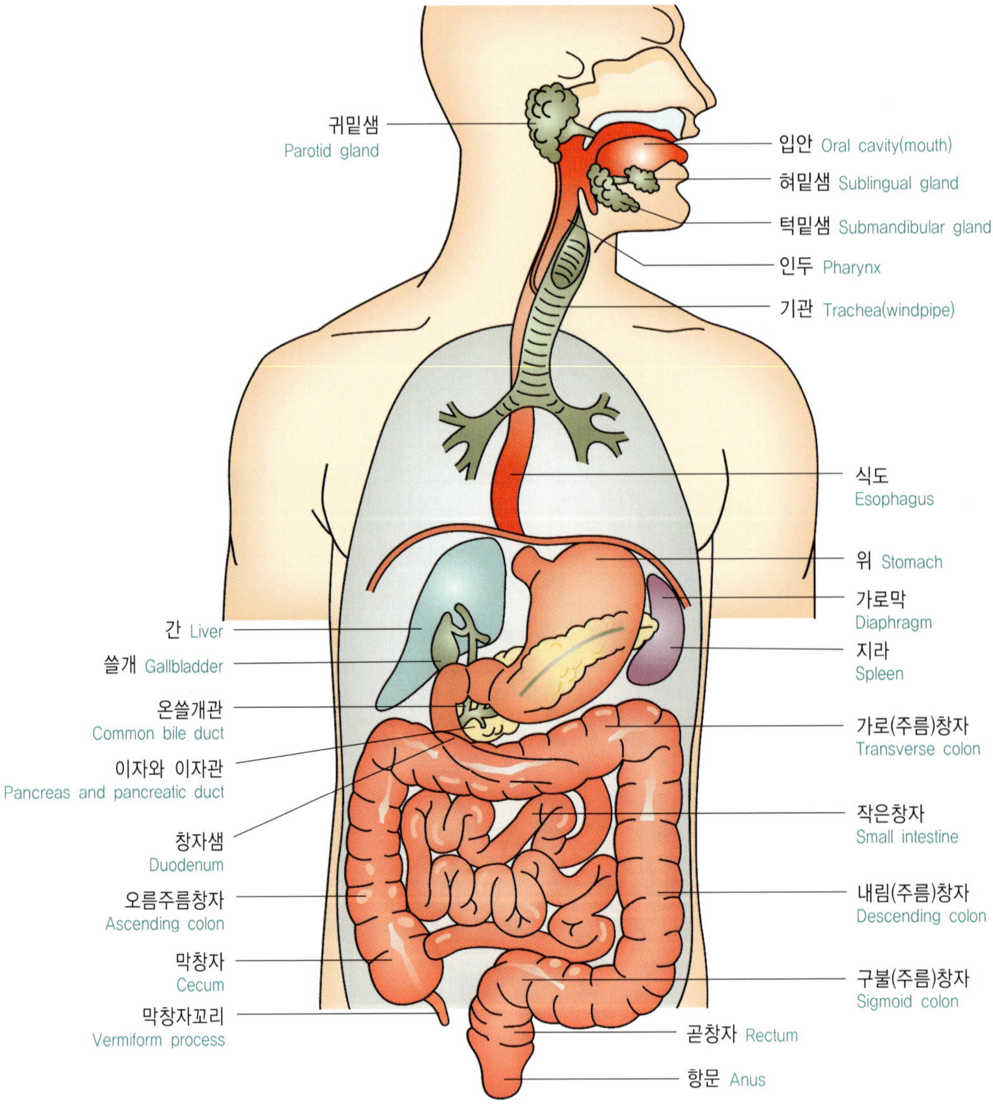

소화기관의 구성

4. 소화관의 기본적인 구성

1) 점막(tunica mucosa) : 가장 안쪽
2) 점막밑층(tela submucosa)
3) 근육층(tunica muscularis)
4) 장막(tunica serosa) 또는 섬유막(tunica fibrosa)
   식도의 목 부분과 가슴부분 및 곧창자의 아래 부분의 바깥 막은 섬유막, 나머지 소화관의 바깥 막은 장막으로 되어 있음

> ❃ 소화기전 : 가수분해
> ❃ **소화관 벽의 구조 (밖 → 안) : 4층(장막 → 근육층 → 점막밑층 → 점막층)** 단층원주 상피
> 소화관 : 입안 → 인두 → 식도 → 위 → 작은창자 → 큰창자 → 항문
> 부속기관 : 침샘, 간, 이자

5. 소화기계통의 조절

■ 위장관의 신경지배

1) 내인성 신경지배
   (1) 위장관 벽에 위치하는 신경얼기에 의한 신경지배
   (2) 근층간 신경얼기 : 근육층에 존재, 위장관 벽의 긴장도와 수축의 강도 및 빈도수 조절
   (3) 점막밑 신경얼기 : 점막밑층에 존재, 국소적인 소화액의 분비나 흡수에 영향
2) 외인성 신경지배
   (1) 외부에서 들어오는 교감신경과 부교감신경에 의한 신경지배
   (2) 부교감신경
      ① 미주신경 : 식도, 위, 이자와 큰창자의 윗부분 1/2 지배
      ② 골반신경(S_2~S_4) : 큰창자의 아랫부분 1/2 지배
   (3) 교감신경 : T_5~L_2에서 나오는 교감신경의 지배

■ 호르몬에 의한 조절

1) **Gastrin**
   (1) 위의 날문방과 샘창자의 G cell에서 생성
   (2) 주작용
      ① 위산분비
      ② 소화관 점막의 성장자극
      ③ 위운동 촉진
      ④ 아랫부분 식도 조임근 수축
      ⑤ 날문조임근 이완
      ⑥ 펩시노겐의 분비 촉진 등

(3) 샘뇌하수체, 중간부, 시상하부, 숨뇌 및 미주신경 등에서도 발견

2) **Cholecystokinin(CCK)**

(1) 샘창자, 빈창자에서 분비되는 펩티드

(2) 주작용

① 쓸개 수축 자극

② 이자효소 분비 자극

③ Secretin의 작용 상승

④ 위배출 억제

(3) Monoglyceride와 지방산, 아미노산과 수소이온 등에 의하여 분비 증가

3) **Secretin**

(1) 윗부분 작은창자의 S세포에서 분비

(2) 샘창자에 pH 4.5 이하의 산이 유입될 때, 쓸개즙을 샘창자에 주입 시 분비 증가

(3) 주작용

① CCK의 기능 촉진

② 위산 분비 억제

③ 펩시노겐 분비 촉진

④ 날문조임근 수축

⑤ 이자 전해질 분비 촉진

4) **GIP(Gastric Inhibitory Peptide)**

(1) 샘창자와 빈창자에서 발견

(2) 샘창자 내의 포도당과 지방에 의하여 분비 촉진

(3) 위액분비 억제, 위 운동 억제, 고혈당 시 인슐린 분비 촉진

6. 소화와 흡수

■ 소화의 정의

외부에서 체내로 들어온 음식물이 소화효소에 의하여 체액에 흡수될 수 있을 정도의 작은 분자로 가수분해 되는 것

■ 단백질

1) polypeptide → peptide, 아미노산

↑

pepsin(위에서 분비), 이자액(trypsin, chymotrypsin, carboxypeptidase 등)

2) peptide, 아미노산이 작은창자 상피세포 표면에 있는 aminopeptidase에 의하여 상피세포 내로 유입

→ 세포 내에서 세포 내 단백분해효소에 의하여 아미노산으로 완전히 분해

→ 상피세포 주위의 혈관으로 능동수송

3) 흡수속도 : glycine > alanine > cystine > glutamic acid > valine

■ 탄수화물

1) 다당류 → 이탄당

↑

amylase(타액), pancreatic amylase(이자액)

2) 이탄당은 상피세포 표면에 있는 효소에 의하여 세포 내로 흡수, 세포 내에서 일탄당으로 분해

(1) lactose → galactose와 glucose

↑

lactase

(2) maltose → 2개의 glucose

↑

lactase

(3) sucrose → glucose와 fructose

↑

sucrase

3) 일탄당 형태로 모세혈관으로 이동

4) 흡수속도 : galactose > glucose > sucrose > mannose > xylose

■ 지질

1) 큰 덩어리의 지방 → 작은 덩어리로 분해(지방유화)

↑

샘창자에서 쓸개즙염

2) 작은 덩어리의 지방(triglyceride) → 지방산과 monoglyceride로 분해

↑

이자에서 분비된 지방 분해효소(pancreatic lipase)

3) 지방산과 monoglyceride는 쓸개즙염과 함께 micelle 형성

→ 작은창자상피에서 농도차에 의한 수동수송을 통하여 세포 내로 흡수

→ 세포 내에서 다시 triglyceride 형성하여 주위의 림프관으로 이동

→ triglyceride 형성하지 않은 지방산은 주위의 모세혈관을 통하여 체액으로 흡수

■ 철분의 흡수

1) 철분은 체내에서 헤모글로빈 합성에 필수적인 물질

2) 능동수송에 의하여 작은창자의 상피세포 내로 흡수

3) transferrin과 결합하여 혈액 속으로 이동

■ 영양분 흡수 후 이동경로

1) 단당류, 아미노산, 무기염류, Vitamin B, C 같은 수용성 물질

작은창자융모 → 문정맥 → 간 → 간정맥 → 아래대정맥

2) 지방산, 글리세롤, Vitamin A, D, E, K 등의 지용성 물질
작은창자림프관 → 암죽관 → 가슴림프관 → 왼빗장밑정맥 → 위대정맥

EXPLANATION

입안, 인두, 식도

1. 입안

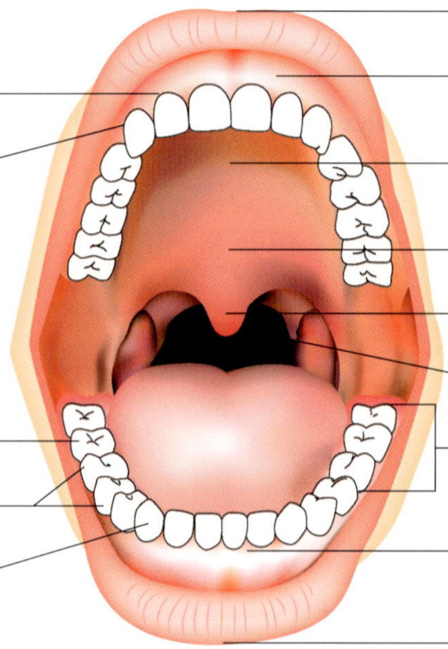

■ 위치

소화관이 시작하는 부분

■ 기능

1) 음식물 씹기
   (1) 씹기(mastication)
      ① 입안에서 음식물이 타액과 혼합되면서 더 작은 단위로 분해되는 과정
      ② 치아, 혀, 씹기근육, 입천장 등이 참여
      ③ **씹기 중추 : 숨뇌**
      ④ 씹기근육이 신장되어 야기되는 일종의 뻗침반사
2) 발성
3) 미각기관

■ 구조

1) 입안뜰(vestibule of the mouth) : 입술과 치아 사이
2) 고유입안(oral cavity proper) : 치아에서 인두까지의 사이
3) 입천장(palate) : 고유입안의 천정
   (1) 단단입천장(hard palate)
      ① 입천장의 앞부분으로 단단한 부위
      ② 위턱뼈와 입천장뼈로 구성
   (2) 물렁입천장(soft palate)
      ① 입천장의 뒷부분, 뼈대근육으로 구성됨
      ② 뒤 끝에 목젖(uvula)이 처져 있고, 그 양쪽에서 입천장혀활, 입천장인두활이 위치
      ③ 목구멍편도 : 입천장혀활과 입천장인두활 사이
4) 목구멍(fauces) : 입안과 인두의 경계
5) 입술(lip)
   (1) 입안 입구에 있는 위아래 1쌍의 커다란 주름
   (2) 앞면은 피부, 뒷면은 점막
   (3) 입술틈새(orfice of the mouth) : 입술 사이의 틈새
   (4) 입꼬리(angle of the mouth) : 입술의 가쪽 끝
   (5) 인중(philtrum) : 윗입술의 중앙을 위·아래로 주행하는 고랑
   (6) 입술 속벽은 입둘레근이 주를 이루고, 근육 뒤에 입술샘(labial gland)으로 이루어짐
   (7) 점막상피 : 두터운 중층편평상피
6) 혀(tongue)
   (1) 음식물을 입안에서 인두로 보냄
   (2) 길이 7cm
   (3) 미각을 감지, 발성기로서 중요
   (4) 뼈대근육으로 되어 있음
      ① 외인성근 : 혀 밖으로부터 혀 속으로 들어가는 근육
         • 턱끝혀근 : 혀의 내밈작용(protraction)
         • 목뿔혀근 : 혀의 내림작용(depression)
         • 붓혀근 : 혀의 들임작용(retraction)
      ② 내인성근 : 혀를 구성하는 근육
         • 가로, 세로, 수직 3방향으로 배열
         • 혀의 모양을 여러 가지로 변형시키는 운동
         • 표면이 점막으로 덮여 있음
   (5) 혀끝(apex), 혀몸통(body), 혀뿌리(root)로 구분
      ① 혀끝과 혀몸통은 뚜렷한 구분 없다.
      ② 분계고랑(terminal sulcus) : 혀몸통과 혀뿌리를 구분하는 V자 모양의 고랑

(6) **혀유두**

① 혀끝과 혀몸통에 있는 무수한 작은 돌기

② **형태에 따른 분류**

- 실유두(filiform papillae) : 분홍색, 끝이 뾰족, 가장 많음
- 버섯유두(fungiform papillae) : 붉은 점으로 보인다. 버섯의 머리 모양, 윗부분에 약간의 맛봉오리
- 성곽유두(vallate papillae) : 분계고랑의 바로 앞쪽에 10개 정도가 한 줄로 배열, 측면에 많은 맛봉오리 존재, 크기가 큼
- 잎새유두(foliate papillae) : 혀몸통 뒷부분의 측면에 위치, 사람에게 잘 발달되지 않음

(7) 맛봉오리(taste bud)

① 맛을 감지(단맛, 짠맛, 신맛, 쓴맛)

② 성곽유두에 많이 분포(1개당 250개)

(8) 혀뿌리에 많은 혀편도 존재

(9) 혀주름띠(frenulum)

① 혀바닥면의 정중앙에 있는 세로점막주름, 혀를 입안 바닥에 고정

② 양쪽으로 턱밑샘이 개구, 그 가쪽으로 혀밑샘이 줄지어 개구

(10) 혀의 신경

① 운동신경 : 혀밑신경

② 감각신경 : 삼차신경, 혀인두신경, 얼굴신경, 미주신경 등이 관여

7) 치아(teeth)

(1) 음식물은 분쇄하여 삼키기 쉽게 하는 역할을 하는 매우 단단한 기관

(2) 위턱뼈와 아래턱뼈의 이틀돌기와 관절 : **못박이**

(3) 잇몸(gingiva) : 위·아래턱뼈의 치아와 가까운 부분의 표면점막

(4) 치아머리(crown) : 치아 중 잇몸 바깥으로 나와 있는 부분

(5) 치아뿌리(root) : 치아 중 이틀돌기 속에 끼어 있는 부분

(6) 치아목(neck) : 치아머리와 치아뿌리 사이

(7) **조직학적 구조**

① 상아질(dentine)

② 에나멜질 : 치아머리에서 상아질의 가쪽을 덮음. 신체 중 가장 단단한 조직

③ 시멘트질 : 치아뿌리에서 상아질의 가쪽을 덮음

④ 치아주위막(periodontium) : 시멘트질과 뼈 사이, 아교섬유가 들어 있어 치아를 뼈와 단단히 연결

⑤ 치아속질(dental pulp) : 상아질 안쪽의 부드러운 결합조직, 아래턱신경과 혈관이 들어 있음

⑥ 치아뿌리관(root canal) : 치아뿌리의 미세한 관, 상아질 안쪽을 바깥부분과 연결

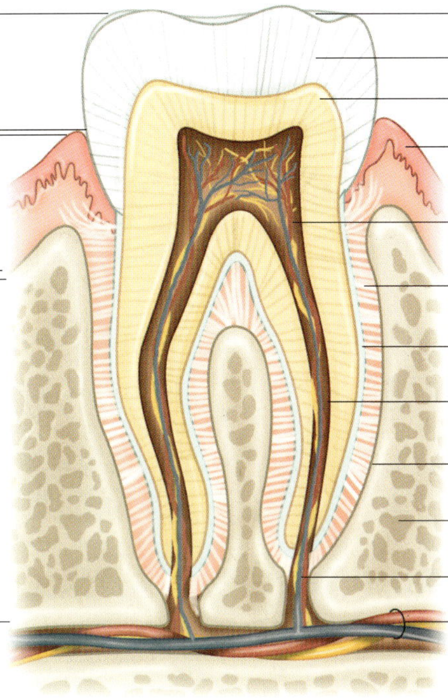

치아의 구조

(8) 치아의 변화

① 젖니(deciduous teeth)

- 처음 나오는 치아이고, 나중에 빠짐
- 가장 처음 나오는 젖니 : 아래 줄 중앙의 안쪽 앞니(출생 후 약 6개월)
- 가장 늦게 나오는 젖니 : 제2큰어금니(출생 후 2년~2년 6개월)

② 간니(permanent teeth)

- 젖니가 빠지고 새로 나오는 치아
- 처음 나오는 간니 : 제1큰어금니(약 6세)
- 제3큰어금니(사랑니) : 나오는 시기가 일정하지 않고, 일생 동안 나오지 않는 경우도 있음

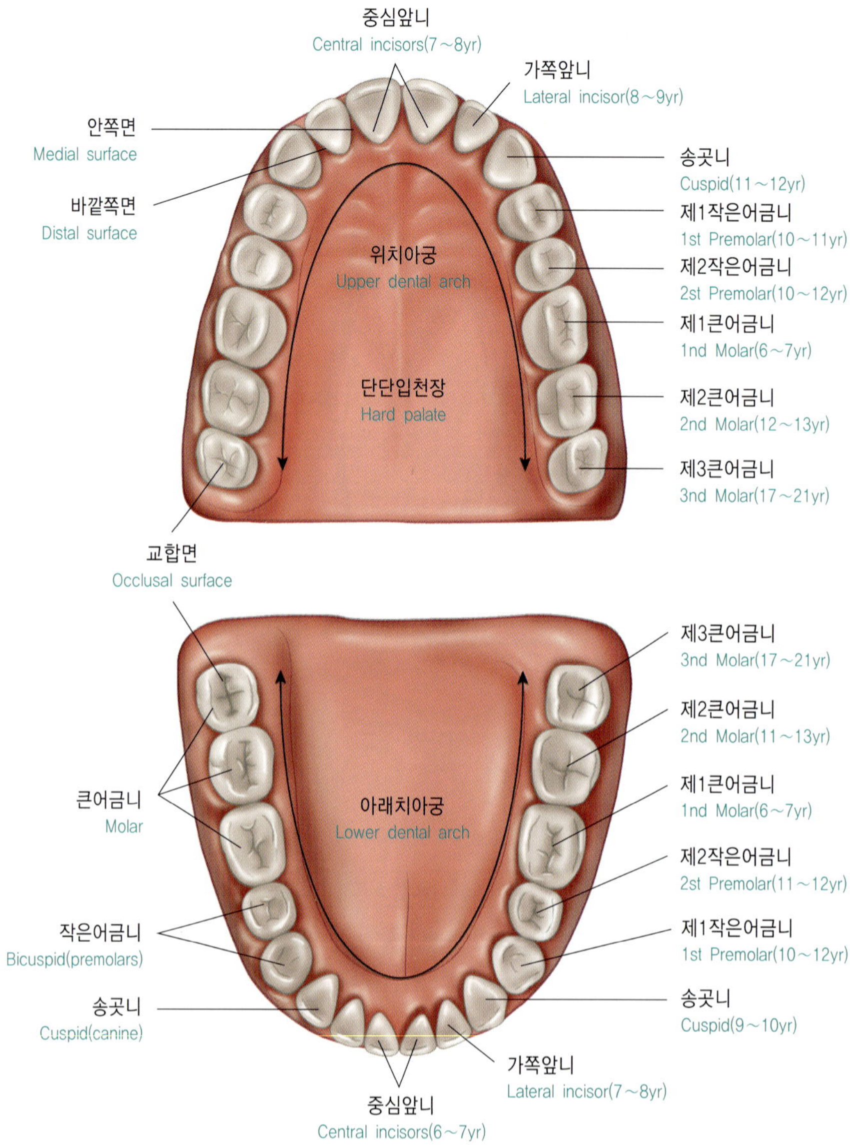

치아의 구성

8) **침샘(salivary gland)**

(1) 기능 : 타액(saliva)을 분비

① 타액은 장액과 점액이 섞여 있음

② 음식물을 삼키기 쉽게 해주고, 음식물을 액화시킴

③ 소화효소인 프티알린(ptyalin)을 함유하고 전분을 분해함

(2) 침샘의 종류

① 귀밑샘(parotid gland)

- 가장 큰 침샘, 15～30g

- 귓바퀴의 바로 앞, 깨물근의 위에 위치
- 귀밑샘관 : 볼의 속벽, 상악의 제2큰어금니와 마주하는 위치에서 개구
- 순장액샘 : 장액성 침을 분비
- 귀밑샘염 발생부위(볼거리＝귀밑샘염)
- 얼굴신경과 연결

② 턱밑샘(submandibular gland)

- 아래턱뼈의 목앞삼각(anterior cervical triangle)에 위치
- 7～10g
- 장액성세포 ＞ 점액성세포 : 맑고 단백질이 많은 침을 분비

③ 혀밑샘(sublingual gland)

- 턱밑샘보다 더 앞쪽에 위치
- 약 2g
- 점액이 더 많은 혼합샘

④ 작은침샘 : 입술샘, 볼샘, 입천장샘, 혀샘 등

(3) 타액의 분비

① 하루에 0.5～2L 정도 분비

② 일차분비와 이차분비로 구분

- 일차분비 : 샘바닥에서 아밀라아제, 점액과 그 외 세포바깥액이 같이 분비
- 이차분비 : 도관부위에서 Na^{+}, Cl^{-}의 재흡수 및 K^{+}와 HCO_3^{-}가 분비

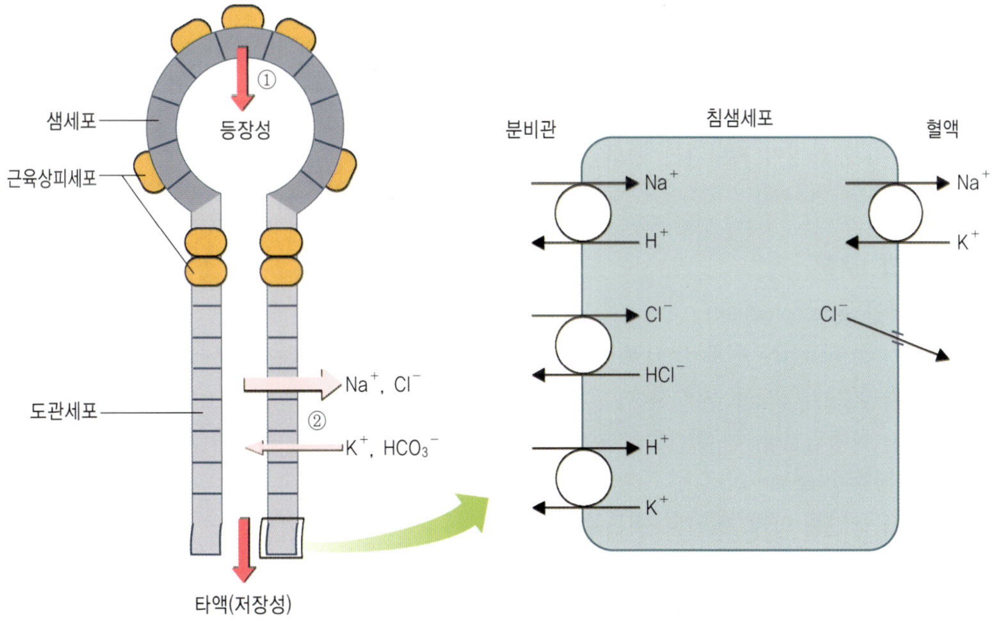

타액분비

③ 단순반사

입안 내로 들어온 음식물 → 압수용기와 화학수용기 흥분 → 타액중추 자극 → 자율신경을 통하여 타액이 분비

④ 조건반사

종소리나 빛과 같이 조건화된 자극에 의하여 타액 분비가 유발

(4) 타액의 생리적 작용

① 소화작용 : 다당류인 전분을 맥아당과 덱스트린으로 분해

② 삼킴작용 : 자극성 음식물을 희석하여 입점막을 보호하고 음식물을 적셔서 식괴를 형성하고, 삼키기 쉽도록 함

③ 음식물을 용해시켜 맛봉오리를 자극시켜 맛을 알게 함

④ 입안 내 청정 및 약간의 살균 작용

⑤ 체내에 들어온 Mg, K, Pb 및 바이러스 등과 같은 물질을 침샘을 통해 배설

⑥ 입안내의 윤활제 역할로 말하는 것을 쉽게 함

⑦ 음식물을 희석하여 소화관 점막의 자극을 저하시킴

2. 인두 (기출)

■ 위치 및 구조

1) 목뼈 앞을 위아래로 주행하는 짧은 관

2) 뇌바닥에서 시작, 6번째 목뼈 높이에서 식도로 이어지는 근육성 관

3) 12cm의 막성기관

■ 인두의 기능

1) **소화기계통, 호흡기계통** 양쪽 모두에 속함

2) 공기와 음식이 지나가는 통로

3) 발성(phonation) : 모음을 만들 때 인두의 모양이 변화됨

■ 인두의 구분

1) 코인두(nasopharynx)

(1) 물렁입천장 위로 머리뼈 바닥부분까지의 코안과 이어지는 부분

(2) 공기의 통로로만 사용

(3) 물렁입천장, 목젖 : 음식물이 코인두로 올라가지 못하게 막아줌

2) 입인두(oropharynx)

(1) 코인두 아래, 입안의 뒷부분

(2) 공기와 음식물의 공동통로

3) 후두인두(laryngeal pharynx)

(1) 음식물만의 통로

(2) 후두덮개(epiglottis) : 음식물이 후두공간으로 들어가지 않도록 막아줌

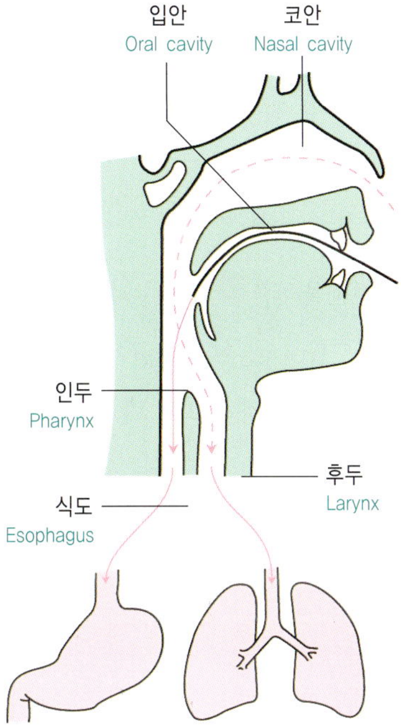
입안
Oral cavity
코안
Nasal cavity
인두
Pharynx
후두
Larynx
식도
Esophagus

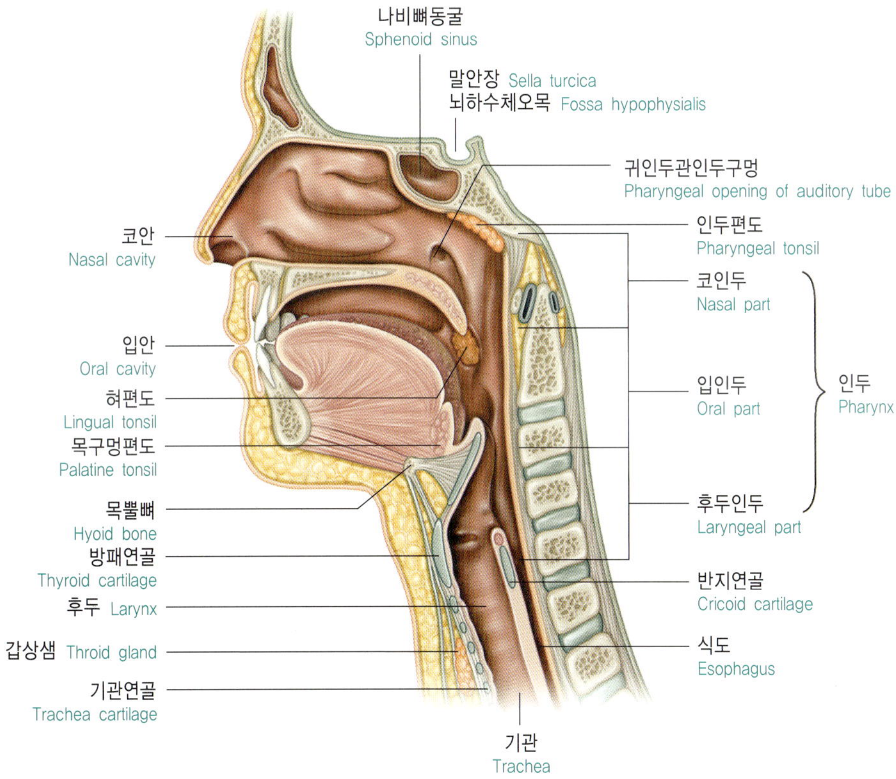
나비뼈동굴
Sphenoid sinus
말안장 Sella turcica
뇌하수체오목 Fossa hypophysialis
귀인두관인두구멍
Pharyngeal opening of auditory tube
인두편도
Pharyngeal tonsil
코인두
Nasal part
입인두
Oral part
후두인두
Laryngeal part
인두
Pharynx
반지연골
Cricoid cartilage
식도
Esophagus
기관
Trachea
코안
Nasal cavity
입안
Oral cavity
혀편도
Lingual tonsil
목구멍편도
Palatine tonsil
목뿔뼈
Hyoid bone
방패연골
Thyroid cartilage
후두 Larynx
갑상샘 Throid gland
기관연골
Trachea cartilage

3. 식도

■ 위치 및 구조

1) 길이 약 25cm의 근육성 관
2) 인두의 연속으로 기관과 심장의 뒤로 내려감
3) 정중선에서 왼쪽으로 약 2cm 가량 치우쳐서 가로막의 식도구멍을 지남
4) 3부분으로 나뉨
   (1) 목부분 : 윗부분, 기관의 뒤쪽에 붙어 있음
   (2) 가슴부분 : 가슴림프관 속을 통과하여, 기관지 뒤를 지남
   (3) 배부분 : 가로막의 식도구멍에서 아래쪽으로 약 1.5cm, 11번째 등뼈 높이에서 위의 들문에 이어짐
5) 벽에 연골이 없음 → 평상 시 앞뒤로 납작한 상태이고, 음식물 통과 시 늘어남
6) **생리적 협착부위**
   (1) 특정 부위에서 식도가 완전히 늘어나지 못하여 속공간이 좁은 부분
   (2) **3곳 존재**
      ① 반지연골부위(앞니에서 15cm 아래) : 인두와 식도가 이어지는 부위
      ② 기관갈림(앞니에서 25cm 아래) : 기관지가 갈라지는 부위
      ③ 가로막 식도구멍부위(앞니에서 40cm 아래) : 식도가 가로막을 통과하는 부위
7) 뼈대근육과 민무늬근육 모두 존재
   (1) 윗부분 1/3 : 뼈대근육
   (2) 중간부분 1/3 : 뼈대근육, 민무늬근육 혼재
   (3) 아랫부분 1/3 : 민무늬근육

■ 구성

1) 점막층 : **중층편평상피**
2) 점막밑층 : 식도샘 존재(점액분비)
3) 근육층 : 2개의 층
   (1) 속층 : 돌림층(circular layer) : 근육섬유가 식도를 감싸고 있음
   (2) 겉층 : 세로층(longitudinal layer) : 길이방향으로 배열
4) 식도조임근(esophageal sphincter)
   (1) 윗부분 식도조임근
      ① 인두와 식도사이
      ② 호흡 시 공기의 위장관 내로의 유입 차단
   (2) 아랫부분 식도조임근
      ① 위의 2~5cm 위쪽에 존재
      ② 위의 내용물이 식도로의 역류 방지, 식도점막 보호
   (3) 식도의 혈액 : 가슴대동맥의 식도가지에 의해 공급
   (4) 식도의 신경 : 식도신경층의 미주신경으로부터 오는 부교감신경의 지배

■ 식도의 운동

1) 삼킴운동(swallowing, deglutition)
   (1) 음식물이 식도를 거쳐 위로 들어가는 과정
   (2) 중추가 숨뇌에 위치하는 반사, 인두와 물렁입천장에 분포하는 신경종말이 수용기로 작용
2) 삼킴운동의 단계
   (1) 입안단계(oral cavity stage, voluntary stage) : 수의적 운동
   음식물 씹기 후 혀의 상후방을 향한 운동으로 음식물이 인두 쪽으로 이동하는 단계
   (2) 인두단계(pharyngeal stage) : 반사적 운동
      ① 물렁입천장과 목젖이 상방으로 이동 → 코안 내로의 음식물의 역류 방지
      ② 성대가 닫히고 후두가 상전방으로 이동 → 기도로의 음식물의 유입이 금지
      ③ 후두의 근육에서 꿈틀운동파가 시작하여 음식물을 식도 쪽으로 이동시키는 단계
      ④ 1~2초 소요, 호흡이 일시 정지 → 삼킴중추가 일시적으로 호흡중추를 억제
   (3) 식도단계(esophageal stage) : 꿈틀 운동
      ① 일차꿈틀운동(primary peristalsis) : 인두에서 시작된 꿈틀운동파가 식도로 전달되어 시작
      ② 이차꿈틀운동(secondary peristalsis) : 식도의 국소적 팽창이 압수용기에 의하여 감지되어 식도의 내인성 신경얼기를 통해 야기
      ③ 꿈틀운동파가 위의 들문부에 이르면 아랫부분 식도조임근이 이완하여 음식물이 위로 들어감

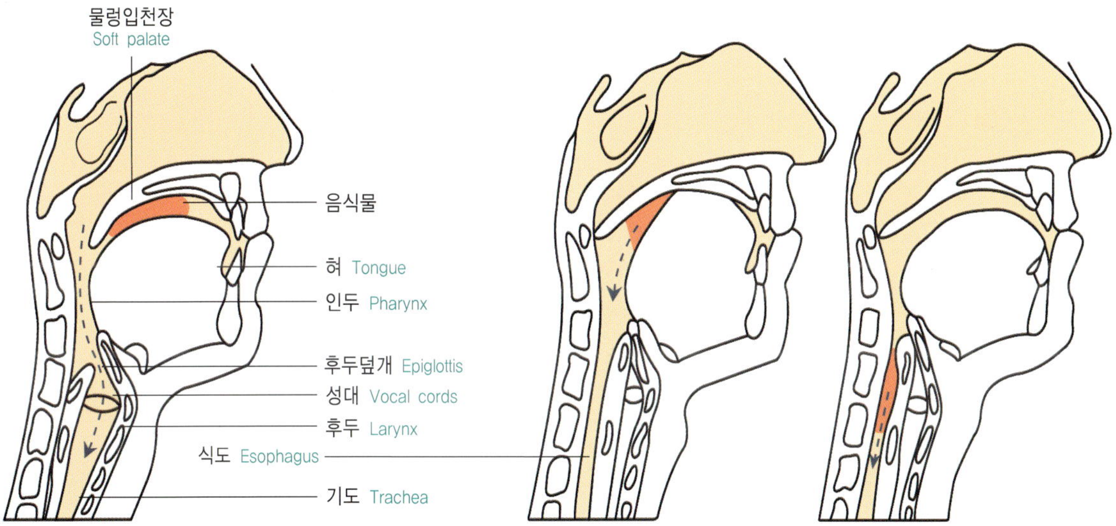

EXPLANATION

위

1. 위치 및 모양

1) 배안의 왼쪽 윗부분에 위치한 커다란 주머니 모양의 기관, J자 모양
2) 윗부분이 가로막의 아랫면과 접하고, 왼쪽 갈비뼈로 덮여 있음
3) 호흡 시 가로막의 움직임, 위의 내용물, 자세에 따라 모양에 따라 위치가 다름
4) 최대 2~3L의 음식물을 보관

2. 구조

1) 들문(cardia) : 식도가 위와 접촉하는 곳, 11번째 등뼈 왼쪽
2) 위바닥(fundus) : 들문에서 위를 향해 둥근 천정 모양으로 불룩한 부분
3) 위몸통(body) : 위바닥에서 아래의 넓은 부분
4) 날문(pylorus) : 위가 샘창자와 이어지는 곳, 첫째 허리뼈 오른쪽
   (1) 날문방(pyloric antrum) : 날문부분 이는곳의 약간 팽대된 부분
   (2) 날문조임근(pyloric sphincter) : 음식물이 샘창자로 배출되는 것을 조절
5) 큰굽이(greater curvature) : 왼쪽 아래에 있는 커다란 측면
6) 작은굽이(lesser curvature) : 오른쪽 위에 있는 짧은 측면
7) 모패임(angular notch) : 작은굽이의 우체와 날문부분과의 경계에서 구부러지는 곳

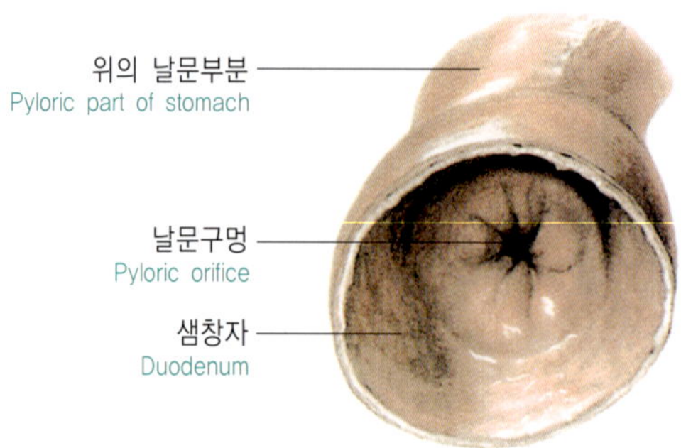

날문의 구조

3. 위벽(stomach wall)의 구조

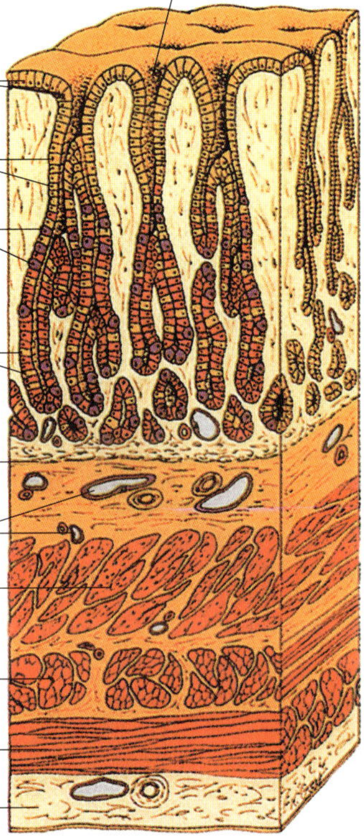

1) 안에서부터 **점막, 점막밑조직, 근육층, 장막층**으로 구성
2) **점막**
   (1) 붉고 두꺼우며 주름이 많이 잡힌 점막상피
   (2) 단층원주상피로 되어 있음 : 다량의 점액분비, 분비상피
   (3) 세로주름(rugae)을 갖고 있음
   (4) 점막고유층
      ① 상피 아래에 위치
      ② 많은 위샘(gastric gland) 보유
      ③ 위바닥샘(fundic gland), 들문샘(cardiac gland), 위날문샘(pyloric gland)의 3종
      위바닥샘 : 세 개 중 가장 많음, 으뜸세포(펩시노겐), 벽세포(염산), 목점액세포(점액)
3) **점막밑조직**
   (1) 비교적 굵은 혈관과 림프관 존재
   (2) 샘(gland)은 없음

4) **근육층**

(1) 안쪽빗근(inner oblique muscle) : 가장 안쪽

(2) 중간돌림층(middle circular muscle) : 중간, 근육층 중 가장 발달, 위의 앞면을 감싸고 있음. 날문의 중간돌림층은 날문조임근

(3) 바깥세로층(outer longitudinal muscle) : 가장 가쪽, 큰굽이 및 작은굽이를 따라 잘 발달

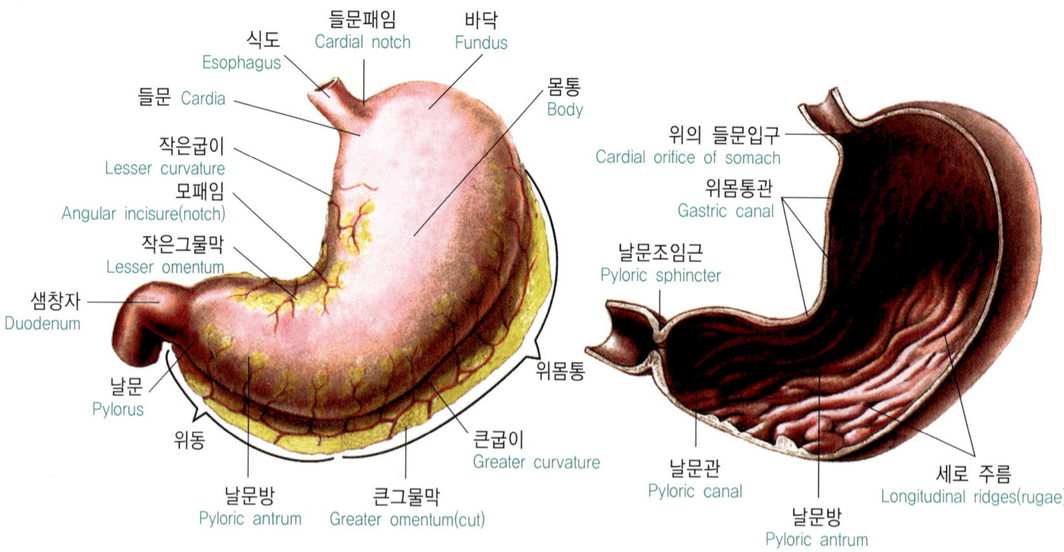

위의 구조

4. 위의 기능

1) 음식물을 부분적으로 소화시켜 작은창자로 넘길 때까지의 저장소
2) 위액을 분비하여 효소에 의한 소화를 시작
3) 꿈틀운동으로 음식물을 부수고 위액과 섞음
4) 비타민 B_{12}의 흡수에 필요한 물질을 분비
5) 수분, 알코올, 약품 등을 약간 흡수

5. 위액의 분비

1) 하루에 2~3L 정도의 위액 분비
2) pepsin, 점액, 내인성인자, gelatinase, 위산 및 몇 가지 이온들이 들어 있음
3) 외부에서 들어온 음식물의 양과 종류, 정신적인 용인 등에 의해 분비되는 양과 조성이 달라짐
4) **펩시노겐(pepsinogen)**

(1) **단백질 분해요소**

(2) **으뜸세포**에서 분비

(3) **위산에 의하여 펩신(pepsin)으로 활성화**

(4) 자가활성화(self-activation)의 특성 : 펩신이 다른 펩시노겐의 활성화를 촉진
(5) pH 1.0~3.0에서 단백질 분해능력 최대, 중성이나 알칼리성에서는 불활성
(6) 미주신경(vagus nerve)에 의해 분비 촉진

5) **위산(HCl)**
(1) **펩시노겐을 펩신으로 활성화 → 단백질 분해작용 촉진**
(2) 큰 덩어리의 음식물을 작은 단위로 분해
(3) 세균과 이물질 제거(살균능력)
(4) **벽세포**에서 능동수송에 의하여 분비
(5) 아세틸콜린, 가스트린, 히스타민 등에 의해 분비가 조절
① 아세틸콜린, 가스트린 : 벽세포 내의 칼슘이온의 농도 증가로 위산의 분비 촉진
② 히스타민 : 벽세포 내에서 ATP를 cyclic AMP로의 전환을 촉진시켜 위산분비 촉진
(6) 위산분비 과도 또는 위점막의 위산에 대한 방어기전 약화 시 소화성 궤양 발생

6) 내재성 인자(intrinsic factor)
(1) 벽세포에서 분비
(2) 돌창자에서 비타민 B_{12} 흡수에 필수

7) 위액분비의 조절
(1) 뇌상(cephalic phase)
① 음식물이 위에 도달하기 전 단계
② 시각, 미각, 후각, 입안의 씹기작용, 식도의 삼킴자극에 의하여 위액이 분비되는 단계
③ 미주신경 자극에 의하여 벽세포와 으뜸세포에서 염산과 펩시노겐의 분비가 촉진
(2) 위상(gastric phase)
① 음식물의 위내로 들어왔을 때 음식물 내의 단백성분에 의하여 위액의 분비가 촉진
② 카페인, 알코올, 음식물에 의한 위의 팽만 등 기계적 자극에 의하여 위액이 분비되는 단계
③ 직접자극효과 : 상기 인자들에 의한 벽세포나 으뜸세포의 직접적인 자극으로 인한 위액 분비
④ 간접자극효과 : 위문부에서 혈액 내로 분비되는 가스트린의 벽세포와 으뜸세포 자극에 의한 간접적인 효과로 위액이 분비
(3) 장상(intestinal phase)
① 흥분성 장상(excitatory intestinal phase)
샘창자로 넘어온 음식물의 남아있는 분해된 단백질성분에 의하여 작은창자 내 가스트린 분비 증가되고 이에 따라 HCl과 pepsin의 분비가 증가
② 억제성 장상(inhibitory intestinal phase)
샘창자 내로 들어온 지방, 산, 저장성(hypotonicity)과 음식물에 의한 샘창자의 기계적 팽창에 의해 위액 분비 억제 물질의 분비가 증가되어 위액분비 감소
③ 흥분성 장상 < 억제성 장상

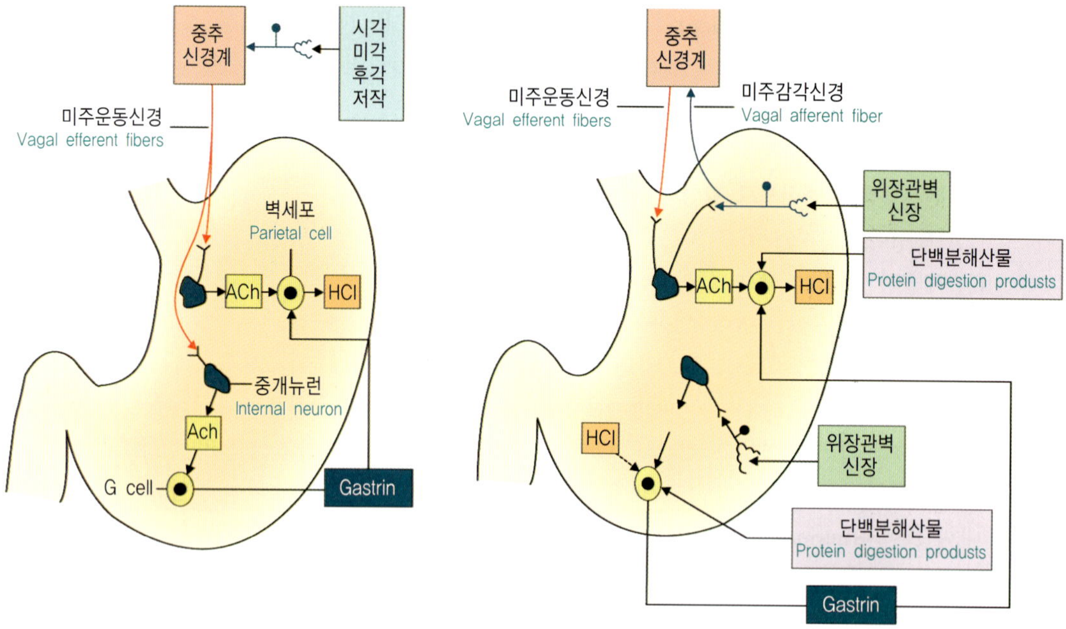

위의 신경지배

6. 위의 운동

1) 충만(gastric filling)
   (1) 식도에서 내려오는 음식물을 받아들이는 운동
   (2) 공복 시 500mL, 음식물 섭취 후 1.5L
   (3) 수용성 이완(Receptive relaxation)
      ① 음식물이 식도를 타고 내려올 때 위의 전반부 이완
      ② 미주신경에 의해 매개
2) 혼합운동(mixing)
   (1) 음식물이 위액과 혼합되어 반유동성 미즙(chyme)으로 만들어지는 과정
   (2) 음식물이 위 몸통부분에 축적 → 큰굽이에 위치한 pacesetter cell에서 꿈틀운동파 시작 → 꿈틀운동파가 날문으로 이동하며 혼합운동이 이루어짐
   (3) 분당 3회의 속도로 발생
   (4) 위의 꿈틀운동 시 날문조임근 수축, 위 몸통부분에서 음식물과 소화액이 섞이는 현상 반복 → 액상의 미즙이 형성
3) 배출운동(emptying)
   (1) 날문조임근을 통하여 미즙을 샘창자로 배출
   (2) 조임근의 개폐정도에 따라 배출되는 양이 결정
   (3) 배출운동의 촉진 : 미즙 양의 증가, 미즙의 유동성 증가
   (4) 배출운동의 억제 : 샘창자 안의 지방, 산, 고장성(hypertonicity)과 샘창자 팽창 등

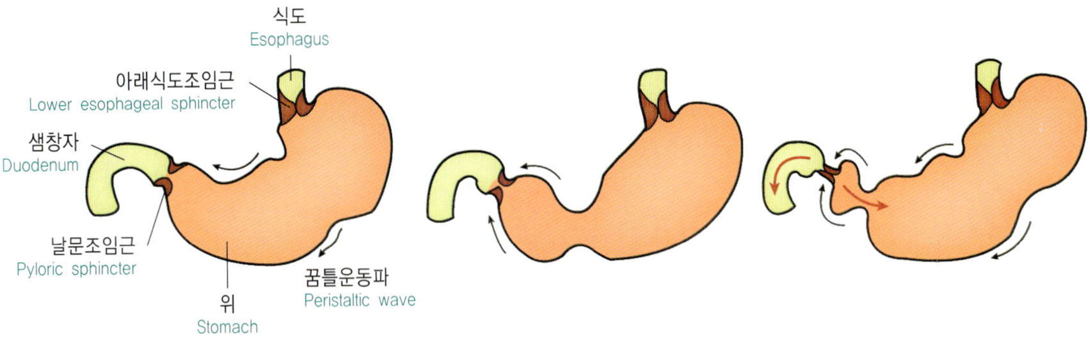

EXPLANATION

작은창자

1. 위치 및 모양

위의 날문에서 연속된 길이 약 6m에 지름 2.5cm 가량의 관

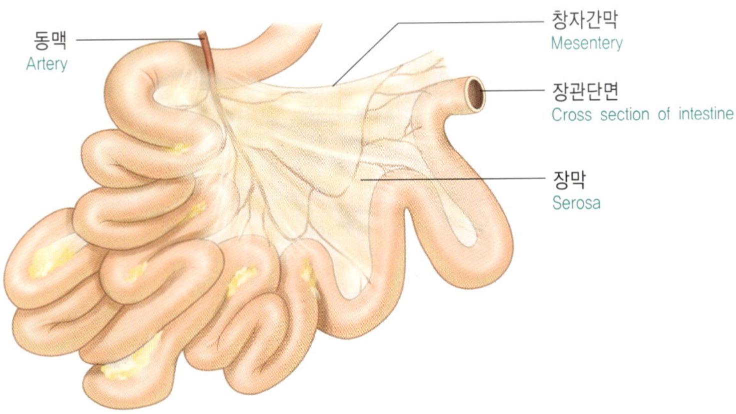

작은창자와 창자간막

2. 작은창자벽의 구성

1) **점막**

   (1) 돌림주름(plica circularis) : 점막과 점막밑층이 형성하는 많은 주름, 주변에 융모돌출

   (2) 융모 : 모세혈관, 암죽관(림프관), 신경분포

   (3) 상피세포 : 무수한 미세융모(microvilli)를 형성

   (4) 돌림주름, 융모, 미세융모 등 : 작은창자의 흡수면적을 넓힘

2) 점막밑층

3) 근육층

   (1) 민무늬근육층

(2) 바깥세로근육, 안쪽돌림근육

4) 장막

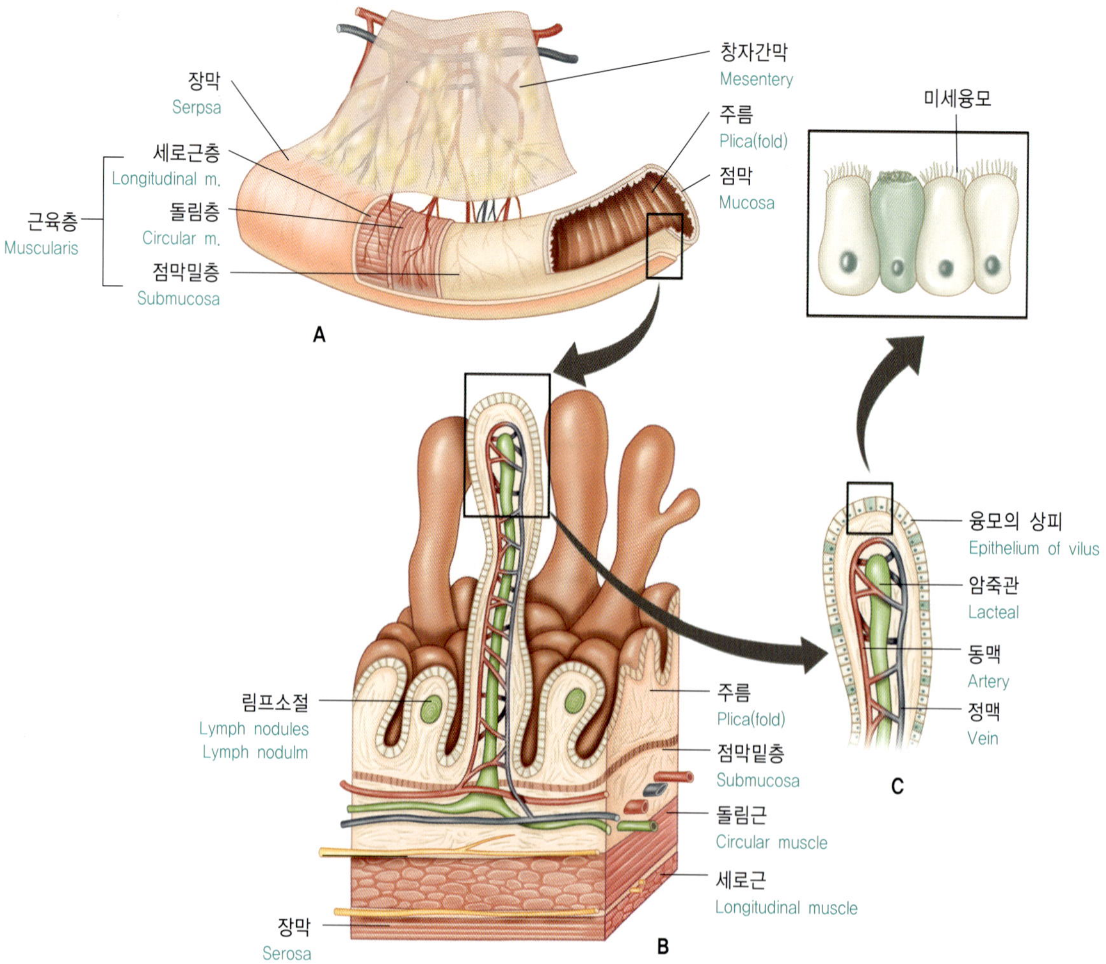

작은창자의 벽

A, 빈창자의 단면. B, 빈창자의 벽구조. C, 융모

3. 구분

1) **샘창자(duodenum)** (기출)

(1) 작은창자의 첫 번째 부분

(2) 25~30cm, 가장 짧고 가장 넓으며 가장 고정된 부분

(3) 뒤배벽에 위치하는 **C자형 장기**

(4) 특징

① 간막이 없고 체벽에 밀착

② 점막밑조직에 샘창자샘(브루너선, duodenal gland or Brunner's gland) 존재 : 점액성인 알칼리성 액체를 분비하는 점액샘

③ 간으로부터의 쓸개즙과 이자로부터 이자액이 방출되는 장소

(5) 구조

① 윗부분, 내림부분, 수평부분, 오름부분의 4부분으로 구분

- 윗부분 : 5cm, 첫 번째 허리뼈 몸통 앞가쪽
- 내림부분 : 7∼10cm, 첫 번째 허리뼈에서 세 번째 허리뼈 오른쪽을 따라 내림
- 수평부분 : 6∼8cm, 세 번째 허리뼈
- 오름부분 : 5cm, 세 번째 허리뼈 왼편에서 시작, 두 번째 허리뼈 위 가장자리까지 오름

② 샘창자 세로주름 : 내림부분 안쪽벽 점막에 주름진 부분

- 유두 상으로 속공간에 돌출하여 큰샘창자유두(greater duodenum papillae)를 이룸
  → 쓸개즙과 이자액을 운반하는 온쓸개관과 이자관이 개구
  → 큰샘창자 유두의 위치 : 날문에서 약 10cm, 앞니에서 약 75cm

③ 오름부분의 끝은 정중선의 왼쪽 2∼3cm, 빈창자에서 이어짐

→ 샘창자빈창자굽이(duodeno jejunal flexure)의 왼쪽 : 이자의 머리 부분 접합

2) **빈창자(jejunum)**

(1) 지름 약 4cm, 길이 2m 정도, 왼쪽위배부분

(2) 많은 창자샘, 거의 비어 있는 부위

3) **돌창자(ileum)**

(1) 지름 3cm 정도, 샘창자, 빈창자를 제외한 나머지 부분

(2) 창자샘, 대부분의 소화와 흡수가 일어나는 곳

(3) 돌막창자판, **집합림프소절(Peyer's patches) 발달**

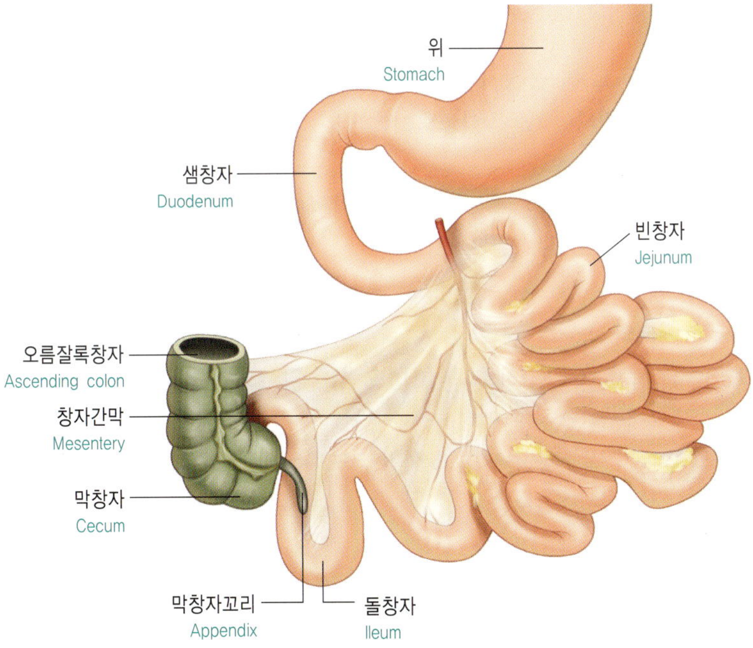

작은창자의 3부분(샘창자, 빈창자, 돌창자) 및 위아래 부분의 연결관계

4. 작은창자의 기능

1) 음식물을 완전히 분해, 분해된 영양소를 흡수
2) **단백질 → 아미노산, 지방 → 지방산과 글리세롤, 전분 → 포도당으로 분해**
3) 당분과 아미노산 : 모세혈관을 통해 흡수
4) 지방산 등 : 중심림프관(중심암죽관)을 통해 흡수
5) 소화효소와 쓸개즙의 분비를 조절하는 호르몬 분비

5. 작은창자의 분비

1) 브루너선(Brunner's gland)
   (1) 샘창자에 분포
   (2) 촉각자극, 미주신경 자극, 세크레틴에 의해 점액 분비
2) 대롱형 창자샘(crypts of Lieberkuhn)
   (1) 소화효소를 포함한 약염기성(pH 7.5～8.0)의 용액 분비
   (2) 하루 약 1.5～3.0L 정도 분비

6. 작은창자의 운동

1) 분절운동(segmentation)
   (1) 작은창자의 여러 부분에서 반지근이 동시에 수축하여 작은창자를 여러 분절로 나눔
   (2) 분절의 중간부분에서 또 동시에 수축이 일어남
   → 내용물을 작은 단위로 분해, 소화액과 잘 섞이게 해줌, 내용물과 장점막과의 접촉을 용이하게 함
   (3) 샘창자 : 분당 12회, 돌창자 말단부 : 분당 9회
   (4) 부교감신경에 의하여 수축 강도 증가
2) 꿈틀운동(peristalsis)
   (1) 음식물에 의해 작은창자 팽창 → 팽창부위의 윗부분에서 근육수축이 시작 → 아랫부분으로 근육수축 이행 → 음식물을 이동시킴
   (2) 반지근과 세로근이 동시에 관여
   (3) 0.5～2cm/sec의 속도로 나타남
   (4) 촉진 : 가스트린, CCK, 세로토닌, 인슐린 등의 호르몬
   (5) 억제 : 세크레틴, 글루카곤
   (6) 급속꿈틀운동 : 작은창자가 화학물질에 의하여 자극을 받으면 꿈틀운동이 빠른 속도로 진행

EXPLANATION

큰창자

1. 큰창자의 위치 및 모양

1) 소화기관의 마지막 부위
2) 작은창자에서 연속, 항문과 연결
3) 지름 5~6cm, 길이 약 1.5m
4) 기능 : 작은창자에서 넘어온 내용물로부터 **수분과 염분 흡수**, 나머지를 체외로 배설

2. 큰창자의 구분

1) 막창자
   (1) 작은창자와 연결되는 부위
   (2) 돌막창자판
      ① 돌창자와 막창자 사이의 경계
      ② 돌창자말단의 반지근이 비후되어 이루어진 것
      ③ 큰창자 내 존재하는 소화물 및 세균이 작은창자로의 역류 방지
      ④ 돌창자의 꿈틀운동파가 돌막창자판에 도달하면 이완되어 내용물이 돌창자에서 막창자로 이동
   (3) 막창자꼬리(appendix) : 림프양조직, 염증빈발
      맥버니 지점(McBurney point) : 배꼽과 오른쪽 ASIS 연결 선상의 가쪽 1/3 지점
2) 잘록창자
   (1) 큰창자의 대부분, 작은창자의 외부에 위치
   (2) 오름, 가로주름, 내림, 구불주름창자로 구분
3) 곧창자
   (1) 엉치뼈의 앞을 곧게 내려가는 길이 약 12cm의 관
   (2) 곧창자팽대 : 대변이 고이는 넓어진 아래 부분, 횡주름 존재(대변의 중량에 의한 확장과 압박을 덜어줌)

3. 큰창자의 형태학적 특징

1) 잘록창자띠(taenia coli) : 평행하게 배열된 3줄의 끈, 큰창자벽의 외세로층이 뭉쳐져 이루어짐
2) 주름창자팽대(haustra coli) : 잘록창자샛길의 길이가 큰창자의 길이보다 짧기 때문에 띠 사이부분이 일정한 간격으로 불룩하게 된 것
3) 배막주렁(appendices epiploicae) : 큰창자 겉에 장막에 싸여 매달린 지방주머니
4) **술잔세포** : 점액분비 세포가 발달

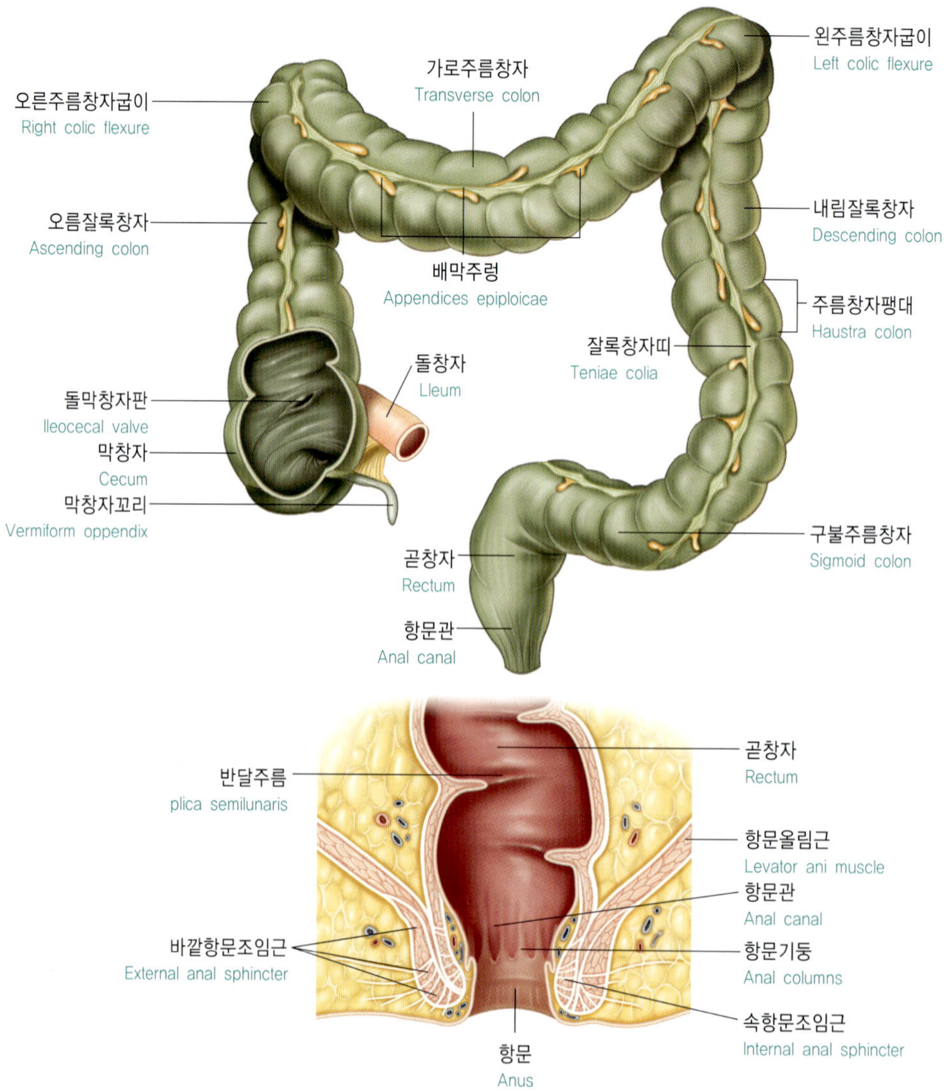

큰창자의 구조

4. 큰창자운동

1) 혼합운동(mixing movement)
   (1) 잘록창자샛길과 반지근이 동시에 수축 → 근육이 존재하지 않는 부위 팽기(haustra)
   (2) 이 운동에 의하여 장 내용물이 큰창자 표면에 쉽게 노출 → 수분 등의 물질 흡수가 용이
2) 집단운동(mass movement)
   (1) 하루에 3~4회 발생
   (2) 부교감신경 자극, 큰창자의 과다팽창, 위잘룩창자반사 및 샘창자잘룩창자반사에 의해 발생
   (3) 큰창자내용물을 구불주름창자와 곧창자로 운반

3) 배변(defecation)

(1) 변의(desire to defecate) : 곧창자 내 압력이 18mmHg 이상

(2) 배변 : 곧창자 내의 압력이 55mmHg 이상

(3) 곧창자 내압수용기에 의하여 상승한 곧창자내압 감지 → 음부신경과 골반신경을 통하여 엉치신경, 허리신경 및 시상하부의 배변중추로 전달 → 정보를 대뇌겉질과 날(원심) 부교감신경으로 보냄 → 잘록창자와 곧창자의 강한 수축, 속항문조임근(불수의근) 이완 → 대뇌겉질에서 내려오는 명령에 의하여 바깥항문조임근(수의근) 이완 → 배변

5. 항문관

1) 길이 약 3.8cm
2) 윗부분에 항문기둥, 기둥아래 끝부분에 항문판막
3) 빗살선 기준으로 윗부분은 내배엽성, 아랫부분은 외배엽성 기원
4) 대변을 모아 배출

EXPLANATION

간

1. 개요

1) 무게 1.5kg으로 인체에서 가장 큰 샘(gland), 가장 큰 장기
2) 대부분 배막에 싸여 가로막 아래면에 고정
3) 오른위쪽배부분에 위치하며 가장 재생력이 강한 장기
4) 구분

(1) 오른엽 : 왼엽보다 크고 간의 대부분 차지 → 네모엽(간문의 앞), 꼬리엽(간문의 뒤), 고유오른엽

(2) 왼엽 : 오른엽보다 작고 납작하다. 쓸개즙생산

(3) 오른엽과 네모엽 사이 쓸개 위치

2. 형태

1) 간문(porta hepatics) : 아래면 중앙에 위치
2) 무장막구역(bare area) : 위면의 배막이 없는 삼각형 부위
3) 중간엽 : 오른엽(고유오른엽, 꼬리엽, 네모엽), 왼엽
4) **낫인대(falciform ligament)** : 간을 왼·오른엽으로 나누는 인대

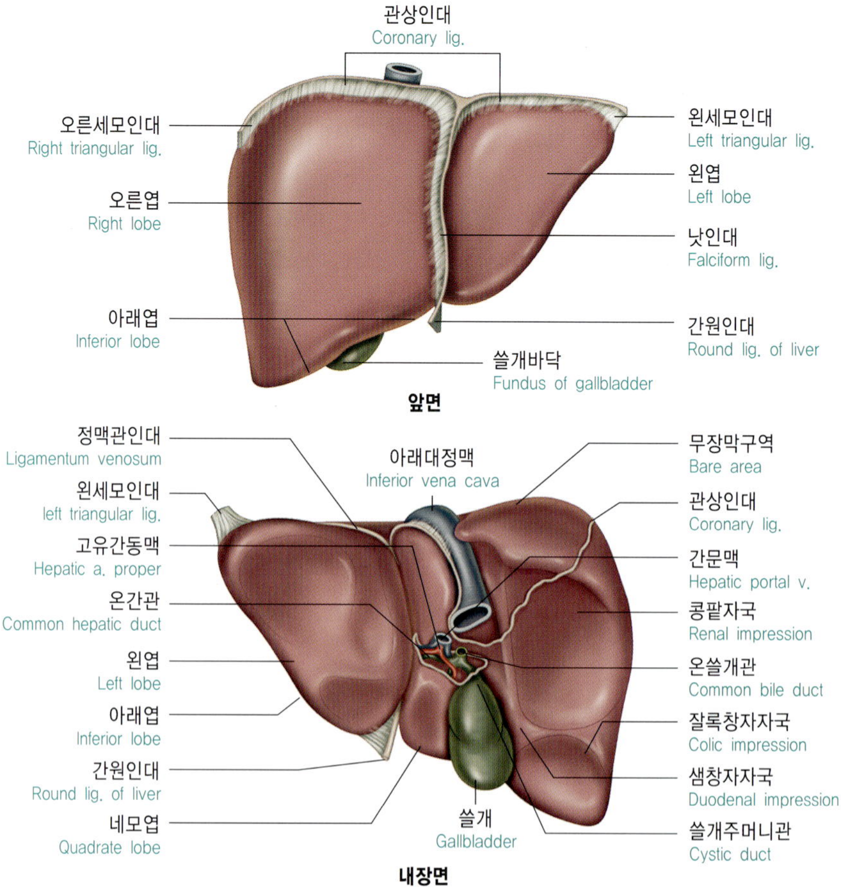

간의 구조

3. 간의 미세 구조

1) 피막(결합조직) : 버팀질 속을 들어가 간소엽을 일일이 둘러싸 무수한 간소엽으로 구분
2) 간소엽 : 6각형의 짧은 기둥과 같다. 중심정맥이 통과
3) 간세포줄 : 중심정맥을 축으로 2줄로 간세포가 방사상으로 배열
4) 동양혈관
   (1) 간세포줄 사이 : 속공간이 넓어 특이한 모세혈관
   (2) 내피세포와 식작용이 있는 **별세포(Kupffer cell)**
   (3) 소엽사이 : 정맥의 혈을 중심정맥으로 보냄

4. 고정인대

낫인대, 간원인대, 세모인대, 관상인대

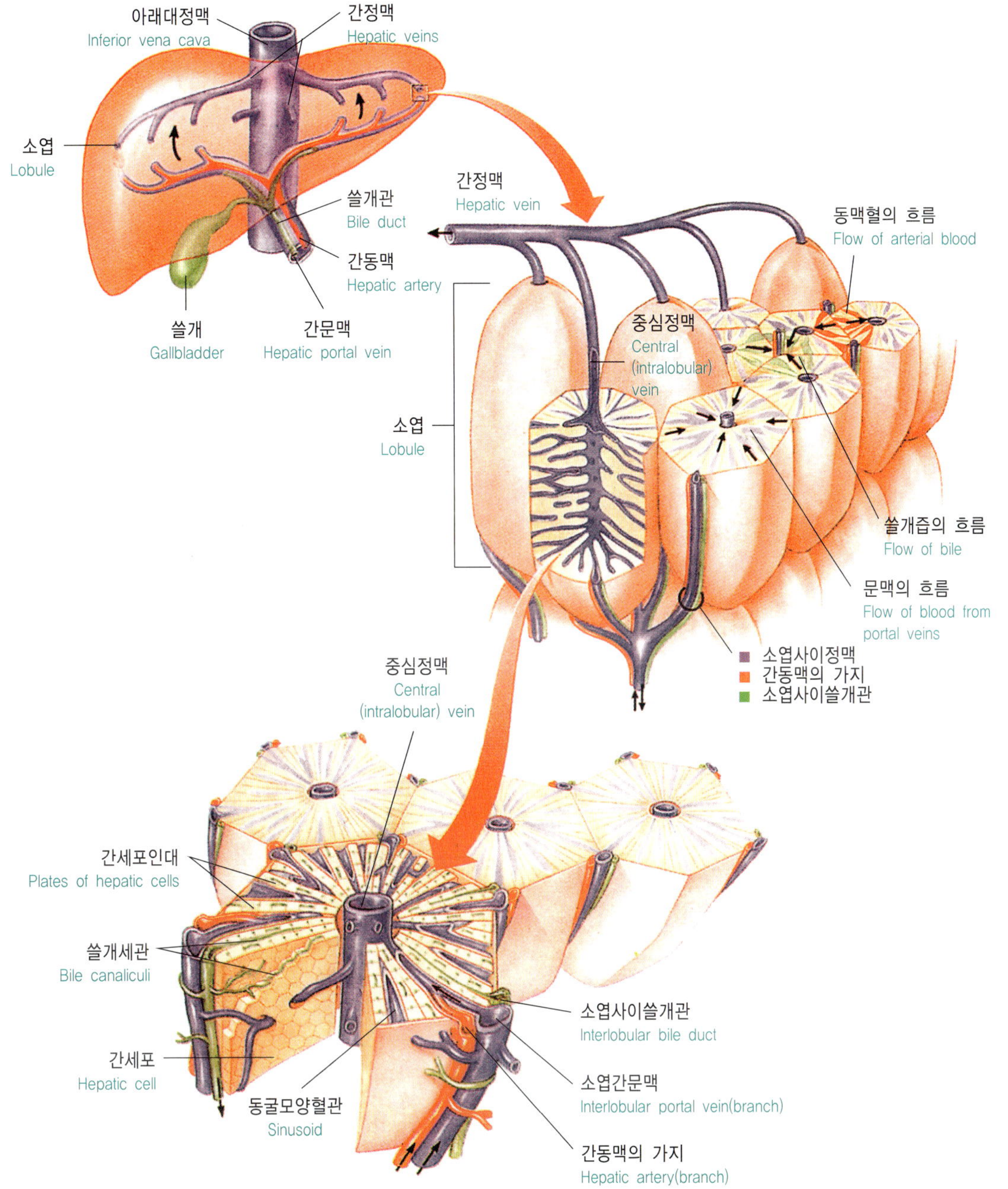

5. 간의 기능

1) **쓸개즙생산** : 지방질 소화－외분비샘
2) **철분 및 비타민 저장**
3) Heparin, Prothrombin, Albumin 등의 **각종 화학물질 생산**
4) **해독작용**

5) **요소 합성** : Prnithine cycle – 요소회로로 요소분자 생성 시 3분자 ATP 소모
6) 당원(glycogen) 저장 → 포도당 전환(근육운동 → 에너지 공급)
7) 단백질 합성
8) 혈색소(적혈구) 파괴 → Fe 저장
9) **별세포(Kupffer cell)** : 식작용

6. 혈관과 쓸개관

1) 영양혈관 : 산소를 공급 – 고유간동맥 → 왼·오른간 동맥, 엽사이동맥, 소엽사이동맥
   (1) 간문에서 왼·오른동맥으로 나뉘어 간내로 들어가 분지 : 엽사이동맥, 소엽사이동맥
   (2) 간소엽 내에서 동양혈관으로 나뉜다.
2) 기능혈관 : 위장간에서 오는 영양물질을 많이 함유한 정맥혈을 운반하는 매우 큰 정맥
   (1) 문정맥 → 엽사이정맥 → 소엽사이정맥
   (2) 소엽 내에서 소엽사이정맥과 합류 → 동양혈관 형성
   (3) 중심정맥(정맥혈) : 3~2개의 간정맥 → 아래대정맥 주입
      ① 오르니틴 회로(ornithine cycle) : 요소회로, 요소 1분자 생성 시 3분자 ATP 소비
      ② 간에서 prothrombin 생산 시 vit K 필요

7. 쓸개즙(bile)

1) 황록색의 알칼리성 액체(pH 7.8~8.6), 간세포에서 생산
2) 분비량 : 500~800mL/day
3) **성분**
   (1) 쓸개즙색소 : 적혈구 파괴(bilirubin, biliverdin), 대·소변의 색
   (2) 쓸개즙염 : 지방의 표면 유화, 지용성 비타민의 흡수 촉진
   (3) 구성 : 쓸개즙색소, 쓸개즙염, 콜레스테롤, 무기염류, 리포이드, 점액, 중탄산나트륨 등
4) **작용**
   (1) 지방 소화의 촉진
   (2) 지용성 비타민 흡수 촉진
   (3) Fe, Ca의 흡수 촉진
   (4) 경도의 설사
   (5) 장관 내 음식물 부패 방지
   (6) 쓸개즙색소, 호르몬, 독소, 약물 등의 배설
5) **이동경로**
   (1) 쓸개에 농축, 저장 후 쓸개관을 통해 샘창자로 분비
   (2) 간속쓸개로 : 모세쓸개관 → 소엽사이쓸개관
   (3) 간바깥쓸개로 : (좌·우)간관 → 온간관 → 쓸개관 → 쓸개 → 온쓸개관 → 샘창자 유두

EXPLANATION

쓸개

1. 특징

1) 서양배 모양, 용량 약 40mL, 쓸개즙의 농축 및 저장
2) 오른엽과 네모엽 사이, 하방에 위치
3) 나선판 주름으로 구성된 쓸개관
4) 온쓸개관에 의해 샘창자에 개구

2. 합성과 분비

1) 분비촉진 : 세크레틴(secretin), 콜레시스토키닌(Cholecystokinin, CCK)
2) 샘창자에서 음식물의 접촉 → CCK 분비 → 쓸개의 조임근 이완

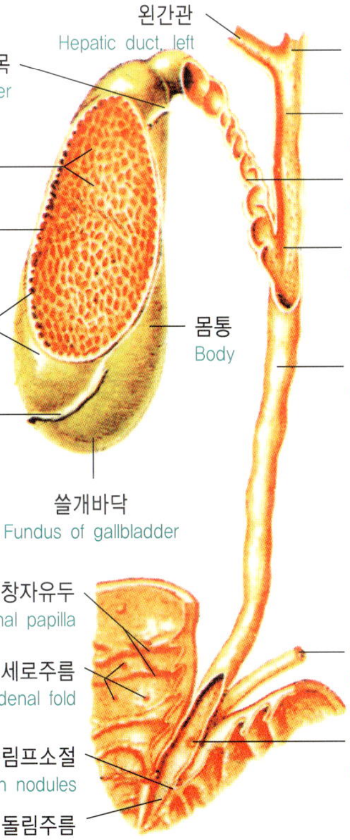

쓸개와 온쓸개관

EXPLANATION

이자

1. 특징

1) 무게 70g, 길이 12~15cm의 내·외분비샘을 겸한 소화샘
2) 배막뒤 장기, 실질성 기관
3) **랑게르한스섬(Langerhans islet) : 내분비샘**
4) 선방세포 : 외분비샘

2. 이자액

1) **분비**
   (1) 샘창자 → 세크레틴, pacreozymin(CCK－pz) 분비 → 이자자극, 이자관 개구 → 샘창자 유두로 이자액 분비
   (2) 약 1.2L/day 분비, 약알칼리성 용액(pH 8.5)
   (3) 주성분 : 중탄산나트륨, 소화효소
   (4) 급성이자염 : 이자액의 역류
2) **음식물 분해효소**
   (1) 외분비샘
      ① 단백질 분해효소 : 트립신(trypsin)
      ② 탄수화물 분해효소 : 아밀라아제(amylase)
      ③ 지방분해 효소 : 리파아제(lipase)
   (2) 내분비샘 : 인슐린, 글루카곤, 가스트린

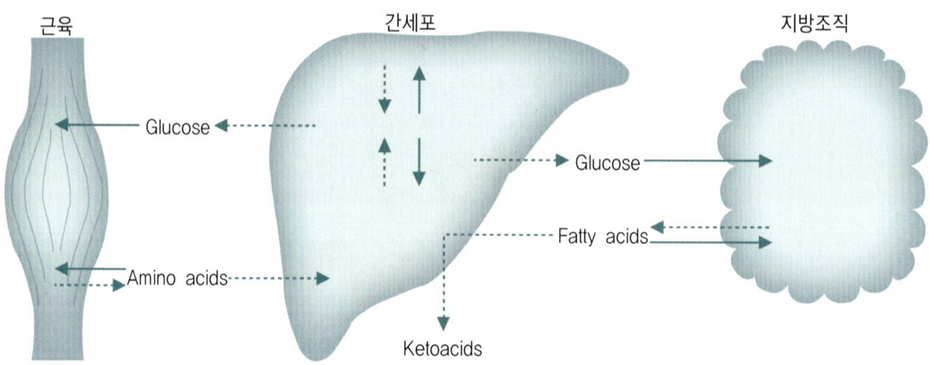

영양소	혈중농도 변화 인슐린 효과	 글루카곤 효과
포도당	감소	증가
지방산	감소	증가
케토산	감소	증가
아미노산	감소	

3. 분비호르몬

1) α cell : 글루카곤
2) β cell(75%) : 인슐린
3) δ cell : 소마토스타틴(somatostatin)

EXPLANATION

배막

- 2겹의 장막으로 배막 형성(벽쪽배막, 내장쪽배막, 장막 사이에 배막액)

1. 주요 변형물

1) 작은그물막(lesser omentum) : 작은굽이를 싸는 2겹의 배막
2) 큰그물막(greater omentum) : 큰굽이를 싸는 2겹의 배막
3) 그물막구멍(epiploic or Winslow's foramen) : 그물막주머니와 배막안 사이의 교통
4) 곧창자자궁오목(rectouterine pouch, Douglas pouch) : 여자의 곧창자와 자궁 사이의 배막주름

2. 배막안 내 기관

1) 내장쪽 배막과 결합
2) 종류 : 위, 빈창자, 돌창자, 막창자, 막창자꼬리, 가로주름창자, 구불주름창자, 지라, 난소, 자궁관 등

3. 반배막 내 기관

1) 일부에 내장쪽배막이 없음(결합조직으로 고정)
2) 종류 : 간, 오름잘록창자, 내림잘록창자, 곧창자, 방광, 고환, 자궁 등

4. 배막뒤기관

1) 벽측 배막보다 후위
2) 종류 : 샘창자, 이자, 콩팥, 부신, 요관, 배대동맥, 가슴림프관 등

호흡기계통

EXPLANATION

개 요

1. 호흡기계통의 역할

1) 전신에 있는 수많은 세포에 공급되는 산소를 바깥에서 흡입
2) 개개의 세포에서 배출된 이산화탄소를 바깥으로 방출

2. 구성

코안 → 인두 → 후두 → 기관 → 기관지 → 소기관지 → 허파꽈리관 → 꽈리주머니 → 허파꽈리

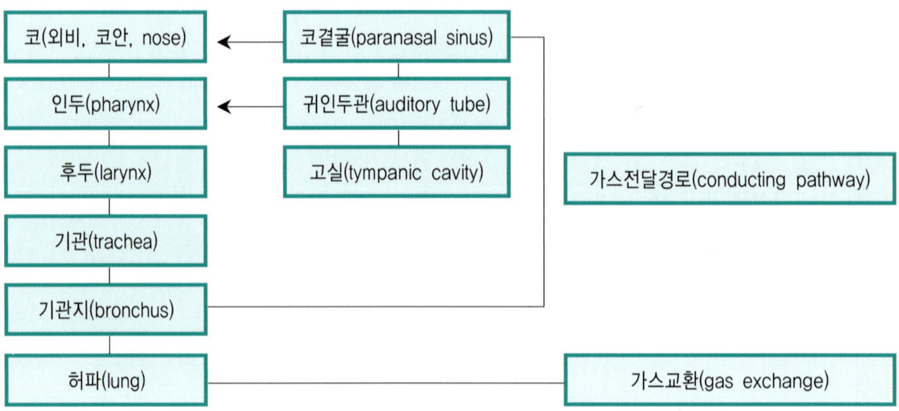

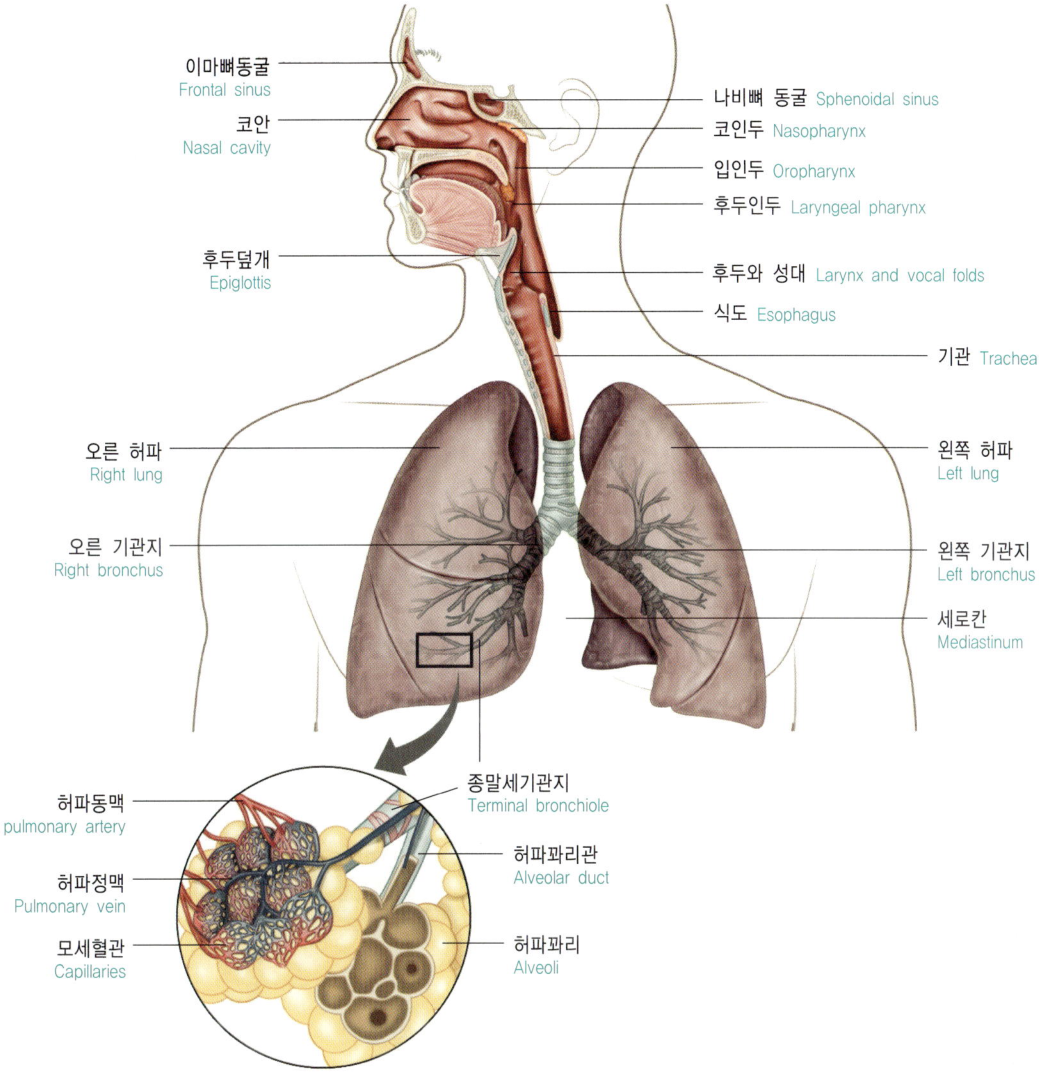
이마뼈동굴 Frontal sinus
코안 Nasal cavity
후두덮개 Epiglottis
나비뼈 동굴 Sphenoidal sinus
코인두 Nasopharynx
입인두 Oropharynx
후두인두 Laryngeal pharynx
후두와 성대 Larynx and vocal folds
식도 Esophagus
기관 Trachea
오른 허파 Right lung
오른 기관지 Right bronchus
왼쪽 허파 Left lung
왼쪽 기관지 Left bronchus
세로칸 Mediastinum
종말세기관지 Terminal bronchiole
허파동맥 pulmonary artery
허파정맥 Pulmonary vein
모세혈관 Capillaries
허파꽈리관 Alveolar duct
허파꽈리 Alveoli

폐의 구조

3. 외호흡과 내호흡 과정

1) 외호흡 : 일반적인 호흡, 허파를 통한 기체교환
2) 내호흡 : 조직 내에서 일어나는 호흡, 에너지 생성

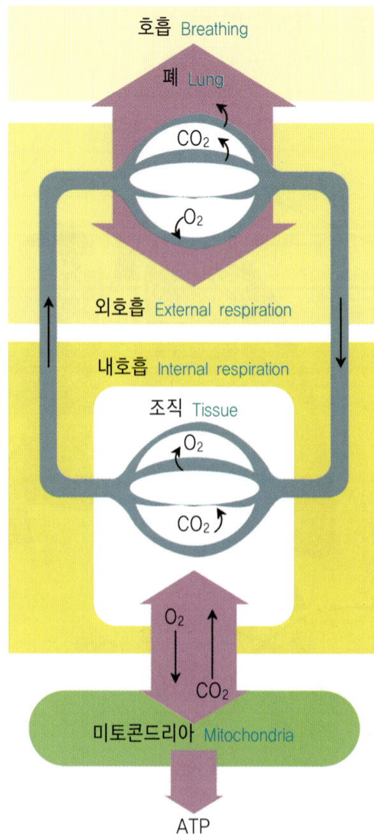

외호흡과 내호흡과정

4. 허파의 용적과 용량

1) **허파용적**
   (1) 1회 호흡량(tidal volume) : 안정 상태에서 날숨·들숨, 약 500mL
   (2) 들숨성 예비용적(inspiratory reserve volume) : 1회 호흡 후 최대로 들숨, 약 3,100mL
   (3) 날숨성 예비용적(expiratory reserve volume) : 정상 호식 후 날숨근의 적극적 수축, 약 1,200mL
   (4) 잔기량(residual volume) : 날숨성 예비용적 후 허파꽈리, 기관지 속에 남은 양, 약 1,200mL
2) **폐용량**
   (1) 2개 이상의 용적을 합한 것
   (2) 흡기용량(inspiratory capacity) : 1회 호흡량+들숨성 예비용적, 약 3,600mL
   (3) 기능적 잔기용량(functional residual capacity) : 날숨성 예비용적+잔기량 약 2,400mL

(4) 폐활량(viral capacity)

① 전체 허파를 이용하여 최대로 호흡, 허파 기능 척도

② 1회 호흡량+들숨성 예비용적+날숨성 예비용적

③ 약 4,800mL

(5) 총폐용량(total lung capacity)

① 최대들숨으로 허파에 수용할 수 있는 공기량

② 폐활량+잔기량

③ 약 6,000mL

3) **사강량(무효공간, dead space)**

(1) 기체가 교환되지 않고 기도에 항상 남아있는 공기량

(2) 무효공간, 약 150mL

(3) 1회 호흡량－사강량＝허파꽈리환기량

<table>
<tr><td rowspan="4">총폐활량(TLC)
6,000mL</td><td rowspan="3">폐활량(VC)
4,800mL</td><td rowspan="2">들숨용량(IC)
3,600mL</td><td>들숨성 예비용적(IRV)
3,100mL</td></tr>
<tr><td>일호흡용적(TV)
500mL</td></tr>
<tr><td rowspan="2">기능적 잔기용량(FRC)
2,400mL</td><td>날숨성 예비용적(ERV)
1,200mL</td></tr>
<tr><td>잔기량(RV)
1,200mL</td><td>잔기량(RV)
1,200mL</td></tr>
</table>

5. 호흡운동

1) **특징**

(1) 날숨과 들숨의 반복운동

(2) 가슴안의 부피 변화로 이한 압력에 의해 기체교환

(3) 정상호흡수 : 15∼18회/min, 평균 500mL

(4) 어느 정도의 수의운동의 가능한 불수의 운동

2) **들숨운동** (기출) : 능동적 근육수축에 의해 허파가 팽창

(1) 바깥갈비사이근 수축(갈비사이신경) : 갈비뼈가 위와 바깥쪽으로 상승, 가슴안의 왼·오른과 높이 확대

(2) 가로막 수축(가로막신경) : 배안 내용물을 아래로 눌러 가슴안의 용적 확대

(3) 배부분근육 이완, 표면장력 물질

(4) 보조근 : 여러 근육이 호흡운동 협조

(5) 남성은 가로막의 운동에 의한 배호흡, 여성은 바깥갈비사이근을 이용한 가슴호흡이 주로 일어난다.

(6) 계면활성제에 의한 표면장력 약화 : 허파꽈리의 확장

3) **날숨운동**

(1) 들숨운동의 역작용, 수동운동

(2) 들숨근 이완 : 바깥갈비사이근 및 가로막 이완

(3) 강한 날숨 시 속갈비사이근 수축

(4) 배부분의 근육 긴장

(5) 계면활성제 분비감소로 표면장력 원상태로 복구

6. 호흡의 형태

1) 배호흡(abdominal respiration) : 가로막에 의한 호흡(일반적인 호흡)

2) 가슴호흡(thoracic respiration) : 가슴근육(갈비사이근)에 의한 호흡(여성임신시 호흡)

3) 정상호흡(eupnea) : 13~22회/분

4) 호흡 곤란(dyspnea)

(1) 혈중의 CO_2 분압 상승 → 호흡중추가 과도하게 자극되는 경우

(2) 천식, 배막염, 가슴막염, 폐렴 및 규폐증시 나타남

5) 과도호흡(hyperpnea) : 심호흡을 과도하게 하는 것 → 호흡성 알칼리증

6) 호흡촉진(tachypnea) : 호흡빈도가 현저히 많은 상태 → 호흡성 산증

7) 무호흡(apnea) : 일시적으로 호흡이 중단된 상태

8) 지속적 호흡(apneusis) : 계속적인 들숨만 가능한 상태

9) Cheyne-Stocks 호흡

(1) 호흡곤란과 무호흡의 연속 → 호흡중추의 흥분성 저하

(2) 임종, 머리뼈공간의 내압상승, 마약 중독, CO의 급성중독

10) 삼킴성 무호흡 : 음식물이 식도로 들어가 코안과 후두가 차단되면서 호흡이 1~2초간 정지되는 현상

(1) 호흡성 산증 : 저환기(호흡저하)에 의해 혈중 CO_2 농도가 증가하여 나타나는 현상

(2) 호흡성 알칼리증 : pH는 올라가고 CO_2는 낮아지며 나타나는 저산소혈증

7. 호흡 조절

1) **호흡조절중추 : 숨뇌(medulla oblongata)**

2) 조절인자 : O_2 분압, CO_2 분압, 체온상승 등

3) 호흡중추의 흥분성에 예민하게 반응하는 요소 : 동맥혈의 CO_2 분압

8. 주요 호흡기의 구조와 기능

1) 코안 : 공기 여과, 가온 및 가습, 공기 통로

2) 코곁굴 : 점액분비, 발성, 머리뼈의 완충

3) 인두 : 코와 후두사이의 공기 통로, 입안과 식도 사이의 음식물 통로

4) 후두 : 공기통로, 발성, 이물질의 유입 방지

5) 기관 : 공기통로, 섬모의 이물질 제거
6) 가로막 : 수축과 이완에 의한 호흡조절, 들숨을 위한 가슴안확장, 날숨을 위한 수축
7) 기관지 : 공기 통로, 공기 여과
8) **허파꽈리** : **가스교환**, 호흡기의 기능적 단위
9) 허파 : 호흡기계의 주요 장기
10) 가슴막 : 허파의 바깥막으로 윤활 및 보호작용

9. 호흡의 특성

1) 호흡성산증(respiratory acidosis) (기출)
   (1) H^+ 상승으로 혈액의 산도가 산성 쪽으로 기우는 현상
   (2) 혈액 내 CO_2가 혈장의 H_2O와 결합하여 H^+로 해리됨
   (3) 반응식 : $CO_2 + H_2O \rightarrow H^+, HCO_3$
2) CO_2의 운반
   (1) 약 65%가 중탄산염(HCO_3) 형태로 운반
   (2) 약 25%는 RBC의 헤모글로빈과 결합 → $HHbCO_2$(Carbamino 형태)로 운반
3) 호흡상 : CO_2 생산율 ÷ O_2 소모율(탄수화물 : 1, 단백질 : 0.81, 지방 : 0.7)
   → 지방 산화비율이 클수록 호흡상이 작아짐
4) O_2 및 CO_2 수용기 : 목동맥토리, 대동맥소체

EXPLANATION

코, 인두, 후두

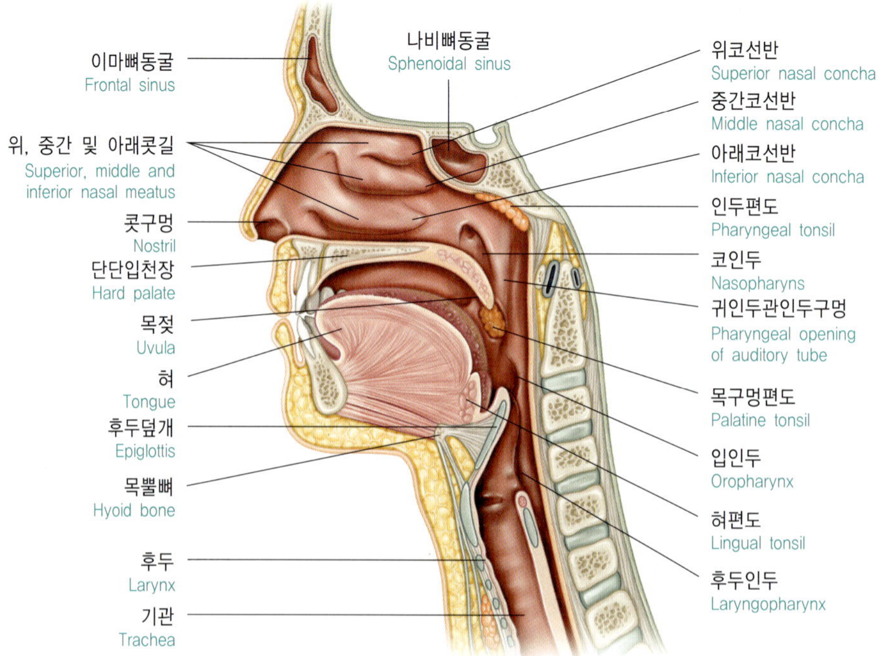

코안, 후두와 인두

1. 코

▪ 구성

1) 뼈대(bone) : 벌집뼈, 위턱뼈, 코뼈, 입천장뼈
2) **코연골(cartilage)** : 코중격연골(1개), 가쪽코연골(2개), 큰콧방울연골(2개)
3) 코선반 : 위·중간·아래코선반
4) **콧길(meatus)** : 위·중간·아래코길
5) 코중격(nasal septum) : 왼·오른 코안으로 나눔, 벌집뼈와 보습뼈로 구성
6) 비점막(nasal mucous) : 술잔세포(goblet cell) 발달
7) 정맥얼기(venous plexus) : 점막고유층에 분포한 정맥 얼기, 흡입된 공기의 가온
8) 키제르바흐 부위(Kiesselbach's area) : 상처 시 심한 출혈

▪ 기능

1) 공기의 가온, 가습
2) 먼지의 제거
3) 후각감지
4) 공명작용

■ **코곁굴(paranasal sinus)**

코안을 형성하고 있는 뼈 속에 공기가 들어 있는 공간, 좁은 개구부로 코안과 연결

1) **종류**

(1) 이마뼈동굴(frontal sinus) : 중간콧길과 교통, 1쌍

(2) 벌집뼈동굴(ethmoidal sinus) : 위콧길, 중간콧길과 교통, 작은 방의 밀집

(3) 위턱뼈동굴(maxillary sinus) : 중간콧길과 교통, 1쌍, 염증이 잘 발생

(4) 나비뼈동굴(sphenoidal sinus) : 위콧길과 교통, 1쌍

2) 코곁굴염(empyema, 축농증) : 코곁굴에 염증 발생

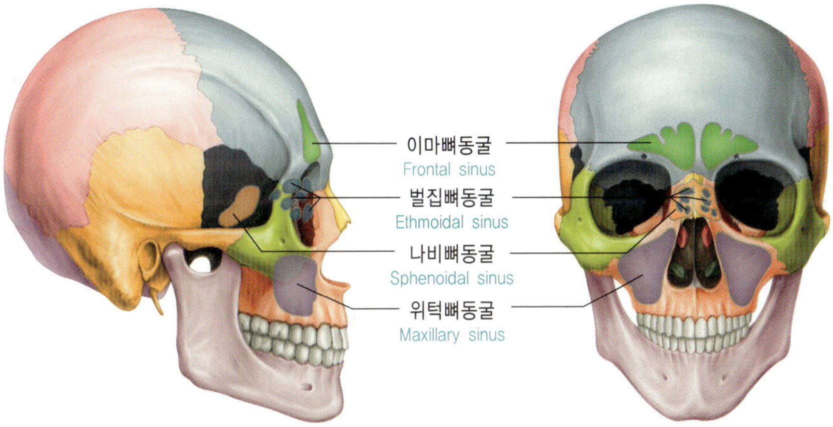

코곁굴

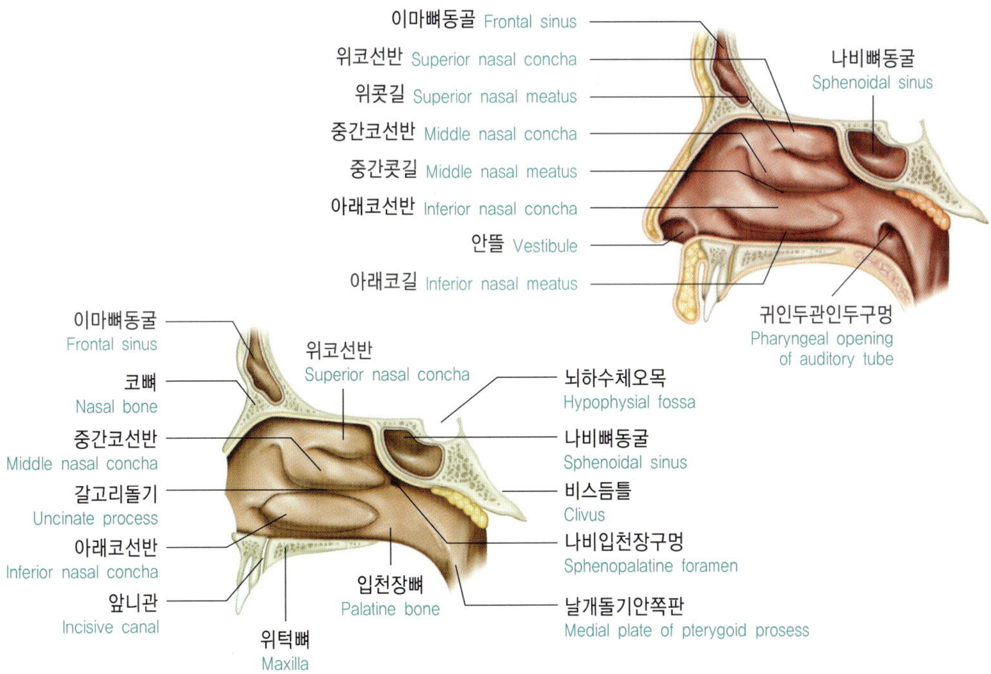

코안의 속구조

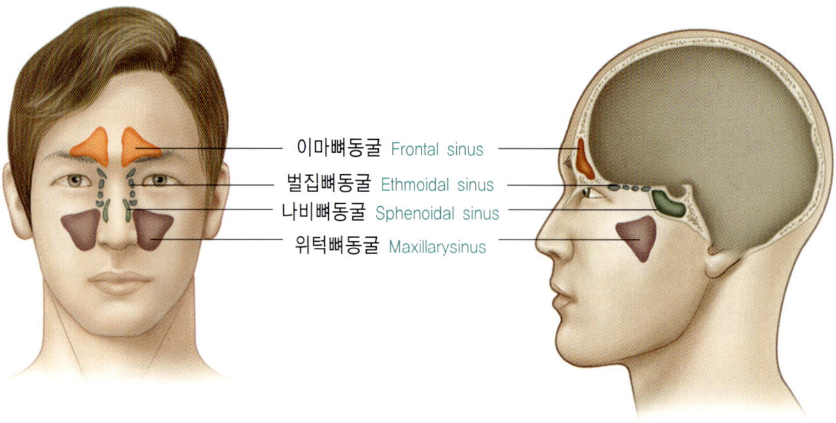

코곁굴의 종류

2. 인두(pharynx)

1) **공기와 음식물의 통로**
2) 호흡기계통과 소화기계통에 모두 포함
3) 비인두, 구인두, 후두인두로 구성(소화기계 참고)
4) 인두－귀인두관－가운데귀는 서로 연결

3. 후두 (기출)

■ 특성

1) 소화기와 호흡기의 교차점
2) 4~6번째 목뼈 높이
3) 깔때기 모양의 짧은 관
4) 기도의 일부인 동시에 발성기관

■ 후두연골(laryngeal cartilage) : 6종 9개

1) 방패연골(thyroid cartilage) : 1개, 후두융기연골(Adam's apple)
2) 반지연골(cricoid cartilage) : 반지모양, 가장 아래쪽
3) 모뿔연골(arytenoid cartilage) : 성대돌기(vocal process), 발성
4) 후두덮개연골(epiglottic cartilage) : 주걱모양의 탄력연골, 음식물의 기도유입 방지
5) 잔뿔연골(corniculate cartilage) : 모뿔연골의 끝에 위치, 간혹 모뿔연골에 융합
6) 쐐기연골(cuneiform cartilage) : 뒤머리뼈우묵 모뿔연골 사이의 주름 속에 위치하는 작은 연골성 막대

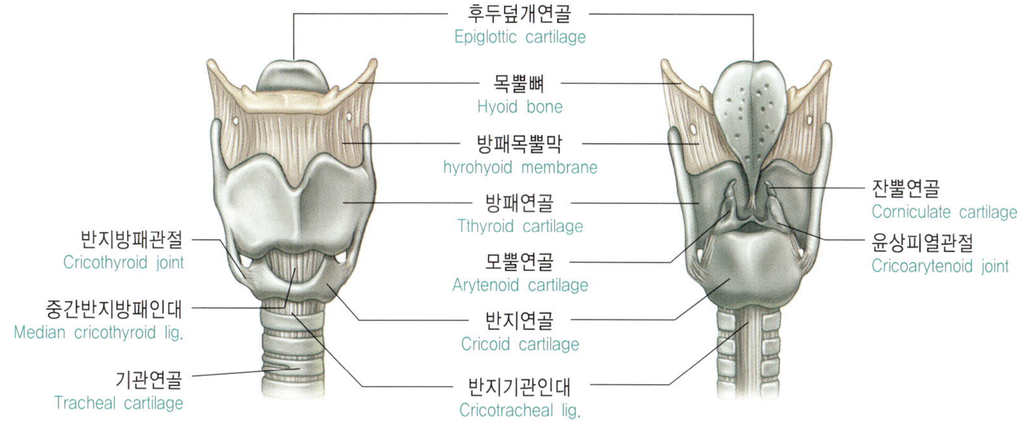

후두뼈대와 후두관절

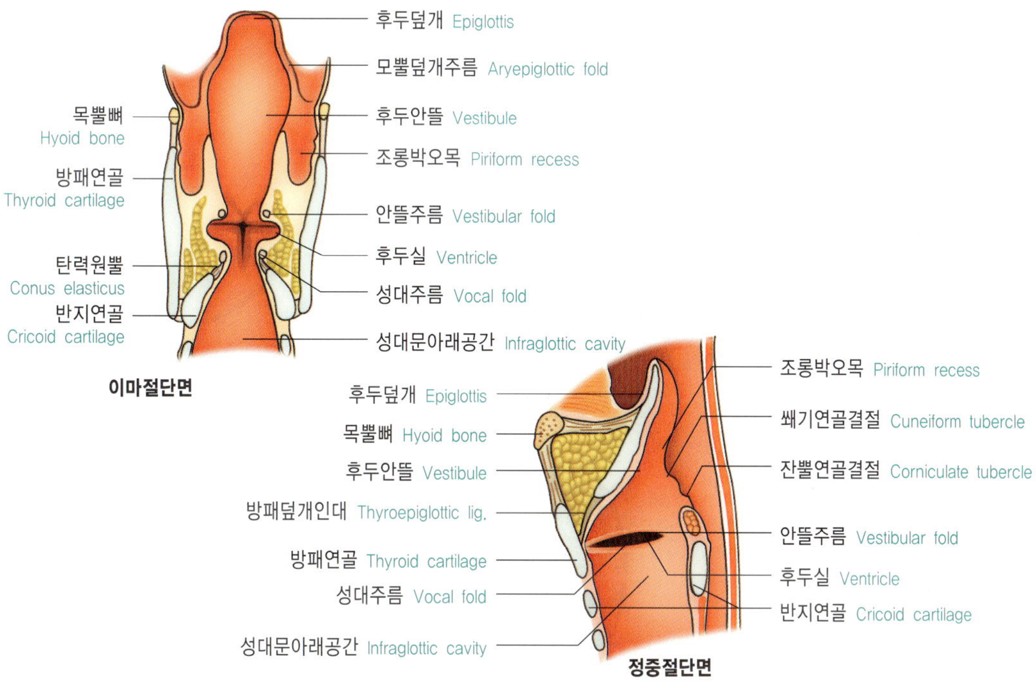

후두의 속구조

■ 후두공간(laryngeal cavity) : 발성기(organ of voice)

1) 후두덮개(epiglottis)에서 하방 4cm
2) 성대주름(성대인대+성대근육) 형성
   (1) 가성대 : 실주름
   (2) 진성대 : 성대주름
3) 성대문틈새(rima glottis) : 진동 → 발성, 성대주름 사이

4) 성대문 : 허파와 기도에 이물질 유입 시 자극, 기침을 일으킴
5) 후두점막 : 위중층섬모상피
6) **성대(vocal cord) : 중층편평상피**

■ 후두근육

1) 후두연골을 움직여서 발성에 관여하는 여러 개의 근육으로, **미주신경이 지배**
2) 근작용
   (1) 반지방패근 : 성대긴장 → 위후두신경 지배
   (2) 뒤반지모뿔근 : 성대문틈새를 엶 → 되돌이신경(미주신경 분지)
   (3) 모뿔근, 가쪽 반지모뿔근, 방패모뿔근 : 성대문틈새 좁힘 → 되돌이신경
   (4) 갑상후두덮개근 : 후두구멍을 여는 데 관여 → 되돌이신경

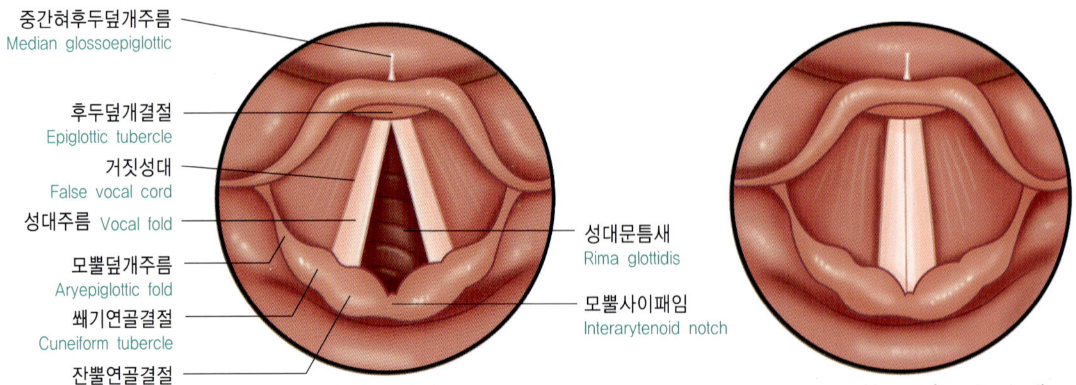

성문열이 열린 경우(강한 호흡 시) **성문열이 닫힌 경우(소리를 낼 때)**

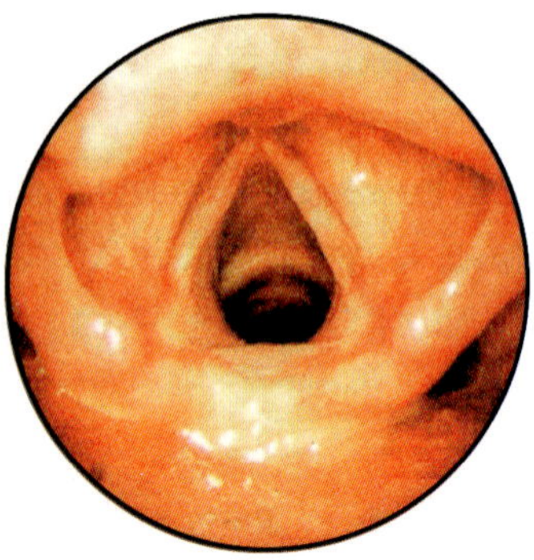

후두경으로 본 성대

EXPLANATION

기관, 기관지

1. 기관

■ 형태

1) 후두에서 이어져 6번째 목뼈에서 시작
2) 4, 5번째 등뼈 앞에서 왼·오른쪽으로 갈라짐
3) 길이 약 11cm, 지름 약 2~2.5cm, 반원통형 모양의 근연골성 관
4) 기관벽은 점막, 점막밑층, 바깥막층의 3층으로 구성

■ 구성

1) 위중층섬모상피(ciliated epithelium) : 기관지 내부 점막, 섬모가 있다. → 작은 이물질 제거
2) 기관연골 : 유리연골, 말발굽형(C자형), 15~20개
3) 고리인대 : 연골 사이 연결
4) 결합조직, 민무늬근육 등
5) 점막밑층 : 장액, 점액샘이 많은 소성 결합조직
6) 기관의 혈액 : 아래갑상동맥(자율신경 지배)

2. 기관지

■ 특성

1) 기관의 왼·오른 분지
2) 폐문까지 이르게 되는 기도 부분
3) 작은 이물 제거

■ 구분

1) 오른기관지
   (1) 굵고 짧음(2.5cm), 급한 경사 → 이물질 쉽게 흡입
   (2) 위·중간·아래 3개로 분지되어 오른허파로 연결

해부생리학

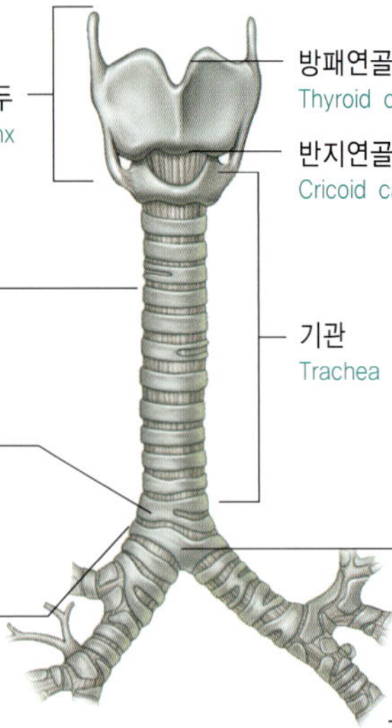

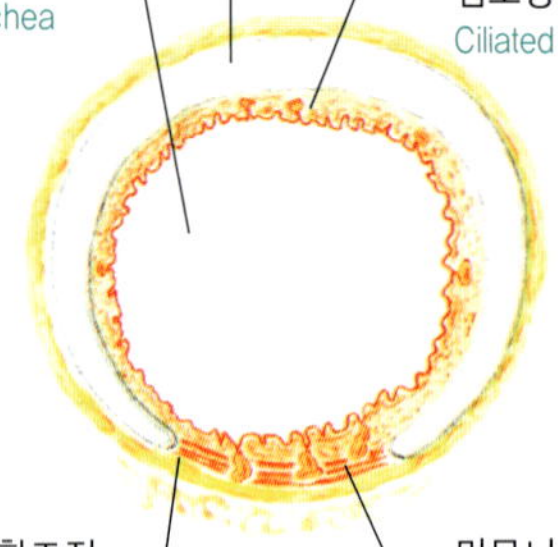

2) 왼기관지
  (1) 가늘고 길다(5cm)
  (2) 위·아래 2개로 분지되어 왼허파로 연결

	오른기관지	왼기관지
길이	짧다(2.5~3cm)	길다(5cm)
굵기	굵다	가늘다
각도	작다(약 24°)	크다(약 46°)
분지	3지(상·중·하)	2지(상·하)

EXPLANATION

허 파

1. 특징

1) 호흡의 실질적인 장기
2) 가슴안의 대부분 차지하는 원추형의 기관
3) 1쌍, 약 25cm, 무게 500~600g, 회백색
4) 기능혈관 : 허파동맥, 허파정맥
5) 영양혈관 : 기관지동맥(가슴대동맥의 분지)
6) 가슴막액(pleural) : 허파와 가슴막 사이, 허파의 운동에 따른 마찰 감소 작용
7) 구성단위 : 허파소엽(lobules)

8) 허파문의 통과물 : 허파정맥, 허파동맥, 기관지, 신경, 림프관 등
9) 왼허파 : 허파혀와 심장패임

2. 허파의 구분

1) **오른허파 : 3엽 10구역**
2) **왼허파 : 2엽 8구역**

오른 허파		왼 허파	
엽	구역	엽	구역
위엽	끝부분	위엽	끝부분
	뒤부분		앞부분
	앞부분		뒤혀부분
중간엽	가쪽부분		아래혀부분
	안쪽부분		
아래엽	끝부분	아래엽	끝부분
	안바닥부분		안바닥부분
	앞바닥부분		앞바닥부분
	바깥바닥부분		바깥바닥부분
	뒷바닥부분		뒷바닥부분

오른 허파	왼 허파
짧고 두텁다	세로칸면 : 심장패임
위엽 : 수평열 → 중간엽분리	위엽 앞아래끝 : 허파혀, 허파근－허파문－결합조직
빗틈새 : 위엽, 아래엽	빗틈새 : 위엽, 아래엽

3. 허파의 내부구조

1) 기관지 : 엽기관지로 나뉨
   왼허파 : 8개의 구기관지, 오른허파 : 10개 구기관지
2) **호흡세기관지벽** : 허파꽈리－유일하게 가스 교환, 허파꽈리관으로 연결
3) **허파꽈리**
   (1) 특징
      ① **호흡의 기능적 단위, 실질적 기체교환**
      ② 개수 : 약 3～5억 개
      ③ 총 표면적 : 70～80m^2(체표면의 40배)
      ④ 총 길이 : 100～300m, 지름 75～300μm
      ⑤ 구성 : 호흡세기관지, 허파꽈리관, 꽈리주머니

(2) 상피세포

① Ⅰ형 : 호흡상피세포

② Ⅱ형 : 계면활성제 분비세포

(3) 먼지세포(dust cell) : 식작용

(4) **계면활성제(surfactant)**

① 분비세포 : **Ⅱ형 세포**

② 성분 : 인지질(지질단백의 일종)

③ 기능

- 혈액과 허파꽈리 사이의 가스교환을 돕고 허파꽈리 내의 액체층 표면장력 감소
- 3억 개 이상의 허파꽈리가 동시에 공존하도록 함
- 허파꽈리 속을 적당한 건조상태로 유지 → 허파꽈리의 안정성 유지
- 숨을 내쉴 때 허파꽈리의 쭈그러짐(허탈) 방지

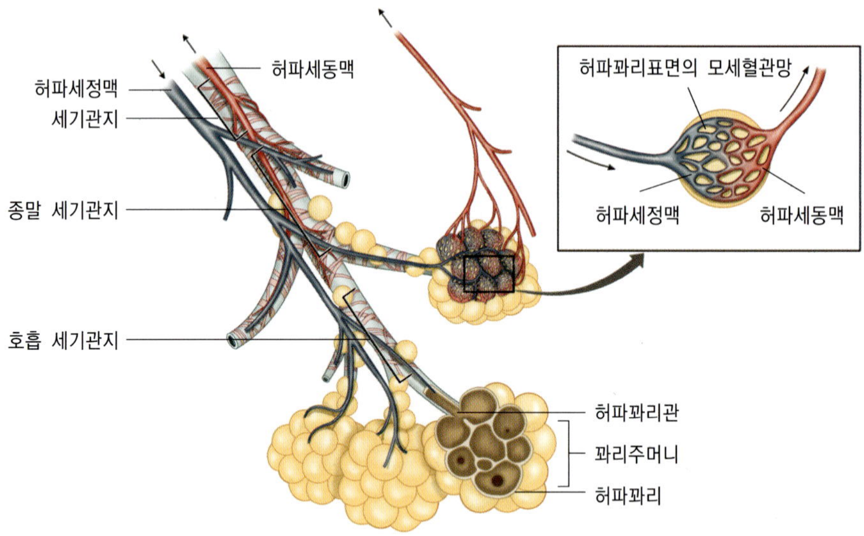

허파의 내부구조

4. 허파의 기능

1) 가스교환(확산작용) 장소 : 허파꽈리

2) 1회 호흡량 : 500mL

3) 잔기량 : 1,200mL

4) 폐활량 : 3,500～4,500mL(잔기량 포함되지 않음)

5) 성인 1분 호흡수 : 12～20회

5. 가슴막(pleura)

1) 허파를 둘러싸는 두 겹의 장막
   (1) 허파쪽가슴막(pulmonary pleura)
   (2) 벽쪽가슴막(parietal pleura)
   (3) 가슴막안(pleural cavity) : 2개막의 사이 공간, 가슴막삼출액(pleural fluid) − 윤활작용
2) 가슴막천자 : 7~8번째 갈비사이근, 가슴막삼출액의 검사
3) 가슴막안 : 음압(−2.5mmHg) 유지

6. 가슴세로칸(mediastinum)

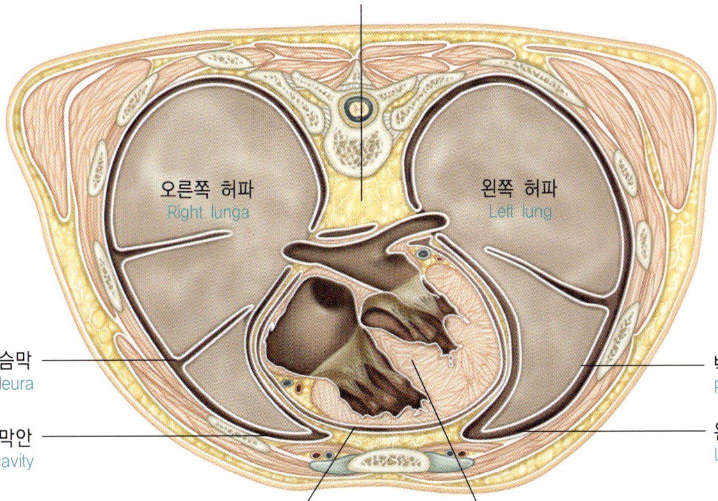

가슴세로칸 장기

1) 위치 : 복장뼈, 등뼈, 왼·오른허파, 가슴우리문, 가로막으로 둘러싸인 공간
2) 구분
   (1) 위세로칸
   (2) 앞세로칸
   (3) 중간세로칸
   (4) 뒤세로칸
3) 가슴세로칸장기
   (1) 위세로칸 : 기관, 식도, 가슴샘, 대동맥, 위대정맥
   (2) 앞세로칸 : 가슴샘, 속가슴동맥, 속가슴정맥
   (3) 중간세로칸 : 심장
   (4) 뒤세로칸 : 식도, 가슴림프관, 대동맥, 미주신경

내분비계통

개 요

- 주요내분비 기관 : 뇌하수체, 갑상샘, 부갑상샘, 부신, 고환, 난소, 이자, 가슴샘, 솔방울샘
- 내분비샘 : 특별한 도관이 없이 분비물(hormone)이 직접 혈액이나 림프로 보내는 선
  외분비샘 : 도관이 있어 도관을 통해 분비물을 체외로 분비

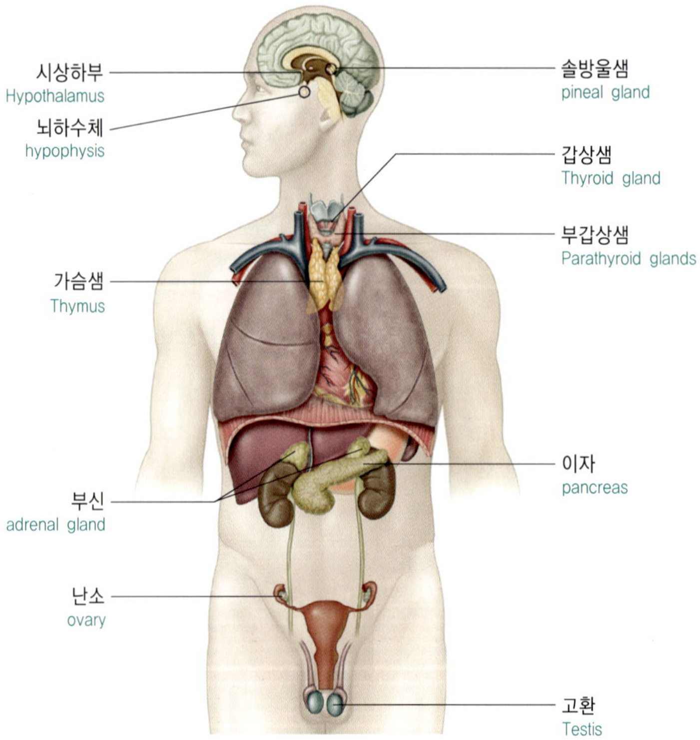

내분비기관

1. 호르몬의 일반적인 기능

1) 발육과 성장 조절
2) 신진대사 조절
3) 생체의 내부환경을 일정하게 유지
4) 성행위, 자율운동 등의 특수한 행동 조절

2. 호르몬의 특성

1) 분비선 존재
2) 도관이 없음
3) 미량으로 작용
4) 표적기관이 존재
5) 구조가 간단한 단백질임
6) 생체 주입 시 항체가 발생하지 않음
7) 경구투여 시 효소에 의해 파괴됨
   ✽ 예외 : 성호르몬, 갑상샘 호르몬
8) 과다 또는 과소시 생체에 유해함
9) 소변으로 배설됨

신경계통과 내분비계통의 차이점

	신경계통	내분비계통
전달방법	신경섬유에 의한 유선적 조절	혈액을 따라 표적기관에 도달하여 영향을 미침
효과	국소 부위에 즉각적 효과	광범위한 부위에 느린 조절효과

3. 호르몬의 화학구조상 분류

성분	분비기관	호르몬
단백질	뇌하수체 가슴샘	CH, TSH, FSH, ICSH, LTH Thymus hormone
Peptide	부갑상샘 이자 뇌하수체 갑상샘 소화관	Parathormone Insulin, glucagon ACTH, MSH, vasopressin, oxytocin Calcitonin Gastrin, secretin
Steroid	고환 난포 황체 부신겉질	Androgen Estrogen Progesterone Corticoid
Amino acid 유도체	부신속질 솔방울샘 갑상샘	Adrenalin Melatonin Thyroxine

4. 주요 내분비샘과 분비 호르몬

내분비샘	엽	호르몬	표적	호르몬	작용
뇌하수체		FSH	→ 난포	Estrogen	→ 여 생식기 발육
뇌하수체	앞엽	LH	→ 황체	Progesterone	→ 임신 유지
뇌하수체	앞엽	(ICSH)	→ 고환	Testosterone	→ 남 생식기 발육
뇌하수체	앞엽	ACTH	→ 부신겉질	Corticosteroid	→ 당·염류 대사
뇌하수체	앞엽	TSH	→ 갑상선	Thyroxine	→ 요오드 대사
뇌하수체	앞엽	GH			→ 뼈, 연골증식
뇌하수체	앞엽	Prolactin			→ 유즙 분비
뇌하수체	중간엽	MSH			→ 피부색
뇌하수체	뒤엽	ADH			→ 수분 대사
뇌하수체	뒤엽	Oxytocin			→ 분만, 유즙 배출

내분비샘	호르몬	작용
갑상샘 C-cell	Calcitonin	→ 혈중 Ca^{2+} 저하
부갑상샘	PTH	→ 혈중 Ca^{2+} 상승
부신속질	Epi, NE	→ 심·혈관 수축
콩팥	Calcitriol	→ Ca^{2+} 흡수
콩팥	Erythropoetin	→ RBC 생성
콩팥	Renin	→ 혈압 상승
이자 A-cell	Glucagon	→ 혈당 상승
이자 B-cell	Insulin	→ 혈당 저하
이자 C-cell	Somatostatin	→ GH 분비억제

EXPLANATION

뇌하수체

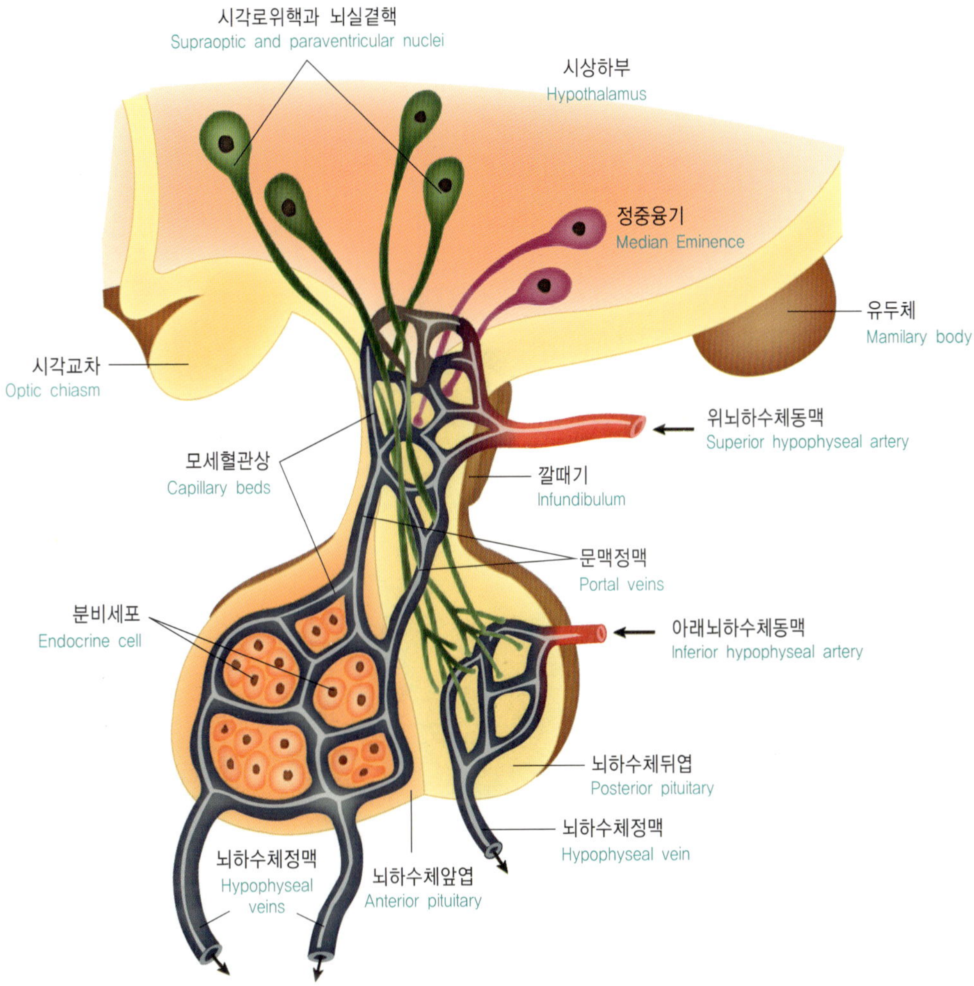

1. 구조

1) 무게 0.6g의 제3뇌실 아래 작은 내분비샘으로 시상하부와 연결－내분비샘의 지휘자 역할
2) **나비뼈 안장에 위치**
3) 구분
   (1) 앞엽 : 샘뇌하수체
   (2) 중간엽 : 성장 후 퇴화
   (3) 뒤엽 : 신경하수체

2. 뇌하수체 앞엽

시상하부－뇌하수체의 문맥계로 시상하부의 호르몬들에 의해 분비 조절

1) **구성세포**

(1) acidophilic cell－A세포(38%) : GH, prolactin

(2) basophilic cell－B세포(12%) : ACTH, TSH, FSH, LH

(3) chief cell－C세포(50%) : 호르몬 분비기능이 없음

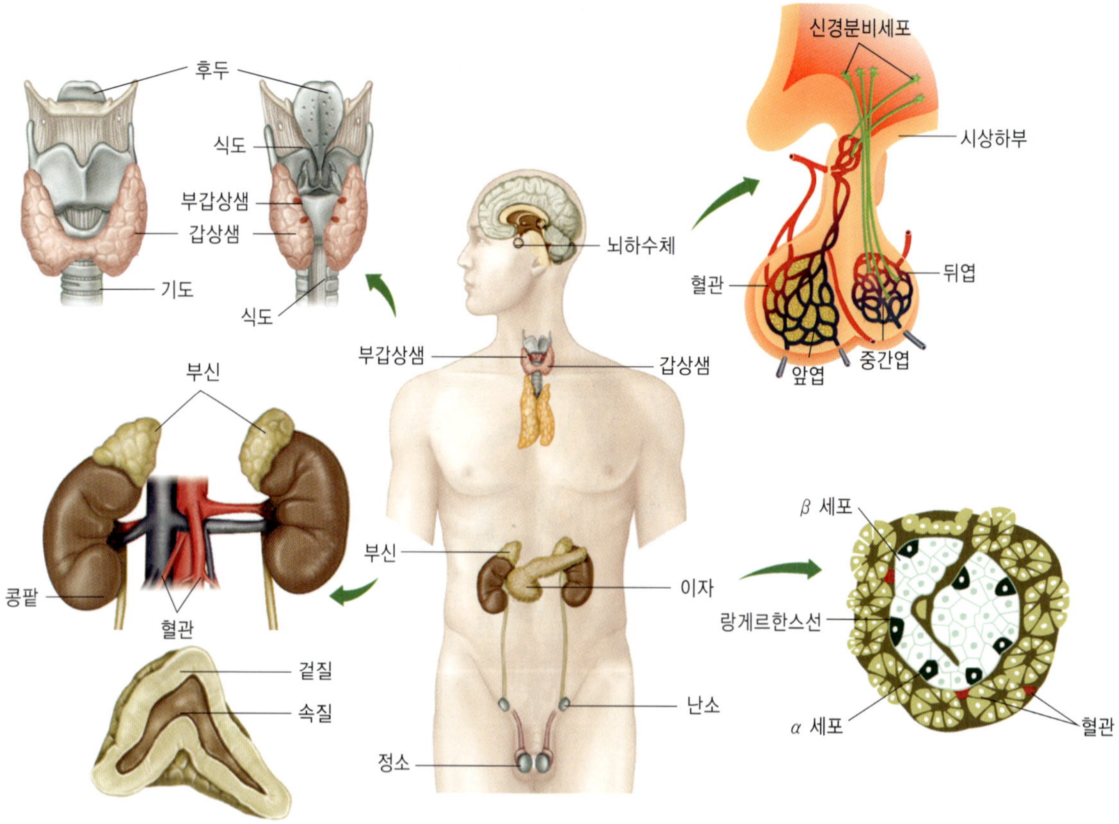

2) **분비호르몬**

호르몬	기능 및 분비이상	
성장호르몬(GH)	신체성장촉진(과잉－거인증, 말단비대증/결핍－왜소증, 시몬스병)	호산성
젖샘자극호르몬(prolactin, LTH)	탄수화물, 지질대사 조절 유즙분비, 수정란 착상, 임신유지, 생식선 기능억제	호산성
난포자극호르몬(FSH)	난포의 성장 및 estrogen 분비 유도, 배란 유발	호염기성
황체형성호르몬(LH, ICSH)	여성 : 황체자극 → progesterone 분비 촉진 → 배란유도 남성 : 고환자극 → testosterone 분비 촉진	호염기성
갑상샘 자극호르몬(TSH)	갑상샘 호르몬 합성 및 분비 촉진, 요오드 섭취 촉진	호염기성
부신겉질 자극호르몬(ACTH)	부신겉질의 속대성, 그물층 자극, 호르몬 합성 및 분비촉진	호염기성

3. 뇌하수체 중간엽

멜라닌세포자극호르몬(MSH) : 피부에 멜라닌 색소 침착을 유도
⇒ 피부 및 동공의 색 결정

4. 뇌하수체뒤엽

신경뇌하수체세포에서 생산되는 것이 아니고 Herring's body에 저장되었다가 분비

1) **항이뇨호르몬(ADH : Vasopressin)** (기출)
   (1) 먼쪽곱슬세관 및 집합관의 수분투과율을 증대시켜 소변배설을 억제
   (2) 혈압상승, 꿈틀운동촉진
   (3) 과소 시 요붕증(다뇨증, diabetes insipidus) 발생
2) **Oxytocin(pituitrin)**
   (1) 자궁근 수축으로 분만을 유도
   (2) 젖근육 수축으로 유즙배출을 촉진
   ❋ 임신 중 prolactin이 분비되어도 유즙분비가 일어나지 않는 이유
   ⇒ 태반에서 estrogen과 progesterone이 분비되어 억제하기 때문

EXPLANATION

갑상샘, 부갑상샘 호르몬

1. 갑상샘

■ 특징

1) 무게 : 30g, 나비모양
2) 구분 : 왼엽, 오른엽, 잘록부분
3) 여성에서 약간 무겁고 임신 중 더 커짐

■ 갑상샘 호르몬의 작용 (기출)

1) 물질대사 특히 기초대사를 촉진
2) 발육성장 특히 뼈의 발육을 촉진
3) 정신기능을 자극

■ 분비호르몬

1) **Thyroxine(T_4)**
   (1) 갑상샘 자극호르몬(TSH)에 의하여 분비가 촉진됨
   (2) 요오드 호르몬으로 당대사, 인지질 대사, 핵산대사, 단백질 합성, 신체성장 및 정신발육, 적혈구 생산 촉진
   (3) 산소소비량 증가 → 기초대사량 증가

(4) Thyroglobulin : 갑상샘 호르몬의 저장형, 요오드 함유 단백

(5) 교감신경 자극에 의한 흥분성 증가

(6) 과잉증 : 바세도병(Basedow's disease) – 안구돌출, 체중감소, 이상발한, 감정불안, 심박동 촉진

(7) 결핍증

① **크레틴병(cretinism)** : 유아결핍증 – 발육지연

② 점액수종(myxedema) : 성인 결핍증 – 부종, 체중 증가

2) **Triiodothroxine(T_3)**

T_4가 T_3로 전환됨, T_4보다 훨씬 강한 작용

3) **Calcitonin**

(1) 갑상샘 C cell에서 분비(뇌하수체 지배와 무관함)

(2) 혈중의 Ca^{2+} 농도 감소시킴

(3) 부갑상샘 호르몬(Parathormone)과 길항작용

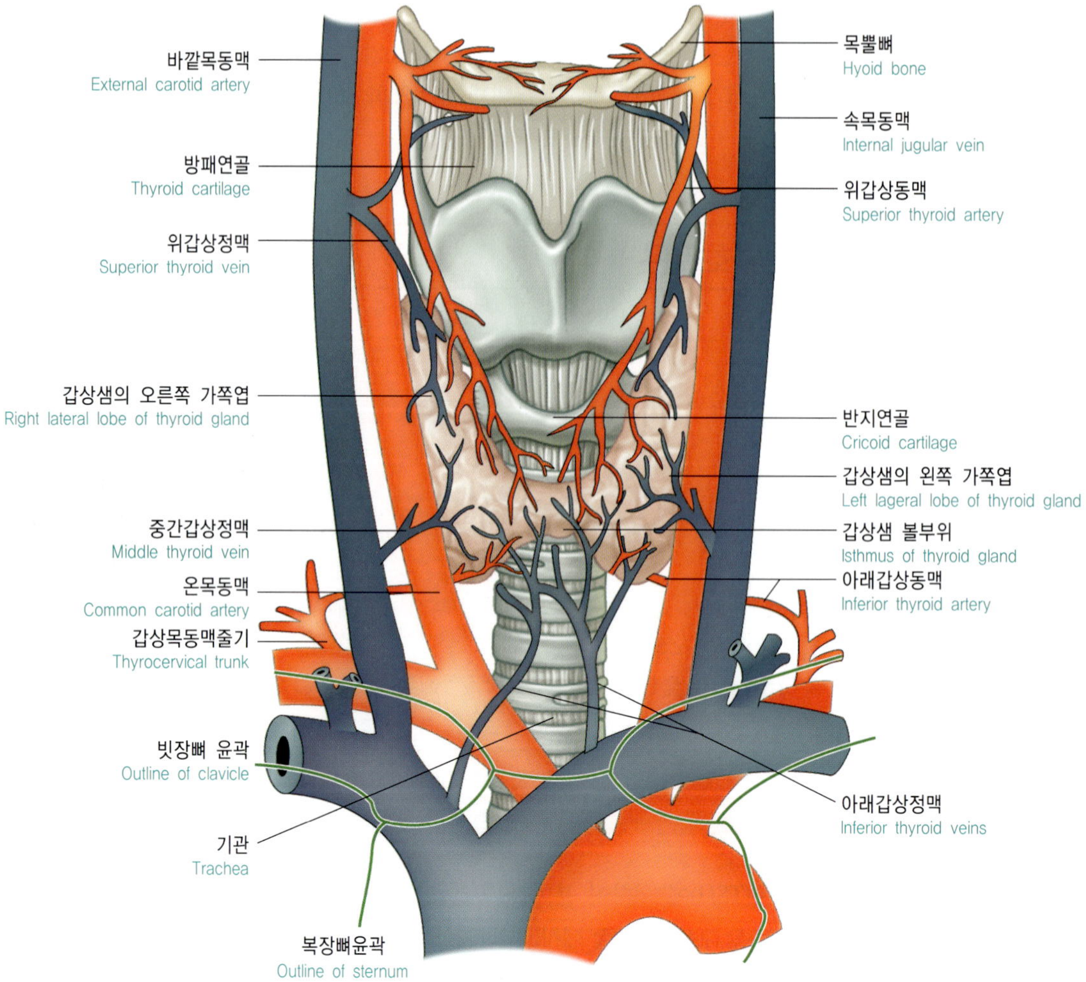

갑상샘의 주변구조

2. 부갑상샘 호르몬

■ 특징

1) 무게 : 0.3g, 일명 상피소체로 4개가 있음
2) 칼슘대사조절 호르몬 분비, 적출 시 근경련 유발

■ 분비호르몬

1) **Parathormone**
   (1) 혈액중의 Ca^{2+} 농도를 높이는 작용(Vit. D가 필요)
   (2) 작은창자에서 Ca^{2+} 흡수, 콩팥요세관에서 Ca^{2+} 재흡수 촉진
   (3) 뼈파괴세포 자극 → 뼈로부터 칼슘유리 가속화
   (4) 뼈세포 자극 → 뼈의 칼슘 침착속도 저하
   (5) 장관에서 칼슘, 인의 흡수 증진
   (6) 소변 내 칼슘이온 배출 감소
   (7) 과잉증 : 섬유성 골염
   (8) 결핍증 : 테타니(Tetany)증 → 근경련

EXPLANATION

부신, 이자

1. 부신(콩팥위샘, adrenal gland)

■ 특징

1) 무게 5~10g
2) 일명 신상체, 콩팥 위끝에 위치한 편평한 삼각형의 내분비샘
3) 구분
   (1) 겉질(cortex) : 전해질, 수분대사 호르몬 분비
   (2) 속질(medulla) : 탄수화물대사 호르몬 분비
4) 겉질은 뇌하수체의 지배를 받으나 속질은 교감신경에 의하여 분비 조절

■ **분비호르몬**

구분		분비호르몬	작용	분비 요인	증상
겉질	토리층	aldosterone	염류(Na^+)대사, 체액 전해질 조절 Na^+ 흡수, K^+의 배출촉진 : 혈액 중 Na^+, K^+ 농도 유지	Na^+감소, K^+상승, 체액량 감소, 혈압 저하	• 결핍증 – 애디슨병 (Addison disease) – 피부착색 – 저혈당 • 과잉증 – 쿠싱증후군 – 지방침착 – 고혈압 – 다모
	다발층	cortisol	당류대사 호르몬 : 지방, 단백질을 당으로 전환	뇌하수체앞엽에서 분비되는 ACTH에 의해 분비가 조절됨	
	그물층	androgen	성호르몬		
속질		adrenalin (epinephrine), noradrenalin	심장촉진, 혈관축소, 탄수화물대사, 지방대사 혈압상승, 혈당상승	동통, 추위, 정신적 흥분, 저혈당, 혈압 강하	

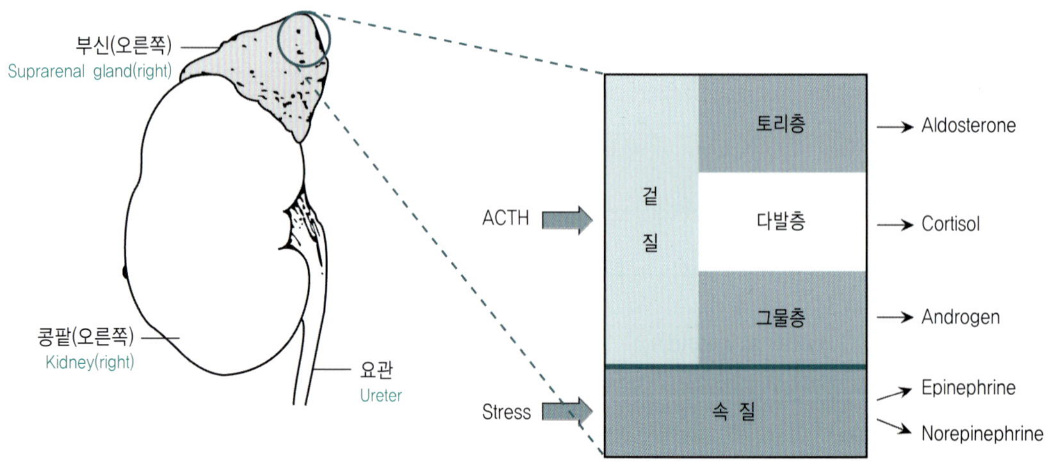

1) 부신겉질호르몬의 결핍증
   애디슨병(Addison disease) : 피부착색, 저혈당, 간 글리코겐 농도 감소, 근무력증, 혈액 내 전해질 농도 변화(NaCl 감소, K 증가), 혈중 요소 등 노폐물 축적(콩팥기능 저하)
2) 부신겉질호르몬의 과잉증
   (1) 쿠싱 증후군(Cushing syndrome) : 지방침착, 고혈압, 다모, 뼈엉성증, 근력저하, 조직 단백 감소
   (2) 리비도(Libido) : 여성의 성적 원망
   (3) Cohn 증후군 : Aldosterone의 과잉 분비

2. 이자(기출)

■ **특징**

1) 무게 70g의 내·외분비 장기
2) 선포(acinus) : 소화효소 분비

3) 랑게르한스섬(Langerhans islet) : 호르몬 분비

■ **분비호르몬**

1) 랑게르한스섬(Langerhans island)에서 분비

(1) A cell(20%)

glucagon : 혈당상승 호르몬(insulin과 길항작용), 지방 비축분 동원, 간 포도당 합성 → 간 글리코겐 분해 촉진 → 혈당 증가

(2) B cell(75%)

insulin : 혈당감소 호르몬(glucose → glycogen), 결핍시 당뇨병 유발, 세포의 포도당 섭취 촉진, 지질과 글리코겐 생성 및 저장 촉진, glucose의 세포유입 촉진, 여분의 글리코겐을 뼈대·근육에 저장 → 혈당 감소

(3) D cell(5%)

somatostain : GH, TSH, insulin, glucagon, gastrin, renin 등의 분비 억제 호르몬

(4) F cell

pancreatic polypeptide : 쓸개 수축 억제

(5) **insulin 부족 시 신체 증상**

① 당뇨
② 고혈당증
③ 다음, 갈증
④ 다뇨
⑤ 체중감소
⑥ 유리지방상 증가
⑦ 대사성 산증
⑧ 체액과 전해질 손실

EXPLANATION

난소, 고환

1. 난소

■ **난포(ovarian follicle)**

1) 분비 호르몬 : estrogen－여성의 생식기 발육, 성주기 유지, 배란 촉진, 여성의 2차 성징 발현, 여성의 성행동 유지(발정 호르몬)
2) steroid 구조의 물질
3) 뇌하수체앞엽의 FSH에 의해 조절

■ **황체(corpus luteum)**

1) 분비 호르몬 : progesterone－착상, 임신 유지, 배란 억제
2) 뇌하수체앞엽의 황체형성호르몬과 황체 자극호르몬에 의하여 조절됨
3) 자궁이완 호르몬(relaxin) : 임신 기간 동안 난소의 황체에서 분비, 두덩결합과 자궁이완, 자궁 목부위를 부드럽게 하여 태아의 분만을 도움

2. 고환

■ **분비 호르몬**

Testosterone : 남성 생식기 발육, 남성의 2차 성징, 젖샘발육 억제, 남성의 진취적 기상 및 행동(성욕) 조절

■ **호르몬 분비 세포**

사이질세포(Leydig's cell)

| EXPLANATION |

태반

1. 단백질 호르몬

1) **hCG(human Chorionic Gonadotropin)**
   (1) 임신 황체기능 촉진 → 융모성 생식샘자극호르몬
   (2) 융모의 estrogen, progesterone 생산 촉진(7～10주 최고조, 12주부터 저하)
   (3) 임신 초기 임부의 소변 내에 배출 → 항체반응검사, 조기 임신 진단
2) **hCS(human Chorionic Somatomammotropin)**
   (1) 모체의 지질분해 촉진에 의한 유리지방산 및 포도당 지방으로의 전환 → 태아 발육
   (2) 유즙 생산 촉진 → 융모성 체젖샘 발육호르몬
   (3) insulin 파괴작용(임부에게 당뇨 유발)

2. Steroid 호르몬

1) **estrogen**
   (1) 단백질 동화작용(태아의 발육작용)
   (2) 모체자궁의 oxytocin 감수성 증가 → 분만시 자궁수축 촉진
   (3) 임신 6～12주 사이 분비
2) **progesterone**
   (1) 체온상승 및 기타 대사작용(임신 12주부터 분비)
   (2) 모체 자궁의 oxytocin 감수성 저하

EXPLANATION

소화샘

분비선	분비기관	주요작용
gastrin	위	위액(HCl)분비촉진, 위 운동 촉진
secretin	샘창자	이자를 자극하여 이자액($NaHCO_3$) 분비 촉진
pancreozymin	작은창자	이자 소화효소 분비 촉진
cholecystokinin(CCK)	샘창자	쓸개 수축으로 쓸개즙 분비 촉진 이자 자극으로 소화효소 분비 secretin의 작용 강화
gastric inhibitory peptide(GIP)	샘창자, 빈창자	위 운동 및 위액(산) 분비 억제 이자의 인슐린 분비 촉진
motilin	샘창자, 빈창자	위액분비 및 위장관 운동 촉진

EXPLANATION

기타 호르몬의 특성

① calcitriol : 장관에서 칼슘과 인의 흡수 촉진
② erythropoietin : RBC 생성 촉진
③ renin : angiotensin계를 자극 → 혈압 상승 유도

ANP(Atrial Natriuretic Peptide)	① 오른심방 압력 상승 시 분비 ② 콩팥에서 수분과 나트륨 이온 제거 ③ ADH, aldosterone의 분비 억제 ④ angiotensin Ⅱ와 길항작용

1. 솔방울샘(pineal body)

1) 위치 : 사이뇌에 위치한 무게 0.2g의 선 조직
2) 분비 호르몬
   (1) **Melatonin**
      ① 피부색 조절, MSH와 길항작용
      ② 생식샘 발육 억제, 발정주기 조절
      ③ 하루의 주기성 조절(시차 적응)
      ④ 빛에 의하여 분비 억제

2. 가슴샘(thymus)

1) 위치 : 복장뼈 직후방, 심장막에 접함
2) 사춘기 때 30g 정도이나 이후 퇴화
3) 왼·오른엽으로 구분되는 림프장기, 핫살소체(Hassal's body) 함유
4) 분비호르몬 : T림프구 활성화 촉진 호르몬

3. 콩팥(kidney)

1) calcitriol : 장관에서 칼슘과 인의 흡수 촉진
2) erythropoietin : RBC 생성 촉진
3) renin : angiotensin계를 자극 → 혈압 상승 유도

4. 심장(heart)

1) **ANP(Atrial Natriuretic Peptide)**
   (1) 오른심방 압력 상승시 분비
   (2) 콩팥에서 수분과 나트륨 이온 제거
   (3) ADH, aldosterone의 분비 억제
   (4) angiotensin Ⅱ와 길항작용

5. Peptide성 호르몬과 steroid성 호르몬

구분	종류
peptide성 호르몬	parathormone, insulin, glucagon, MSH, vasopressin, oxytocin, calcitonin, gastrin, secretin
steroid성 호르몬	androgen, estrogen, progesterone, corticoid

6. Angiotensin Ⅱ의 기능

1) 저산소증시 다량 분비
2) aldosterone 분비 자극
3) 혈관 민무늬근육 수축
4) catecholamine 유리 및 조절
5) 갈증 유발, 혈압 상승
6) 승압반사와 동시에 분비

7. Aldosterone의 분비 기전

1) 혈장 내 Na^+ 농도 저하 시
2) K^+ 농도 증가 시

3) 세포 외액량 감소 시
4) 출혈 및 외상 시
5) 간경화증 및 콩팥염 발생 시

8. 사이뇌시상하부 유리 호르몬

1) CRH(corticotropin releasing H) : ACTH의 생성촉진
2) LH - RH(luteinizing H - releasing H) : LH(ICSH)의 생성촉진
3) TRH(thyrotropin Releasing H) : TSH 생성촉진
4) GRH(growth H releasing H) : GH의 생성촉진
5) FSH - RH(follicle-stimulating H - releasing H) : FSH의 생성촉진
6) PIH(prolactin inhibitory H) : LTH의 생성조절
7) MIH : MSH의 생성조절

EXPLANATION

호르몬의 작용과 호르몬에 의한 장애

1. 호르몬의 작용

1) Ca^{2+} 대사 조절 호르몬

호르몬	분비기관	작용
parathormone	부갑상샘	혈중 Ca^{2+} 상승
calcitonin	갑상샘	혈중 Ca^{2+} 저하
calcitriol	콩팥	Ca^{2+} 흡수 촉진

2) 혈당 조절 호르몬

호르몬	분비기관	작용
insulin	이자	혈당 저하
glucagon		혈당 상승
glucocorticoid	부신겉질	
adrenaline	부신속질	

3) 혈압 조절 호르몬

호르몬	분비기관	작용
renin	콩팥	혈압 상승
angiotensin Ⅱ	혈장	
aldosterone	부신겉질	
ADH	뇌하수체	
ANP	심장	혈압 저하

2. 호르몬에 의한 장애

호르몬	과잉증	결핍증
thyroxine	Basedow병	creatinism－유아, myxedema－성인
parathormone	섬유성골염	tetany 증
insulin		당뇨병
cortisol	Cushing 증후군, libido, Cohn 증후군	Addison병
GH	거인증	왜소증
ADH		요붕증
aldosterone	혈압상승	부종

비뇨 · 생식계통

EXPLANATION

콩 팥

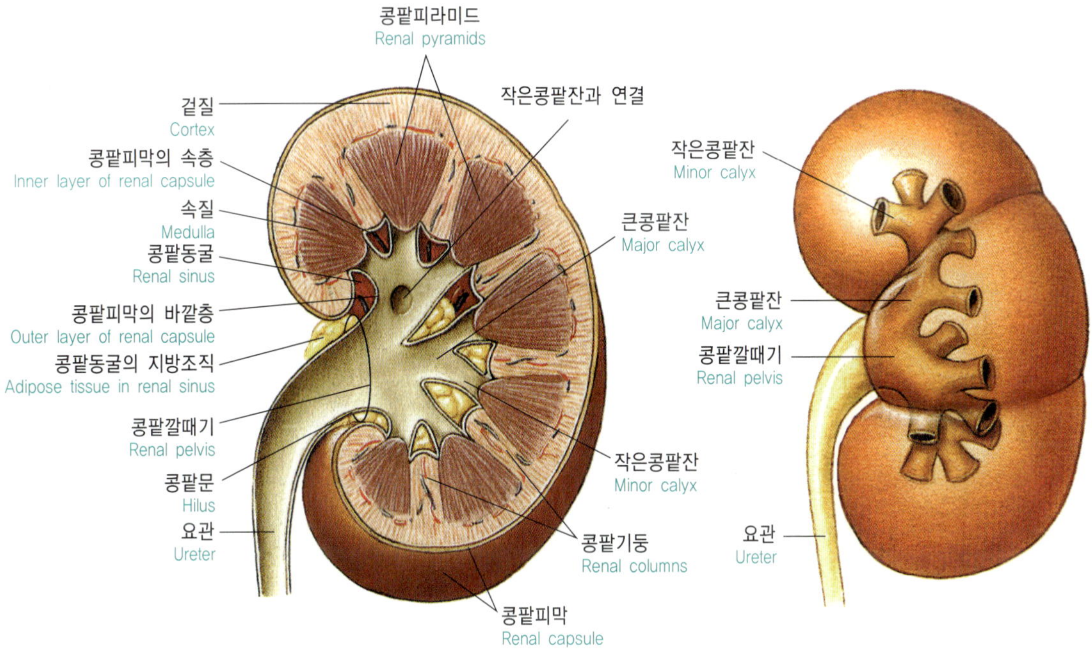

콩팥의 내부구조

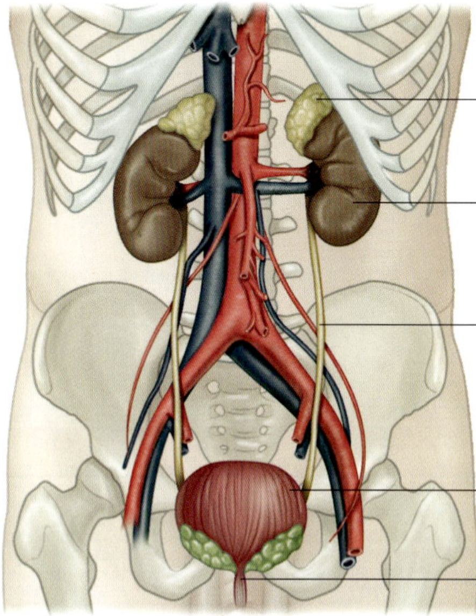

비뇨기계의 기관

※ 비뇨기계

1. 비뇨기계의 구성
   (1) 구성 : 콩팥(kidney) → 요관(ureter) → 방광(urinary bladder) → 요도(urethra)
   (2) 특성
      ① 콩팥 : 소변 생산 기관
      ② 방광 : 소변 저장 기관
      ③ 요관, 요도 : 소변을 운반하는 관
2. 비뇨기계의 주요 기능
   (1) 소변 생산 및 배설
   (2) 산-염기 평형 조절
   (3) 신체의 항상성 유지

1. 개요

1) 암적색의 배막 뒤 장기로 무게는 100~150g
2) 위치 : 배안 윗부분 11번째 등뼈와 2번째 허리뼈 사이, **간 때문에 왼쪽 콩팥이 오른쪽 콩팥보다 높게 위치함**
3) 지방피막으로 싸여 있으며 위끝에 내분비 기관인 부신(adrenal gland)이 있음
4) 콩팥동맥을 통해 요의 생산과 영양공급을 동시에 함

2. 구조

1) 피막
   (1) 바깥층 : 펌근막(질긴 섬유성 결합조직, 콩팥과 부신을 싸고 주변 구조물과 고정)
   (2) 중간층 : 지방층(콩팥 뒷벽에 고정, 지지 및 충격 흡수)
   (3) 속층 : 섬유성 피막(주변부분 감염이 콩팥내로 침입하지 못하게 방어)
2) 콩팥문(renal hilum) : 요관, 혈관, 신경 등의 출입구
   콩팥문에 출입하는 순서(VAU) : 콩팥정맥(vain), 콩팥동맥(artery), 요관(ureter)
3) 콩팥깔때기(renal pelvis) : 작은·큰콩팥술잔으로 구성
   (1) 콩팥문 속에 형성된 깔때기 모양의 넓은 공간
   (2) 콩팥과 요관의 연결부
   (3) 콩팥깔때기 안쪽 끝은 7~8개의 작은콩팥술잔으로 되어 콩팥유두를 에워쌈
   (4) 작은콩팥술잔은 몇 개씩 합하여 2~3개의 큰콩팥술잔이 되어 콩팥깔때기에 연결, 요관에 이어짐
   (5) 깔때기염은 큰창자균이 원인
   (6) 콩팥깔때기의 구조적 단계 : 콩팥유두 → 작은콩팥술잔 → 큰콩팥술잔 → 콩팥깔때기

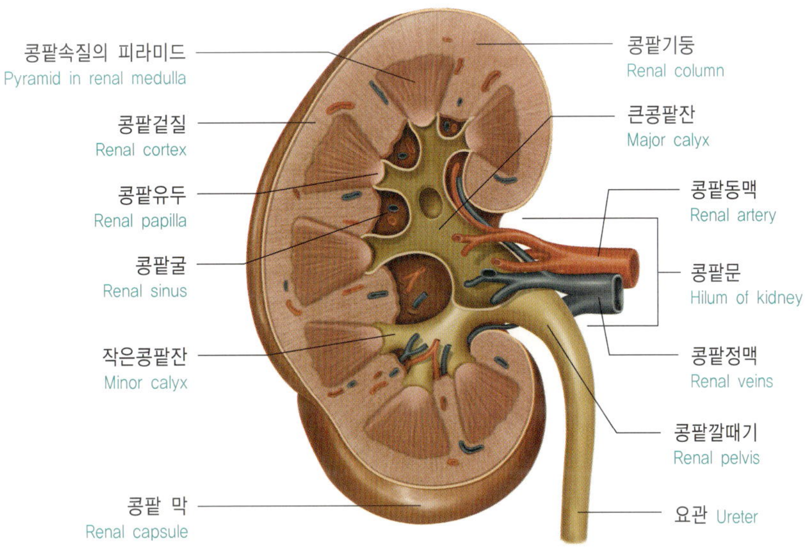

신장 절단면

4) 내부구조
   (1) 겉질 : 요생산의 주체가 되는 콩팥소체(말피기소체)로 구성, 콩팥소체(토리, 보만주머니), 몸·먼쪽 세뇨관
   (2) 속질 : 세뇨관의 집합체(8~18개의 콩팥피라미드로 구성), 헨레고리, 집합관

3. 콩팥의 기능

1) 소변 생산과 배설
2) 혈액내의 대사산물 제거(NH_4 등)
3) 호르몬 분비
   (1) renin : 혈압저하 시 분비 → 혈압상승
   (2) erythropoietin : 저산소증 시 분비 → 적혈구 세포 생성 촉진
   (3) calcitriol(Vit. D_3) : 장관에서 Ca^{2+} 흡수 촉진 → 뼈 조직의 Ca^{2+} 축적 조절
4) 혈장의 전해질 농도 조절
5) 혈장의 산도(pH) 조절
6) 기타 분비물질 : Kallikrein, Prostaglandins, Medullpin 등

4. 콩팥의 혈액순환

1) 혈류량
   (1) 혈류량 : 매분 약 1,300mL의 혈액이 콩팥을 통과(심박출량의 25%)
   (2) **혈류량 조절인자** : renin, aldosterone, ADH, angiotensin
   (3) 혈류량 측정 : PAH의 청소율 이용
2) **혈류량 조절**
   (1) 외인성 : 교감신경의 흥분 시 혈관축소 → 혈액유통량 감소
   (2) 내인성(자동) 조절기전 : 신경지배 없이 일정한 유통량 조절기전
      ① 세포분리설(cell separation theory) : 혈압이 높아짐에 따라 혈액의 점도가 혈구 증가로 인해 상승 되면 저항이 증가되어 평형이 된다는 설
      ② 근원성설(myogenic theory) : 혈관의 민무늬근육 수축에 의해 토리곁장치(JGA)에서 분비되는 호르몬인 Renin-angiotensin계가 혈관벽에 작용하여 혈관 장력을 조절한다는 설
      ③ 콩팥의 내압설(internal pressure theory) : 혈압 상승으로 토리 여과량이 증가하면 콩팥의 조직압이 높아지면서 혈관 저항이 커진다는 설
      ④ 되먹이기 기전(feedback) : 먼쪽곱슬세관 내의 Na^+ 농도 증가로 들세동맥의 수축이 일어나 renin-angiotensin계에 의한 음성 되먹이기 기전에 따라 혈관 저항이 커진다는 설
      ⑤ 액성조절 : catecholamine, epinephrine, norepinephrine, angiotensin 등의 혈관 수축작용으로 혈관 저항이 커진다는 설
3) **혈관주행**

콩팥동맥 → 엽사이동맥 → 활꼴동맥 → 소엽사이동맥 → 수입소동맥 → 토리 → 수출소동맥
↓
콩팥정맥 ← 엽사이정맥 ← 활꼴정맥 ← 소엽사이정맥 ← 세관주위모세혈관

5. 콩팥혈류량 감소 시 나타나는 생리작용

1) Renin 분비 촉진
2) Angiotensin Ⅱ의 증가
3) Aldosterone 분비 촉진

EXPLANATION

콩팥단위

1. 개요

1) 콩팥의 구조 및 기능상의 최소 단위(약 100만 개/1개 kidney)
2) 종류 : 속질곁콩팥단위, 겉질콩팥단위, 중간콩팥단위

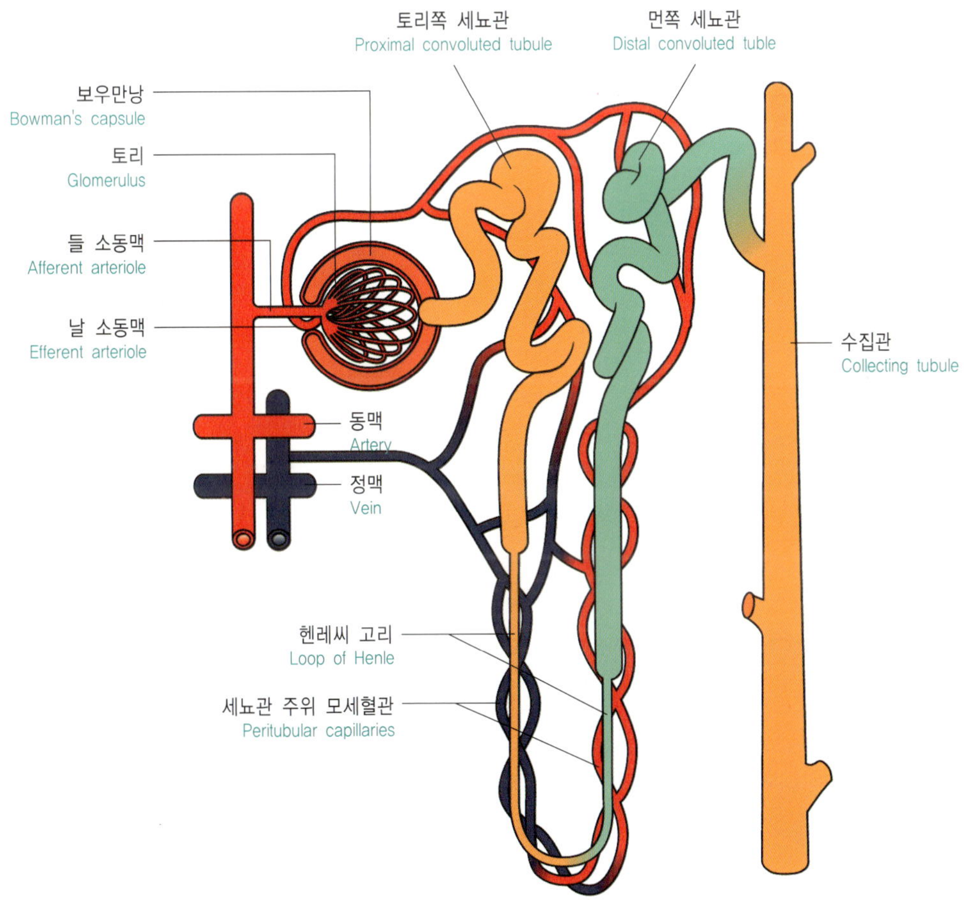

콩팥단위의 구조

2. 구성

콩팥단위 (nephron)	콩팥소체 (renal corpuscle)	토리주머니 (보만주머니 glomerular capsule)	두 겹의 막, 발세포 보유
		토리(glomerulus)	동맥성 모세혈관이 뭉친 상태
	세뇨관 (renal tubule)	토리쪽곱슬세관 (proximal convoluted tubule)	보만주머니에서 시작 K^+, 포도당, 아미노산, 단백질의 전부 재흡수 Na^+(7/8), 80% 재흡수
		헨레고리(Henle's loop)	H 고리, 좌·우 각으로 구분
		먼쪽곱슬세관 (distal convoluted tubule)	집합관으로 연결 Na^+(1/8)재흡수 K^+, H^+, NH_3 분비

3. 콩팥소체(renal corpuscle)

1) 지름 : 150·250μm의 구형체
2) 구성 : 토리(glomerulus), 토리주머니(glomerular capsule)
3) 혈관극(vascular pole) : 수입소동맥과 수출소동맥이 출입하는 곳
4) 요세관극(urinary pole) : 세뇨관으로 이어지는 곳

4. 토리(glomerulus)

1) 수입소동맥이 혈관극으로 들어와 모세혈관총을 형성한 것
2) 토리압 : 60mmHg로서 높음
3) 토리곁장치(JGA) : 치밀반점(macula densa)+토리곁세포(JGC)
   (1) 먼쪽곱슬세관과 토리의 수입소동맥 사이에 위치
   (2) 토리 근접세포에서 renin 생산
   (3) renin은 콩팥의 혈류량 감소와 Na^+ 재흡수량 감소 시 작용
   (4) renin 분비 → aldosterone 분비 촉진 → Na^+, 수분 재흡수 촉진 → 콩팥혈류 및 혈압 증가
      ① 토리곁세포(JGC) : 수입소동맥벽의 세포로 renin 분비
      ② 치밀반점 : 세뇨관 벽을 이루는 세포로 Na^+의 변화 감지

5. 토리주머니(보만주머니, glomerular capsule)

1) 두 겹의 막으로 구성
2) 속막에 발세포(podocyte) 보유 → 여과세극(slit pore) 형성
3) 발세포(podocyte) : 콩팥 내 혈관을 에워싸는 세포(여과작용)

6. 콩팥세관(renal tubule)

1) 길이 : 요세관극에서 시작하는 지름 20~30μm, 길이 4~7cm인 관
2) 구분 : 토리쪽곱슬세관, 헨레고리, 먼쪽곱슬세관
3) 토리쪽곱슬세관 : 곡부와 직부로 구분, 토리와 보만주머니의 연결부
   (1) 빽빽한 미세연의 솔가장자리(brush border)가 있음
   (2) 바닥면은 주름이 많음
   (3) 미세융모 주름 : 확산과 능동이동을 위한 표면적 증가
4) **헨레고리(Henle's loop)** (기출)
   (1) 구분 : 내림가지, 중간부, 오름가지
   (2) 내림가지의 벽은 얇고, 오름가지는 두꺼움
   (3) 내림가지 물질이동 : 농도경사에 의한 수동적 이동
   (4) 오름가지 물질이동 : 능동적 이동
5) 먼쪽곱슬세관 : 토리쪽곱슬세관보다 지름과 길이가 작음
6) 콩팥의 혈관벽(blood-barrier) 장치
   (1) 발세포
   (2) 바닥막
   (3) 내피세포

EXPLANATION

집합관과 요관

1. 집합관(collecting tubule) (기출)

1) 먼쪽곱슬세관이 유입되는 관
2) 콩팥 속질 내 콩팥피라미드로 들어와 콩팥유두에 개구
3) 1개의 콩팥유두에 10~25개의 집합관 개구

2. 요관(ureter)

1) 콩팥깔때기와 방광을 연결하는 2개의 관(길이 25cm)
2) 배막 뒤 장기, 꿈틀운동
3) 점막 : **이행상피**

EXPLANATION

방광과 요도

1. 방광(urinary bladder)

1) 개요

(1) 요를 저장하는 용적 500mL의 장기, 최대 700~800mL 저장 가능

(2) 배뇨근 보유

(3) 방광바닥에 전립샘 위치

2) 점막 : **이행상피** – 방광벽에는 근층이 있고, 방광이 열리는 구멍은 3개가 있음

3) 방광삼각 : 뒤아래의 주름이 없는 곳, 요관구멍(좌, 우 2개)와 속요도구멍(전하방 1개)가 개구 → 소변이 잘 배설되게 함

4) 위치

(1) 남 : 두덩결합과 곧창자 사이

(2) 여 : 두덩결합과 자궁 사이

5) 지배신경 : 골반신경(교감), 아래배벽신경(부교감)

2. 요도(urethra)

1) 개요

(1) 방광 전하방에 있는 속요도구멍에서 시작하여 체외로 나가는 소변의 통로

(2) 구조

① 방광꼭대기 : 두덩결합부분 위모서리의 뾰족한 곳

② 방광몸통 : 중간부

③ 방광바닥 : 방광의 넓은 부분(남성은 이 부분에 전립샘이 있고, 속면에 방광삼각이 위치 → 감염주의)

2) **남성요도**

(1) 길이 : 15~20cm

(2) 구분

① 벽내부 : 방광벽을 가로지르는 곳

② 전립샘부분 : 전립샘 관통부로 요도능, 정구, 전립샘 소실이 있음. 방광과 바로 연결되고 길이는 3cm

③ 막성부 : 비뇨생식격막근막 통과부, 급히 굽어 있어 카테타 삽입 시 유의부, 벽이 얇고 속공간이 좁으며 가장 짧음. 수의근에 의해 싸여 있음

④ 해면체부분 : 가장 길며 요도해면체 속을 지나 바깥요도구멍에 개구함 망울요도샘이 해면체부분 내부로 분비물을 내보냄

3) **여성요도**

(1) 길이 : 3~4cm, 남성보다 짧고 비교적 곧은 관 → 방광질환에 주의

(2) 방광삼각에 위치, 방광에 가까운 곳은 이행상피, 그 외의 부분은 중층편평상피
(3) 속요도구멍에서 시작하여 질천정의 바깥요도구멍에 개구

4) 남·여성 모두 방광조임근(민무늬근육)과 요도조임근(수의근)이 있음

소변의 통로 : 콩팥소체 → 토리쪽곱슬세관 → 헨레고리 → 먼쪽곱슬세관 → 집합관

EXPLANATION

토리 여과

1. 토리 여과

1) **여과기전**
   (1) 토리 혈압(70mmHg)이 보만주머니 내압(10mmHg)보다 높기 때문
   (2) ATP 비소모
2) 토리 여과속도(GFR) : 1분 동안 콩팥에서 형성되는 여과액(남자>여자)
3) 여과량 : 125mL/min, 1.73m^2, 180L/day
4) 여과율 측정 물질
   (1) 물질의 특성 : 토리에서 여과는 되나 세뇨관에서 재흡수 및 분비가 일어나지 않는 물질
   (2) 사용 물질 : inulin, manitol, endogenus, creatine, creatinine 등
5) 토리 여과율 측정 : 직접 측정 불가 → inulin의 청소율 이용

2. 클리어런스(clearance, 제거율)

1) 콩팥의 청소 능력(60 이하 시 토리 기능 이상)
2) 클리어런스=소변 내 농도×1분간 소변량/혈장 내 물질 농도

3. 클리어런스 비율

1) 1 : 완전 여과 후 흡수 및 분비되지 않음
2) 1> : 여과 후 물질이 세뇨관에서 재흡수됨
3) 1< : 세뇨관에서 분비됨
4) 0 : 완전 여과 후 완전 재흡수됨

4. 토리 여과압 상승 요인

1) 토리 모세혈관압 상승
2) 혈장교질삼투압 감소
3) 보만주머니 내압 감소
4) 보만주머니의 투과성 증대

| EXPLANATION

세뇨관의 재흡수와 분비

1. 재흡수 및 분비되는 물질

세뇨관	재흡수	분비
토리쪽곱슬세관	K^+, 포도당, 단백질, 아미노산 100% 물, Na의 80%	PAH, penicillin, diodrst, hippuran
먼쪽곱슬세관	Na^+의 20%	K^+, H^+, NH_3

2. 세뇨관의 재흡수 및 분비 조절 호르몬

호르몬	작용 부위	기능
aldosterone	먼쪽곱슬세관, 집합관	NaCl과 H_2O의 재흡수 촉진, K분비 촉진
angiotensin Ⅱ	토리쪽곱슬세관	NaCl과 H_2O의 재흡수 촉진, H분비 촉진
ADH	먼쪽곱슬세관, 집합관	H_2O의 재흡수 촉진
ANP	먼쪽곱슬세관, 집합관	NaCl의 재흡수 억제
PTH	토리쪽, 먼쪽곱슬세관	Ca^{2+}의 재흡수 촉진, PO_4의 재흡수 억제

3. 재흡수 및 분비 특성

1) K : 토리쪽곱슬세관에서 재흡수 → 먼쪽곱슬세관에서 재분비
2) 포도당의 콩팥 역치 : 180～200mg%
3) Na의 재흡수 : aldosterone이 작용 → 1일 200g 정도 흡수함
   흡수기전 : 세뇨관 속공간 → 세뇨관 상피 → 모세혈관
4) H_2O의 재흡수
   (1) 토리쪽곱슬세관 : 삼투압 차에 의한 강제적 재흡수
   (2) 먼쪽곱슬세관 : ADH에 의한 임의적 재흡수
5) 세뇨관에서 재흡수가 어려운 물질 : creatine, urate, urea
6) 세뇨관 재흡수기전 : 수동적·능동적 과정, 호르몬 작용

4. 여과, 재흡수, 분비

수입소동맥 → 토리 → 수출소동맥 → 모세혈관 → 콩팥정맥
↓ 여과 재흡수 ↕ 분비
보만주머니 → 세뇨관 → 집합관 → 콩팥깔때기

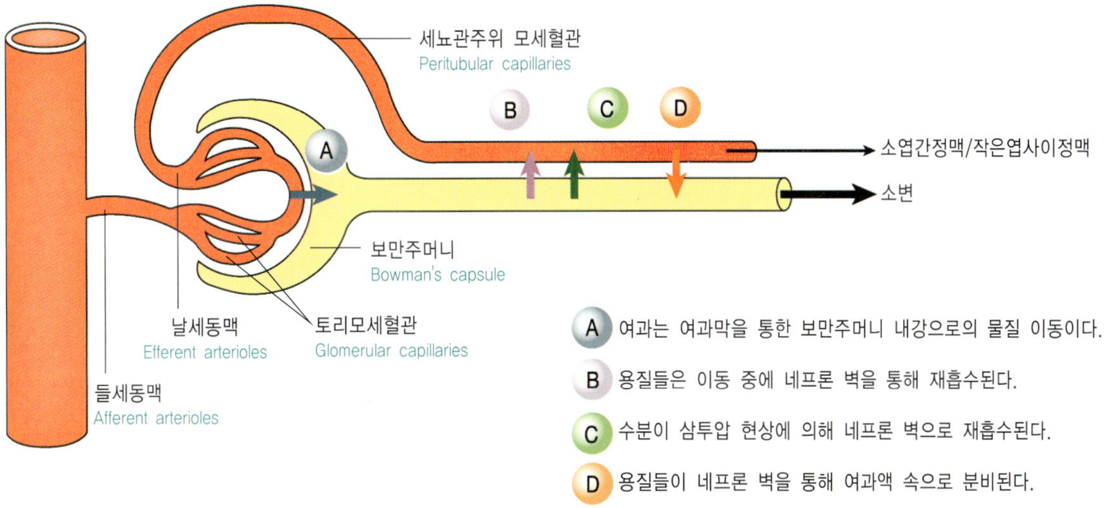

5. 당뇨(diabetes mellitus)

1) 혈중 포도당 농도가 비정상적으로 증가
2) 요에 포도당이 나오는 경우
3) 체내 인슐린(insulin) 결핍 시
4) 콩팥 포도당 역치가 낮아지는 경우

EXPLANATION

요(소변)

1. 개요

1) 비중 : 10.017~10.200(※ 비중은 단위가 없음)
2) pH : 5~7
3) 냄새 : 방향성, 세균에 의해 요소가 ammonia로 변화되어 나는 냄새

2. 성분

1) **성상** : 대부분 수분
2) **무기질** : Na^+, Cl^+, NaH_2PO_4, H_2SO_4 등
3) **유기질** : 요소(urea), 요산(uric acid), 크레아티닌(creatinine), 암모니아(ammonia) 등

3. 혈장, 원뇨(토리 여과액), 소변의 성분 비교(%)

성분	혈장	원뇨	소변
요소	0.03	0.03	2.00(재분비)
단백질	8.00	0.00	0.00(여과 ×)
포도당	0.10	0.17	0.00(100% 흡수)
무기염류	0.90	0.90	0.90(100% 여과)
물	92~93	92	95(재분비)

EXPLANATION

배 뇨

1. 개요

1) 1일 배뇨량 : 1.5L(불가피뇨 500mL 포함)
2) 요의를 느끼는 방광용량 : 150~300mL
3) 소변의 배설로 : **토리주머니 → 곱슬세뇨관 → 집합관 → 콩팥깔때기 → 요관 → 방광 → 요도**
4) 콩팥에서 형성된 소변은 매초 20~30mm의 속도로 방광쪽으로 이동
   → 요관벽 민무늬근육 수축파에서 기인
5) 배뇨의 기전 : 방광내 소변량 300~400mL, 방광내압 15~20cm H_2O → 방광벽의 콩팥 감수체 흥분
   → 요의와 동시에 배뇨 반사
6) 요의를 느끼는 경우
   (1) 방광벽의 감각과민
   (2) 아주 추울 경우
   (3) 정신적 흥분(불안)

2. 신경지배

1) **배뇨반사**
   (1) 골반신경(pelvic nerve－부교감신경)에 의한 엉치신경반사
   (2) 방광의 율동적 수축 → 방광내압 상승 → 방광의 바깥조임근 이완 → 소변배출
2) 배뇨 억제중추 : 대뇌겉질, 중간뇌
3) 배뇨 소통중추 : 사이뇌 시상하부, 다리뇌

EXPLANATION

생식계통

1. 남·여 상동기관

성별	상동생식기						
남성	음낭	고환	음경	망울요도샘	정관	전립샘	음경요도면
여성	대음순	난소	음핵	큰질어귀샘	자궁관	요도선	소음순

2. 남성생식기관

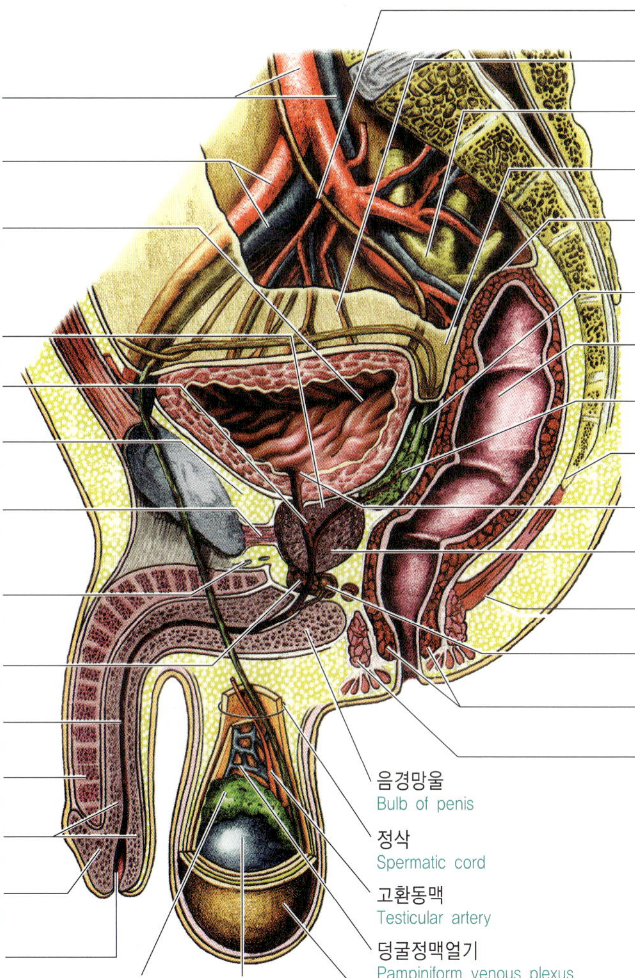

남성 생식기관의 구조

■ 음낭(scrotum)

1) 개요
   (1) 고환, 부고환, 정관 일부를 수용하는 외부생식기
   (2) 주름 형성 : 온도에 민감한 부위
   (3) 민무늬근육 수축 : 고환의 온도를 정자발생에 적합하도록 체온보다 1~2℃ 정도 낮게 유지시킴
2) 구조
   (1) 피부밑지방이 없는 민무늬근육(육약막)을 많이 포함
   (2) 음낭 사이막 : 음낭을 왼·오른쪽으로 구분
   (3) 음낭 봉선 : 사이막에 해당하는 표면의 피부

■ 고환(testis)

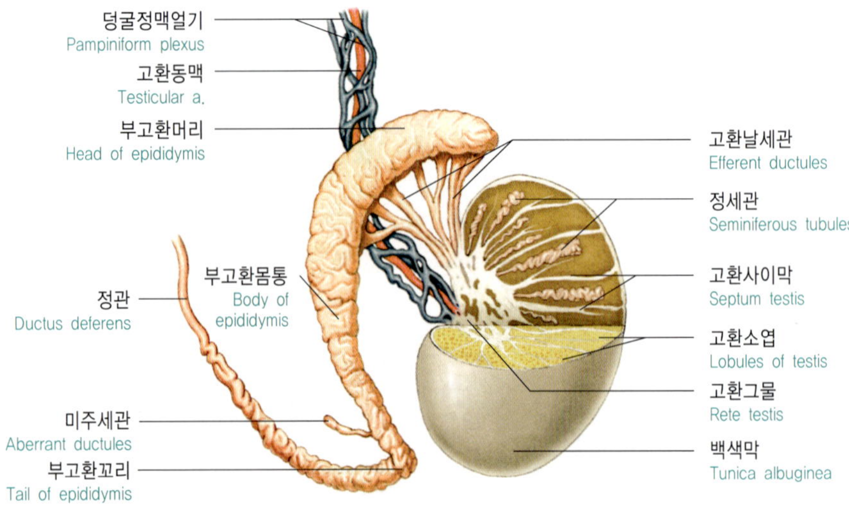

고환과 부고환

1) 개요
   (1) 일명 정소, 길이 4~5cm, 무게 12g, 음낭 내에 있는 1쌍의 실질성 기관
   (2) **정자(spem) 및 Testosterone 생성**
2) 구조
   (1) 표면(피막) : 백막(치밀성, 결합조직성 피막)으로 싸여 있고, 고환사이막을 형성
   (2) 고환사이막 : 고환 세로칸으로부터 실질내로 나 있는 칸막이로 200~300개 고환소엽으로 나뉨
   (3) 고환소엽 : 250개의 소엽으로 구분되며 곱슬정세관(정자생성), 곧은정세관이 있음
   (4) 순서 : 곱슬정세관 → 곧은정세관 → 고환그물 → 고환수출소관 → 무고환관 → 정관
3) 버팀세포
   (1) 종자 생산세포의 지주
   (2) 영양에 관여
   (3) 식작용

(4) 높은 피라미드모양의 세포

4) 정세관(seminiferous tubules)

(1) 정자의 생성 및 성숙되는 곳

(2) 구분 : 곧은정세관, 곱슬정세관

(3) 구성세포

① 정자발생세포(spermatogenic cell) : 정자 생산

② 버팀세포(sertoil's cell) : 정자생산세포의 지지, 대사 및 식작용 담당, 원뿔모양의 세포

③ 사이질세포(leying cell) : 남성호르몬인 testosterone 생산

■ **부고환(epididymis)**

1) 일명 고환상체

2) 고환 위끝의 추상체의 장기로 고환과 정관을 연결

3) 정액을 분비하고 일시적으로 정자를 보관

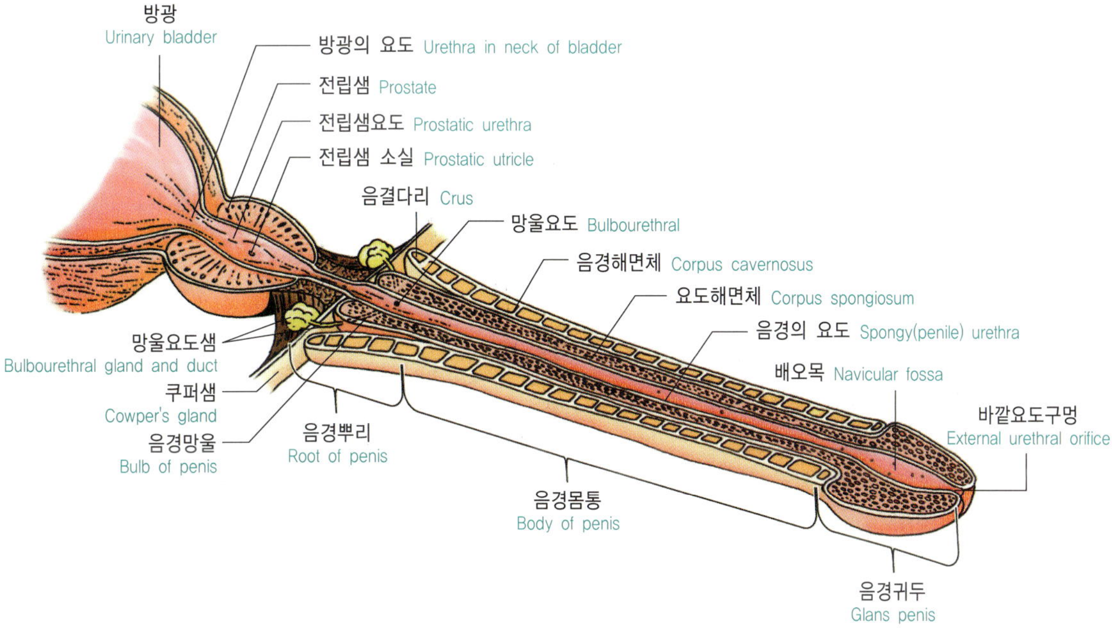

음경의 구조

■ **정자(sperm)**

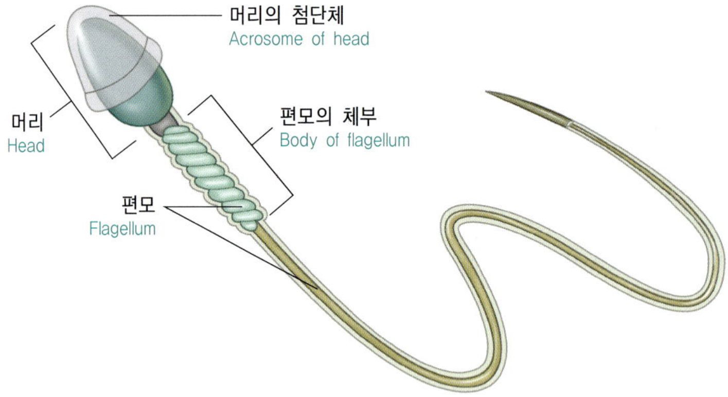

정자의 구조

1) 사이질세포 : 남성호르몬
2) 크기 : 50~60μm
3) 구분
   (1) 머리 : 세포의 핵이 있어 유전인자 역할, 정자의 머리는 세포핵의 변형물 → 유전에 관여(염색체)
   (2) 중간부 : 중심소체와 사립체로 된 가늘고 짧은 곳
   (3) 꼬리 : 세포질이 있어 꼬리의 운동에 따라 정자의 전진운동을 일으킴(편모운동)
4) 염색체 : 22+X 혹은 Y의 염색체 함유
5) 생성과정 : **정자발생세포 → 정조세포 → 정모세포 → 정자세포 → 정자 → 정세관에서 생성**

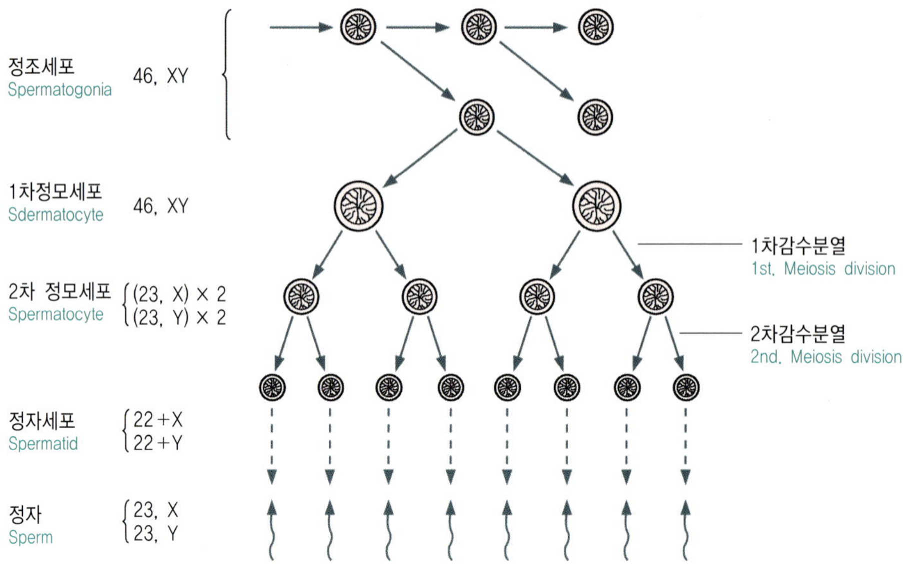

정자의 발생과정

6) 1개의 정조세포는 분열 후 4개의 정자를 형성
7) 1회 사정량 : 2.5~3.5mL, pH : 7.35~7.50
8) 정액은 유백색의 알칼리성 물질
9) 정액 1mL 내에 1억만 개의 정자를 함유하고, 1mL 당 5,000만 개 이하 시 남성불임이 될 수 있음

■ 정관(ductus deferens)

1) 부고환의 연속이며 정자의 이동 통로이고, 남성의 불임절제 시술부위
2) 길이 40cm의 평활근성 관
3) 샅굴을 지나 골반 안으로 들어가 정낭관과 합쳐져 사정관을 이루고, 샅굴 안에서 혈관, 신경, 근육 등과 정삭을 형성
4) 정삭(spermatic cord) : 정관이 혈관, 신경 및 근육 등과 결합조직에 싸여 있는 상태
5) 방광바닥에서 요관과 교차·팽대부를 형성하고, 정낭의 배출관을 받아 전립샘을 관통하는 사정관에 연결됨

■ 사정관(ejaculatory duct)

1) 길이 2cm, 정관의 끝과 정낭의 배출관이 합쳐져 형성
2) 전립샘을 관통하여 요도와 연결되고, 전립샘소실(prostatic utricle)의 양측으로 개구
3) 사정 시 전립샘이 수축하여 요도속공간을 폐쇄함

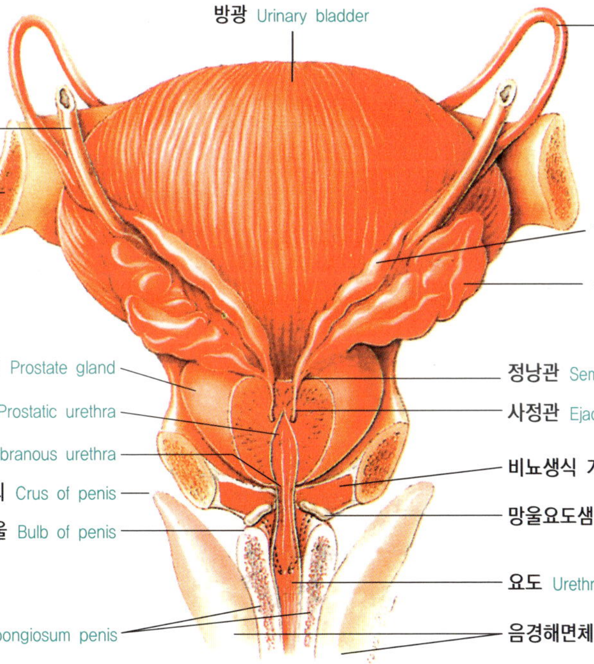

■ **정낭(seminal vesicle)**

1) 1쌍의 정액 분비기관(정자보관소가 아님)
2) 방광뒤면의 정관팽대부 가쪽의 주머니 모양의 세관으로 정액을 일부 분비
3) 정낭의 배출관과 정관이 합쳐 사정관을 형성
4) 부속선 : 전립샘, 망울요도샘, 정낭

■ **전립샘(prostate)** (기출)

1) 무게 15g, 방광바닥에 부착하는 실질성 기관
2) **요도와 사정관이 관통함**
3) 구성 : 왼·오른엽, 잘록부분
4) 기능 : 정액분비 및 알칼리성의 특이 냄새 물질 분비
   → 사정에 앞서 요도를 윤활케 하고 소변(산성)으로부터 정자 보호

■ **구요도관(Cowper's gland)**

1) 1쌍의 선으로 점도가 매우 높은 점액성 분비물을 요도해면체로 내보냄
2) 여성의 큰질어귀샘에 해당

■ **음경(penis)**

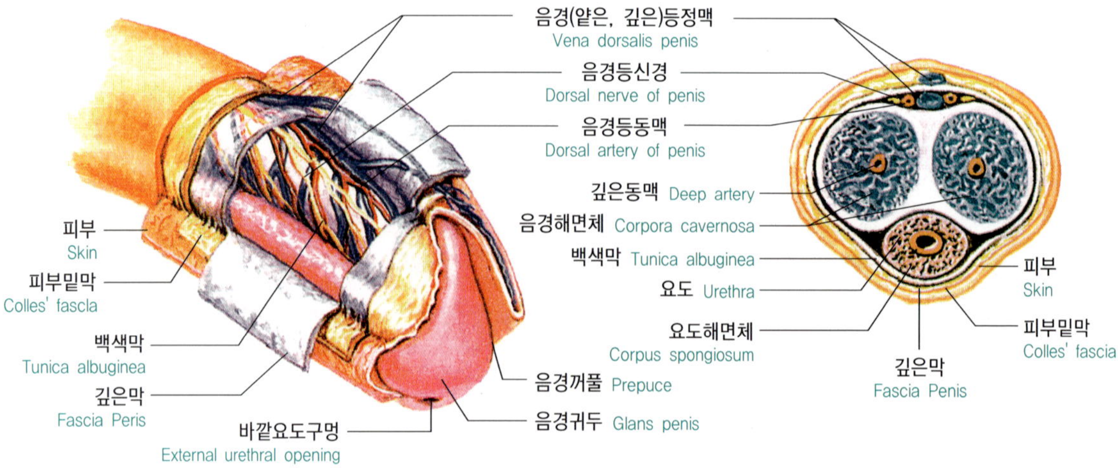

음경의 속구조

1) 정액과 소변의 공동 배출로, 남성의 교접기이며 요도 일부를 포함
2) 1쌍의 음경해면체와 1개의 요도해면체, 요도구, 음경귀두로 구성
   (1) 음경해면체 : 음경양쪽을 달리는 1쌍의 음경다리, 두덩뼈 속면에서 시작, 양 끝은 뾰족하고 귀두에 붙어 있음
   (2) 요도해면체 : 음경 바닥부분을 달림, 속에 요도가 있고 양 끝이 귀두이며, 이 부분에 바깥요도구멍이 개구함

3) 발기 : 부교감신경
   사정 : 교감신경
4) 포경 : 음경귀두를 완전히 덮고 있는 것

■ 남성의 성징(sex characteristics of male)

1) 사춘기(puberty) : 남자가 출생 후 10~14세까지 정소의 활동이 거의 없는 정지 상태가 되나, 그 후 뇌하수체 앞면에서 난포자극호르몬(FSH)과 황체형성호르몬(LH)이 분비되면서 육체적, 정신적 변화가 일어나는 시기 ⇒ 남성 특유의 성징 발현(남성의 2차 성징 형성)
2) 사춘기에 달하면 난포자극호르몬(FSH)에 의하여 상피 세포가 증식되며 Sertoli cell로부터 estrogen이 분비됨
3) 황체형성호르몬(LH)은 정소의 사이질 세포에 작용하여 testosterone을 생성(남성의 2차 성징의 발현 주관)
4) 남성의 2차 성징
   (1) 생식기관의 발육 시작 : 음경, 정소, 전립샘, 정낭 등 내·외부 생식기의 발육
   (2) 남성형 체격 발달, 수염·겨드랑이 액모·두덩뼈부분 음모 발생
   (3) 옆 이마가 벗겨지고 여드름, 변성음과 함께 공격적 성격 출현
   (4) 후두융기(Adam's apple)의 돌출 시작

		치모	생식기	
			음경	고환 및 음낭
1단계	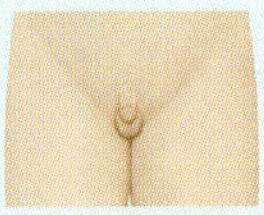	사춘기 이전 : 미세한 치모 외의 치모는 없음	사춘기 이전 : 아동기 때와 같은 크기	사춘기 이전 : 이동기 때와 같은 크기
2단계	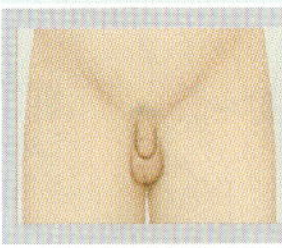	길이가 약간 길어지며, 약간 색이 짙어지고 음경의 바닥부분 위에 곧거나 구불거리는 치모가 드문드문 보임	아동기 때와 같거나 조금 커짐	커지고 약간 붉어짐, 조직결(texture)이 변화함
3단계	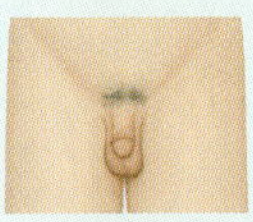	두덩결합 부위에 좀더 검고 거칠며, 구불거리는 치모가 드문드문 보임	아동기 때보다 커지며, 특히 길어짐	좀 더 커짐
4단계	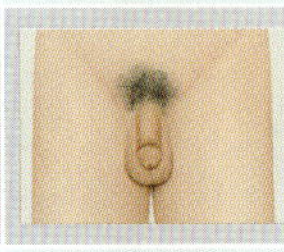	3단계보다 넓은 부위에 치모를 보이며 성인과 같이 거칠고 구불거리며 넙다리부분에는 없음	길이와 굵기가 커지고 귀두가 좀 더 발달됨	좀 더 커지고 음낭 피부색이 검어짐
5단계	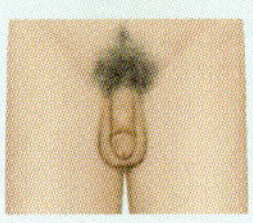	성인과 같고 넙다리의 안쪽에 치모가 있으나 배부분에는 없음	크기와 모양이 성인과 같음	크기와 모양이 성인과 같음

해부생리학

3. 여성생식기관

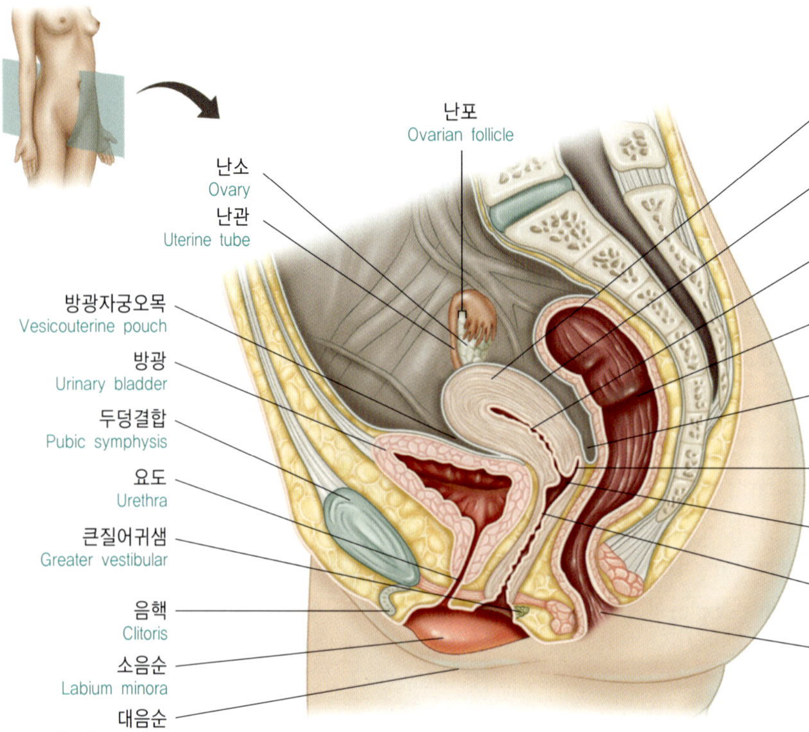

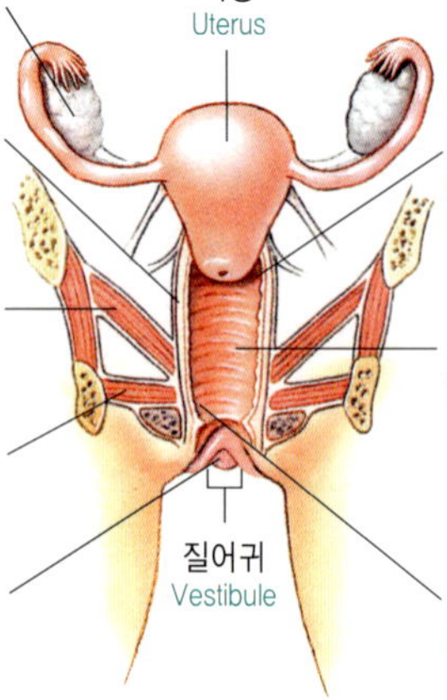

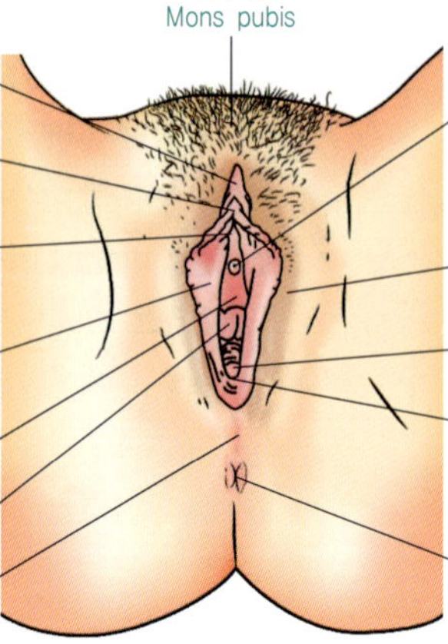

여성생식기관의 구조

■ 난소(ovary)

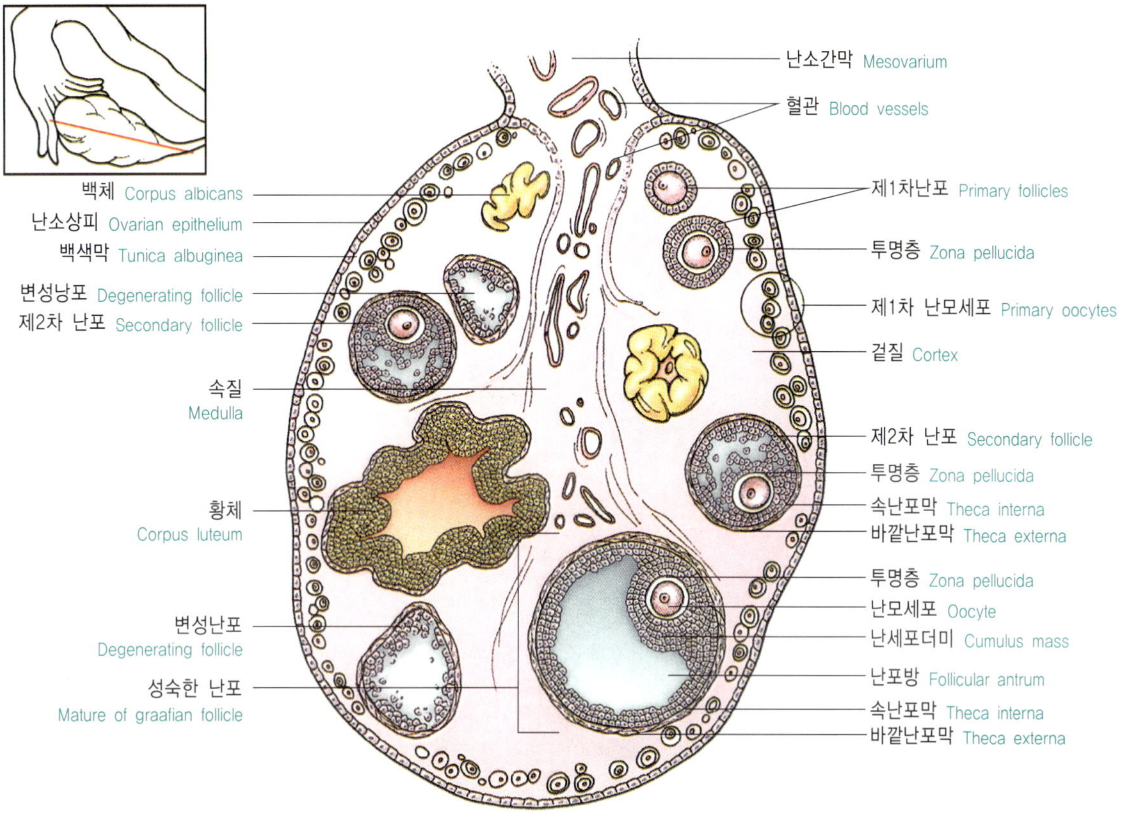

난소의 구조

1) 개요
   (1) 무게 3g, 난소사이막으로 싸여 있음
   (2) 난자 생산, estrogen과 progesterone 분비, 배란
2) 구조
   (1) 표면 : 단층 입방상피
   (2) 겉질 : 난포, 황체, 백체 관찰 가능
      ① 황체 : 루테인세포(황체를 형성하고 있는 황색색소과립이 많은 세포)
      ② 백체(corpus albicans) : 결합조직, 난소 안에 남음, 백체의 수로 임신의 횟수를 알 수 있음
   (3) 속질 : 난포가 없이 혈관, 신경 분포
3) 난포(ovarian follicle) : 사춘기 이후 성숙
   (1) 원시난포 : 출생시의 난포 – 1차 난포
   (2) 발육난포 : 발육중인 난포 – 2차 난포
   (3) 성숙난포 : 그레피안 난포(Graafian follicle)
4) 난소주기 : 난포성숙 → 삼차난포 → 배란 → 적체 → 황체 → 백체
5) 난소배란 조절기관 : 뇌하수체

■ **난자(ovum)**

1) 크기 : 200μm－인체 최대의 세포
2) 1개의 난모세포는 분열 후 1개의 난자와 3개의 극체 형성
3) 22＋X염색체 함유
4) 난자의 발생과정
   종상피 → 난포세포 → 원시난포 → 삼차난포 → 성숙난포 → 난자

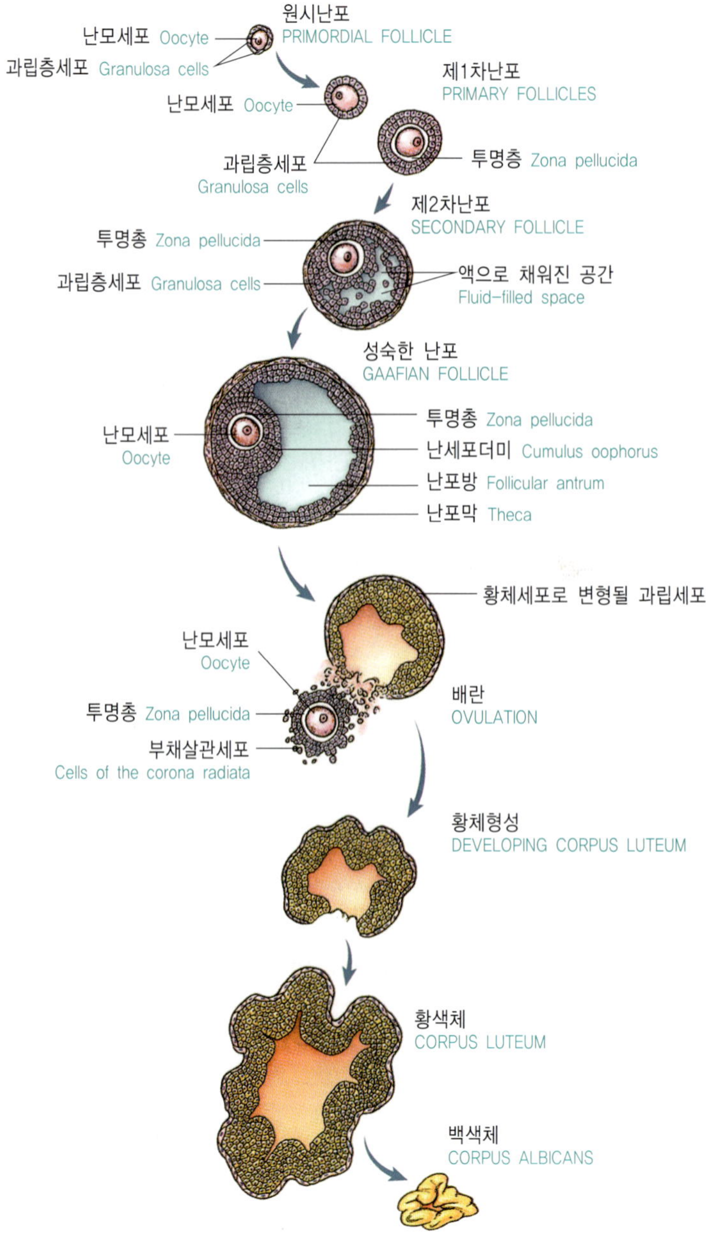

난소의 주기

■ 자궁관(oviduct)

1) **개요**
   (1) 길이 10cm인 1쌍의 관
   (2) 섬모상피 발달
   (3) 난소와 자궁사이 연결
   (4) 여성의 불임절제 시술부위
2) **구분**
   (1) 깔때기(infundibulum) : 자궁관의 바깥 끈, 깔때기 모양으로 배안의 복강구로 개구, 자궁관몸통, 난소체가 있음
   (2) 팽대부(ampulla) : 가쪽끝 1/3, 수정 부위
   (3) 잘록부분(isthmus) : 안쪽끝 2/3, 자궁안에 개구
3) **역할** : 수정, 난자 이동
4) 자궁외 임신 : 자궁관 내에서 수정난과 태반이 형성됨

■ 자궁(uterus)

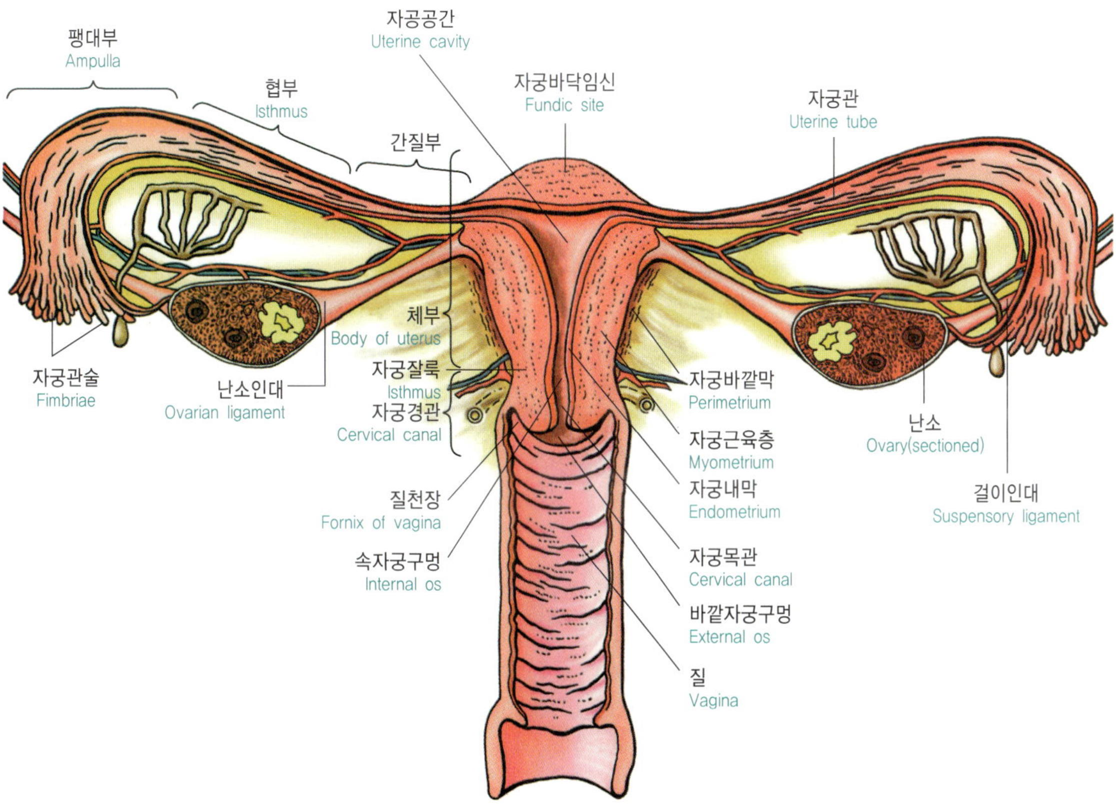

자궁의 내부구조

1) 개요
   (1) 크기 : 길이 7cm, 폭 4.5cm, 두께 3cm
   (2) 방광과 곧창자 사이에 위치, 자궁안 형성
   (3) 고정인대 : 자궁광인대, 자궁원인대, 난소인대
2) 구분
   (1) 자궁바닥 : 위끝의 넓은 부분으로 자궁관, 자궁원인대 등이 있음
   (2) 자궁몸통 : 자궁바닥의 연속
   (3) 자궁목 : 자궁 질부를 형성하여 자궁구멍으로 질에 개구함
3) 자궁벽의 구조
   (1) 자궁속막 : 기능층(치밀층+해면층), 바닥층으로 구성, 다수의 자궁샘이 있어 점액분비
   (2) 점막 자궁샘 : 점액 분비, 섬모세포, 단층원주형 상피
   (3) 자궁근층 : 3층의 민무늬근육 조직
   (4) 자궁바깥막 : 배막의 연속
4) **자궁속막의 주기적 변화**
   (1) 월경기(1~5일) : 출혈시기, 자궁속막 중 기능층(치밀층+해면층)의 탈락 시기, 배란 후 14일경 시작
   (2) 증식기(6~14일) : 일명 여포기, 자궁속막의 증식기, estrogen 분비 증가
   (3) 분비기(15~26일) : 임신전기, 가장 긴 시기, 배란시기, 기초체온 상승시기, progesterone 분비 증가
   (4) 월경전기(27~28일) : 자궁속막의 국소적 빈혈 초래 시기
   ✱ 배란시기 : 월경 후 14~15일
   수태율이 가장 높은 시기 : 월경 전 11일부터 17일

■ 질(vagina)

1) 여성의 교접기 및 산도
2) 상방 : 질천장(vaginal fornix)라는 주름 형성
3) 질구멍 : 처녀막이 있으며 질천정에 개구

■ 외음부(external genitalia)

1) 대음순(labia major) : 외음부의 피부융기로 음모가 있음
2) 소음순(labia minor) : 음모가 없는 피부융기로 음핵이 있음
3) 질천정(vestibule) : 바깥요도구멍과 질구멍의 개구부
4) 큰질어귀샘(greater vestivular gland) : 일명 Bartholin's선으로 다량의 점액을 분비함

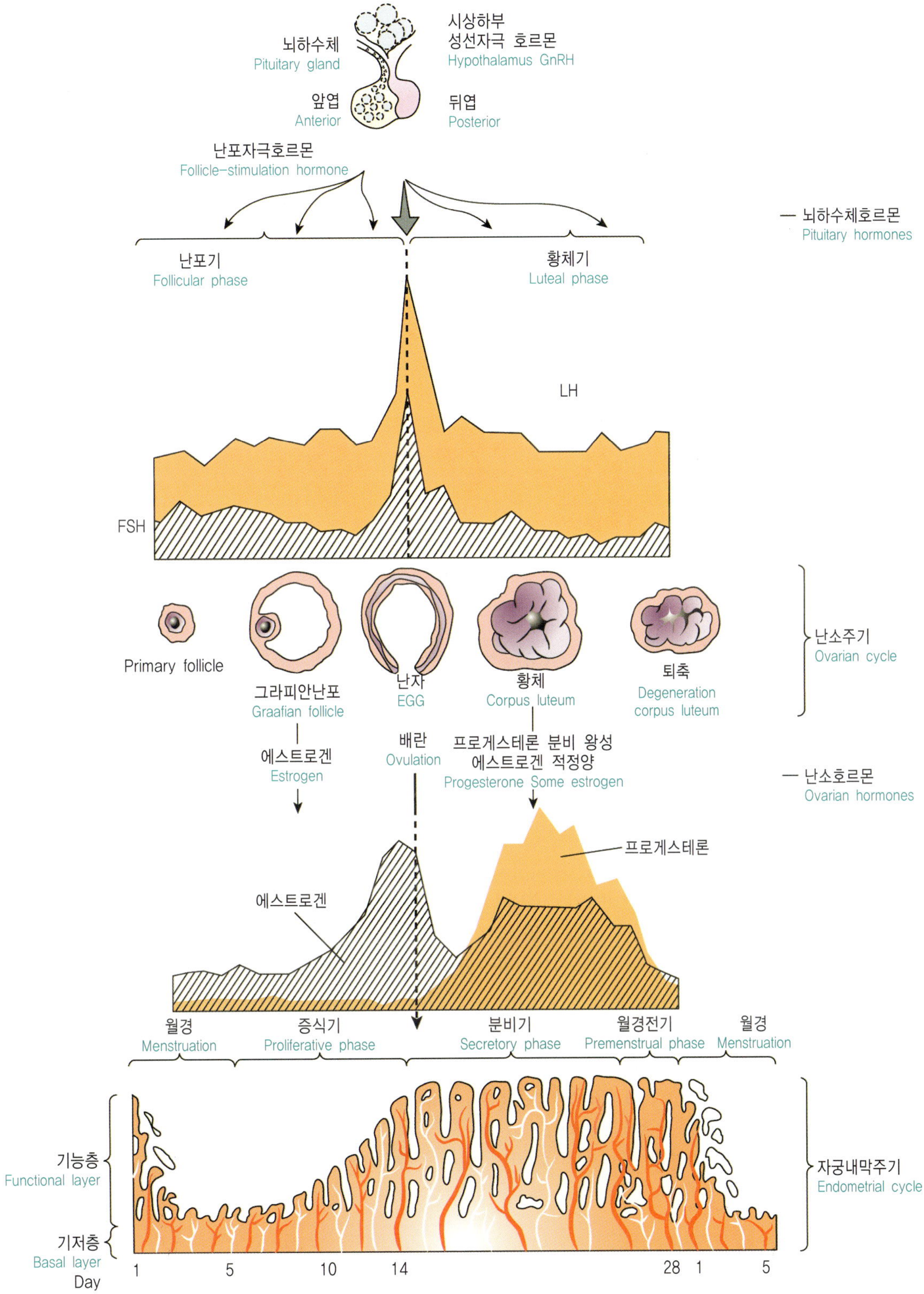
뇌하수체
Pituitary gland
시상하부
성선자극 호르몬
Hypothalamus GnRH
앞엽
Anterior
뒤엽
Posterior
난포자극호르몬
Follicle-stimulation hormone
뇌하수체호르몬
Pituitary hormones
난포기
Follicular phase
황체기
Luteal phase
LH
FSH
Primary follicle
그라피안난포
Graafian follicle
난자
EGG
황체
Corpus luteum
퇴축
Degeneration corpus luteum
난소주기
Ovarian cycle
에스트로겐
Estrogen
배란
Ovulation
프로게스테론 분비 왕성
에스트로겐 적정양
Progesterone Some estrogen
난소호르몬
Ovarian hormones
프로게스테론
에스트로겐
월경
Menstruation
증식기
Proliferative phase
분비기
Secretory phase
월경전기
Premenstrual phase
월경
Menstruation
기능층
Functional layer
기저층
Basal layer
자궁내막주기
Endometrial cycle
Day
1
5
10
14
28
1
5

월경 주기

■ 여성의 성징(sex characteristics of female)

1) 여자가 12~14세 정도 되면 뇌하수체앞엽에서 분비되는 난포자극호르몬(FSH)에 의하여 난포호르몬(estrogen)의 분비가 시작되며 자궁, 자궁관, 질, 음핵 등이 급격히 발달함
2) 주기적 배란과 이에 수반되는 월경 시작 ⇒ 여성의 2차 성징 발현
3) 여성의 2차 성징
   (1) 앞가슴이 커지고 여성 특유의 피부, 몸매를 갖추게 됨
   (2) 지방질이 젖과 볼기부분에 침착되어 어깨가 좁아지고 팔이 바깥쪽으로 향한함
   (3) 몸에 털이 적어지고 머리털은 많아지며 음모와 액모가 발생함
   (4) 음성은 고음이 됨

연령	단계	특징	
0~12세	1단계 청년전기	• 젖은 평평하고 유두만 융기됨 • 치모는 배부분에 있는 것과 같은 가는 체모만 있음 • 여성골반의 윤곽이 나타남	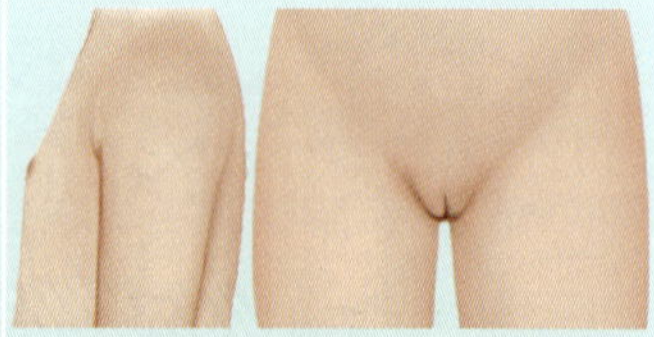
8~13세	2단계	• 젖은 작은 언덕처럼 유두의 융기 및 젖꽃판의 지름 확대와 색소침착 • 치모는 주로 음순을 따라 길고 약간 착색되었으며 솜털같이 가늘고, 곧거나 약간 곱실거리는 치모가 듬성듬성 성장	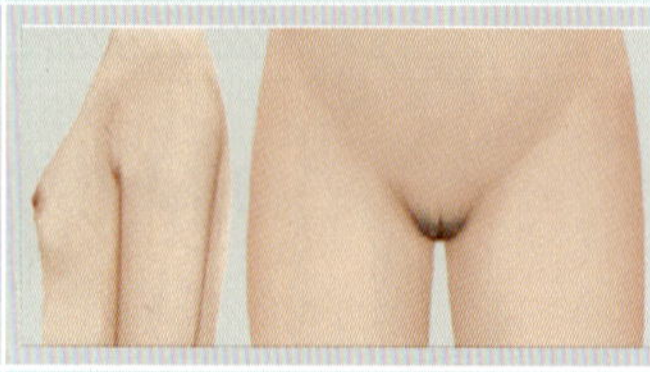
9~14세	3단계	• 성적 발달의 급성장기로 대부분 이 시기에 초경이 나타남 • 젖은 윤곽의 분리 없이 젖과 젖꽃판이 더 확대되고 융기되며 유두와 젖꽃판의 색깔이 더욱 짙어짐 • 치모는 더 검고 거칠며, 곱실거리는 치모가 두덩결합 부위까지 듬성하게 분포	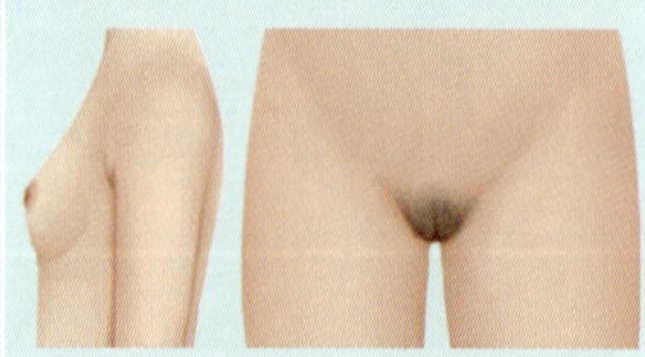
12~15세	4단계	• 젖은 젖과 젖꽃판이 전출되어 젖의 높이 위에 제2언덕을 형성하며 젖꽃판에 몽고메리 결절이 나타나고, 겨드랑털이 나타남 • 치모는 성인처럼 거칠고 곱실거리며 치모는 3단계보다는 더 넓게 분포하나 성인에서처럼 넓은 부위에 분포하지 않고 넙다리까지 있지 않음	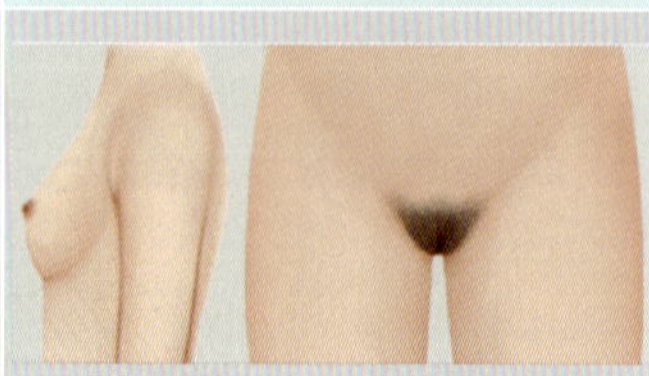
12~17세	5단계	• 젖은 성숙단계로 유두만 전출됨 • 젖꽃판은 젖의 일반적인 젖샘관으로 됨 • 치모는 성인의 치모와 그 양과 질이 같음 • 넙다리 중간까지 분포 • 배부분까지는 분포하지 않음	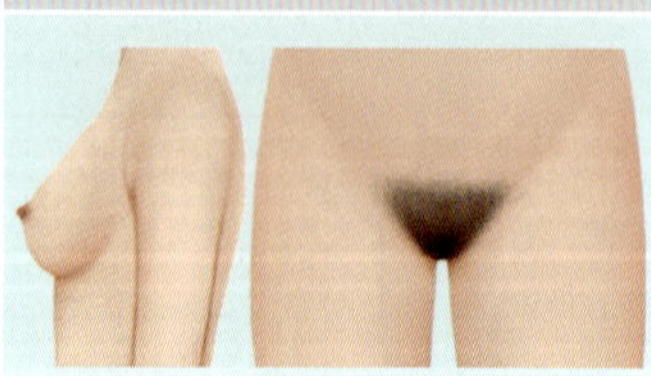

운동학

퍼시픽 물리치료학 개념서

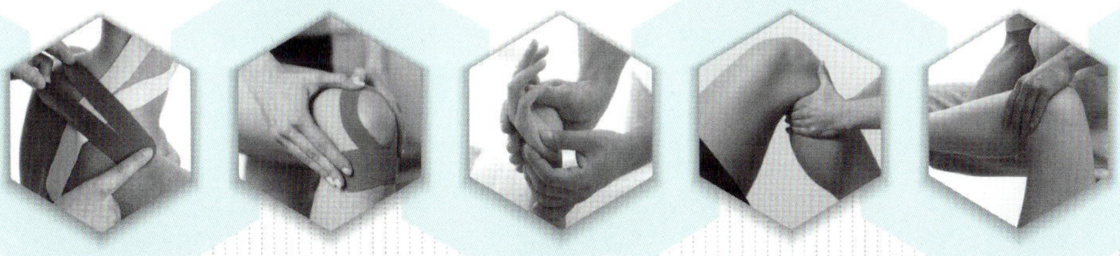

PHYSICAL THERAPY

PHYSICAL THERAPY

운동학 기초

운동학 개요

1. 운동학 기초

■ **운동학과 생체역학(kinesiology and biomechanics)**

1) 용어의 정의

(1) **역학(mechanics)** : 힘과 운동에 관한 것을 연구하는 학문

(2) **생체역학(biomechanics)** : 역학적 원리를 인체나 동물조직에 적용하는 학문

(3) **운동학(kinesiology)** : 움직임을 연구하는 학문

(4) **임상운동학(clinical kinesiology)** : 운동과 관련된 운동기관의 기전 및 장애 등을 연구하는 학문

2) 역학의 분류

(1) **운동형상학(kinematic)** : 운동을 만들어내는 힘이나 토크는 고려하지 않고 물체의 운동만을 묘사하는 역학의 한 분야

① **뼈운동학(osteokinematics)** : 신체의 대한 3가지 기본적인 면에서 일어나는 뼈의 운동을 묘사하는 학문

② **관절운동학(arthrokinetics)** : 관절면 사이에서 일어나는 운동을 설명하는 학문

(2) **운동역학(kinetics)** : 운동을 만들어내는 힘의 효과에 대하여 설명하는 역학의 한 분야

① **동역학(dynamics)** : 힘이 작용되어 평형상태가 아닌 가속이나 감속 중의 운동상태에 있는 것을 연구하는 학문

② **정역학(statics)** : 물체가 평형상태(정지상태 혹은 일정한 운동상태)에 있을 때 나타나는 힘이나 물체의 변형 등을 다루는 학문

■ 운동형상학(kinematics)

1) 축과 면 (기출)

시상면 · 정중면 (sagittal plane)	• 관상축(가로축)을 중심으로 좌 / 우로 분리하는 수직평면, 좌우대칭 • 운동 : 굽힘 / 폄
가로단면 · 수평면 (horizontal plane)	• 장축(세로축)을 중심으로 상 / 하로 나누는 면 • 운동 : 안쪽돌림 / 가쪽돌림, 축 돌림
관상면 · 이마면 (frontal plane)	• 시상축을 중심으로 앞 / 뒤로 나누는 면 • 모음 · 벌림, 가쪽굽힘, 노 · 자쪽 편위, 바깥굽힘 · 안쪽굽힘

(1) 손에서의 시상면 : 세 번째 손가락

(2) 발에서의 시상면 : 두 번째 발가락

(3) 손목관절에서는 벌림과 모음이라는 용어 대신 **노쪽편위(radial deviation)**, **자쪽편위(ulnar deviation)** 라고 한다.

(4) 발목관절에서 발등방향으로의 운동은 **발등굽힘(dorsiflexion)**, 발바닥쪽으로의 운동은 **발바닥굽힘 (plantar flexion)**이라고 한다.

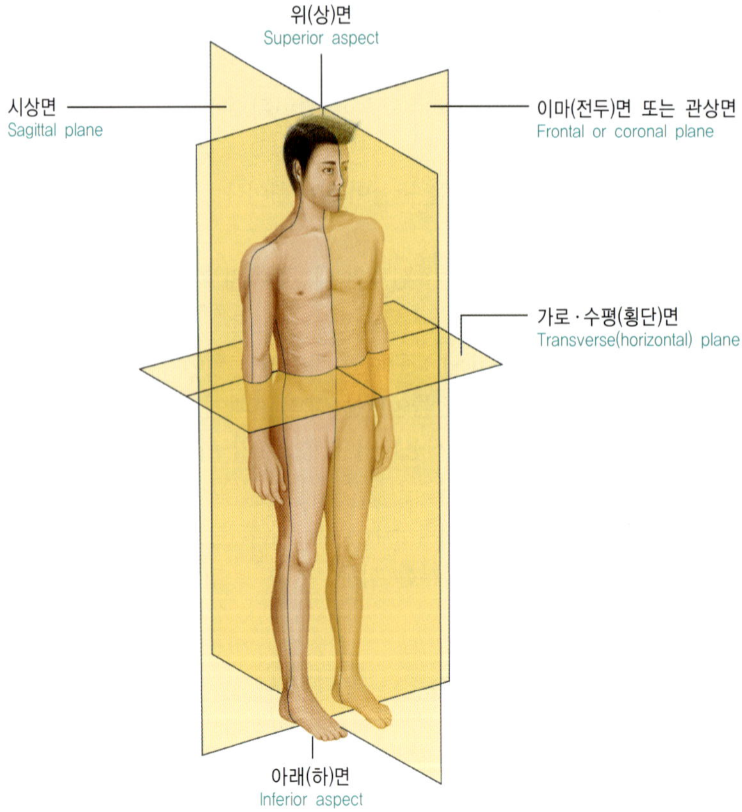

인체의 기본이 되는 면

■ 운동의 자유도(degree of freedom)

관절에서 허용되는 독립적인 움직임의 수

1) 운동의 1자유도

   (1) 운동축이 1개

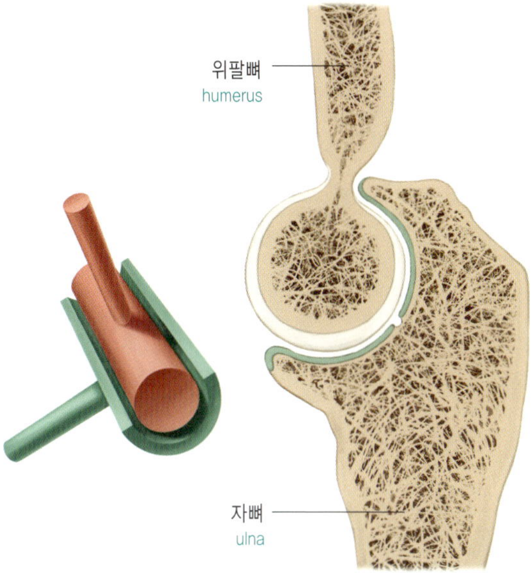

경첩관절

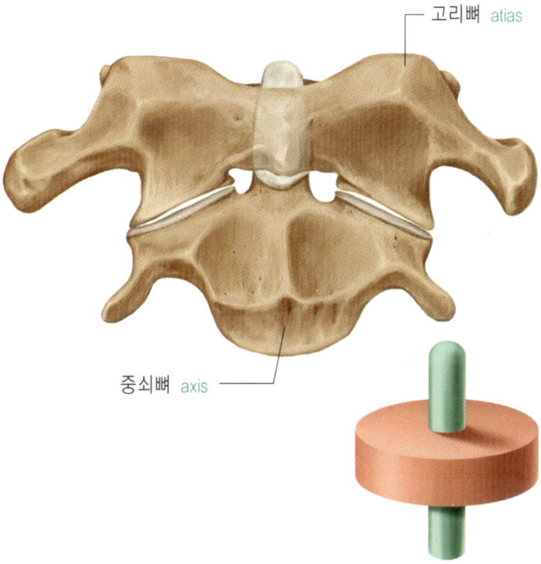

중쇠관절

   (2) **경첩관절(hinge joint)** : 굽힘 / 폄

   예) 팔꿉관절, 손 / 발가락뼈사이관절, 발목관절

   (3) **중쇠관절(pivot joint)** : 축돌림

   예) 노자관절 : 엎침·뒤침, 고리뒤통수관절

2) 운동의 2자유도

   (1) 운동축이 2개

   (2) **타원관절(condyloid joint)** : 굽힘·폄, 벌림·모음

   예) 손목관절, 무릎관절, 손(발)허리손(발)가락관절

   (3) **안장관절(saddle joint)**

   예) 엄지의 손목손허리뼈관절, 복장빗장관절

운
동
학

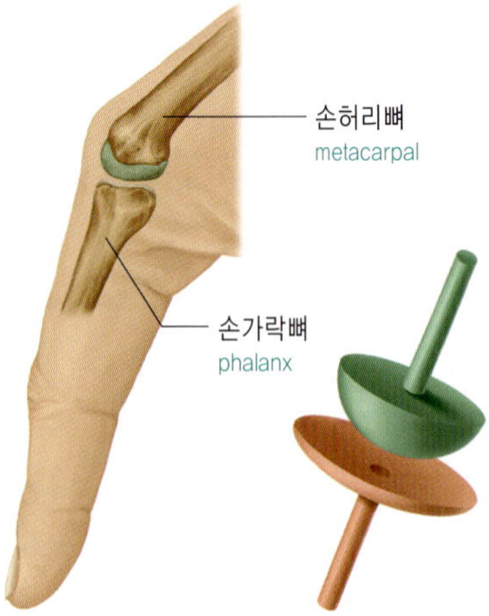

타원관절

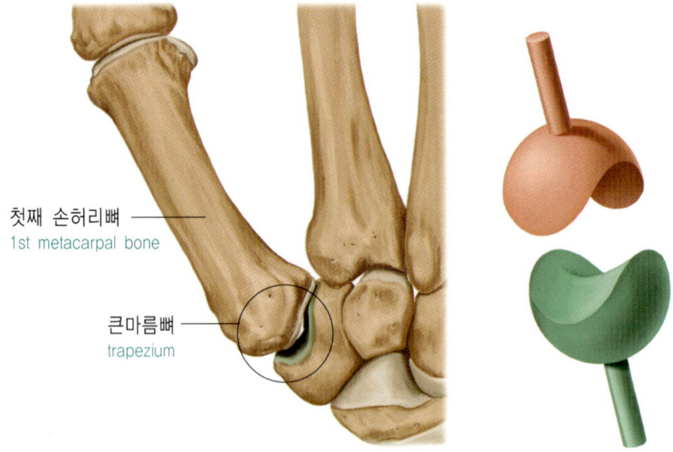

안장관절

3) 운동의 3자유도
   (1) 운동축이 3개
   (2) **절구공이관절(ball & socket joint)** : 굽힘·폄, 벌림·모음, 가쪽돌림·안쪽돌림
      예) 어깨관절, 엉덩관절

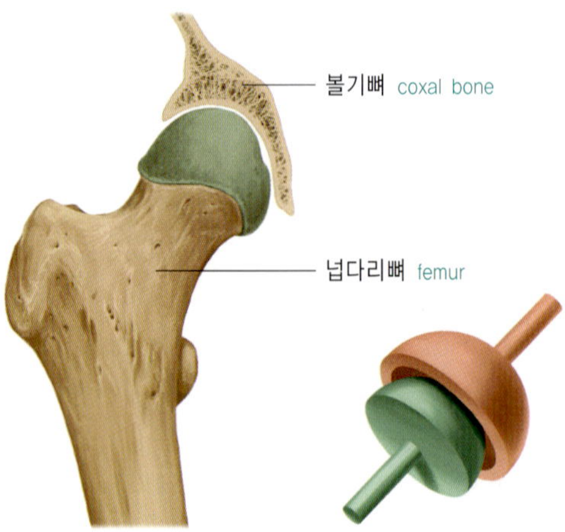

절구공이관절

■ **병진운동과 돌림운동(rotary and translatory motion)**

1) **병진운동** : 각 부분이 나란하게 이동하는 것, 직선운동(linear), 곡선운동(curvilinear)
2) **돌림운동** : 축을 중심으로 일어나는 운동, 각운동(angular motion), 돌림(rotation)

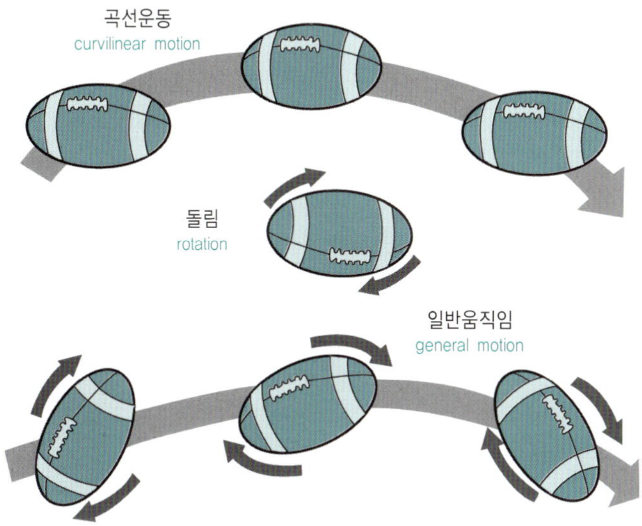

병진운동과 돌림운동

■ **운동사슬(연쇄)**

연속되어 있는 지절을 연결하는 몇몇 관절의 자유도 결합, 자유도 → 몸쪽지절 < 먼쪽지절

1) **폐쇄성 운동사슬(closed kinematic chain)**

(1) 한 관절의 운동이 다른 관절의 운동을 동반함, 먼쪽분절 고정, 몸쪽부분 운동, 체중부하 운동

(2) 손, 발이 고정되거나 체중부하 상태에서 몸쪽에서 먼쪽으로 일어나는 운동

예) 의자에 앉을 때(발의 고정과 다리의 운동), 턱걸이, 팔굽혀펴기, 목발 보행 시 팔, 보행 시 디딤기

2) **개방성 운동사슬(open kinematic chain)**

한 관절의 독립적 운동, 공간에서 먼쪽분절 운동

예) 먼쪽분절이 움직이는 모든 운동, 밥먹기, 공던지기, 보행 시 흔듦기

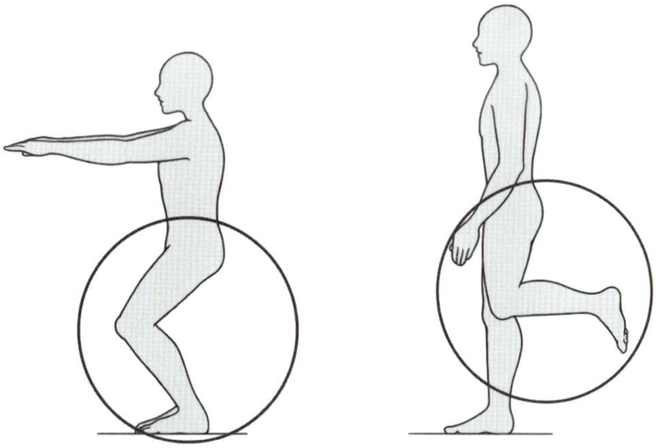

폐쇄성 운동연쇄
(Closed kinematic chain)

개방성 운동연쇄
(Open kinematic chain)

2. 운동역학

▪ 힘(force)

1) **힘의 구성** : 크기(화살표의 크기), 방향(화살표의 방향), 작용점
   힘은 벡터양으로 화살표로 표시됨
2) **힘의 합성과 분해**
   (1) 두 힘이 같은 방향일 때, 두 힘의 크기의 합이 합성이 됨
   (2) 같은 양의 두 힘이 반대 방향일 때, 두 힘의 합성은 0이 되고, 균형을 이룸
   (3) 크기가 다른 두 힘이 반대 방향일 때, 힘의 크기가 큰 방향으로 작용
   (4) 서로 다른 크기의 두 힘이 각을 이룬 방향일 때, 두 힘의 평행선을 긋고 각 그은 선이 서로 만나는 곳과 원점과의 이은 선의 방향과 크기가 힘의 합성이 됨(평행사변형법)
   (5) 합성된 힘의 분해는 합성하는 방법과 역으로 계산하면 됨
3) 돌림운동
   고정된 한 점을 중심으로 일어나는 운동, 움직이는 면에서 90°로 볼 때 효율이 가장 높음
4) 끄는 힘의 각도
   (1) 힘은 물체 면에서 수직으로 작용 시 가장 효과적
   (2) 근육의 정지와 움직이는 뼈와의 각도에 따라 효율이 달라짐

▪ 운동의 법칙

1) **운동의 제1법칙 : 관성의 법칙**
   물체에 작용하는 힘의 합력이 0일 때 정지하고 있던 물체는 정지한 그대로 머물러 있고, 또 움직이고 있는 물체는 방향의 직선에서 등속운동을 함
2) **운동의 제2법칙 : 가속도의 법칙**, F = ma(힘 = 질량 × 가속도)
   어느 입자에 알짜 힘이 작용할 때 그 입자는 힘의 크기에 정비례하는 가속도로서 힘의 방향으로 가속됨
3) **운동의 제3법칙 : 작용과 반작용의 법칙**
   한 물체가 다른 물체에 힘을 작용하면 힘을 받는 물체는 힘을 작용하는 물체에 크기가 같고 방향이 반대인 힘을 작용함

▪ 토크(torque)

1) 돌림축을 중심으로 돌림시키려는 힘의 효과
2) T(토크) = F(적용되는 힘) × d(최단 수직거리)
3) **힘쌍(짝힘 · couple force)** : 돌림축을 중심으로 두 곳 이상에서 힘이 같은 방향으로 작용하는 것
   예) 골반의 앞기울임(pelvic anterior tilt) : 척주세움근(Erector spinae)과 넙다리곧은근(Rectus femoris)

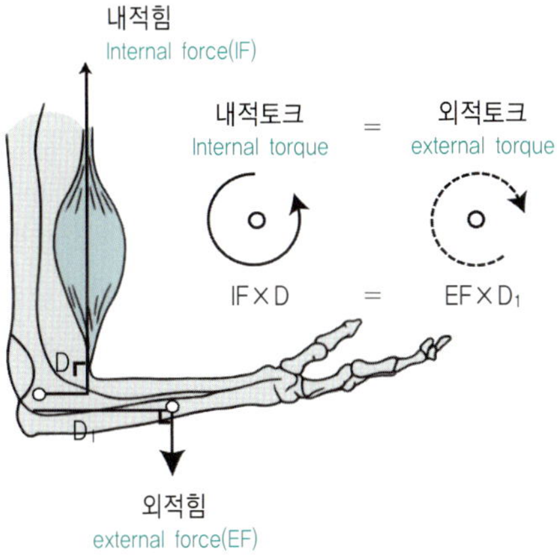

염력의 예

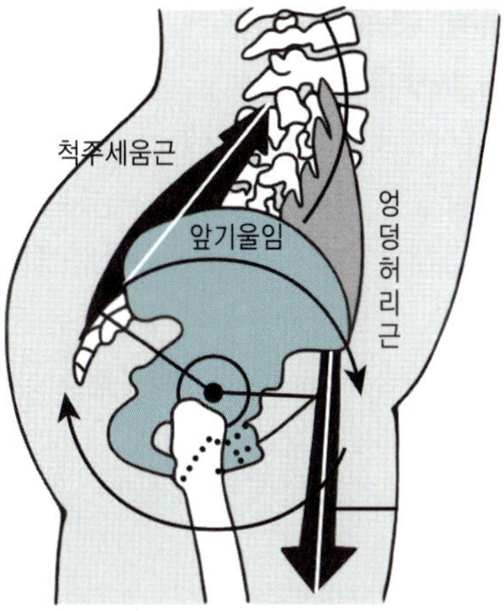

짝힘의 예

■ **도르래(pulleys)**

1) 힘의 방향을 바꾸거나 역학적 이득을 얻기 위한 기구
2) 저항운동이나 능동보조운동 등의 수단
3) 기계적 이득(mechanical advantage)
   MA(기계적 이득)=무게 / 힘
4) 도르래의 종류
   (1) **고정도르래** : 힘의 방향만 바꾸며 기계적 이득은 1
      예) 긴종아리근(peroneus longus muscle)
   (2) **동도르래** : 기계적 이득이 높아 운동치료기구로 사용
      예) over head pulleys : 중간어깨세모근(deltoid middle)

3. 지레

- 지레의 목적 : 힘의 방향, 크기, 운동의 속도를 바꾸기 위하여
- 인체 지레의 구성요소 : 근력, 분절의 무게, 외부의 저항, 관절력

■ **구성요소**

- **힘의 균형** : W × WA=E × EA
- **일의 발생** : W × WA<E × EA

1) 받침점(F · fulcrum) : 운동중심축으로 고정된 점, 관절
2) 무게(W · weight, resistance, load) : 분절의 무게=저항
   무게팔(WA) : 받침점에서 무게가 있는 곳까지의 수직거리
3) 힘(E · effort, force) : 근육
   힘팔(EA) : 받침점에서 힘의 효과가 나타나는 곳까지의 거리(예, 근육수축)
4) 지렛대 : 뼈

■ 지렛대의 분류

1) **1형 지렛대**

(1) 축이 무게와 힘 사이에 존재

(2) **균형의 이점**, 기계적 이득(MA)=1

(3) 인체의 예 : 고리뒤통수관절(중립자세), 중간볼기근(한발로 서기), 위팔세갈래근(팔꿉관절 굽힘 시), 골반기울임운동(엉덩관절 폄)

(4) 일상생활의 예 : 가위, 시소

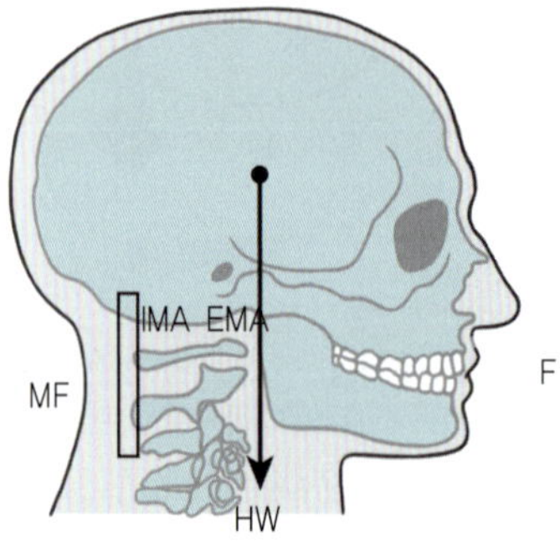

1형 지레의 예, 고리뒤통수관절

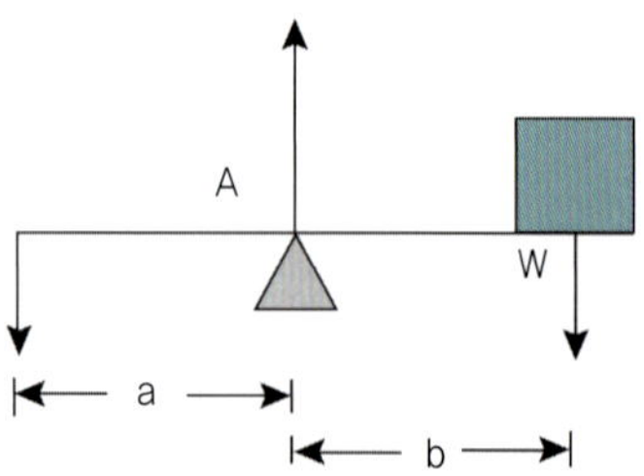

1형 지레 그림

2) **2형 지렛대** (기출)

(1) 무게가 축과 힘 사이에 존재

(2) **힘의 이점**, 기계의 이득이 항상 '1'을 넘음

(3) 힘팔이 무게팔보다 항상 큼

(4) 인체의 예 : 장딴지근(발허리발가락관절이 축으로 작용), 위팔노근

(5) 일상생활의 예 : 손수레

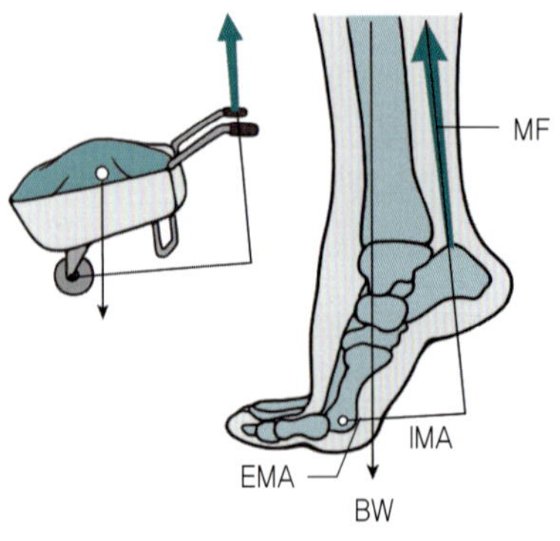

2형 지레의 예, 장딴지근

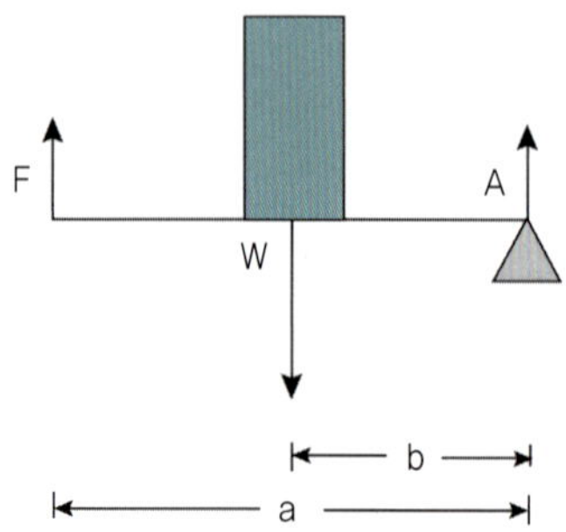

2형 지레 그림

3) **3형 지렛대**

(1) 힘이 축과 무게 사이에 존재

(2) **속력의 이점, 가동범위의 이점**, 기계적 이득이 1보다 작음

(3) 인체의 예 : 위팔근, 뒤넙다리근(hamstring muscle)

(4) 일상생활의 예 : 핀셋

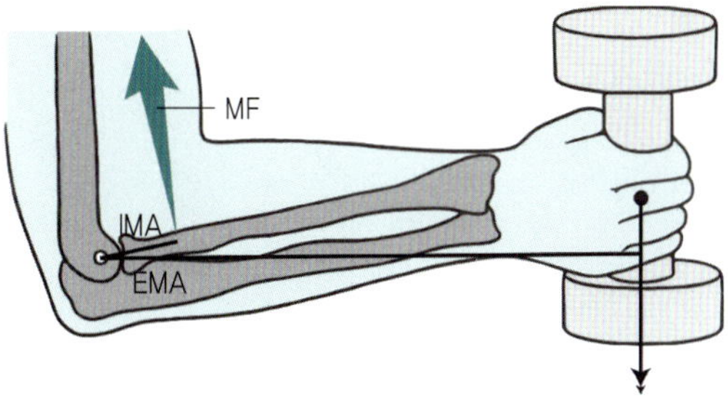

3형 지레의 예, 위팔근

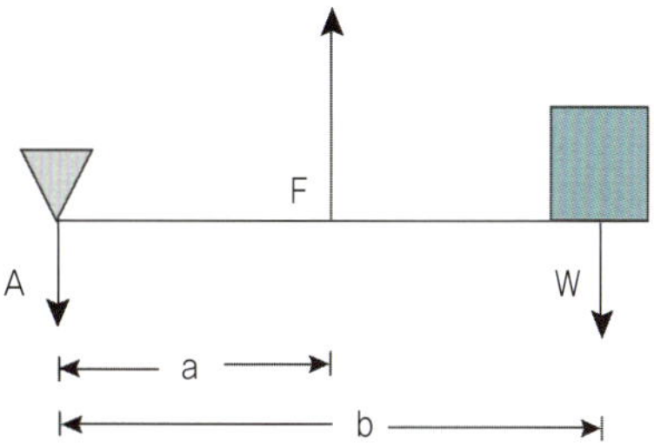

3형 지레 그림

	그림	설명	일상생활 예	인체의 예
1형 지레	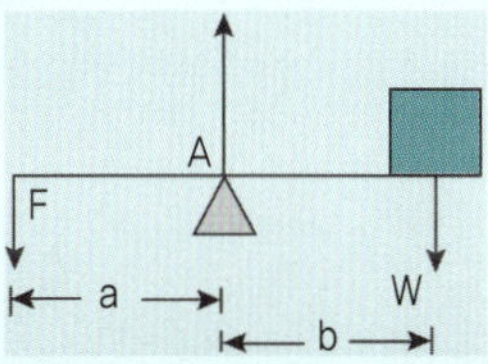	• 받침점 : 무게와 힘의 사이 • 이점 : 안정(균형) • 기계적 이득 : 속력 중간정도	• 가위 • 시소 • 펌프 • 못 빼는 동작	• 팔꿉관절 폄 시 위팔세갈래근의 자뼈팔꿈치머리에 대한 작용 • 머리 끄덕일 때 뒤목부위 근육의 작용 • 넙다리뼈머리 부위에서의 기울임운동 • 받침점을 발목관절로 하였을 때의 장딴지근, 넙다리곧은근을 제외한 넙다리네갈래근 • 중간볼기근, 작은볼기근, 장딴지근(발목관절) • 가시위근, 네모엎침근, 손뒤침근, 넙다리두갈래근(엉덩관절) • 반힘줄모양근(엉덩관절), 반막모양근(엉덩관절)
2형 지레	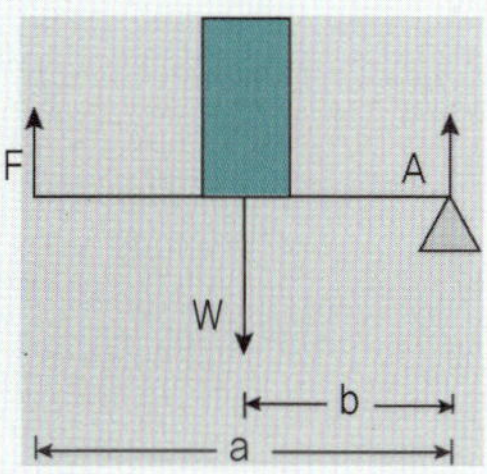	• 무게 : 힘과 받침점의 사이[힘팔 > 무게팔] • 이점 : 기계적 이득 • 단점 : 속도 느림 • 기계적 이득 : 1보다 큼	• 외발손수레 • 종이 절단기 • 무거운 물건을 움직이는 경우	• 받침점을 발허리발가락관절로 하였을 때의 장딴지근 • 위팔노근(폄)
3형 지레	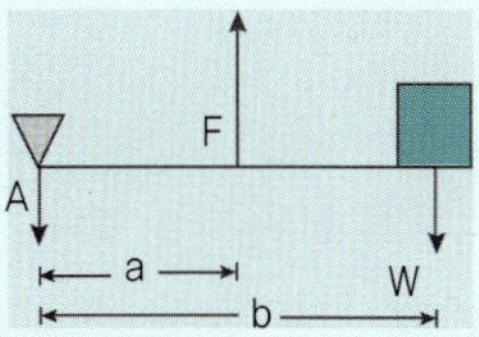	• 힘 : 받침점과 무게의 사이[힘팔 < 무게팔] • 이점 : 속력 빠름 • 단점 : 기계적 이득 • 기계적 이득 : 1보다 작음	• 핀셋 • 쪽가위 (양날가위)	• 인체에서 가장 많은 관절 • 위팔노근(굽힘) • 대부분의 팔다리뼈대근(작은수축, 큰동작) • 넙다리두갈래근(무릎관절), 반힘줄모양근(무릎관절), 반막모양근(무릎관절), 위팔근, 위팔두갈래근(굽힘), 위팔노근(굽힘), 넙다리곧은근(엉덩관절)

• 기계적 이득(무게를 힘으로 나눈 것) : 2형 > 1형 > 3형

• 속력 : 3형 > 1형 > 2형

• 주의!! 뒤넙다리근 ┌ 엉덩관절 : 1형　　위팔노근 ┌ 굽힘 : 3형
　　　　　　　　　└ 무릎관절 : 3형　　　　　　└ 폄 : 2형

4. 자세역학

■ 중력

1) 중력을 받는 운동 : 중력과 반대방향으로 힘이 작용할 때, **항중력근**
2) 중력을 받지 않는 운동 : 수중운동, 받침을 받치고 하는 운동, **등척성 운동**

■ 중력점(center of gravity)

1) 인체의 중력중심점 : S_2의 전반부
2) 해부학적 자세

■ 중력선

바깥귀, 목뼈 중간부, 등뼈 앞부분, 허리뼈 중간부, 2번째 엉치뼈 앞면, 엉덩관절, 무릎관절, 발목관절의 앞으로 연결된 선

■ 균형

1) **균형에 미치는 요인**
   (1) 기저면의 크기(넓을수록 안정)
   (2) 중력중심점의 높이(낮을수록 안정)
   (3) 기저 안의 중력선의 위치
   (4) 물체의 질량(무거울수록 안정)
   (5) 마찰
   (6) 외력의 방향
2) 기립자세의 불안정성
   (1) 중심의 높이가 높음
   (2) 발에 의한 지지면이 좁음
   (3) 무거운 머리가 위에 있음
   (4) 체절이 위로부터 복잡한 체절구조로 이루어져 있음

■ 고정(fixation) : 관절의 운동을 제한 혹은 방지하는 목적

1) 능동적 고정 : 근육의 협동수축(co-contraction)
2) 수동적 고정 : 외부의 힘에 의한 고정
3) 바퀴와 축의 작용
   한 개의 축을 중심으로 회전운동을 일으킬 수 있는 바퀴의 작용은 역학적 이득이 높음
4) **견인각(angle of pull)**
   (1) 90° 이상으로 작용 시 : **당김력(distraction)**이 발생
   (2) 90°로 작용 시 : 회전력이 가장 큼
   (3) 45°일 때 : 안정력과 회전력이 같음
   (4) 30°일 때 : 안정력 > 회전력

EXPLANATION

뼈와 관절의 구조와 기능

1. 뼈의 발생과 성장 (기출)

■ 긴뼈의 성장

1) **연골속뼈되기(endochodral ossification)로 성장**
   일단 연골 모형이 형성되었다가 다시 뼈로 변화되면서 성장
2) 연골속뼈발생은 뼈몸통(diaphysis)에서 먼저 시작되고 이보다 늦게 양쪽 뼈끝에서도 일어남
3) 길이성장
   (1) **긴뼈의 뼈끝판**(뼈끝선, epiphyseal phate or line)이 연골속뼈발생에 의해서 계속 길어짐
   (2) 성장이 완성되면 연골생산은 중단, 뼈끝판은 치밀뼈로 대치
4) 부피성장
   뼈파괴세포(osteoclast)가 뼈속막에서 분화되어 뼈조직을 파괴·제거시켜 뼈 속 공간을 확장
   → 뼈모세포(osteoblast)는 뼈막에서 분화되어 뼈조직을 형성하여 겉면에 첨가
   → 작은 뼈속질공간을 가진 가느다란 뼈가 큰 뼈속질공간을 가진 굵은 뼈로 성장

■ 납작뼈의 성장

1) **막속뼈되기(intramembranous ossification)**
   간엽성 세포들이 증식하여 막의 형태를 이룸(섬유성 치밀결합조직)
   → 막이 직접 뼈로 변화됨(일차 해면뼈 생성 후 치밀뼈 형성)

■ 뼈의 여러 가지 성장 인자

1) 운동
2) 에스트로겐(estrogen) 등의 성호르몬
3) 혈액 내의 칼슘과 인(calcium and Phosphorus)의 농도 비율
4) 갑상샘 호르몬, 부갑상샘 호르몬
5) 칼시토닌(calcitonin)
6) 성장 호르몬
7) 비타민 A, C, D 등

성장에 영향을 미치는 호르몬

호르몬	분비기관	작용
calcitriol	콩팥	소화관의 칼슘과 인 흡수 촉진
GH thyroxine estrogen androgen	뇌하수체 갑상샘 난소 고환	뼈모세포 활동 및 뼈바탕질 합성 촉진
PTH	부갑상샘	뼈모세포 활동 촉진, 체액의 칼슘농도 상승
calcitonin	갑상샘	뼈모세포 활동 억제, 체액의 칼슘농도 저하

2. 뼈세포와 뼈의 구조

■ 뼈모세포, 뼈파괴세포, 뼈세포의 개념

1) **뼈모세포(osteoblast)**
   뼈바탕질의 유기물과 아교섬유의 전 단계 물질을 분비하여 뼈의 형성에 관여
2) **뼈세포(osteocyte)**
   뼈가 형성되면서 기질에 의해 둘러싸여 있으며 성숙된 뼈에 많이 분포
3) **뼈파괴세포(osteoclast)**
   뼈의 흡수에 관여하는 세포, 뼈모세포에서 형성된 뼈는 뼈 전체의 기능에 맞게 적응되어야 하는데 뼈파괴세포가 매우 중요한 기능을 함

■ 뼈의 일반적인 구조

1) **뼈몸통(diaphysis)**
   (1) 벽은 두꺼운 치밀뼈(compact bone)로 구성
   (2) 내부는 한 개의 커다란 공간이 있는 수도관 모양
2) **뼈끝(epiphysis)**
   (1) 긴뼈의 양 끝에 부풀어 굵어진 부분 → 대부분 유리연골
   (2) 속은 **해면뼈(sponge bone)**로 구성
   (3) 겉은 얇은 치밀뼈로 쌓여 있음
   (4) 뼈의 연령 판정, 성장
   (5) 관절의 안전성을 높여주고 관절 주위에 많은 인대와 근육이 부착될 수 있게 넓은 표면을 제공함
3) **관절연골(articular cartilage)**
   (1) 뼈끝의 관절면을 덮고 있는 얇은 유리연골판
   (2) 탄력성이 있어 충격이나 진동을 흡수함
4) **치밀층(compact layer)**
   (1) 뼈의 가장 가쪽

(2) 하버스관과 볼크만관의 발달－혈관, 신경의 통로
하버시안 계통(Haversian system) : 뼈바탕질(matrix), 뼈층판(lamella), 하버시안관(canal : 중심관), 관통관(Volkman's canal)

5) **해면층(spongy layer)**
(1) 뼈의 중간층
(2) 뼈잔기둥(압력, 장력층판)이 발달

6) **뼈막(periosteum)**
(1) 불규칙 치밀결합조직으로 된 두 겹의 막
(2) 연골로 덮여 있는 관절면을 제외한 모든 부분을 덮고 있음
(3) 많은 섬유가 뼈 속으로 뻗어 있어 뼈막이 뼈에서 분리되지 않게 접착시킴
→ 샤페이 섬유(Sharpeys's fiber)
(4) 뼈모세포(osteoblast)와 혈관 존재 → 뼈의 성장과 재생기능에 관여
(5) 기능 : 뼈의 보호, 영양, 재생, 성장 담당
(6) 뼈막 비후 : 뼈의 부피 증가
(7) 혈관, 림프관, 신경이 발달

7) **뼈속질공간(marrow cavity)**
(1) 뼈몸통와 해면뼈의 작은 속공간들
(2) 조혈조직이 들어 있음
(3) 적색뼈속질(red marrow)
① 조혈작용
② 머리뼈, 척추뼈, 갈비뼈, 복장뼈, 볼기뼈
(4) 황색뼈속질(yellow marrow)
① 조혈기능이 없음
② 성인에서 지방조직으로 대체된 조혈이 중지된 뼈속질
(5) 뼈속질기능 장애 시 → 재생불량성 빈혈

8) **뼈속막(endosteum)**
(1) 해면층과 뼈속질공간의 경계
(2) 하버스관(Haversian canal)을 싸고 있는 얇은 섬유막
(3) 필요할 때는 뼈모세포로 분화될 수 있는 세포로 구성

■ 뼈의 미세구조

1) 뼈조직으로 구성 : **뼈세포(bone cell), 뼈바탕질(bone matrix), 아교섬유** 등
2) 혈관이 들어 있는 세로관을 중심으로 하여 뼈바탕질이 원통상의 층판을 만들어 동심원상으로 배열함
3) **뼈층판(lamella)** : 뼈바탕질의 각층
4) **하버스관(Haversial canal)** : 중심관, 혈관과 신경 등이 지나가는 세로관
5) **볼크만관(Volkmann's canal)** : 하버스관과 하버스관을 잇는 가로관

6) 뼈의 세포사이물질

(1) 무기질(65%) : 대부분 칼슘염, 나이가 먹을수록 증가 → 탄력성 감소되어 쉽게 골절

(2) 유기질(35%) : 뼈아교섬유(osteocollagenous fiber)

3. 관절의 종류

- 관절
  - 못움직관절 – 섬유성관절 (synarthrosis)
    - ① 인대결합 : 먼쪽정강종아리관절, 팔다리 뼈사이막
    - ② 봉합 : 머리뼈의 봉합
    - ③ 못박이관절 : 치아의 결합
  - 복합관절 – 연골성관절 (amphiarthrosis)
    - ① 연골결합 : 유리연골결합(복장갈비관절)
    - ② 섬유결합 : 섬유연골결합(두덩결합)
  - 움직관절 – 윤활성관절 (diarthrosis = synovial joint)
    - 뼈의 수
      - ① 단관절 : 2개의 뼈
      - ② 복관절 : 3개 이상의 뼈
    - 운동 축
      - ① 1축성 : 한쪽 방향
      - ② 2축성 : 서로 직교하는 두축
      - ③ 다축성 : 여러 방향
      - ④ 무축성 : 약간의 미끄럼 운동
    - 관절면의 형태
      - ① 평면 : 손목뼈사이관절, 발목뼈사이관절
      - ② 경첩 : 1축성, 팔꿉관절
      - ③ 중쇠 : 1축성, 팔꿉관절의 몸쪽노자관절
      - ④ 타원 : 2축성, 고리뒤통수관절, 손허리손가락관절
      - ⑤ 타원 : 2축성, 노손목관절
      - ⑥ 안장 : 2축성, 엄지의 손목손허리뼈관절
      - ⑦ 구상 : 3축성, 어깨관절, 엉덩관절

섬유성관절 – 못움직관절 (fibrous joint)	인대결합(syndesmosis)	정강종아리관절 등
	봉합결합(suture)	머리뼈의 관절
	못박이관절(gomphosis)	치아의 결합
연골성 관절 – 반관절 (cartilaginous joint)	연골결합(synchondrosis)	유리연골결합(복장갈비관절 등)
	섬유결합(symphysis)	섬유연골결합(척추사이원반, 두덩결합 등)
윤활성 관절 – 움직관절 (synovial joint)	평면관절(plane joint)	손목뼈사이관절, 발목뼈사이관절, 돌기사이관절 등
	경첩관절(hinge joint)	팔꿉관절, 무릎관절, 발목관절, 손/발가락뼈사이관절 등
	중쇠관절(pivot joint)	고리중쇠관절, 몸쪽노자관절 등
	타원관절(condyloid joint)	턱관절, 노손목관절, 고리뒤통수관절 등
	안장관절(saddle joint)	엄지의 손목손허리뼈관절 등
	절구공이관절(ball & socket joint)	운동성이 가장 큰 다축성 관절, 어깨관절, 엉덩관절

4. 관절의 구조 및 보강물질

1) **관절볼록**(볼록한 한쪽), **관절오목**(오목한 반대쪽)
2) **관절면**(관절연골로 구성됨)
3) **관절주머니**
   (1) 관절을 싸고 있는 2겹의 막으로 윤활액이 차 있는 관절공간을 형성함
   (2) 관절주머니 내에서는 윤활액을 분비하여 마찰 방지
   (3) 관절주머니의 바깥막은 섬유막, 속막은 윤활막
4) **관절공간** : 윤활액이 차 있음, 음압유지
5) 관절연골의 기능 : 마모방지, 충격흡수, 탈구 방지, 관절의 맞춤을 원활하게 함
   (대부분의 관절연골은 유리연골로 구성)
6) 관절의 보강과 안정
   (1) **관절원반**
      ① 관절공간을 2분하는 결합조직 또는 섬유연골의 구성물
      ② 복장빗장관절, 턱관절, 봉우리빗장관절, 자손목관절
   (2) **관절반달** : 관절공간 내 연골판, 무릎관절
   (3) **관절테두리** : 관절오목이 얕을 때 그 주변의 연골성 테두리 : 어깨관절, 엉덩관절
   (4) 인대의 작용
   (5) 길항근과 협동근의 작용
      ① 운동 축에 따른 관절 분류 : 1축성, 2축성, 다축성, 무축성
      ② 뼈의 수에 따른 분류 : 단순관절(2개의 뼈), 복합관절(3개 이상의 뼈)
      ③ 한 개의 회전축을 가지므로 두 방향 운동만 가능한 관절 : 일축성 관절(정중고리중쇠관절, 발목관절)

5. 관절의 운동학

▪ 뼈의 역학적 축

1) 다리의 역학적 축은 넙다리뼈머리의 중심에서 목말뼈머리의 윗면 중심을 잇는 선
   (넙다리뼈머리 중심 → 엉덩관절 → 무릎관절 → 발목관절의 중앙)
2) 다리의 역학적 축은 수직선으로부터 약 3° 정도 벗어나 있음
   (∵ 엉덩이가 발부분보다 넓기 때문, 골반이 넓을수록 편위도 커짐)

▪ 뼈의 운동

- 뼈의 수동운동
  - ① 원인 : 외부에서 가해진 힘
  - ② 형태 : 모든 운동들은 회선의 형태

■ **관절의 운동**

관절운동	• 미끄러짐 운동 • 각운동 　– 모음 / 벌림의 규정 손가락 : 가운데손가락 　– 발가락 : 둘째발가락 • 돌림 운동 • 휘돌림운동(원뿔운동)
관절면에서의 운동	• spin(스핀) : 고정된 역학적 축 중심, 순수한 회전성 운동(팽이) • rolling(구르기) : 한 관절면이 다른 관절면 위를 굴러갈 때(자동차 타이어) • sliding(미끄러짐) : 순수한 병진운동(자동차의 브레이크 제동 시)
볼록면과 오목면과의 관계	• 볼록면이 운동할 때 : 뼈와 관절면의 운동방향은 반대 • 오목면이 운동할 때 : 뼈와 관절면의 운동방향은 일치

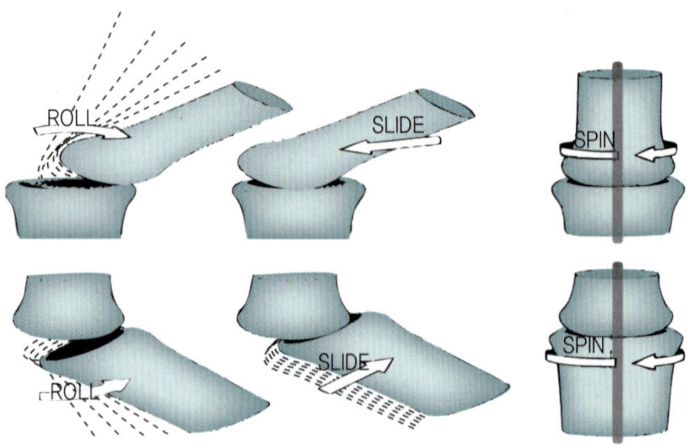

6. 잠김위치와 풀림위치 (기출)

■ **잠김위치(close packed position)**

1) **가장 안정된 위치**
2) 관절면 운동이 자유롭지 못함
3) 관절 접촉면이 최대 일치하고, 관절 용적이 최소인 상태
4) 인대와 관절주머니가 팽팽

■ **풀림위치(loose packed position)**

1) **관절 접촉면 불일치**
2) 인대와 관절주머니가 느슨
3) 장기 침상환자의 고정 자세
4) 최대풀림위치(least packed position) → 관절가동화에 가장 접합한 위치(mid-range)

관절	잠김위치(close packed position)	풀림위치(loose packed position)
척추관절	최대폄	굽힘과 폄의 중간지점
턱관절	최대뒤(이는 악물고, 입은 다묾) 또는 최대앞(입을 최대한 개방)	턱을 약간 열어둠
복장빗장관절	위팔 최대한 올림	팔을 몸통 옆에 편안하게 둠
봉우리빗장관절	위팔 90° 벌림	팔을 몸통 옆에 편안하게 둠
위팔어깨관절	최대벌림, 가쪽돌림	55~70° 벌림, 30° 수평모음
팔꿉관절 위팔자관절 위팔노관절	 완전폄, 뒤침 90° 굽힘, 5° 뒤침	 70° 굽힘, 10° 뒤침 완전폄, 뒤침
아래팔 몸쪽노자관절 먼쪽노자관절	 5° 뒤침, 완전폄 5° 뒤침	 70° 굽힘, 35° 뒤침 10° 뒤침
노자손목관절	완전 폄, 노쪽편위	중립위치
손-손목뼈사이관절 손목뼈사이관절 손목손허리뼈관절 큰마름-손목뼈중간관절 손허리손가락관절(MCP) 손가락뼈사이관절(IP)	 완전 폄 완전 맞섬 완전 맞섬 첫번째 손허리손가락관절 : 완전 폄 2~4번째 손허리손가락관절 : 완전 굽힘 전체 폄	 중립위치, 약간의 굽힘, 자쪽편위 굽힘과 폄 사이의 중간지점, 굽힘과 폄의 중간위치, 벌림과 모음의 중간위치 첫번째 손허리손가락관절 : 약간의 굽힘 2~4번째 손허리손가락관절 : 약간의 굽힘과 자쪽 편위 손가락첫마디뼈사이관절 : 10° 굽힘 손가락끝마디뼈사이관절 : 30° 굽힘
엉덩관절	인대 : 완전 폄, 벌림, 안쪽돌림 뼈 : 90° 굽힘, 약간의 벌림, 약간의 가쪽돌림	30° 굽힘, 30° 벌림, 약간의 가쪽편위
무릎관절	완전 폄과 가쪽돌림	25° 굽힘
발목관절 / 발 발목관절 목말밑관절 발목뼈사이관절 발목발허리관절	 완전 발등굽힘 완전 안쪽번짐 완전 뒤침 완전 뒤침	 안쪽번짐과 가쪽번짐의 중간위치, 10° 발바닥굽힘 관절운동범위의 극단적 중간위치, 10° 발바닥굽힘 뒤침과 엎침 사이의 중간위치
발가락 발허리발가락관절 발가락뼈사이관절	 완전 폄 완전 폄	 중립위치(폄 10°) 약간의 굽힘

7. 끝느낌(end-feel)

- end feel(끝느낌)=physiologic end-feel(생리적인 끝느낌)
- hard(단단함), 팽팽함(firm), 부드러움(soft)으로 기술

1) hard : 뼈에 부딪히는 느낌
   bony end-feel : 뼈와 뼈가 서로 부딪쳐 운동정지 시 경험(예, elbow extension)
2) 팽팽함, 스프링이 늘어나는 느낌 : 인대, 관절주머니, 근육 조직에 의해 운동 제한이 올 때의 느낌(예, wrist flexion)
3) 부드러운 끝느낌 : 인접한 연부조직 상호간의 접촉에서 유발(예, elbow full flexion 시에 humerus와 forearm의 접촉)
4) 병적인 끝느낌 : 운동 범위 끝에서 아닌 다른 부위에서 발생, 관절의 특징이 아닌 끝느낌(예, 텅빈 끝느낌(empty end-feel) : 저항이 느껴지지 않고 통증 호소 유형)

| EXPLANATION

근육의 구조와 기능

1. 근육의 분류와 구조

■ 근육의 분류

1) **뼈대근육** : 뼈대 형성
2) **심장근육** : 심장근 형성
3) **내장근육** : 내장 및 혈관벽 형성

구분	운동신경지배	구조상
뼈대근육	수의근	가로무늬근육
심장근육	불수의근(자율신경)	가로무늬근육
내장근육	불수의근(자율신경)	민무늬근육

■ 뼈대근육의 구조

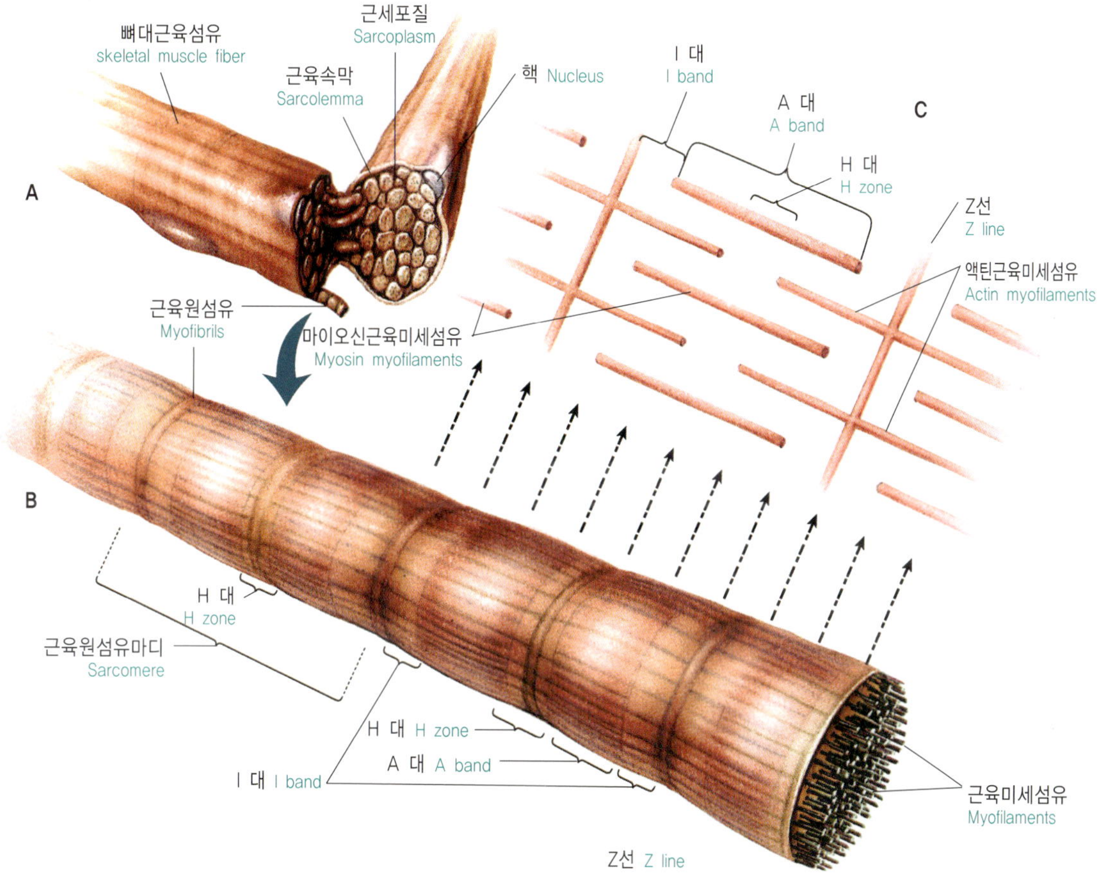

근육원섬유의 구조

A, 뼈대근육 섬유의 많은 근육원섬유들은 많은 구획을 이루면서 배열된다. **B,** 근육원섬유마디들을 나타낸다. **C,** 근육원섬유마디의 특징적인 가로무늬는 각각의 가는 근육미세섬유와 굵은 근육미세섬유의 배열에 의하여 발생되고, 이들은 액틴과 마이오신이라는 단백질로 구성되어 있다.

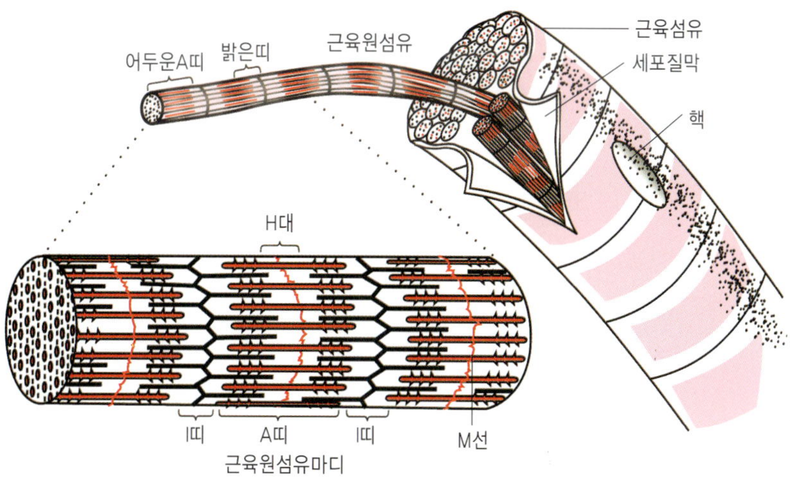

뼈대근육 섬유의 현미경적 모식도

1) 가로무늬근육의 미세구조
2) 체중에서 40~50%의 무게를 차지
3) 근육의 구성
근육다발 > 근육섬유 > 근육원섬유 > 근필라멘트(액틴, 마이오신)
(1) **근육섬유**
(2) **근육원섬유(myofibril)**
① 구성 단백질
• 마이오신 : 굵음. 교차결합 형성에 관여
• 액틴 : 가늚.
• 트로포마이오신
• 트로포닌 : Ca^{2+} 결합부위결합
※ 근수축의 최소단위 : 액틴+마이오신
(3) **근필라멘트**
① I band : 밝음, 액틴필라멘트 존재(트로포마이오신, 트로포닌)
② I band의 중간부분 : Z선(액틴 존재)
③ A band : 어두움, 액틴과 마이오신 존재
④ A band의 중간부분 : H대
⑤ H대(마이오신 필라멘트로만 구성)의 중간 : M선
⑥ Z−Z : 근육원섬유마디(sarcomere)
(4) **근수축 시 나타나는 변화**
① I band는 짧아짐
② H band는 짧아짐
③ 근육원섬유마디의 길이는 감소
④ 액틴이 마이오신 head와 겹쳐짐
⑤ A band의 길이는 일정
(5) **활주설**
① 액틴과 마이오신필라멘트가 근수축 동안 서로 미끄러져 들어간다는 이론임
② 안정상태에서 교차결합는 액틴필라멘트와 결합하지 않음
③ Ca^{2+}과 결합한 트로포닌이 변형을 일으켜 액틴필라멘트의 활성부위를 노출시킴
④ 정전기적으로 마이오신의 교차결합을 끌어당겨 액틴−마이오신 교차결합을 형성

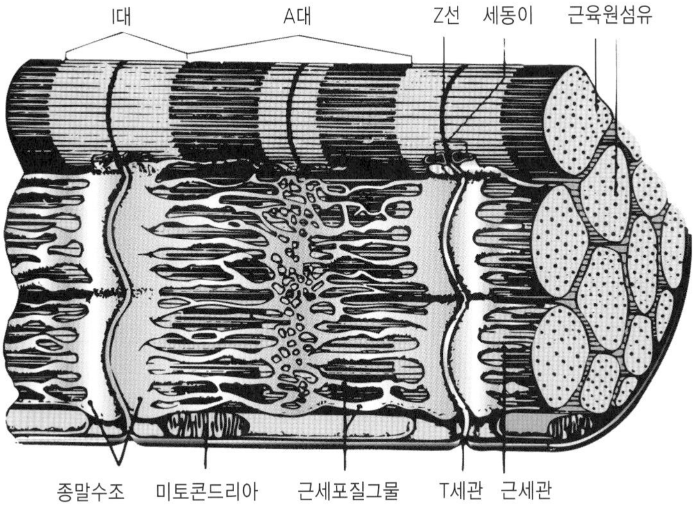

■ **운동단위와 신경지배**

1) 한 개의 축삭돌기와 이것이 분포하는 근육세포군
2) 척수의 앞뿌리에서 나온 운동신경세포와 그 지배하에 있는 섬유를 하나로 한 기능적 최소단위
3) 한 개의 운동신경이 여러 근 섬유를 지배하는 것
4) 지배비율 : 운동신경세포가 지배하는 근육에 들어가기 전 또는 들어간 직후에 수많은 가지를 내어 평균 100개 이상의 근육섬유와 연락을 갖는 것
   (1) 근의 활동이 정교한 것 : 지배비율이 적음
   (2) 운동량이 많으면서 빠른 것 : 지배비율이 많음
   (3) 지배비율이 낮은 근육은 섬세한 운동에 적당함
5) **실무율 법칙** : 근육이 수축하도록 신경이 한 운동단위의 근육섬유를 충분히 활성화시킬 때 이들 근육섬유가 최대로 수축하게 되는 것
6) 근수축 강도의 단계
   (1) 초기에 신경지배율이 가장 낮은 운동뉴런의 활성화
   (2) 동시에 활성화되는 운동단위 수 증가
   (3) 각 운동단위의 자극빈도 증가(짧은 시간에 여러 번 자극을 주어 근육섬유의 최대장력 유발)
7) 점증원(동원)의 크기 원리 : 가장 작은 운동뉴런이 제일 먼저 동원되고 가장 큰 운동뉴런은 가장 나중에 동원됨

2. 뼈대근육 섬유의 종류

	백색근육(fast twitch fiber)	적색근육(slow twitch fiber)
	type Ⅱ, 고속근	type Ⅰ, 저속근
구성	근육원섬유가 가늚 가로무늬가 많음 주로 운동성 신경, 근 단위로 구성됨 신경지배 비율이 낮음(Ⅱβ형 섬유)	근육원섬유가 굵음 가로무늬가 적음 주로 긴장성 신경, 근 단위로 구성됨 신경지배 비율이 높음(Ⅰ형 섬유)
기능	피라미드로계를 통하여 흥분이 전달됨 민첩한 운동, 빠른 수축을 관장하는 빠른근(속근) 짧은 간격의 자극에 반응하고 기계적인 작용을 일으킴 단시간의 수축을 함 흥분성이 높고, 수축강도는 적음 호흡 효소성이 약함	피라미드바깥길을 통하여 흥분이 전달됨 자세유지, 조절을 관장하는 느린근(완서근) 긴 잠복기를 갖고 느린 반응을 일으킴 장기간, 지속적 수축을 함 흥분성이 낮고 수축강도가 큼 호흡 효소성이 강함(지방이용 능력이 강함)
화학적 성분	산소운반 단백량이 적어 희게 보임 미토콘드리아가 작고 수도 적음 글리코겐 양이 많음(당원분해형 섬유)	산소운반 단백량이 많음(산화대사형 섬유) 미토콘드리아가 크고 수도 많음 글리코겐 양이 적음 모세혈관 밀도가 높음
특성	신속한 ATP 방출, 단시간에 강한 힘을 발휘함 연축기간이 짧음 신체운동, 빠른 활동(점프 등 순발력)에 이용됨 피로하기 쉬움 산화효소 활성이 낮음	지구력이 풍부한 수축, 체내 지방분해 촉진 연축이 길 느린 활동(장거리 달리기 등)에 이용됨 피로에 대한 저항력이 높고 신장성이 강함 관절고정, 자세유지 등의 항중력근

3. 근수축의 종류

1) **등척성 수축(isometric contraction)**

(1) 관절의 움직임 없이 수축하고 힘을 발생시키는 것

(2) 이러한 수축 형태는 관절을 안정시킴

(3) 손을 앞으로 뻗을 때 어깨뼈 주위 근육이 등척성 수축을 함

① **동심성 수축(concentric contraction)**

- 수축하는 동안 근육의 길이가 짧아지는 수축
- 먼쪽부착부가 몸쪽부착부를 향하여 움직임
- 의자에서 일어설 때의 넙다리네갈래근
- 물컵을 입으로 가져갈 때의 팔꿉관절 굽힘근
- 인체분절의 가속작용

② **편심성 수축(eccentric contraction)**

- 수축하는 동안 근육의 길이가 늘어나는 수축
- 몸쪽부착부가 먼쪽부착부를 향하여 움직임

- 의자에 앉을 때의 넙다리네갈래근
- 물컵을 테이블 위에 놓을 때의 팔꿉관절 굽힘근
- 인체분절의 감속작용
- 대부분 2형 지레

2) **등속성 수축(isokinetic contraction)** : 전 가동범위에 걸쳐서 근육의 최대장력 발생 가능

3) **등장성 수축(isotonic contraction)**

(1) 인체에서 분리된 근육의 수축

(2) 중력에 대항하여 수직방향으로 부하를 들어 올리는 수축

(3) 근력과 지구력을 위한 운동

(4) 근육에 대한 부하는 일정함

＊ 근장력발생 : 편심성 수축 > 등척성 수축 > 동심성 수축

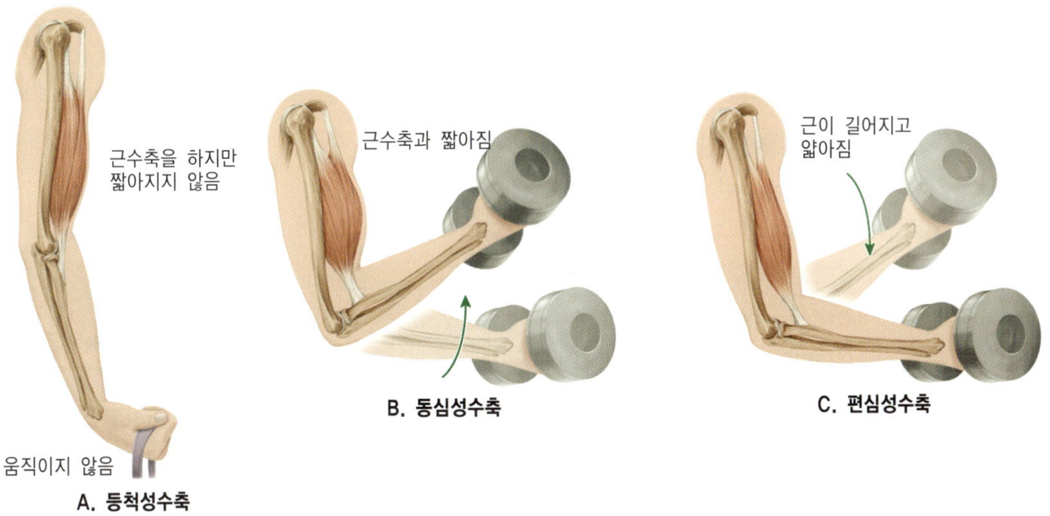

근수축의 종류

4. 근육의 분류

■ 기능 및 역할에 의해 근육의 분류

1) **운동근(mover)·작용근(agonist)** : 동심성 수축의 관절운동

2) **주동근(prime mover)과 보조운동근(assistant mover)**

(1) **주동근** : 관절의 운동을 일으키거나 자세를 유지하는 데 주된 역할을 하는 근육

(2) **보조운동근(비상근)** : 주동근을 돕기는 하나 효율이 떨어지는 근육

예) 어깨세모근이나 가시위근 마비 시의 어깨관절 벌림 : 위팔두갈래근(긴갈래)

3) **길항근(antagonist)** : 주동근과 반대의 해부학적 작용을 하는 근육

예) 손바닥을 아래로 향하여 굽힘할 때 : 폄근－주동근, 굽힘근－길항근

4) **고정근(fixator)·안정근(stabilizer)** : 뼈를 지지함, 운동근에 견고한 기저부 제공, 등척성 수축형태

예) • push－up : 배근
• 어깨관절 안쪽돌림 : 등세모근, 큰마름근, 작은마름근
• 목뼈굽힘 : 배곧은근

5) **협력근(synergist)** : 활동하는 근육부위에 대한 이차적인 동작이나 불필요한 운동을 제한하는 근육

(1) **보조협력근** : 주동근을 보조하고 불필요한 운동을 제한하는 근육으로 주동근을 1차적으로 도움
예) 바로 누운자세 → sitting(배근들이 협력하여 척추굽힘 일으킴)
• 오른배바깥빗근(시계 반대방향 휘돌림에 대한 주동근)
• 왼배바깥빗근(시계방향 휘돌림에 대한 주동근)

(2) **순수협력근** : 여러 개 관절에 관여하는 근육이 작용할 때 주동근이 작용할 수 있도록 불필요한 운동을 제한하거나 효과적인 동작을 하도록 작용하는 2차적 작용근
예) • 아래팔뒤침 : 위팔세갈래근
• 손가락굽힘 : 손목관절폄근
• 손가락폄 : 손목관절굽힘근
• 팔꿉관절굽힘 : 아래팔엎침근

■ 분출형 근육과 문합형 근육

1) **분출형 근육(spurt muscle)** : 속력 이득
운동축에서 이는곳까지의 거리가 닿는곳까지의 거리보다 긺
(1) 수축력 : 뼈를 가로질러 힘이 직접 적용
(2) 힘이 작용하는 동안 탄젠트 곡선을 그리면서 운동

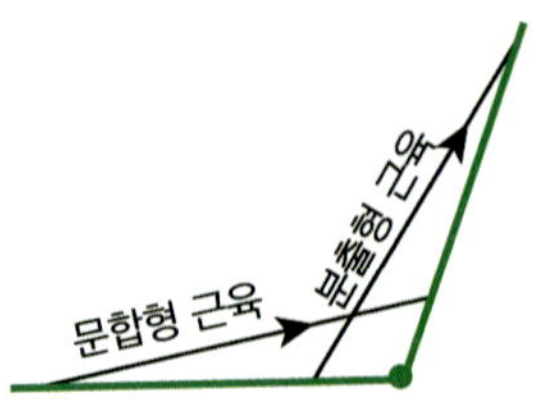

2) **문합형 근육(shunt muscle)** : 기계적 이득
운동축에서 이는곳까지의 거리가 닿는곳까지의 거리보다 짧음
(1) 수축력 : 뼈를 따라서 적용
(2) 안정근으로서의 큰 역할(관절을 끌어당기는 경향이 있기 때문)
＊ 어느 관절을 기준으로 하였느냐에 따라 서로 바뀔 수 있음
위팔두갈래근 ┌ 팔꿉관절 － 분출형
　　　　　　└ 어깨관절 － 문합형
＊ 힘 : 문합형(shunt muscle) > 분출형(spurt muscle)

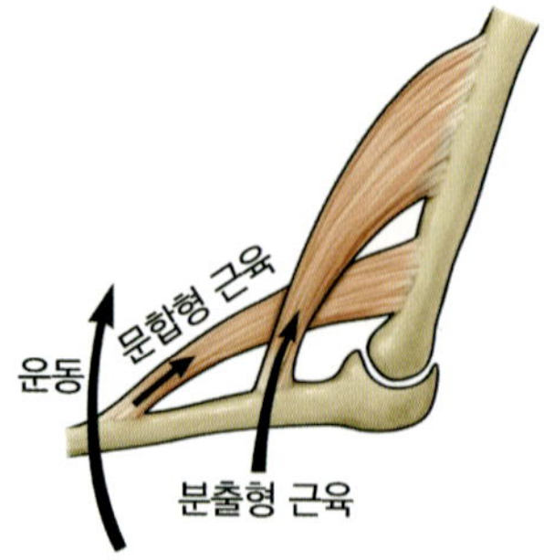

■ 근수축과 관련이 있는 법칙

1) **감념의 법칙**
(1) 어떤 근육이 수축할 때 이는점과 닿는점이 가까워져(low of detorsion) 원래 가지고 있던 염전이 감소된다는 법칙
(2) 근육 전체의 뒤틀림이나 나선형의 움직임이 감소되거나 없다(동일면 상에 곡선운동 → 직선운동).

2) **접근의 법칙** : 어떤 근육이든 수축을 하면 이는곳과 닿는곳이 서로 가까워지려고 한다는 법칙(동심성 수축)

5. 근육의 기계적 성질

1) 근육의 기계적 구성
   (1) 근육원섬유 : 조직부피의 50%
   (2) 미토콘드리아 : 30~35%
   (3) 그물 및 관상계 : 5%
   (4) 결합조직(나머지)
2) 근육의 수축을 이루는 세 종류의 탄성성분
   (1) **마이오신 필라멘트**
      ① 근수축의 가장 기본요소
      ② 굵은 필라멘트
      ③ 능동장력(active tension)의 발생과 관계있음
   (2) **병렬 탄성성분**
      ① 필라멘트끼리 서로 분리되지 않는 이유 : 근육원섬유를 결합조직이 감싸면서 병렬연결하기 때문
      ② 근육원섬유가 신장되었을 때 생기는 장력에 관여
   (3) **직렬 탄성성분**
      ① 일정 길이 이상 근이 짧아지지 않는 이유 : 결합조직이 직렬로 연결되어 신장과 단축에 반작용하기 때문
      ② series compliance : 직렬 탄성성분에 의해 일어나는 현상
      ③ 최대장력이 발생했을 때 뼈대근육 길이의 3%에 해당
      근육에서 평행섬유(parallel fiber)가 수축하여 짧아지는 길이는 전체의 70%
3) 가중(summation)
   (1) 하나의 자극은 직렬 탄성성분 때문에 그 자극이 아무리 크다 해도 최대 근육섬유 장력이 생기기 전에 이미 소멸. 그러나 만약 두 번째 자극의 수축이 끝나기 전에(단, 불응기가 지난 후) 다시 가해지면 두 번째 반응으로 형성된 장력은 첫 번째 반응으로 형성된 장력에 가세됨
   (2) 두 개의 자극 사이의 간격이 짧으면 짧을수록 가중된 반응은 더 커지게 됨
   (3) 자극이 빠르게 반복되면 직렬 탄성성분은 이미 신장되어 있고, 근육섬유가 이완될 시간이 없으므로 단계적인 가중을 일으켜 최대장력이 발생하여 지속적인 강축(tetanus)을 유발하게 됨
   (4) 강축 : 운동단위가 발생할 수 있는 최대 장력
   (5) 강축은 단일 연축 시에 나타나는 장력의 4배가 됨
4) **길이-장력(length-tension)의 상호관계**
   (1) **근육에서 생성되는 총 장력 = 능동장력 + 안정장력**
   (2) 능동장력
      ① 운동단위의 크기와 근육 가로단면의 넓이
      ② 흥분되는 운동 단위의 수
      ③ 자극빈도

④ 교차결합 형성에 참여하는 수

예) 깃(pennate)의 섬유배열은 병렬배열보다 근육섬유의 수가 많기 때문에 장력이 더 큼

근수축의 종류에 따른 장력의 변화 : 편심성 수축 > 등척성 수축 > 동심성 수축

(3) 길이-장력관계는 세포내액의 전해질 조성에 의해 영향을 받음

(즉 Ca^{2+} 농도변화는 길이-장력곡선의 모양과 크기를 변화시킴)

(4) 일정한 근육섬유의 길이에서 보면 장력은 이완기에서보다 신장기에서 더 큼

(5) 수동장력 : 수동적 탄성성분에 의해 발생

(6) 최적길이(optimal length) : 근육에서 최대장력이 발생하는 근의 길이

(7) 최대장력이 발생하는 범위 : 근육원섬유마디의 길이가 2μm 정도의 범위 내

① 근육의 운동범위는 최대한 50%까지 짧아질 수 있음

② 위팔두갈래근이 최대의 장력을 발생할 수 있는 상태는 팔꿉관절 90° (기출)

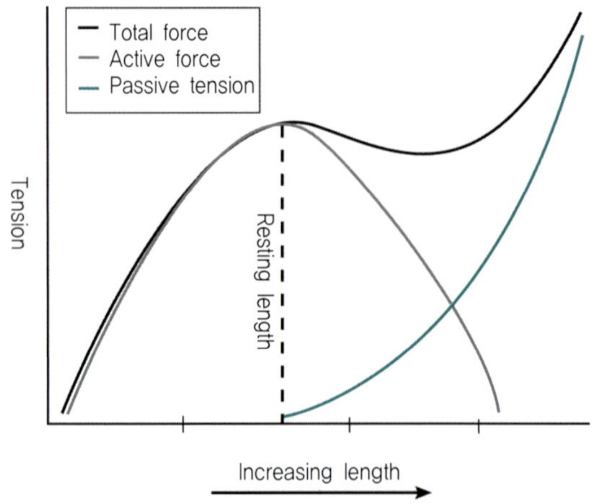

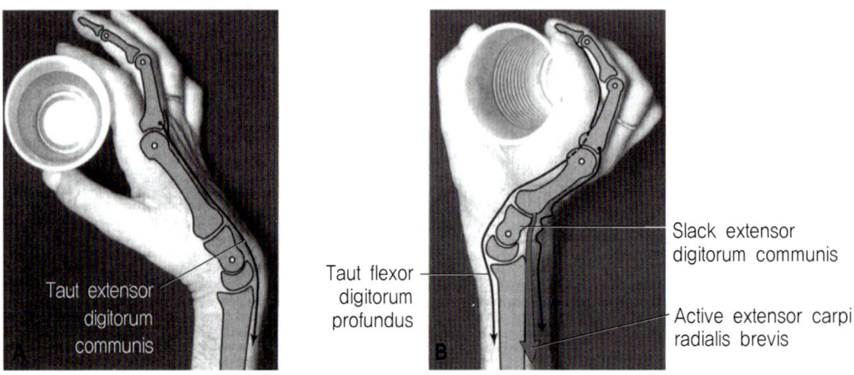

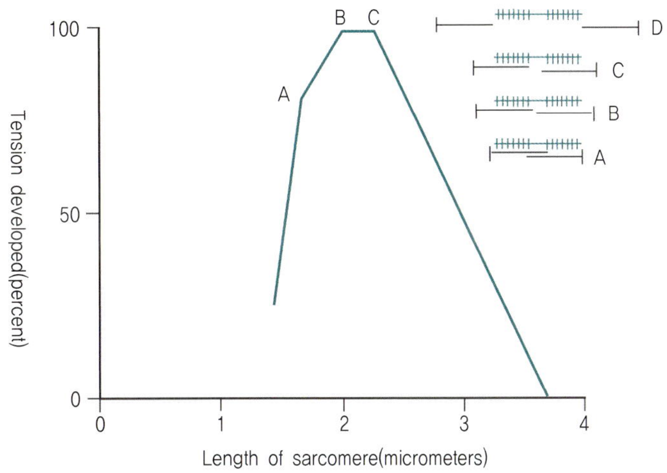

5) **능동 불충분과 수동 불충분**

(1) **능동 불충분**

① 근육의 이는곳과 닿는곳이 서로 가까워질 때 근육의 수축력이 약해짐

② 주동근을 최대한 굽힌 상태에서의 수축 시 일어남

③ 손목을 구부린 상태에서 주먹을 제대로 쥘 수 없는 이유

긴손가락굽힘근의 능동 불충분과 길항근인 긴손가락폄근의 수동 불충분 때문

(2) **수동 불충분** (기출)

① 주동근이 강하게 수축하더라도 길항근의 진폭의 부족으로 운동이 제한됨

② 무릎관절을 편 상태에서 엉덩관절 굽힘 시 제한됨

6) 힘-속도의 상호관계

(1) 일이 행해질 때 단축이 느리면 열 발생이 없음

(2) 단축이 빠르면

① 행해진 일의 양 감소

② 상대적으로 열이 더 많이 생성

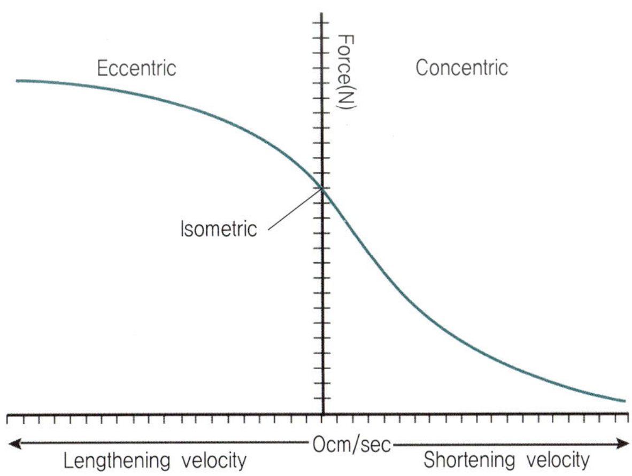

(3) 단축이 일어나지 않을 때 최대의 힘 혹은 최대장력 발생

(4) 단축의 최대속도=수행된 일의 최소

(5) 저항의 크기가 증가하면 수축 속도는 감소하고 저항이 너무 커져서 근육이 저항을 이길 수 없는 점에 이르면 속도는 0이 됨

7) 근수축속도와 수축형태와의 관계

(1) **동심성 수축 : 수축 속도가 감소 → 장력증가**

(2) **편심성 수축 : 수축 속도가 증가 → 장력증가**

① 편심성 수축으로 근육이 작용할 때 저항의 효과를 증대시키려면 속도를 증가시켜야 함

② 동심성 수축으로 근육이 작용할 때 저항의 효과를 증대시키려면 속도를 감소시켜야 함

8) 근 일의 범위

근 일의 범위	수축의 모양	특징 및 작용
전범위	완전신장 상태에서 완전수축 완전수축 상태에서 완전신장	일상생활에선 거의 일어나지 않음 응급의 경우 전범위 운동이 일어남 관절의 운동성 유지 및 순환의 증진 비정상시를 위한 힘의 비축 관절의 운동성 보존
안쪽범위	부분수축에서 동심성으로 완전수축 완전수축에서 편심성으로 부분수축	관절의 작용유지 및 확보 관절의 안정을 위해 작용하는 폄근들의 훈련을 위해 사용
가쪽범위	완전신장상태에서 동심성으로 약간수축 혹은 부분신장에서 완전신장	근재교육에 이용
중간범위	근육이 완전수축이나 신장을 하지 않은 상태	일상생활에서 가장 많이 이용 효율이 가장 높음 정상적인 근긴장과 근력유지에 이용 완전한 전범위 운동은 일어나지 않음

✻ • 생리적으로 가장 강한 범위 : 가쪽범위
• 능동보조운동에서 수축을 용이하게 해주기 위해 도움이 필요한 범위 : 가쪽범위
• 팔꿉관절 굽힘 운동 시 근일의 범위에서 고정시키기 위해 적당한 범위 : 가쪽범위(생리적으로 가장 강한 범위)
• 엉덩관절 폄근이 최대의 힘을 내는 범위 : 가쪽범위
• 가쪽범위에서 가장 강한 근육 : 어깨관절 굽힘근
• 생리적+역학적으로 가장 강한 범위, 효율최대인 범위 : 중간범위
• 혈액순환을 증가시키는 가장 적당한 근육운동 범위 : 전범위
• 일반적인 운동 실시 시 고정부위 : 몸쪽부분, 관절의 중심
• 관절가동역 운동이 가능한 것 : 이완성 마비
• 완전한 무릎관절 굽힘을 위해서 엉덩관절을 약간 굽힘시키는 이유 : 넙다리곧은근의 신장을 피하기 위해

■ **운동생리학**

1) 호흡의 증가와 산소부채
   산소부채 : 산소의 공급량이 요구량을 충족시키지 못하여 산소가 부족한 상태
2) 순환계의 변동
   (1) 심박수의 증가
   (2) 혈압의 상승 : 격렬한 운동 시 최고치 → 60mmHg
      혈액의 pH 하강 → 중추신경계에 작용 → 지름이 큰 혈관들을 수축 ↔ 혈압상승
   (3) 심박출량의 증가
3) 근육의 비대
   (1) 근의 부피, 중량, 수축력이 커짐
   (2) 근세포 하나하나의 크기가 증가한 결과
   (3) 세포수의 변화는 없음
   (4) 운동신경의 일부 절단, 병적상태, 근 운동을 장시간 하지 않았을 때는 근의 용적(부피)이 줄고 수축력도 약해짐
4) 체온의 상승 : 근수축의 결과 열이 발생
5) 소변의 변화 : 운동 중 생긴 젖산, 탄산, 기타 산성물질에 의한 혈액의 산성 경향을 없애는 콩팥의 조절작용
6) 근육 내 glucose는 감소하고 lactic acid가 생김

EXPLANATION

신경생리

1. 신경생리의 개요

1) 말초신경섬유
   (1) 운동섬유
      ① 수의적인 근육활동 조절
      ② 척수에서 뼈대근육 섬유로 자극전달
      ③ 날신경섬유
   (2) 감각섬유
      ① 피부, 근육, 특수감각기관의 수용기로부터 중추신경계로 자극 전달
      ② 들신경섬유
   (3) 자율신경섬유
      ① 민무늬근육을 포함한 샘(gland) 활동과 민무늬근육의 불수의적 조절
      ② 자율신경계 조절

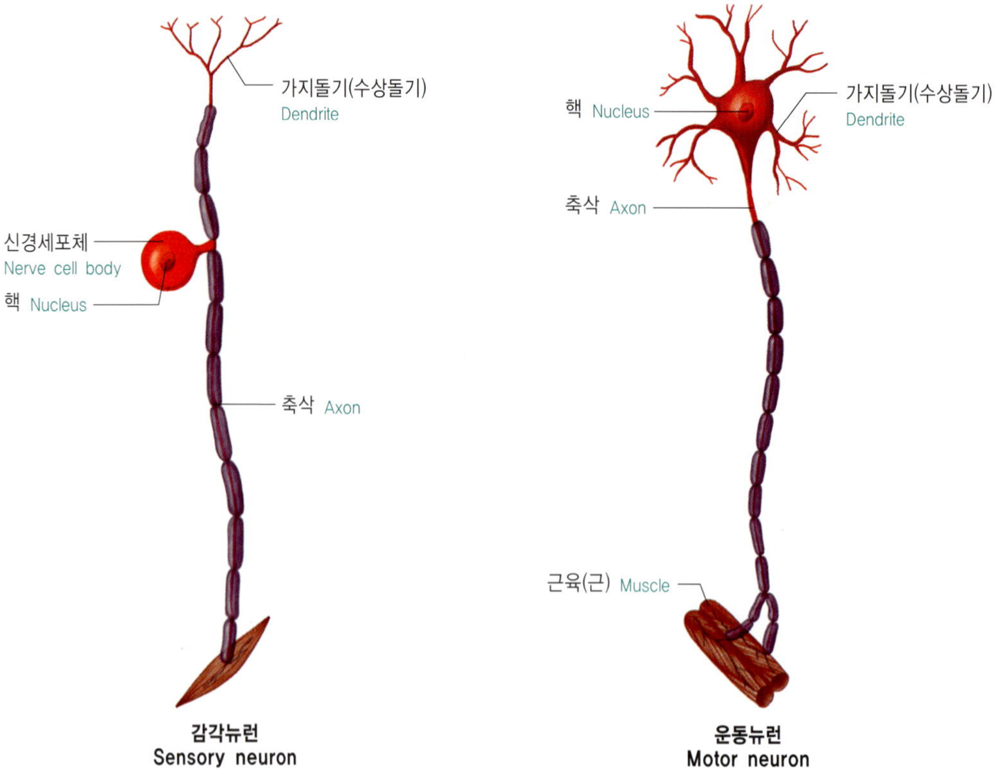

신경세포의 기능적 분류

2) **말초신경섬유의 종류** : 축삭의 지름을 근거로 분류
 (1) A 섬유
  ① 가장 굵고 신경전도 속도가 제일 빠름
  ② 몸신경섬유의 일종
  ③ 비교적 동통의 부위가 명확한 통각 전달
  ④ 말이집신경섬유
 (2) B 섬유
  ① 자율신경의 절전섬유
  ② 말이집신경섬유
 (3) C 섬유
  ① 민말이집신경섬유
  ② 지름이 작아 신경전도 속도가 제일 느림
  ③ 동통의 부위가 불명확한 통증 전달
3) 중추뉴런
 (1) 위운동신경세포 : 뇌에서 척수 내 운동뉴런으로 운동자극을 전달
 (2) 아래운동신경세포 : 척수에서 근육섬유로 운동자극을 전달
 (3) 사이신경세포(interneuron) : 척수 내에 있는 한 뉴런에서 근처에 있는 다른 뉴런의 세포체나 가지돌기에 자극전달

4) 감각의 구조와 기능

- 감각 : 인간 활동의 환경변화를 감지하고 중추신경계에 전달하여 대뇌의 인지
- 감각장치 : 감각수용기, 들신경, 감각중추로 구성
- 일반감각 : 온몸에 분포 → 통각, 온도각, 촉각 및 근·고유감각
- 특수감각 : 머리 부분에만 있는 고도로 분화된 감각 → 후각, 청각, 시각, 평형각, 미각

(1) **몸감각수용기**

① **피부수용기**

- free nerve ending : 촉각, 통각, 온도감각, Aδ 섬유와 C 섬유
- Merkel's disk : 촉각
- Ruffini ending : 온각
- Meissner's corpuscle : 접촉을 감지(deep pressure)
- Krause's end-bulb : 냉각, 촉각
- Pacinian corpuscle : 기계적 진동, 압각

② **온도수용기**

- 온각 : free nerve ending, C 섬유
- 냉각 : free nerve ending, Aδ 섬유

③ **통각수용기** : free nerve ending

(2) **고유수용기(proprioceptor)**

① **근방추(muscle spindle)** : 근육의 길이변화, 속도 등을 감지

- **방추속근육세포**
  - 핵주머니근육세포(nuclear bag fiber) : 적도부 팽대, 근방추 내 2개 존재
  - 핵사슬근육세포(nuclear chain fiber) : 가늘고 팽대도 적음. 4~5개 존재

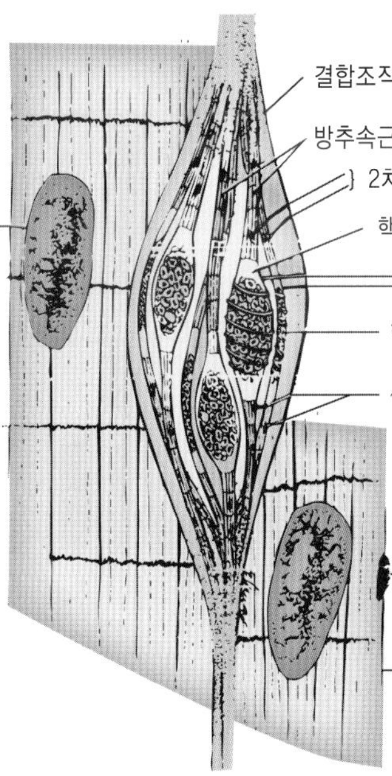

② 방추속근육세포의 한쪽은 근육, 한쪽은 힘줄(tendon)에 병렬로 연결

③ 방추속근육세포의 수축은 근육의 길이 변화를 감지할 수 있도록 감수성을 유지시켜 줌

④ 근방추의 들신경지배

- 1차 감각신경(Ⅰα)
  - 근육 신장의 속도에 관찰정보전달, 속도 : 80m/sec
  - primary stretch receptor
  - tonic 한 성질 → 자세유지
  - Ⅰα수용기는 tonic(자세조절처럼 느린 신장반사)과 phasic(빠른 신장반사)
- 2차 감각신경(Ⅱ) : 근육의 길이에 관한 정보전달, 속도 : 50m/sec

⑤ 근방추의 날신경지배

- γ – fiber : 방추속근육세포 극부에 분포, γ_1, γ_2 → 방추속근육세포를 조절
- β – fiber : 방추속근육과 방추바깥근육의 양자지배
- α – fiber : 방추바깥근육(뼈대근육을 구성한다)에 분포하는 운동신경

⑥ 근방추의 기능

- 근방추의 밀도 : 밀도가 높을수록 섬세한 운동
- stretch reflex

(3) **골지힘줄기관(Golgi Tendon Organ)**

① 힘줄(tendon)이 근육(muscle)에 연결되는 부위에 위치

② 근육의 stretching이나 contraction에 의해 활성화

③ 1차 감각신경은 Ⅰβfiber

④ stretching보다 contraction에 더 민감(역치가 낮음)

⑤ 근육섬유에 발생하는 근장력을 감지

⑥ protective mechanic으로 작용

5) 운동감각과 고유수용감각

(1) **위치감각** : 정적자세에서의 인체 각 부분 상호간의 감각

(2) **운동감각**

① 동적인 관절운동에서의 인체 각 부분 상호간의 감각

② 근육, 힘줄, 관절에 있는 여러 감각수용기에서 발생

③ Ⅱ들신경섬유를 거쳐 척수, 소뇌, 감각핵으로 전달됨

(3) **고유수용감각**

① 속도와 크기, 방향을 포함한 관절운동, 관절의 위치를 식별하기 위한 근방추나 힘줄, 관절에 있는 감각수용기로부터의 감각입력을 의미함

② I 들신경섬유에 의해 전달

③ 여러 감각–운동중추에서 통합되어 자세근육이 적절히 수축하도록 자동적으로 조절, 자세 평형을 유지시킴

(4) **몸감각**

- 피부감각 : 기계적 감각, 온도감각, 통각 등
- 심부감각 : 위치감각, 운동감각, 근력감각, 통각 등

① **말초감수기**

- 기계적 감각 : 촉각(touch) – Meissner 소체, 압각(press) – Merkel 세포, 진동감각 – Pacini 소체
- 온도 감각 : 온감수기(warm receptor), 냉감수기(cold receptor)
- 통각 : Aδ – 기계적감수기(mechanonociceptor), C – 다형유해감수기(polymodal nociceptor), 휴면통각감수기(sleep nociceptor)

② **중추경로**

- 특정감각계 : 자극에 대한 정확한 정보 제공
  - 등쪽 기둥(dorsal column) 경로 : 역치가 낮은 기계적 자극에 대한 정보를 전달하며 안쪽섬유띠(medial lemniscus)를 통하여 시상의 특정감각핵인 배바닥쪽군(ventrobasal complex)을 거쳐 일차감각겉질에 투사
  - 앞가쪽섬유단(anterolateral funiculus) : 신척수시상로(neospinothalamic tract)를 통하여 역치가 높은 기계적 자극, 유해자극 및 온도자극 등에 대한 정보를 전달하며 시상의 배바닥쪽군을 거쳐 감각겉질에 투사
- 비특정감각계
  - 앞가쪽섬유단 : 옛척수시상로를 통하여 혹은 척수그물로, 척수중간뇌로 등을 거쳐 뇌줄기그물을 통하여 안쪽 시상의 비특정감각 핵에 전달된 후 전체 겉질에 투사
  - 각성상태, 운동기능의 조절, 감정 – 정서 활동, 자율신경 조절 등 다양한 역할
- 시상 – 대뇌겉질에서의 처리
  - 시상의 감각정보 처리 : 체성 감각정보는 시상의 뒤가쪽핵 및 뒤안쪽핵에서 끝남
- 몸감각영역
  - 일차 몸감각영역 : 뒤중심회전(Brodmann의 영역 3, 1, 2)
  - 이차 몸감각영역 : 가쪽고랑(lateral sulcus)의 위벽
- 대상의 인식
  - sensory impression과 sensory perception : 각성상태의 유지가 전제조건이며 정서, 동기적 측면 개재
  - 연합영역 : 대뇌겉질의 대부분을 차지하며 감각투사영역과도 연결되어 있음

6) 신경과 뼈대근육 사이의 흥분전달

(1) 근육의 피로가 일어나는 해부학적 위치는 운동종판(motor end – plate)임

(2) 말이집신경에서 자극전파는 도약전도로 일어남

① Wallerian 변성은 2~3주 동안 완성됨

② 근육에 분포된 신경 중 감각신경이 차지하는 비율은 60%

2. 불충분한 근긴장

1) 근육으로의 운동자극의 전달이 소실되는 경우 기능장애를 초래
   (1) 근긴장 감소 : 저긴장, 저긴장증, 이완성 마비
   (2) 겉질, 소뇌, 뇌줄기의 운동중추로부터의 자극 차단은 근육의 자세유지와 운동수행을 불가능하게 함
   (3) 근육의 반사활동 소실
   (4) 근육섬유의 위축 초래
2) 근약증과 근위축
   (1) 근약증
      ① 근육을 장기간 사용하지 않을 때
      ② 각 근육섬유 내의 액틴, 마이오신필라멘트의 양이 감소 : 각 섬유의 지름 감소가 나타남
      ③ 근력감소
   (2) 위축증
      ① **무용성위축** : 사람이 움직이지 않고 있을 때 일어나는 위축
      ② **탈신경의 위축** : 근육을 지배하는 아래운동뉴런의 손상 혹은 질병으로 인한 위축

3. 과도한 근긴장

1) 위운동뉴런의 손상이나 질병은 과도한 근긴장 상태를 발생시킴
2) 높은 긴장, 긴장과도, 과긴장성, **경련성마비**
   경직 : 근육이나 근육군의 과도한 긴장
3) 임상징후
   (1) 근육의 팽팽함 증가
   (2) 수동적 신장에 대한 저항 증가
   (3) 뼈대근육의 반사조절과 수의운동 결여
   (4) 신장반사나 피부반사에 대한 낮은 역치

4. 신경계의 장애

1) 말초신경장애
   (1) 외상이나 질병에 의해 손상
   (2) 완전손상 시 운동신경에 의해 지배되는 근육섬유의 **이완성마비** 초래
   (3) 근육의 낮은 긴장과 위축
   (4) 힘줄반사 감소되거나 사라짐
   (5) 피부와 감각신경에 의해 지배되는 다른 구조에 감각이 사라짐
      예) 손목굴증후군 : 굽힘근힘줄 윤활집의 염증은 굽힘근지지띠 아래로 통과하는 정중신경을 압박하여 초래

2) 중추신경장애

(1) 뇌성마비

(2) 뇌혈관 장애

(3) **바닥핵 기능장애**

① 바닥핵의 기능 : 느린 운동의 시작과 실행에서 운동계획을 운동프로그램으로 전환

② **Parkinson's 증후 : 운동완서, 경직(rigidity), 안정떨림(resting tremor), 좁은 스텝, 무표정**

③ 곰지락운동(athetosis) : 팔에 나타나는 느리고 몸을 뒤트는 운동

④ **무도병(chorea)** : 불수의적이고 갑작스런 목적 없는 운동을 가지는 복잡한 장애 (기출)

(4) **소뇌의 기능장애**

① 소뇌의 기능 : 빠른 운동의 프로그램과 빠른 운동의 방향 설정

② 비협응적이고 서투른 운동 수행

③ 비틀거리는 걸음(ataxia)

④ 근긴장의 전반적인 감소

⑤ 관절의 고정을 위한 굽힘근과 폄근의 동시수축이 불가능

⑥ 활동떨림(intention tremor) : 의도된 운동이나 섬세한 운동조절을 할 때 증가

⑦ 의도된 운동 동안 근육의 적절한 단계적 수축과 적절한 타이밍이 불가능

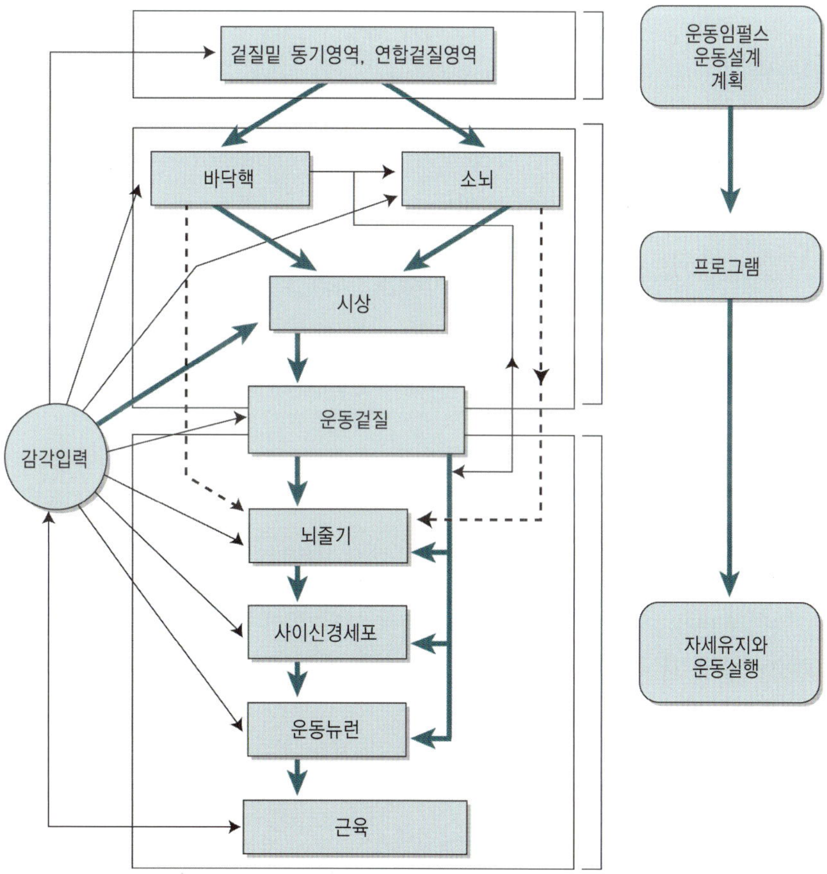

팔

EXPLANATION

어깨관절

1. 순수관절

1) **위팔어깨관절(glenohumeral joint)**

(1) 특징

① 3축의 **절구공이관절(ball & socket joint)**

② 관절주머니가 느슨하고 불일치하며 반구형 : 구조적 안정성 결여

③ 위팔뼈머리의 일부분만이 관절오목과 접함

(2) 안정성

① 보강인대 : 돌림근띠의 힘줄, 오목위팔인대, 부리위팔인대

② 절구테두리 : 관절오목을 깊게 하여 관절주머니의 부착부위 제공

2) **봉우리빗장관절(acromioclavicular joint)**

(1) 특징

① 해부학적인 모양으로는 **평면관절**이지만 3축과 3자유도를 가지며 올림, 벌림, 돌림 운동에 관여한다.

② 관절원반을 가지고 있음

(2) 안정성

보강인대 : 봉우리빗장인대, 부리빗장인대

3) **복장빗장관절(sternoclavicular joint)**

(1) 특징

① 불일치한 3축의 **안장관절(saddle - shaped joint)** : 자유도 3(들임 / 내밈, 올림 / 내림, 돌림)

② 관절원반을 가지고 있음(팔을 통해 전달되는 힘의 충격 흡수에 작용함)

③ 앞쪽수축 시 어깨뼈 벌림(내밈), 뒤쪽수축 시 어깨뼈 모음(들임)

④ 가슴과 팔을 연결하는 유일한 관절

(2) 안정성

보강인대 : 앞·뒤복장빗장인대(앞복장빗장인대 - 내밈을 제한, 뒤복장빗장인대 - 들임을 제한), 갈비빗장인대(들임을 제한), 빗장사이인대

2. 기능적 관절(가관절)

1) **어깨가슴관절(scapulothoracic joint)**

(1) 특징 : 어깨가슴관절의 순수한 기능은 팔운동과 안정성에 필수적

① 위팔뼈에 움직이는 지지면 제공으로 팔의 운동범위 증가시켜 줌

② 팔을 90° 이상 벌림 시 어깨세모근에 적절한 길이-장력 관계 유지시켜 줌

③ 물구나무서기 또는 팔위로 올릴 때 팔의 안정성을 제공

④ 쭉 뻗은 팔에 가해지는 힘의 충격을 흡수

⑤ 하지마비 환자의 이동 동작, 목발보행 시 몸통 들어올리기 작용을 함

(2) 어깨뼈(어깨가슴관절)와 빗장뼈(복장빗장관절)의 운동

① 올림(elevation)

② 내림(depression)

③ 내밈(protraction) : 어깨뼈의 벌림

④ 들임(retraction) : 어깨뼈의 모음

⑤ 위쪽돌림(upward rotation)

⑥ 아래쪽돌림(downward rotation)

⑦ 어깨뼈 면에서 어깨관절의 벌림(shoulder abduction)

(3) 어깨뼈의 안정성(팔을 늘어뜨린 자세 시)

① 관상면 : 위등세모근와 어깨올림근, 팔의 무게 사이의 힘 균형을 통해 안정

② 가로단면과 시상면 : 작은가슴근과 마름근, 앞톱니근 사이의 힘 균형을 통해 안정

2) **위팔위(봉우리밑)관절(suprahumeral·subacromial joint)**

(1) 특징

돌림근띠의 힘줄(특히 가시위근), 위팔두갈래근 긴갈래의 힘줄, 관절주머니인대, 어깨세모근밑윤활주머니와 어깨세모근밑윤활주머니의 압박이나 손상부위

(2) **부딪힘증후군(impingement syndrome)**

① 위팔위관절 공간의 협소 시에 초래된다.

② 위팔관절 앞쪽굽힘 과정에서 큰결절이 어깨뼈봉우리의 앞 1/3 부근에서 충돌하는 것

③ impingement sign : 검사자가 환자의 어깨를 끝까지 들어 올리면서 어깨뼈봉우리의 앞뒤쪽

④ 표면에 위팔뼈의 큰결절이 끼이도록 하면 환자가 통증을 호소

3) **두갈래근고랑(bicipital groove)**

특징 : 두갈래근의 긴갈래힘줄은 어깨뼈의 관절위결절에 부착해서 위팔뼈머리 위에서 활을 형성. 힘줄은 부리위팔인대와 가로위팔인대에 의해 결절사이고랑내 유지됨

운동학

3. 어깨관절과 팔이음뼈의 근육

■ 몸통과 팔이음뼈 연결 근육

1) 앞톱니근
   (1) 신경지배 : **긴가슴신경(C_5~C_7)**
   (2) 기능 : 어깨뼈의 벌림, 위쪽돌림
   (3) 임상적 특이점 : **마비 시 날개어깨뼈(winging of scapular)**
2) 등세모근
   (1) 신경지배 : **척수더부신경(C_3~C_4, 11번째 뇌신경의 척수분지)**
   (2) 기능
      ① 위등세모근 : 어깨뼈 올림, 위쪽돌림, 목의 폄, 가쪽굽힘, 반대쪽으로 돌림
      ② 중간등세모근 : 어깨뼈 위쪽돌림, 어깨뼈 모음
   (3) 임상적 특이점
      ① 약화 시 : 어깨가 아래쪽으로 처짐
      ② 아래섬유 단축 시 : 팔이음뼈가 올림되는 기형
3) 큰·작은마름근
   (1) 신경지배 : **등쪽어깨신경(C_4~C_5)**
   (2) 기능 : 어깨뼈 아래쪽돌림과 함께 모음, 올림
   (3) 임상적 특이점
      ① 어깨뼈를 모음하여 양쪽 어깨에 차렷 자세를 유지하게 하는 근육
      ② 장시간 글씨를 쓰거나 타이핑 시 통증유발
      ③ 약화 시 : 어깨뼈 벌림, 아래각이 가쪽으로 돌림, 위팔의 폄과 모음 강도가 마름근의 어깨뼈 고정기능 상실로 약화
      ④ 단축·구축 시 어깨뼈가 모음 및 올림
4) 작은가슴근
   (1) 신경지배 : **안쪽가슴신경(C_7~T_1)**
   (2) 기능 : 어깨뼈의 내림, 앞기울임, 2번째 갈비뼈의 올림
5) 어깨올림근
   (1) 신경지배 : **등쪽어깨신경(C_3~C_5)**
   (2) 기능 : 어깨뼈의 올림, 아래쪽돌림, 목뼈의 가쪽굽힘, 같은쪽 돌림

■ 어깨뼈와 위팔뼈를 연결하는 근육

1) 어깨세모근 (기출)
   (1) 신경지배 : **겨드랑신경(C_5~C_6)**
   (2) 기능
      ① 위 : 위팔 굽힘, 수평모음
      ② 중간 : 위팔 벌림
      ③ 아래 : 위팔 폄, 수평벌림

(3) 임상적 특이점

① 돌림근띠와 어깨세모근밑 윤활주머니에서 유발되는 윤활주머니염과 관계가 깊음

② 어깨관절 손상 시 어깨세모근 위축 동반

＊ 돌림근띠(rotator cuff)

• 어깨관절의 안정에 관여하는 소매 모양의 근육

① 가시위근, 가시아래근, 어깨밑근, 작은원근

② 위치 : 어깨뼈봉우리의 바로 아래쪽

③ 어깨관절에서의 안정성있는 돌림을 가능하게 함

④ **SIT's muscle**(Supraspinatas, Infraspinatus, Teres minor, Subscapularis) : 위팔뼈머리의 내림을 방지

2) **가시위근**

(1) 신경지배 : **어깨위신경(C_5~C_6)**

(2) 기능 : 위팔 벌림

(3) 임상적 특이점

① 어깨세모근 마비 시 그 역할을 대신 수행

② 돌림근띠 중 열상이 가장 잘 일어나고, 어깨뼈봉우리에 의해 가장 흔히 눌리는 근육의 힘줄

3) **가시아래근**

(1) 신경지배 : **어깨위신경(C_5~C_6)**

(2) 기능 : 위팔 가쪽돌림, 모음

4) **작은원근**

(1) 신경지배 : **겨드랑신경(C_5~C_6)**

(2) 기능 : 위팔 가쪽돌림, 모음

(3) 임상적 특이점

① 가시아래근과 위치나 작용에 있어서 밀접하게 연결되어 있음

② 벌림의 전반부에서 안쪽돌림을 제한

5) **어깨밑근**

(1) 신경지배 : **어깨밑신경(C_5~C_6)**

(2) 기능 : 위팔의 안쪽돌림, 팔의 자세에 따른 위팔의 굽힘·폄, 벌림·모음, 위팔뼈의 앞쪽 아탈구 방지

6) **큰원근**

(1) 신경지배 : **어깨밑신경(C_5~C_6)**

(2) 기능 : 위팔 안쪽돌림, 모음, 폄

7) **부리위팔근**

(1) 신경지배 : **근육피부신경(C_6~C_7)**

(2) 기능 : 위팔굽힘, 폄

8) **위팔두갈래근**

(1) 기능

① 주작용 : 팔꿉관절 굽힘시키면서 아래팔을 뒤침

② 긴갈래 : 위팔 벌림

③ 짧은갈래 : 위팔 모음

(2) 임상적 특이점

① 위팔두갈래근의 몸쪽끝은 흔히 힘줄윤활막염 유발

② 위팔두갈래근 긴갈래 안정성 검사 : Yergason 검사

③ **위팔두갈래근 긴갈래는 어깨세모근과 가시위근이 마비되었을 때 위팔을 올림**

9) **위팔세갈래근**

(1) 기능 : 위팔폄, 모음

(2) 위팔두갈래근과 위팔세갈래근은 위팔뼈에 닿는점을 갖지 않기 때문에 어깨위팔군에 속하지 않으나 어깨관절의 운동에 관여

■ 몸통과 위팔을 연결하는 근육

1) **넓은등근**

(1) 신경지배 : **가슴등신경(C_6~C_8)**

(2) 기능

① 주기능 : 위팔을 안·아래쪽으로 폄, 위팔을 올렸을 때 이를 잡아당김

② 이는곳 고정 : 어깨관절 모음 및 안쪽돌림, 폄을 시키고 동시에 팔이음뼈를 내림, 몸통의 가쪽굽힘 보조

③ 닿는곳 고정 : 골반을 앞쪽과 가쪽으로 기울여지게 하는 것을 보조하며 골반을 앞쪽으로 기울여지게 함

(3) 임상적 특이점

① 몸통과 다리를 연결하는 근육

② 고정된 팔을 향하여 몸을 끌어당기는 동작(등산 목발보행, 평행봉 내에서 몸을 끌어올리는 동작 등)을 하므로 넓은등근의 강도는 수영이나 노 젓기, 나무패기 같은 강력한 팔운동에서 매우 중요한 요소

③ 보조 호흡근

2) **큰가슴근** (기출)

(1) 신경지배 : **안쪽가슴신경, 가쪽가슴신경(C_5~T_1)**

(2) 기능 : 위팔모음, 안쪽돌림, 빗장뼈머리－위팔굽힘

(3) 임상적 특이점 : 길이 단축 시 둥근어깨(round shoulder) 유발

4. 어깨관절과 팔이음뼈의 운동

■ 어깨관절의 운동

1) **어깨관절 굽힘**

(1) 작용근육 : **앞어깨세모근, 부리위팔근**

(2) 임상운동학적 분석

① 어깨관절 90° 굽힘 시 작용근육 : 어깨세모근 앞섬유, 부리위팔근

② 90° 이상 굽힘 시 아래등세모근 작용

③ 아래등세모근의 근력이 약화 시 어깨관절의 완전굽힘 지장

2) **어깨관절 폄**

(1) 작용근육 : **넓은등근, 큰원근, 뒤어깨세모근**

(2) 임상운동학적 분석

① 넓은등근은 목발보행에서 매우 중요

② 위팔 가쪽돌림 상태에서 어깨관절 폄 시 위팔세갈래근의 대상작용 증가

3) **어깨관절의 90° 벌림**

(1) 작용근육 : **중간어깨세모근, 가시위근**

(2) 임상운동학적 분석 : 가시위근의 손상 시 수동적으로 어깨관절을 90°까지 올려주면 천천히 내리지 못하고 팔을 뚝 떨어뜨림

4) **어깨관절 수평위벌림**

(1) 작용근육 : **뒤어깨세모근**

(2) 임상운동학적 분석 : 팔꿉관절을 편 상태에서는 위팔세갈래근의 작용이 추가되어 어깨세모근 뒤섬유만의 운동을 검사할 수 없음

5) **어깨관절 수평위모음**

(1) 작용근육 : **큰가슴근**

(2) 임상운동학적 분석 : 큰가슴근의 빗장부분 섬유가 약화된 경우 바로 누운 자세에서 수평위모음 시 팔이 아래쪽으로 처짐

6) **어깨관절 가쪽돌림**

(1) 작용근육 : **가시아래근, 작은원근**

(2) 임상운동학적 분석 : 팔꿉관절을 편 상태에서 어깨관절을 가쪽돌림하면 아래팔 가쪽돌림의 참여가 증가됨

7) **어깨관절 안쪽돌림**

(1) 작용근육 : **어깨밑근, 큰가슴근, 넓은등근, 큰원근**

(2) 임상운동학적 분석 : 팔꿉관절을 편 상태에서 어깨관절을 안쪽돌림하면 아래팔 안쪽돌림근의 참여가 증가됨

■ 팔이음뼈의 운동 (기출)

1) 어깨뼈 벌림 및 위쪽돌림

(1) 작용근육 : **앞톱니근, 큰마름근, 작은마름근**

(2) 임상운동학적 분석
① 어깨뼈의 안쪽모서리와 위각이 척추로부터 멀어지는 운동임
② 이때 돌림은 어깨뼈 자체의 중심축을 중심으로 60° 혹은 그 이상임
③ 어깨뼈의 강한 벌림 시 같은 쪽의 배바깥빗근이 어깨뼈를 고정시키는 역할을 함
④ 배바깥빗근 마비, 약화 : 어깨뼈의 벌림 및 위쪽돌림의 제한함

2) 어깨뼈 올림
작용근육 : **위등세모근, 어깨올림근, 큰마름근, 작은마름근**

3) 어깨뼈 모음
(1) 작용근육 : 중간등세모근, 위·아래등세모근
(2) 임상운동학적 분석 : 환자를 엎드리게 한 상태에서 어깨관절을 90° 벌림 및 가쪽돌림, 팔꿉관절을 90° 굽힘한 자세로 위치하게 한 다음 양팔을 들어올림

4) 어깨뼈 내림 및 모음
작용근육 : **아래등세모근, 중간등세모근(모음)**

5) 어깨뼈 모음 및 아래쪽돌림
작용근육 : **큰·작은마름근, 등세모근(모음)**

■ 어깨위팔리듬(scapulohumeral rhythm)

1) 위팔벌림 초기 30°까지는 위팔뼈만 움직이고, 30° 이후로는 **위팔뼈와 어깨뼈가 2 : 1의 비율**로 움직임
2) 벌림 30~70°에서 매 동작 15° 시 위팔어깨관절(GH) : 어깨가슴관절(ST) = 10 : 2
3) **역어깨위팔리듬(reverse scapulohumeral rhythm)**
(1) 어깨뼈가 위팔뼈보다 더 많이 움직이는 것을 의미
(2) 굳은어깨(유착성 관절낭염)에서 볼 수 있음
(3) 어깨관절을 수평벌림 할 때 어깨가슴관절에서 과도한 움직임이 나타남

■ 어깨관절 운동 시 힘쌍으로 작용하는 근육(force couple muscle)

근육	협동근 작용	길항근 작용
등세모근, 앞톱니근	어깨뼈의 위쪽돌림	어깨뼈의 벌림(protraction), 모음(retraction) 시
등세모근, 마름근	어깨뼈의 모음(retraction)	어깨뼈의 위쪽돌림, 아래쪽돌림 시
위·아래등세모근	어깨뼈의 위쪽돌림	어깨뼈의 올림(elevation), 내림(depression) 시

5. 기능적 동작에서 관절운동과 근육작용

■ 머리 뒤에 손놓기

1) 관절운동 : 팔꿉관절 – 굽힘, 복장빗장관절 – 올림과 위쪽돌림, 어깨뼈 – 올림·위쪽돌림·벌림, 위팔어깨관절 – 벌림과 완전 가쪽돌림
2) 작용근육 : **팔꿉관절 – 위팔두갈래근, 어깨뼈 – 등세모근과 앞톱니근의 짝힘, 위팔어깨관절 – 어깨세모근·가시위근·가시아래근·작은원근**

3) 팔이 몸통 옆으로 돌아올 때 : 복장빗장관절 – 내림과 아래쪽돌림, 어깨뼈 – 내림 · 아래쪽돌림 · 모음, 위팔어깨관절 – 모음 · 폄 · 안쪽돌림

■ 당기기(pulling)

1) 개방성 연쇄(머리 위의 도르래 손잡이를 잡고 아래로 내리는 동작)
   (1) 관절운동 : 팔꿉관절 – 굽힘, 복장빗장관절 – 내림과 역돌림, 어깨뼈 – 모음 · 아래쪽돌림 · 내림, 위팔어깨관절 – 모음과 폄
   (2) 작용근육 : **팔꿉관절 굽힘근, 위팔어깨관절 모음근과 폄근(넓은등근, 큰가슴근, 위팔세갈래근의 긴 갈래, 뒤어깨세모근), 어깨뼈의 아래쪽돌림근과 내림근(작은가슴근, 마름근)**
2) 턱걸이 수행 시(폐쇄성 운동)
   (1) 관절운동 : 팔꿉관절 – 굽힘, 위팔어깨관절 – 모음 · 폄 · 안쪽돌림, 어깨뼈 – 모음 · 아래쪽돌림
   (2) 작용근육 : 머리 위의 봉을 잡고 내리는 근육과 같음
3) 턱걸이에서 내려올 때
   (1) 관절운동 : 팔꿉관절 – 폄, 위팔어깨관절 – 굽힘 · 벌림, 어깨뼈 – 아래쪽돌림 돌림 · 올림
   (2) 작용근육 : **팔꿉관절 – 굽힘근, 위팔어깨관절 – 폄근 · 모음근, 어깨뼈 – 아래쪽돌림근, 내림근**

■ 밀기(pushing)

하반신마비 환자(C_6 이하 손상)가 몸통들기(push-up) 수행 시 필요

1) 관절운동
   (1) 몸통들기 : 팔꿉관절 폄, 어깨관절 모음, 어깨뼈 내밈과 내림(폐쇄성 연쇄) – 근군의 동심성 수축
   (2) 몸통내리기 : 팔꿉관절 굽힘, 위팔어깨관절 벌림, 어깨뼈의 올림과 벌림 – 근군의 편심성 수축
2) 작용근육 : **위팔세갈래근, 큰가슴근, 넓은등근, 큰원근, 뒤어깨세모근, 작은가슴근, 마름근, 아래등세모근**

■ 던지기(throwing)

- 준비기 – 가속기 – 감속기
- 관절테두리나 돌림근띠가 흔히 손상을 입음

1) 관절운동(준비기)
   (1) 어깨 · 팔 : 어깨뼈 내밈
   (2) 팔꿉관절 : 굽힘 · 뒤침
   (3) 위팔어깨관절 : 벌림, 수평벌림, 최대 가쪽돌림
   (4) 준비기의 동작은 가속기에 사용되는 근육을 늘려주어 힘을 증가시킴
2) 작용근육 : **엎침근, 위팔세갈래근, 큰가슴근, 어깨밑근, 앞어깨세모근, 앞톱니근**
   감속기에도 같은 근육이 사용되지만 편심성 수축을 함

■ 어깨관절의 기능적 위치

45° 굽힘, 60° 벌림, 30° 안쪽돌림

■ **근육마비로 인한 운동장애**

1) 앞톱니근 마비 시
   (1) 어깨뼈가 가슴에 고정되지 못하고 안쪽모서리가 날개모양이 됨
   (2) 어깨-위팔 리듬이 비정상적이고 팔을 완전히 들어 올릴 수 없음
   (3) 어깨뼈의 벌림과 위쪽돌림을 할 수 없음
2) 등세모근 마비 시
   (1) 척수더부신경의 손상으로 초래됨
   (2) 등세모근 마비 시 어깨뼈의 안정자세 : 아래쪽돌림, 벌림, 내림
   등세모근의 수동장력 손실은 어깨뼈의 내림을 유발함
   (3) 어깨뼈 내밈의 대상작용을 위해 어깨올림근, 앞톱니근, 어깨세모근, 큰가슴근을 사용함
3) 앞톱니근과 등세모근의 동시 마비 시
   어깨뼈의 안정성이 파괴되어 팔을 들 수 없음

| EXPLANATION |

팔꿉관절

1. 팔꿉관절을 구성하는 뼈

위팔뼈, 노뼈, 자뼈

2. 관절의 종류

팔꿉관절 : 경첩관절, 단축성관절, 자유도 1, 자뼈-도르래관절, 노뼈-작은머리관절

1) **위팔자관절** : 변형된 경첩관절, 위팔뼈의 도르래·자뼈의 도르래패임 → 팔꿉관절의 굽힘·폄운동, 폄 시 바깥굽은각 형성, 굽힘 시 안쪽굽은각 형성
2) **위팔노관절** : 경첩중쇠관절, 위팔뼈의 작은머리·노뼈머리 사이의 절구관절 → 팔꿉관절의 굽힘·폄, 아래팔의 휘돌림운동에 도움
3) **몸쪽노자관절** : 노뼈머리의 둘레관절면·자뼈의 노패임 사이의 중쇠관절 → 엎침·뒤침운동
4) **먼쪽노자관절** : 중쇠관절, 자뼈머리와 손목뼈 사이에 디스크 놓임 → 엎침·뒤침운동

3. 팔꿉관절의 근육

■ **팔꿉관절 굽힘근**

1) **위팔근(brachialis)** : **자뼈에 부착**
   (1) 순수한 팔꿉관절 굽힘근(true flexor)
   (2) 팔꿉관절 굽힘 시 분출형 근육, 3형 지렛대
   (3) 근검사 시 엎침된 자세에서 실시
   (4) 위팔근이 최대로 수축할 수 있는 자세 : 팔꿉관절 약간 굽힘 시 아래팔엎침

2) **위팔두갈래근(biceps brachii) : 노뼈거친면에 부착**
   (1) 분출형 근육
   (2) 어깨관절 굽힘, 팔꿉관절 굽힘, 노자관절 뒤침
   (3) 팔꿉관절 135° 굽힘 시 위팔두갈래근이 최대의 장력을 발생

3) **위팔노근(brachioradialis) : 노뼈에 부착** (기출)
   (1) 한 뼈의 먼쪽끝에서 다른 뼈의 먼쪽끝을 연결하는 유일한 근육
   (2) 팔꿉관절에 안정성 제공, 문합형 근육
   (3) 신경지배 : 노신경
   (4) 작용 : 팔꿉관절 굽힘(근육피부신경의 마비 시 팔꿉관절의 굽힘을 가능하게 함)

4) **원엎침근(pronator teres)**
   노자관절 엎침, 팔꿉관절 굽힘

5) **긴·짧은노쪽손목폄근**
   (1) 팔꿉관절 근육의 길이–장력관계가 원활한 동작 : 위팔두갈래근과 위팔세갈래근 작용
   (2) 팔꿉관절 굽힘 시 어깨관절 폄, 팔꿉관절 폄 시 어깨관절 굽힘
   예) 톱질, 팔을 쭉 뻗기, 스트레이트펀치

■ 팔꿉관절 폄근

1) 위팔세갈래근(triceps brachii) : 주동근
   (1) 팔꿉관절 폄, 긴갈래(long head)는 두관절 근육(two joint muscle) : 어깨관절 폄·모음
   (2) 마비 시 팔꿉관절 굽힘상태에서 기형을 초래함
   (3) 팔꿉관절 폄은 안쪽갈래의 근육섬유가 가장 강하게 작용, 목발보행 시 중요

2) 팔꿈치근(anconeus) : 보조근
   뒤침과 엎침 작용 시 팔꿉관절을 고정

■ 아래팔 손뒤침근

1) 위팔두갈래근, 손뒤침근, 긴엄지벌림근, 짧은엄지폄근, 집게폄근
2) 손뒤침근에 부착되어 있는 고리인대와 가쪽인대는 팔꿉관절의 가쪽모서리 고정

■ 아래팔 엎침근

원엎침근, 네모엎침근, 노쪽손목굽힘근, 긴손바닥근, 긴노쪽손목폄근

4. 팔꿉관절의 운동학

잠금자세·역학적으로 안정된 자세 : 팔꿉관절 폄, 노자관절 5° 뒤침

■ 운동축

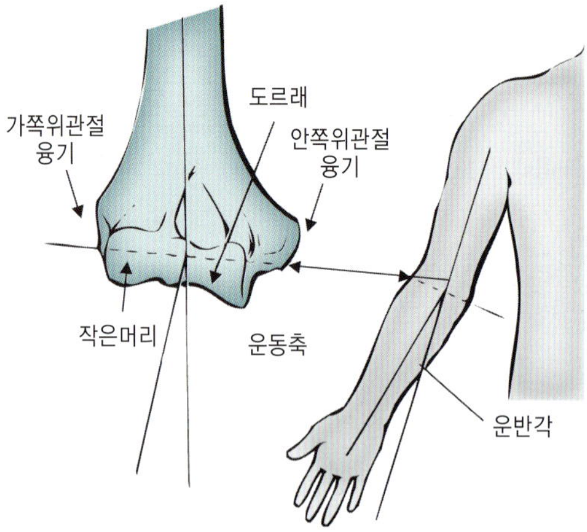

- 팔꿉관절 굽힘－폄의 축 : 도르래와 작은머리의 중심을 연결하는 선

1) **운반각(주각, cubital angle)** : 해부학적 자세에서 위팔의 세로축과 아래팔의 세로축이 이루는 각
   평균각도 : 남자 5°, 여자 10～15°
2) **밖굽이팔꿈치** : 운반각의 각도가 5～15°보다 클 때
   원인 : 가쪽위관절융기 골절 시, 뼈끝 손상, 자신경 마비
3) **안굽이팔꿈치(총상기형)** : 운반각의 각도가 5～15°보다 작을 때
   (1) 원인 : 뼈끝판의 부정유합, 성장지연
   (2) 빈도 : 밖굽이팔꿈치보다 안굽이팔꿈치의 발생빈도가 높음

■ 운동범위

1) **팔꿉관절 굽힘** : 120～160°(평균 145°), 끝 느낌은 부드러움
2) **노자관절** : 중간자세에서 뒤침 90°, 엎침 90°

■ 팔꿉관절 폄

목발보행에서 중요 작용, 수축 시 어깨관절 약간 굽힘, 팔꿉관절 폄

■ 노자관절의 운동

1) 휘돌림운동의 축 : 노뼈작은머리와 자뼈붓돌기 연결
   (1) 노뼈끝 : 180°
   (2) 몸쪽노자관절 : 120～140°
2) 아래팔의 운동
   (1) **뒤침(위팔두갈래근, 손뒤침근)**
      ① 팔꿉관절 90° 굽힘 : 위팔두갈래근이 손뒤침근에 비해 4배에 해당하는 회선효율을 발휘
      ② 팔꿉관절 폄 : 2배의 효율밖에 발휘하지 못함
   (2) **엎침(원엎침근, 네모엎침근)** : 정중신경지배
      ① 원엎침근 : 빠르고 힘있는 동작에 강하게 작용

② 네모엎침근 (기출) : 느린 동작에 주로 작용

③ 엎침 자세는 팔꿉관절 굽힘근의 힘이 가장 약한 아래팔의 자세

■ 위팔세갈래근과 팔꿈치근의 운동

위팔세갈래근이 팔꿈치근보다 가로단면 5배, 단축거리 2배 정도 더 크고 강함

■ 길이 - 장력 관계

능동불충분 : 최소근육 길이로 모든 해부학적 작용이 동시에 최대범위로 수행했을 때의 상태이고, 수축력이 약함

1) 위팔두갈래근
   (1) 능동 불충분 자세 : 어깨관절 굽힘, 팔꿉관절 굽힘, 아래팔 뒤침
   (2) 어깨관절 폄 또는 굽힘 동시에 팔꿉관절 굽힘 시 장력발생 최대
2) 위팔세갈래근
   (1) 능동 불충분 자세 : 팔꿉관절 폄, 어깨관절 폄
   (2) 어깨관절 굽힘 동시에 팔꿉관절 폄 시 장력발생 최대
3) 원엎침근
   능동 불충분 자세 : 팔꿉관절 굽힘·엎침

■ 다관절 근육의 최대길이

모든 길항작용이 완전범위까지 일어날 때

1) 위팔두갈래근 : 어깨관절 과다폄, 팔꿉관절 폄, 아래팔 엎침
2) 위팔세갈래근(긴갈래) : 팔꿉관절 굽힘, 어깨관절 굽힘
3) 원엎침근 : 팔꿉관절 폄, 아래팔뒤침

■ 운동에 따른 근육의 관계

1) 아래팔 뒤침 시
   (1) 주동근 : 손뒤침근, 위팔두갈래근
   (2) 협력근 : 위팔세갈래근(위팔두갈래근의 굽힘 방지)
2) 강한 쥐기, 드라이버를 사용하는 것에도 협력근으로 작용

■ 팔꿉관절 폐쇄성 연쇄운동

1) 위로 당기기(pull-up) : 턱걸이
   (1) 올라갈 때 : 팔꿉관절 굽힘, 팔꿉관절 굽힘근(위팔두갈래근) : 동심성 수축
   (2) 내려올 때 : 팔꿉관절 폄, 팔꿉관절 굽힘근(위팔두갈래근) : 편심성 수축
2) 몸통 들기(push-up) : 팔굽혀펴기
   (1) 팔을 굽힐 때 : 팔꿉관절 굽힘, 팔꿉관절 폄근(위팔세갈래근) : 편심성 수축
   (2) 팔을 펼 때 : 팔꿉관절 폄, 팔꿉관절 폄근(위팔세갈래근) : 동심성 수축
   * 큰가슴근 : 폐쇄성 연쇄에서 어깨관절을 모음으로써 팔꿉관절을 펼 수 있음(위팔세갈래근 마비 시 사용 가능)

운동학

EXPLANATION

손목관절과 손

1. 손목관절과 손의 구성

■ 뼈

1) 노뼈
2) 자뼈
3) 손목뼈
 (1) **몸쪽줄 손목뼈**

손배뼈 scaphoid	반달뼈 lunate	세모뼈 triquetrum	콩알뼈 pisiform

- ① **손배뼈**
  - ⓐ 손목뼈 중 가장 골절 빈발
  - ⓑ 몸쪽줄 손목뼈 가운데서 제일 크고 **해부학적 코담배갑의 바닥부분**
- ② **반달뼈**
  - ⓐ 손목뼈 가운데 두 번째로 골절이 잘되는 뼈, 가장 탈구 빈발
  - ⓑ **골절이나 탈구 시 손목굴증후군 유발**
- ③ **세모뼈** : 손목뼈 중 세 번째로 골절이 빈발
- ④ **콩알뼈** : 세모뼈 위에 얹혀 있는 뼈, 자쪽손목굽힘근의 힘줄에 정지

 (2) **먼쪽줄 손목뼈**

큰마름뼈 trapezium	작은마름뼈 trapezoid	알머리뼈 capitate	갈고리뼈 hamate

- ① **큰마름뼈** : 1번째 손허리뼈와 관절, **해부학적 코담배갑(snuff box)의 바닥부분**
- ② **작은마름뼈** : 작은 주사위 모양의 뼈
- ③ **알머리뼈** : 손목뼈 중 가장 큰 뼈, 손목의 중심에 위치하는 뼈, 노자쪽운동의 중심
- ④ **갈고리뼈** : **갈고리뼈갈고리**(엄지와 집게손가락 사이와 콩알뼈 사이를 연결한 직선상에 위치)
  - ↳ 손으로 들어가는 자신경과 자동맥이 통과하는 가이온 터널(Guyon tunnel)의 노쪽 가쪽면을 형성

■ 관절

1) **노손목관절(radiocarpal joint)**
 (1) 구성 : 노뼈 먼쪽끝의 오목한 관절면과 손배뼈와 반달뼈의 볼록한 관절면으로 형성
 (2) 운동 : 굽힘 / 폄, 노 / 자쪽편위
2) **중간손목관절(midcarpal joint)**
 (1) 구성 : 손목뼈의 몸쪽줄과 먼쪽줄로 형성
 (2) 운동 : 굽힘 / 폄, 노 / 자쪽편위
3) **손목손허리관절(carpometacarpal joint)**
 (1) 구성 : 2~4번째 손허리뼈 기저는 서로 관절하고 손목뼈의 먼쪽줄과도 관절

작은마름뼈, 알머리뼈, 갈고리뼈가 2~4번째의 손허리뼈와 관절

(2) 운동

① 가운데손가락 : 1~2° 손바닥·손등 운동

② 반지손가락 : 10~15° 손바닥·손등 운동

③ 새끼손가락 : 25~30° 손바닥·손등 운동

4) **엄지의 손목손허리관절(Carpometacarpal joint of Thumb)**

(1) 구성 : 1번째 손허리뼈 바닥과 큰마름뼈

(2) 특징 : 전형적인 안장관절(saddle joint)

(3) 독립된 관절주머니를 가지며, 운동의 2자유도

(4) 운동 : 굽힘 / 폄, 벌림 / 모음, 새끼손가락을 향하여 움직이는 맞섬(opposition)

5) **손허리손가락관절(metacarpophalangeal joint)**

(1) 구성 : 둥근 손허리뼈머리와 손가락첫마디뼈의 바닥이 관절을 형성

(2) 특징 : 타원관절, 운동의 2자유도

(3) 운동 : 굽힘 / 폄, 모음 / 벌림

6) **손가락뼈사이관절(interphalangeal joint)**

(1) 구성 : 2~5번째 손가락은 2개의 손가락뼈사이관절(손가락첫마디뼈사이관절, 손가락끝마디뼈사이관절)

1번째 손가락은 1개의 손가락뼈사이관절

(2) 특징 : 경첩관절, 운동의 1자유도

(3) 운동 : 굽힘 / 폄

■ 인대

1) 외재인대(extrinsic ligaments)는 노뼈, 자뼈 혹은 손허리뼈와 손목뼈를 연결하고, 내재인대(intrinsic ligaments)는 단지 손목뼈사이를 연결하는 것을 말함

2) 내재인대 중 많은 운동을 허용하는 중간길이 인대는 손목뼈를 연결하고 대부분의 각 손목뼈 운동이 일어남(세모뼈, 반달뼈, 손배뼈, 큰마름뼈)

3) 알머리뼈와 반달뼈를 연결하는 인대는 없음 → 탈구 호발

4) 굽힘근지지띠에는 가로손목인대(transverse capal ligment)가 포함됨

2. 손목관절과 손의 근육

■ 손목관절의 근육

1) 손목관절에 작용하는 근육

긴노쪽손목폄근(extensor carpi radialis longus), 짧은노쪽손목폄근(extensor carpi radialis brevis), 자쪽손목폄근(extensor carpi ulnaris), 노쪽손목굽힘근(flexor carpi radialis), 긴손바닥근(palmaris longus), 자쪽손목굽힘근(flexor carpi ulnaris)

손목관절에 작용하는 근육들

	작용	근육	이는곳	닿는곳	신경
손목 관절 (wrist)	flexion	Flexor carpi radialis (노쪽손목굽힘근)	위팔뼈의 안쪽위관절융기	2, 3번째 손허리뼈바닥	정중신경
		Flexor carpi ulnaris (자쪽손목굽힘근)	위팔뼈머리 : 안쪽위관절융기, 자뼈머리 : 팔꿈치머리의 뒤면	콩알뼈, 갈고리뼈, 5번째 손허리뼈	자신경
	extension	Extensor carpi radialis longus (긴노쪽손목폄근)	위팔뼈의 가쪽위관절융기	2번째 손허리뼈바닥	노신경
		Extensor carpi radialis brevis (짧은노쪽손목폄근)	위팔뼈의 가쪽위관절융기	3번째 손허리뼈바닥	노신경
		Extensor carpi ulnaris (자쪽손목폄근)	위팔뼈의 가쪽위관절융기	5번째 손허리뼈바닥	노신경

2) 손목 관절의 노쪽, 자쪽 벌림에 작용하는 근육
- 자쪽손목폄근과 자쪽손목굽힘근은 함께 자쪽벌림을 함. 긴노쪽손목폄근과 노쪽손목굽힘근은 긴엄지벌림근과 짧은엄지폄근의 도움으로 노쪽벌림을 함
- 긴노쪽손목폄근과 노쪽손목굽힘근은 엄지의 자세 굽힘, 폄, 벌림, 모음에 관계없이 노쪽벌림을 위한 작용선이 됨
- 자쪽손목굽힘근은 손목관절의 협력근, 길항근으로 작용하고, 자쪽손목폄근은 손목관절의 굽힘·폄에서 길항근, 자쪽벌림에서는 협력근으로 작용함

(1) 쥐기에서 손목관절 폄근의 역할

① 긴손가락굽힘근(깊은손가락굽힘근(profundus), 얕은손가락굽힘근(superficialis))의 작용과 내재근(손목관절에서는 폄근으로 작용)의 도움으로 물체를 잡거나 손가락을 움켜질 수 있음

② 손가락 굽힘 시에 손목관절 굽힘이 일어나면 쥐는 힘이 현저히 약해지고, 주먹을 완전히 쥐는 것이 불가능함. 그 이유는 부분적으로 손가락 폄근이 더 이상 늘어나는 것을 허락하지 않기 때문이며(수동불충분 : 길항근의 입장 passive insufficiency), 부분적으로는 손가락 굽힘근의 이는곳과 닿는곳이 가까워져 효과적 장력을 발생할 수가 없어 수축력이 약해지기 때문(능동불충분 : active insufficiency)

(2) 손가락 폄에서 손목 굽힘근의 역할

① 손목관절의 폄을 방지하기 위하여 굽힘근이 수축하고 손목관절을 중립위로 유지하거나 굽힘

② 손목관절 굽힘은 손가락 폄, 손목관절 폄은 손가락 굽힘을 동반함. 협력은 자동적이고 집중을 하지 않을수록 명확해짐

■ 손가락에 작용하는 근육

1) **몸쪽부착부(proximal attachments)**

(1) 온손가락폄근, 새끼폄근은 위팔의 가쪽위관절융기에서 온폄근힘줄(common extensor tendon)로 부착됨

외재근(extrinsic muscles)	내재근(intrinsic muscles)
온손가락폄근 extensor digitorum	4개의 벌레근 lumbrical
집게폄근 extensor indicis proprius	3개의 바닥쪽뼈사이근 palmar interossei
새끼폄근 extensor digity minimi	4개의 등쪽뼈사이근 dorsal interossei
긴엄지폄근 extensor pollicis longus	엄지두덩근 thenar muscles
짧은엄지폄근 extensor pollicis longus	엄지맞섬근 opponens pollicis
긴엄지벌림근 abductor pollicis longus	짧은엄지벌림근 abductor pollicis brevis
얕은손가락굽힘근 flexor digitorum superficialis	엄지모음근 adductor pollicis
깊은손가락굽힘근 flexor digitorum profundus	짧은엄지굽힘근 flexor pollicis brevis
긴엄지굽힘근 flexor pollicis longus	새끼두덩근 hypothenar muscles
	새끼맞섬근 opponencs digiti minimi
	새끼벌림근 abductor digiti minimi
	짧은새끼굽힘근 flexor digiti minimi brevis
	짧은손바닥근 palmaris brevis

(2) 깊은손가락굽힘근, 얕은손가락굽힘근은 안쪽위관절융기에서 온굽힘근힘줄(common flexor tendon)로 부착됨

⇒ 손가락이나 손목에서 뿐만 아니라 팔꿉관절 굽힘에도 관여함

(3) 엄지두덩(thenar)과 새끼두덩(hypothenar) 근육의 대부분은 손목뼈과 굽힘근지지띠(flexor retinaculum) 위에 이는곳이 있음. 굽힘근지지띠는 긴손바닥근의 수축과 콩알뼈에 붙는 자쪽손목굽힘근의 수축에 의해 고정됨

2) **폄근통합체(extensor assembly)**

- 손가락의 폄근과 대부분 내재근의 힘줄은 폄근통합체에 연결됨(예외 : 짧은손바닥근, 엄지맞섬근, 새끼맞섬근, 벌림근, 굽힘근)
- 폄근통합체를 다른 이름으로 폄근기관(extensor apparatus), 폄근널힘줄(extensor aponeurosis), 폄근지지띠(extensor retinaculum), 폄근덮개(extensor hood) 혹은 폄근확장부(extensor expansion)라 함

(1) **힘줄계통(tendinous system)**

① 긴손가락폄근힘줄(즉, 온손가락폄근)은 손허리손가락관절의 등쪽을 지나고 힘줄의 깊은 곳에서 느슨한 섬유가 퍼져 나와 손허리손가락 관절주머니와 손가락첫마디뼈바닥에 닿음

② 뼈사이근은 각 손가락의 양측에 몇몇 힘줄끝을 가지고 있음

③ 집게폄근힘줄은 손가락의 자쪽 위에 온손가락폄근과 나란하게 배열되어 있음

④ 새끼벌림근은 뼈사이근처럼 폄근통합체의 덮개와 가쪽에 닿음

(2) **지지띠계통(retinacular system)**

① 섬유성 덮개 혹은 등쪽 팽창부분(dorsal expansion)은 손허리손가락관절을 에워싸고 있으며 관절을 지나는 것도 여기에 포함됨

② 폄근덮개는 손바닥판(volar plate)과 가로손허리뼈사이인대(transverse intermetacarpal ligament)의 접합부 바닥쪽에 부착함

손가락에 작용하는 근육

작용		근육	이는곳	닿는곳	신경
굽힘 (flexion)	손허리손가락관절 (M.CP)	벌레근(Lumbricals(4))	깊은손가락굽힘근의 힘줄	온손가락폄근의 힘줄, 2~5손가락의 첫마디뼈 손바닥쪽	1, 2번째 벌레근 – 정중신경 3, 4번째 벌레근 – 자신경
	첫마디뼈 (Proximal)	얕은손가락굽힘근 (Flexor digitorum superficalis)	자뼈머리 : 갈고리돌기 노뼈머리 : 앞모서리(사선)	2~5손가락의 중간마디뼈 손바닥쪽	정중신경
	끝마디뼈 (Distal)	깊은손가락굽힘근 (기출) (Flexor digitorum profundus)	자뼈의 앞면, 아래팔의 뼈사이막	2~5손가락의 끝마디뼈	정중신경, 자신경
손허리손가락관절 폄 (extension MCP)		손가락폄근 (Extensor digitorum)	위팔뼈의 가쪽위관절융기	2~4중간마디뼈과 끝마디뼈의 가쪽면	노신경
		집게폄근(Extensor indicis)	자뼈의 뒤면, 뼈사이막	2손가락의 첫마디뼈	노신경
		새끼폄근 (Extensor digiti minimi)	위팔뼈의 가쪽위관절융기	새끼손가락의 첫마디뼈	노신경
벌림(abduction)		등쪽뼈사이근 (Dorsal interossei(4))	손허리뼈(마주보는 면)	첫마디뼈 손바닥쪽과 2~4손가락 폄근널힘줄	자신경 (8번째 목신경, 1번째 가슴신경)
		새끼벌림근 (Abductor digiti minimi)	콩알뼈	새끼손가락 첫마디뼈 손바닥쪽	자신경 (8번째 목신경, 1번째 가슴신경)
모음(adduction)		바닥쪽뼈사이근 (Palmar interossei)	2, 4, 5손가락의 손허리뼈 몸통	2, 4, 5손가락의 첫마디뼈 손바닥쪽 폄근널힘줄	자신경
엄지굽힘 (flexion thumb)		짧은엄지굽힘근 (Flexor pollicis brevis)	얕은갈래 – 굽힘근힘줄지지띠, 마름모뼈 깊은갈래 – 마름모뼈, 콩알뼈	엄지 첫마디뼈 손바닥부분(노쪽)	얕은갈래 – 정중신경 (6, 7번째 목신경) 깊은갈래 – 자신경 (8번째 목신경, 1번째 가슴신경)
		긴엄지굽힘근 (Flexor pollicis longus)	노뼈 앞면 중간, 뼈사이막	엄지 끝마디뼈 손바닥부분	정중신경 (8번째 목신경, 1번째 가슴신경)
엄지폄 (extension thumb)		짧은엄지폄근 (Extensor pollicis brevis)	노뼈 뒤면, 뼈사이막	엄지 첫마디뼈의 손바닥부분	노신경(6, 7번째 목신경)
		긴엄지폄근 (Extensor pollicis longus)	자뼈 뒤면과 뼈사이막	엄지 끝마디뼈의 손바닥부분	노신경(6, 7, 8번째 목신경)
엄지벌림 (abduction thumb)		긴엄지벌림근 (Abductor pollicis longus)	자뼈와 노뼈의 뒤면, 뼈사이막	1번째 손허리뼈바닥	노신경(6, 7번째 목신경)
		짧은엄지벌림근 (Abductor pollicis brevis)	굽힘근힘줄지지띠 (가로손목인대)	엄지 첫마디뼈 손바닥부분	정중신경(6, 7번째 목신경)
엄지모음 (adduction thumb)		엄지모음근 (Adductor pollicis)	가로갈래 – 가운데손가락 손허리뼈몸통기운갈래 – 2, 3번째 손허리뼈의 손바닥쪽	엄지 첫마디뼈 손바닥부분	자신경 (8번째 목신경, 1번째 가슴신경)
맞섬(opposition)		엄지맞섬근 (Opponens pollicis)	굽힘근힘줄지지띠 (가로손목인대)	엄지 손허리뼈사이의 가쪽면	정중신경(6, 7번째 목신경)
		새끼맞섬근 (Opponens digiti minimi)	굽힘근힘줄지지띠 (가로손목인대)	5번째 손허리뼈 자쪽면	자신경 (8번째 목신경, 1번째 가슴신경)

❋ 해부학적 코담배갑(anatomical snuffbox)

- 자쪽 : 긴엄지폄근
- 노쪽 : 짧은엄지폄근, 긴엄지벌림근
- 몸쪽 : 노뼈
- 바닥쪽 : 큰마름뼈, 손배뼈

3. 손목관절과 손의 운동학

■ 손목관절의 운동

1) 손목의 운동과 운동축(motion and axis of the wrist)

(1) 노쪽벌림(radial abduction)의 1/2, 자쪽벌림(ulnar abduction)의 1/3이 중간손목관절에서 일어나며 나머지 운동은 노손목관절에서 일어남

(2) 손목관절 굽힘은 노손목관절에서 50°, 중간손목관절에서 35°, 손목관절을 완전히 폄할 경우에는 노손목관절에서 35°, 중간손목관절에서 50°로 굽힘과는 반대로 일어남

(3) 완전폄 시에는 노뼈와 자뼈의 먼쪽부분이 서로 약간 벌어지며 먼쪽부분을 꽉 쥐게 되면 완전한 폄을 할 수 없게 됨

2) **종속운동(accessory motion)**

(1) 손목의 가장 안정된 자세(잠금 자세)는 완전폄

(2) 손목에서 최대 운동범위는 폄 시 주먹이 쥐어지고 굽힘 시 펴져야 하고, 폄축은 굽힘축보다 먼쪽에 위치함

■ 손의 운동

1) 손가락 폄(extension of the fingers)

- 벌레근은 온손가락폄근에 의한 손허리손가락관절의 과다폄을 방지함
- 손가락 폄에서 벌레근 수축의 기능은 적절한 길이－장력 자세를 유지하도록 깊은손가락굽힘근을 신장하여 수축을 준비하도록 하는 것

(1) **벌레근(lumbrical)**

① 벌레근과 깊은손가락굽힘근은 동시에 수축하는 일은 없음

② 운동단위 당 근육섬유의 수가 적고 근방추의 수가 많음

③ 근힘줄 수용기의 다양함을 발견하고 벌레근은 장력계처럼 고도로 분화된 고유 감각(proprioceptive) 기능을 가지고 있음

④ 벌레근은 손가락의 굽힘근과 폄근 기전 사이를 신경근으로 연결한 특별한 위치에 있음

2) 손가락의 모음과 벌림

(1) 굽힘－폄에 대한 모음－벌림의 관계

손허리손가락관절이 폄되어 있을 때 벌림, 모음은 자유롭게 일어나고 곁인대가 느슨해짐. 손허리손가락관절이 굽혀질 때 손가락은 자동적으로 모음되나 벌림운동은 극히 제한되거나 일어나지 않음(곁인대가 팽팽해짐)

(2) 손가락의 벌림에 작용하는 근육

① 4개의 등쪽뼈사이근이 집게손가락, 반지손가락의 벌림과 가운데손가락의 노/자쪽 벌림을 담당함. 새끼손가락은 고유의 벌림근, 즉 새끼벌림근이 있고 이 근육은 새끼두덩근군에 속하고 자뼈모서리에 위치함

② 새끼폄근은 손목관절위에 이는곳이 있고, 첫마디뼈바닥에 닿으며, 새끼손가락을 폄·벌림할 수 있도록 함

(3) 손가락의 모음에 작용하는 근육

① 바닥쪽뼈사이근은 집게손가락, 반지손가락, 새끼손가락의 모음을 담당. 손허리뼈에 하나의 이는곳을 가지고 있음

② 두 인접한 손가락 사이에 종이를 끼워 그것을 꼭 잡도록 하면 바닥쪽뼈사이근과 등쪽뼈사이근을 동시에 검사할 수 있음

(4) 새끼손가락의 맞섬

새끼맞섬근이 새끼손가락의 맞섬작용에 주된 근육이며 긴손바닥근, 짧은손바닥근, 새끼굽힘근에 의해 보조를 받음

■ 엄지의 운동

❋ 용어

- 엄지의 운동은 맞섬·정복과 벌림·모음(손바닥에 수직인 면에서 일어나는 운동)으로 정의함
- 굽힘/폄은 먼쪽 두 관절의 운동을 기술하기 위한 것이지만 흔히 손목손허리관절에서 사용함
- 손목손허리관절의 운동축은 큰마름뼈의 안장 모양에 의해 결정되며, 기수는 손허리뼈
- 엄지의 손허리손가락관절 MCP은 다른 손가락의 손허리손가락관절보다 안정되어 있음. 약 50~60° 정도의 굽힘이 가능하며 과다폄이나 벌림, 모음은 무시할 정도임

1) 엄지가 다른 손가락에 비하여 현저한 운동성을 갖는 이유

(1) 엄지의 손목손허리관절(CMC)은 안장관절 형태(2자유도)이고, 관절주머니가 느슨하기 때문에 돌림을 가능하게 함(3자유도)

(2) 엄지의 손허리뼈는 인대에 의해 다른 손허리뼈에 구속되지 않기 때문에 집게손가락과 엄지 사이가 많이 벌어짐

(3) 엄지의 손허리손가락관절과 손가락뼈사이관절에서 일어나는 운동이 실제적으로 엄지운동의 다양함을 나타냄

(4) 엄지에 작용하는 9개의 근육이 잘 협력하여 섬세한 운동을 할 수 있음

2) 엄지의 근육

- 엄지의 외재근 : 긴엄지굽힘근, 긴·짧은엄지폄근, 긴엄지벌림근
- 엄지의 내재근 : 엄지모음근, 짧은엄지굽힘근, 짧은엄지벌림근, 엄지맞섬근
- 첫 번째 등쪽뼈사이근의 가쪽갈래가 엄지손허리뼈의 뼈몸통에 붙어 있음
- 근육의 기능 : 엄지의 자세 잡기(positioning)와 안정기능(stabilizing)

(1) 자세잡기 : 긴엄지폄근과 벌림근은 물체 주위로 엄지를 정복(reposition)시키고, 엄지두덩근은 물체를 쥐는데 작용(짧은엄지벌림근/굽힘근, 엄지맞섬근)

(2) 힘을 발생하는 근육은 긴엄지굽힘근, 엄지모음근, 1번째 등쪽뼈사이근이며, 엄지의 기능적 운동에서 참여도는 모두 다름

3) 엄지와 새끼손가락의 운동에서 손목관절 근육의 협력 작용

(1) 새끼손가락이 벌림될 때(새끼벌림근) 콩알뼈 몸쪽에서 자쪽손목굽힘근은 콩알뼈를 고정하기 위해 수축하고, 긴엄지벌림근은 자쪽손목굽힘근이 손목관절을 자쪽굽힘하는 것을 방지하기 위해 협력 수축 작용

(2) 엄지가 폄될 때 자쪽손목폄근힘줄이 수축하고, 이 근육은 **긴엄지벌림근(abductor pollicis lougus)**에 의한 손목관절의 노쪽벌림을 방지하기 위하여 작용

(3) 엄지가 엄지두덩근에 의한 손바닥굽힘 시 **긴손바닥근(palmaris longus)**이 손바닥널힘줄을 고정하기 위하여 작용하고, 짧은노쪽손목폄근은 긴손바닥근이 손목관절을 굽히는 것을 방지하기 위하여 수축

■ 굽힘근도르래(flexor pulley)

1) **고리모양 도르래(annular pulley)**는 첫·끝마디뼈의 뼈몸통과 폄근 덮개와 지지띠의 접합부인 손허리손가락관절, 손가락첫마디뼈사이관절, 손가락끝마디뼈사이관절의 손바닥판(volar plate) 양측면에 붙어 있음

2) **십자도르래(cruciate pulley)**는 손가락뼈사이에서 서로 교차하여 손가락첫·끝마디뼈사이관절의 손바닥판에 부착함

3) 지지띠는 손가락을 에워싸고 힘의 균형을 유지하는 구조들을 서로 연결해줌

4) 류마티스성 관절염 같은 질병이나 손상에 의한 인대의 파괴는 힘의 균형파괴와 힘줄의 이상운동을 유발하고 변형력을 더욱 증가시킴

■ 쥐기(grasping)

1) 쥐기에서 긴손가락굽힘근의 역할

(1) 손허리손가락관절의 굽힘은 손의 적절한 모양을 유지하기 위해 꼭 필요하며 반면에 손목관절 굽힘은 근육의 단축으로 굽힘근이 발생하는 장력을 감소시키게 되므로 원하는 운동이 아님. 손목관절의 굽힘근은 폄근의 협력작용에 의해 방지됨

(2) 깊은손가락굽힘근은 손가락끝마디뼈사이관절을 굽힐 수 있는 유일한 근육

(3) 손목관절이 폄되어 있을 때 깊은손가락굽힘근의 길이–장력 관계가 장력을 발생하기에 적절하고 주먹을 쥐기에 충분한 장력을 발생함. 점차적으로 손목관절 굽힘으로써 깊은손가락굽힘근의 길이 장력 관계가 부적합하게 되고 얕은손가락굽힘근이 이 작용을 돕게 됨. 힘껏 주먹을 쥘 때 혹은 강한 쥐기(power grip)에서 깊은손가락굽힘근, 얕은손가락굽힘근, 뼈사이근이 강하게 수축함

(4) 외재근과 내재근 균형장애는 갈퀴손(claw hand)을 초래하고, 인대나 관절주머니의 변화, 내재근의 탄력성 소실, 위축 등이 변형의 원인이 됨

(5) ulnar nerve palsy 시 : **갈퀴손** 변형 초래
radial nerve palsy 시 : **손목처짐(wrist drop)**
median nerve palsy 시 : **원숭이손(ape's hand, monkey's hand)** 변형 초래

2) 쥐기에서 내재근의 역할

(1) **내재근 양성 자세(intrinsic-plus hand position)**

① 손가락뼈사이관절 폄에서 손허리손가락관절 굽힘에 내재근은 근전도 활동을 나타내는데 외재근은 약간 다양한 활동을 보임

② MP extension 자세, 벌레근과 뼈사이근이 단축되는 자세는 류마티스성 관절염에서 발생

(2) **내재근 음성 자세(intrinsic-minus hand position)**

① 내재근의 정상적인 길이는 손허리손가락관절 과다폄에서 손가락끝마디뼈사이관절, 손가락첫마디뼈사이관절의 완전한 수동 굽힘이 가능해야 함

② 뼈사이근, 벌레근 마비가 있는 경우 이완된 자세에서 손은 손허리손가락관절 약간 폄, 손가락뼈사이관절 약간 굽힘 변형되는 갈퀴손(claw hand) 변형을 초래하고, 가벼운 쥐기를 못함

3) 쥐기의 형태

손의 2가지 기본자세는 '강한 쥐기(power grip)'와 '정확한 쥐기(precision grip)'가 있음

(1) 후크식 잡기(hook grasp) : 가방을 들 때처럼 손가락 4개를 후크로 사용

(2) 원통형 잡기(cylindric grasp) : 손 전체의 손바닥면이 활용

(3) 주먹쥐기식 잡기(fist grasp) : 가는 물건을 단단히 잡는 방법으로 골프채나 망치 잡는 형태

(4) 구형 잡기(spheric grasp) : 공이나 사과와 같은 구형의 물체를 잡는 형태

(5) 손가락 끝 집기(tip prehension) : 구슬, 핀, 동전 같은 작은 물건 잡는 형태

(6) 손바닥 집기(palmar prehension) : 지우개나 펜과 같은 작은 물건을 집거나 잡을 때 이용

(7) 가쪽면 집기(lateral prehension) : 카드나 열쇠와 같은 두께가 얇은 물체를 잡을 때 엄지와 집게손가락의 가쪽면을 이용. 집게손가락과 가운데손가락을 엄지에 맞대는 손바닥 쥐기를 역학적인 "연필모양잡기(three-jaw chuck)"으로 나타냄

■ 균형력

1) 근육에 의한 토크와 저항에 의한 토크는 단지 손가락끝마디뼈사이관절에서 균형을 이루고 다른 관절에서는 저항에 의한 토크가 깊은손가락굽힘근의 토크보다 큼

2) 손가락첫마디뼈사이관절, 손허리손가락관절, 손목관절은 폄 혹은 과다폄되므로 균형을 유지하기 위해 2번째 근육이 동원되어야 하고, 손가락첫마디뼈사이의 얕은손가락굽힘근이 힘을 발생시킴

4. 손의 운동신경 지배

■ 손목관절과 손에 작용하는 근육의 신경지배

1) 노신경은 아래팔과 가쪽위관절융기에서 잇는 손목과 손가락의 모든 폄근을 지배
2) 정중신경은 아래팔과 안쪽위관절융기에서 잇는 대부분의 굽힘근 지배
3) 자신경은 손의 작은 근육을 지배
4) 정중신경과 자신경이 이중 지배하는 깊은손가락굽힘근과 벌레근, 자신경에 지배되는 자쪽손목굽힘근, 정중신경에 지배되는 엄지두덩근은 예외(짧은엄지굽힘근은 반반씩 지배)

노신경(radial nerve)	정중신경(median nerve)	자신경(ulnar nerve)
긴노쪽손목폄근 (extensor carpi radialis longus, $C_6 \sim C_7$)	노쪽손목굽힘근 (flexor carpi radialis, $C_{6\sim7}$)	자쪽손목굽힘근 (flexor carpi ulnaris, C_8)
짧은노쪽손목폄근 (extensor carpi radialis brevis, $C_6 \sim C_7$)	긴손바닥근 (palmaris longus, $C_{7\sim8}$)	깊은손가락굽힘근의 자쪽 1/2 (ulnar half of flexor digitorum profundus, $C_8 \sim T_1$)
자쪽손목폄근 (extensor carpi ulnaris, $C_7 \sim C_8$)	얕은손가락굽힘근 (flexor digitorum superficialis, $C_7 \sim T_1$)	2개의 자쪽벌레근 (2 ulnar lumbrical, $C_8 \sim T_1$)
온손가락폄근 (common extensor digitorum, $C_6 \sim C_8$)	깊은손가락굽힘근의 노쪽 1/2 (radial half of flexor digitorum profundus, $C_8 \sim T_1$)	모든 뼈사이근 (all interossei muscle, $C_8 \sim T_1$)
집게폄근 (extensor indicis proprius, $C_7 \sim C_8$)	2개의 노쪽벌레근 (2 radial lumbrical, $C_8 \sim T_1$)	모든 새끼두덩근 (all hypothenar, $C_7 \sim T_1$)
새끼폄근 (extensor digiti minimi, $C_7 \sim C_8$)	긴엄지굽힘근 (flexor pollicis longus, $C_8 \sim T_1$)	짧은손바닥근 (palmaris brevis, $C_8 \sim T_1$)
긴엄지폄근 (extensor pollicis longus, $C_7 \sim C_8$)	얕은짧은엄지굽힘근 (superficial portion of flexor pollicis brevis, $C_8 \sim T_1$)	깊은엄지굽힘근 (deep portion of flexor pollicis brevis, $C_8 \sim T_1$)
짧은엄지폄근 (extensor pollicis brevis, $C_7 \sim C_8$)	엄지맞섬근 (opponens pollicis, $C_7 \sim T_1$)	엄지모음근 (adductor pollicis, $C_8 \sim T_1$)
긴엄지벌림근 (abductor pollicis longus, $C_7 \sim C_8$)	짧은엄지벌림근(자신경지배 받는 경우도 있음) (abductor pollicis brevis, $C_5 \sim T_1$)	

※ 깊은손가락굽힘근, 벌레근, 짧은엄지굽힘근(2개의 신경지배 받음)

■ 말초신경 손상(peripheral nerve injury)

1) 노신경 마비
   (1) 손목의 폄근과 손가락의 긴손가락폄근의 마비 시
   (2) **손목처짐(wrist drop)**이 발생
2) 자신경 마비
   (1) 반지손가락과 새끼손가락의 깊은손가락굽힘근과 벌레근, 뼈사이근 마비 시
   (2) 손가락이 주로 침범되며 새끼두덩근 또한 제 기능을 못하게 되고, 온손가락폄근은 반지손가락과 새끼손가락의 손허리손가락관절을 과다폄 상태로 유지하려는 경향을 보이게 됨
   (3) claw hand : 내재근 마비 시에 긴손가락폄근은 손허리손가락관절을 과다폄시키지만 손가락뼈사이관절을 폄하는 능력이 없기 때문에 손가락을 펴도록 할 수가 없음
3) 정중신경 마비
   (1) 대부분 손가락의 굽힘근이 작용을 상실하기 때문에 쥐는 것이 심하게 영향을 받음
   (2) 엄지의 굽힘·맞섬 운동 상실, 엄지두덩근 위축, 엄지는 폄근에 의해 손등 쪽으로 끌려가 손바닥과 같은 면에 놓이거나 보다 더 손등 쪽으로 끌려가는 형태를 보이게 됨

몸통뼈대

척 주

1. 척주

■ **척주의 기능적 단위**

1) **앞기둥(anterior pillar)** : 척추뼈몸통과 척추원반으로 구성, 정수압(hydraulic)
2) **뒤기둥(posterior pillar)** : 관절돌기와 돌기사이관절(후관절, facet joint)로 구성, 운동을 위한 활주구조
3) 그 외의 뒤부분 : 2개의 척추뼈고리(vertebral arch), 2개의 가로돌기, 중앙뒤부분의 가시돌기
   * **척추뼈몸통의 기능** : 위로부터의 체중, 근수축, 외부하중에 대한 압축력에 저항

■ **척추사이원반의 구조와 기능**

1) 구조
   (1) **섬유테(annulus fibrosus)**
      ① 속질핵을 싸고 있는 고리 모양의 탄력섬유연골
      ② 아교섬유와 섬유연골의 촘촘한 층으로 구성
      ③ 다양한 척추굽힘에 도움을 줌
      ④ 인접한 척추에 견고히 붙어 있으며, 앞세로인대와 뒤세로인대에 의해 지지함
   (2) **속질핵(nucleus pulposus)** (기출)
      ① 80% 이상 물로 구성(겔성 물질), 친수성
      ② 섬유테의 깊은섬유와 합쳐져 느슨하게 자리 잡음
      ③ 속질핵은 척추원반 중심부에 있으나, 허리부분에서는 섬유테 뒷면보다 앞면에 위치
      ④ 척추원반 전체의 압력을 고루 배분
   (3) **유리연골판(cartilaginous plate)**
      ① 속질핵과 섬유테를 척추뼈몸통로부터 분리
      ② 각 척추뼈몸통돌기를 둘러싸고 있음
2) 특징
   (1) 혈관과 신경분포가 없음
   (2) L_4~L_5, S_1의 척추사이원반에 가장 많은 부하와 움직임이 있음

(3) 척추사이원반의 둘레는 척추뼈몸통와 같고, 높이는 허리에서 최고임(척추사이원반의 높이 : 척추길이의 약 25%)

(4) **척추원반 탈출증** : 탈출된 속질핵이 척수신경 자극으로 허리통증과 신경 압박증상을 유발함 (L_4~L_5, L_5~S_1 사이에서 가장 많이 호발)

(5) **목척추원반 탈출증**

① 퇴행성 변화인 척추사이구멍돌기(foraminal osetophyte)에 의해 발생하고, 목뼈 척추증, 갈고리돌기 관절면(uncovertebral articulation)의 비대가 동반되며 뒤·가쪽 돌출이 많음

② 허리에서처럼 부하압력에 따라 발생되는 것이 아니라 노화에 따른 척추원반의 탈수로 인한 압력과 염전을 감당하지 못하거나, 척수강과 척추사이구멍의 협소로 발생됨

③ 90%는 C_5~C_6, C_6~C_7에서 호발하는데, 다른 부위보다 퇴행성 변화율이 높기 때문

(6) **허리척추원반 탈출증**

허리와 허리엉치부분의 안정을 유지하는 조직의 불안정으로 허리통증 발생 → 신경뿌리 압박

(7) 건강한 척추원반 내에서의 속질핵은 움직이지 않고, 굽힘 시에 약간 일그러짐

3) 기능

(1) 척추의 운동 제한

(2) 압축 손상으로부터 척추돌기사이관절(후관절) 보호

■ 척추의 관절

1) **앞척추관절(anterior vertebral joint)**

구조물 : 척추뼈몸통, 척추사이원반, 앞·뒤세로인대

(1) **앞세로인대(anterior longitudinal ligament)**

① 넓고 강하며, 섬유테과 척추뼈몸통면에 붙어 있음

② 뒤쪽으로의 굽힘을 제한

③ 허리엉치부분에서 앞쪽으로 볼록함을 지탱

(2) **뒤세로인대(posterior longitudinal ligament)**

① 좁고, 섬유테과 척추뼈몸통의 위모서리에 붙어 있음

② 앞쪽굽힘을 약간 제한

③ 지레가 좋지 않고, 인장력이 상대적으로 낮음

④ 앞쪽굽힘으로 뒤세로인대가 팽팽해지고, 영양공폐쇄, 척추뼈몸통 해면뼈 내로 체액의 흐름을 막음

2) **뒤척추관절(posterior vertebral joint, apophyseal, zygoapophyseal joint)**

구조물 : 척추고리, 가로돌기, 가시돌기, 양쪽 척추돌기사이관절, 관절주머니, 인대

(1) 한 척추의 아래관절돌기와 바로아래척추의 위관절돌기로 형성

(2) 주요기능 : 척추운동 조절, 과도한 전단력, 굽힘·가쪽굽힘·돌림으로부터 척추사이원반 보호

(3) 걸이인대

① **황색인대(ligamenta flava)** : 척추돌기사이관절주머니 앞쪽에서 C_2~엉치뼈까지 인접한 두 척추의 척추뼈고리판을 연결, 23개의 분절간 인대의 연속, 탄력성이 높아 척추사이원반의

압축응력과 앞쪽굽힘에 대한 저항으로 작용, 관절주머니에 장력 제공

② **가시사이인대(interspinous ligament)** : 인접한 가시돌기 사이에 붙어 있는 황색인대 섬유의 연속

③ **가시끝인대(supraspinous ligament)** : 강한 섬유성 띠로 가시돌기 끝에 붙어 있는 가시사이인대의 연속(가슴등근막으로 계속됨), 목뼈부위에서는 목덜미인대(ligamentum nuchae), 허리부분에서 인장력이 큼

❋ 가시사이인대, 가시끝인대 : 앞쪽굽힘을 효율적으로 저지하며, 지레의 이점이 있음

④ **가로사이인대(intertransverse ligament)** : 인접한 가로돌기 연결

■ 척추의 운동

1) 자유도 6 : 굽힘 / 폄, 가쪽굽힘, 돌림, 앞 / 뒤전단, 가쪽전단, 당김 / 압축
2) 척추운동에 관여하는 구조 : 인접한 두 척추, 3개의 돌기사이관절, 척추사이원반의 연부조직, 가로인대, 척추사이인대, 척추돌기사이관절의 관절주머니
3) 척추의 앞부분(척추뼈몸통, 척추사이원반)
   체중지지, 충격흡수, 모든 방향으로 운동성 부여
4) 척추의 뒷부분
   척수보호, 운동의 유도와 제한, 돌기에 의한 몸통과 팔다리 근육의 지레를 증가
5) 결합운동(coupling motion)
   (1) 양쪽 척추돌기사이관절의 관절면의 방향과 섬유테, 척추인대, 막, 근육에 의한 운동제한 때문
   (2) 가쪽굽힘 시 척추 돌림방향은 인대에 발생되는 장력과 가쪽굽힘의 방향이 결합되는 정상 생리적 굽이의 방향에 의해 조절(정상굽이의 오목한 측은 가쪽면굽이의 볼록한 측으로 돌아감)

■ 생리적 굽이

1) 앞굽음(anterior curves) : 목·허리부분, 척주앞굽음(lordosis)은 기울어진 'sway back'이라고 함
2) 뒤굽음(posterior curves) : 가슴·엉치부분, 척주뒤굽음(kyphosis) 자세는 등뼈의 과도한 뒤굽음을 지칭함
3) 중력선 : 척추굽이에 중력선을 그으면 앞부분과 뒷부분이 균형을 이루고, 척주 일부분에 편위(deviation) 발생 시 균형 유지를 위해 타부위에서 이동이 생김
4) 척추굽음 유연성 : 척주가 일직선일 때보다 축성압력(axial compression force)의 10배 정도 견디고, 척추굽음의 유연성과 균형은 중력이나 다른 외부의 힘을 견디는 데 필요함

2. 목뼈

■ 구조 (기출)

1) 7개의 척추뼈로 구성
2) 1번째 목뼈 : 고리뼈(atlas) – 앞뒤운동, **"yes" 운동**, 2번째 목뼈와 돌림
3) 2번째 목뼈 : 중쇠뼈(axis) – 치아돌기와 관절하여 **"no" 운동**, 돌림운동
4) 7번째 목뼈 : 솟을뼈

5) 머리－척추부(craniovertebral) : 뒤통수, 고리뼈, 중쇠뼈로 구성, 척추돌기사이관절은 2, 3의 자유도를 갖고, 관절면은 거의 수평

■ 관절

1) **고리뒤통수관절**(atlanto－occipital joint)
   (1) 자유도 2
   (2) 머리 지지, 머리에 필요한 운동성 제공 → 양 뒤통수뼈관절융기를 관통하는 가로축에 대한 시상면에서 **머리를 끄덕이는 운동**을 하고, 제한적으로 가쪽굽힘이 가능
2) **고리중쇠관절**(atlanto－axial joint, C_1～C_2)
   (1) 중앙에 있는 한 관절과 2개의 척추돌기사이관절(고리뼈의 아래관절돌기와 중쇠뼈의 위관절돌기)로 구성
   (2) 운동축 : 수직으로 치아돌기 관통
   (3) 목뼈부위 돌림의 50%가 이 관절에서 일어남
3) **목뼈 관절면**(cervical vertebral articulation, C_2, C_3～C_6, C_7)
   (1) 척추돌기사이관절의 관절면 : 수평면에서 수평면과 관상면 사이 45° 각도로 변함 → 느슨하고 탄력적인 관절주머니와 함께 각 면으로의 운동이 가능함
   (2) 위관절면 : 앞쪽굽힘 시 위앞쪽활주, 뒤쪽굽힘 시 아래뒤쪽 활주
   (3) 오른쪽 가쪽굽힘 시 먼쪽관절면 : 위앞쪽
   오른위관절면 : 아래뒤쪽이동 → 오른쪽으로 척추뼈몸통 돌림, 왼쪽으로 가시돌기 돌림

■ 목뼈의 운동학

1) 목뼈의 바른 자세 : 앞굽음
2) 굽힘 : 굽음이 펴져 똑바로 될 때까지
   폄 : 가시돌기의 충돌로 제한
3) 기능 : 자세유지, 운동의 기능보유, 머리지지, 척추 중 운동범위가 가장 큼
4) 운동범위(C_2～C_7)
   (1) 굽힘－폄 : 8～17°
   (2) 가쪽굽힘 : 7～10°
   (3) 돌림 : 9～12°

■ 근육

1) **앞목부위 근육**
   (1) **앞머리곧은근(rectus capitis anterior)**, 가쪽머리곧은근**(rectus capitis lateralis)**
      ① 양쪽 수축 : 고리뼈 위에서 머리의 굽힘
      ② 가쪽머리곧은근 : 편측성 가쪽 수축으로 인한 가쪽굽힘이나 머리의 안/가쪽 조절을 위한 지레작용

(2) 긴머리근(**longus capitis**)

① 양측수축 : 머리와 위목뼈의 굽힘

② 편측수축 : 머리와 위목뼈의 돌림, 가쪽굽힘

(3) **긴목근(longus colli)** : 목뼈의 굽힘

(4) **목갈비근(scalenus)**

① 양측수축 : 목뼈 굽힘

② 편측수축 : 같은 방향으로 가쪽굽힘, 돌림 목뼈고정 시 목갈비근은 1~2번째 갈비뼈를 들어 올림

❋ 가슴문증후군 : 목갈비근의 해부학적 변화, 비대, 근경련은 혈관이나 신경뿌리의 압박, 통증이나 기능장애로 나타남

(5) **목빗근(sternocleidomastoid, SCM)**

① 앞목근 중 가장 얕은층에 위치

② 편측수축 : 머리와 목뼈의 폄, 수축방향으로의 가쪽굽힘, 반대방향으로 머리돌림

③ 들숨보조근으로 작용

(6) **목굽힘 보조근**

① 넓은목근(platysma), 목뿔위근육(두힘살근, 붓목뿔근, 턱목뿔근, 턱끝목뿔근), 목뿔아래근육(복장목뿔근, 방패목뿔근, 복장방패근, 어깨목뿔근)

② 마비 시 : 목의 안정성을 약간 유지하지만 바로 누운 자세에서는 머리를 들 수 없음

2) **뒷목부위 근육**

(1) **뒤통수밑근육(suboccipital muscle)**

① 양측수축 : 고리뒤통수관절에서 머리폄

② 편측수축 : 가쪽굽힘, 돌림

(2) **가로가시근(transversospinal muscle)**

(3) **척주세움근(erector spinae), 엉치가시인대(sacrospinalis)**

① 가시근, 가장긴근, 엉덩갈비근

② 머리근, 목근, 가슴근, 허리근

③ 목뼈부위에서 척주세움근의 얕은층 : 머리널판근, 목널판근

④ 양측수축 : 고리뒤통수관절과 목뼈의 폄(뒤쪽굽힘)

⑤ 편측수축 : 가쪽굽힘

■ 신경

1) 목뼈신경

신경뿌리	반사	지배받는 근육	감각지배
C_5	위팔두갈래근 힘줄반사	어깨세모근, 위팔두갈래근	위팔 가쪽, 겨드랑신경
C_6	위팔노근반사(위팔두갈래근 힘줄반사)	손목관절 폄 위팔두갈래근	아래팔 가쪽 근육피부신경
C_7	위팔세갈래근 힘줄반사	손목관절 굽힘근 손가락 폄 위팔세갈래근	가운데 손가락
C_8	–	손가락 굽힘 손의 내재근	아래팔 가쪽 가쪽 아래팔피부신경
T_1	–	손의 내재근	위팔 가쪽 안쪽 위팔피부신경

2) 위팔신경얼기

신경	근력검사	감각검사
노신경	손목관절 폄 엄지손가락 폄	엄지와 집게 사이의 손등쪽
자신경	벌림 – 새끼손가락	먼쪽지뼈 – 새끼손가락
정중신경	엄지손가락의 집기, 맞섬, 벌림	몸쪽노뼈 – 집게손가락
겨드랑신경	어깨세모근	위팔 가쪽 – 어깨세모근 부분
근육피부신경	위팔두갈래근	아래팔 가쪽

3. 등뼈

■ 구조

1) 갈비뼈과 복장뼈
   (1) 12쌍의 갈비뼈로 구성
   (2) 위쪽 7개 : 참갈비뼈, 8~10번째 갈비연골은 길이가 짧아지며 7번째 갈비연골에 연결
   (3) 11~12번째 갈비뼈 : 뜬갈비뼈
2) 가슴
   (1) 12개의 등뼈, 12쌍의 갈비뼈과 1개의 복장뼈로 구성
   (2) 가슴의 안쪽 : 가슴안, 가로막이 부착

■ 관절

1) 갈비관절(costal joint) : 뒤쪽으로 등뼈의 양쪽에 있는 갈비뼈에 의해 두 개의 관절 형성
2) 갈비척추관절(costovertebral joint) : 2~9번째 갈비뼈가 인접한 두 척추와 척추 사이 척추사이원반과 관절

3) 갈비가로돌기관절(costotransverse joint) : 1～10번째 갈비뼈가 인접한 가로돌기와 관절, 강한 인대가 보강
4) 앞쪽으로 2～11번째 갈비뼈의 연골 : 복장뼈과 윤활막관절 형성(첫 번째 갈비뼈 : 연골성 관절)
8～10번째 갈비뼈의 갈비연골 : 위로 연골과 관절

■ 기능

1) 기능
(1) 머리와 몸통을 지지, 운동을 허용
(2) 심장, 허파, 혈관보호
(3) 호흡에 관여하는 관절 제공
(4) 호흡, 몸통, 팔다리 근육의 부착점 제공
(5) 갈비우리(rib cage)의 관절과 구조 : 생명기관 보호, 등뼈의 안정성 제공
2) 복장뼈 움직임
(1) 호흡운동과 별개로, 적은 범위에서 고유의 운동인 앞쪽굽힘, 뒤쪽굽힘, 가쪽굽힘 및 돌림 운동이 이루어짐
(2) 확대 : 들숨 시 앞뒤·왼오른·위아래 방향으로 움직임
3) 갈비뼈 움직임
(1) 관절결합으로 인해 움직임이 매우 제한
(2) 올림과 내림 : 갈비척추관절과 갈비가로돌기관절을 지나는 축을 통한 추축운동
(3) 위갈비뼈의 올림 : 갈비우리(rib cage)의 앞쪽지름 증가
아래갈비뼈의 올림 : 갈비우리(rib cage)의 가로지름 증가

■ 호흡운동

- 들숨운동 : 가슴안 확대로 허파안에서 공기를 넣음
- 날숨운동 : 가슴안을 좁혀서 허파안의 공기를 밖으로 내보냄
- 가슴은 호흡기의 일부로서 매우 중요한 역할 담당

1) 호흡의 형태 : 가로막의 운동과 갈비뼈의 운동이 복합적으로 연관됨
2) 폐용적 : 성인 안정 시 호흡용적은 약 500ml
(1) 날숨예비용량 : 날숨 후 숨을 힘껏 더 내쉴 수 있는 공기량(1,000ml)
(2) 잔기용량 : 최대 날숨 후에도 허파 내에 잔류하는 공기량(1,000ml)
즉, 안정호흡시 잔기와 날숨예비용량을 가진 채 호흡함 → 기능 잔기용량(2,000ml)
(3) 들숨예비용량 : 안정휴식 후에도 최대로 들이쉴 수 있는 공기량(2,500ml)
(4) 폐활량 : 힘껏 들숨했다가 힘껏 날숨할 때 허파에서 배출되는 공기량(4,000ml)
(5) 총폐용적 : 허파에 들어갈 수 있는 공기의 총량(5,000ml)
3) 호흡시 작용하는 근육
(1) 들숨운동 : 가슴상승, 가로막 하강
주들숨근육 : 가로막, 바깥갈비사이근, 속갈비사이근

(2) 날숨운동 : 속갈비사이근의 수축으로 가슴의 내림과 보조 날숨근인 배벽근(큰배곧은근)의 수축에 의한 가로막 상승에 의해 일어남
① 가로막이 상승할 때 가로막을 상승시키는 근육
② 마비시 : 속갈비사이근이 작용

4. 허리뼈, 엉치뼈, 꼬리뼈

▪ 구성

1) 허리뼈 : 5개의 가장 큰 척추뼈로 구성, 가로돌기에 가로구멍이 없고, 척추뼈몸통과 갈비오목이 없어 다른 척추뼈들과 구별됨
2) 엉치뼈 : 다섯 개의 엉치뼈가 유합
3) 골반 : 볼기뼈, 엉치뼈 및 꼬리뼈로 구성되는 통 모양의 뼈대, 볼기뼈는 엉덩뼈+두덩뼈+궁둥뼈로 구성

▪ 관절

- 허리 척추돌기사이관절의 관절면 : 시상면과 관상면을 향하는 반달모양
- T_{12}~L_1 : 관절면의 기울기가 시상면에 더 가까움
- L_5~S_1 : 더 관상면으로 향함 → 돌림과 앞쪽전단운동 억제

1) 두덩결합 : 섬유연골인 두덩사이원반으로 결합, 위·아래두덩인대로 보강
2) 엉치엉덩관절(SI joint) : 엉치뼈와 엉덩뼈의 결합
3) 허리엉치 접합부(lumbosacral junction) : 엉덩허리인대와 가쪽굽힘 제한, 허리엉치인대에 의해 보강

▪ 운동학

1) 굽힘, 폄, 돌림 특히 굽힘이나 폄 운동의 가동성이 큼
2) 운동성
(1) L_5~S_1 : 60~70%
(2) L_4~L_5 : 20~25% 즉, L_4~S_1에서 80~90%의 운동성
3) 골반의 운동 : 운동의 가동성이 없고, 골반 기울임이 증가되거나 감소되는 기울임 움직임, 왼오른쪽 돌림운동
4) 허리의 기능
(1) 체중지지, 충격흡수, 운동
(2) 척수를 보호하는 gliding guiding 기능

▪ 근육(3부위로 구분)

1) 앞면 : 배곧은근, 배바깥빗근, 배속빗근, 배가로근
2) 뒤면 : 척주세움근, 엉덩갈비근, 가장긴근, 가시근
짧은배근군 : 반가시근, 뭇갈래근, 돌림근, 가시사이근, 가로사이근
3) 옆면 : 허리네모근, 엉덩허리근

■ 몸통 운동의 주동근 분석

1) 몸통굽힘근 : 배곧은근
2) 몸통돌림근 : 배바깥빗근, 배속빗근
   (1) 왼쪽 돌림시 : 왼배속빗근, 오른배바깥빗근
   (2) 오른쪽 돌림시 : 오른배속빗근, 왼배바깥빗근
3) 몸통 폄근 : 척주세움근
4) 골반의 올림 : 허리네모근, 허리엉덩갈비근

■ 신경

신경뿌리	반사	근육	감각
L_4	무릎힘줄반사	앞정강근	종아리 안쪽과 발의 안쪽
L_5	–	긴엄지폄근	종아리 가쪽과 발등
S_1	아킬레스힘줄 반사	긴·짧은종아리근	발의 가쪽

5. 머리, 목, 몸통 근육의 기능

■ 머리와 척주의 균형

1) 앞쪽 : 뒤통수밑근, 긴머리근, 긴목근, 목갈비근, 목빗근, 배곧은근, 배바깥/속빗근, 큰허리근
2) 뒤쪽 : 뒤통수밑근, 가로가시근, 척주세움근
3) 가쪽 : 목갈비근, 목빗근, 허리네모근, 큰허리근, 배속빗근, 갈비사이근

■ 몸통운동과 척추의 고정

1) 가로가시근과 척주세움근의 작용선 : 척추의 폄, 돌림, 가쪽굽힘 방향으로 벡터성분 가짐. 등 근육은 척추를 고정하는 협력근으로 작용함(폄 시 불필요한 운동 방지)
2) 엉덩허리근 : 폐쇄성 운동에서 몸통의 고정근, 주동근
3) 몸통 근육의 중요한 기능 : 팔다리 운동시 목, 어깨, 엉덩관절 근육의 몸쪽부착부 안정을 위해 가슴, 골반을 고정하고, 누운 자세에서 머리, 목 굽힘근은 갈비우리(rib cage) 고정을 위해 배곧은근의 강한 등척성 수축에 공동으로 작용함

■ 앞으로 구부리기·들기(무릎 폄 상태)

1) 엉덩관절 굽힘 시 엉덩관절 폄근의 편심성 수축(뒤넙다리근)과 척주세움근이 엉덩관절 굽힘과 척추의 앞쪽굽힘을 조절하기 위해 수축하고, 동심성 수축은 몸통은 선 자세로 돌아오게 함
2) 허리가 굽힘상태에 있을 때 척주세움근의 작용선은 척추에 거의 평행하고, 폄 요소를 가짐

■ 쪼그린 자세로 물건 이동시키기 (기출)

1) 들어올리기 : 무릎과 엉덩관절 굽힘, 발목 발등굽힘, 허리척주앞굽음자세로 골반 앞기울임, 척주뒤굽음 자세로 골반 앞기울임

2) 내려놓기 : 몸통 앞굽음자세에서 장딴지근, 가자미근, 넙다리네갈래근, 엉덩관절 폄근의 편심성 수축, 척주세움근의 등척성 수축을 필요로 한다.

■ **팔다리와 몸통 근육의 기능적 활동**

1) 팔을 이용한 몸통 들기 : 턱걸이, 위로 당기기, 엎드려 팔굽혀 펴기, 몸통들기, 목발 보행
   (1) 주동근 : 팔꿉관절 굽힘근의 동심성 수축(위로 당기기), 팔꿉관절 폄(팔굽혀 펴기), 오목위팔관절, 모음근과 폄근, 어깨뼈 내림근
   (2) 등척성 협력수축 : 배근, 몸통폄근
2) 네갈래근, 뒤넙다리근 : 개방성 운동연쇄－주동근과 길항근, 폐쇄성 운동연쇄(몸을 지지, 들기, 내리기)－공동수축
3) 팔굽혀 펴기의 주동근 : 팔꿉관절 폄근, 위팔어깨관절의 모음근, 폄근, 어깨뼈 벌림근
4) 몸통 유지 : 배근, 엉덩관절 굽힘근, 무릎 폄근의 등척성 수축

| EXPLANATION

턱과 씹기

1. 턱관절의 관절학

■ **씹기**

1) 정의
   (1) 치아로 음식을 깨물고, 찢고, 분쇄하는 과정
   (2) 씹기근육, 치아, 혀, 턱관절, 신경계 간의 상호작용으로 이루어짐

■ **턱관절**

1) 턱뼈관절융기와 관자뼈의 턱관절 오목 사이의 결합
2) 돌림운동, 병진운동을 하는 윤활관절
3) 관절원반 : 씹기 동안 발생하는 힘의 완충작용
4) 관절원반으로 관절안이 위와 아래로 분리됨
5) 양쪽 턱관절은 물기힘에 따라 작용쪽과 균형쪽으로 나뉨

■ **턱관절의 뼈구조**

1) 턱뼈관절융기
   (1) 앞쪽에서 뒤쪽으로 갈수록 편평해짐
   (2) 안－가쪽 길이가 앞－뒤쪽 길이의 2배가 됨
   (3) 볼록하고 안쪽과 가쪽극이 있음, 안쪽극이 가쪽극보다 더 돌출됨
   (4) 가쪽극의 바깥쪽 모서리는 바깥귀길의 피부 밑에서 촉지 가능
   (5) 관절면은 얇지만 조밀한 섬유연골층으로 덮여있음

2) 턱뼈관절오목
   (1) 관자뼈의 턱관절오목은 2개의 면인 관절면과 비관절면으로 나뉨
   (2) 관절융기의 경사도는 수평면에서 55도
   (3) 비관절면은 얇은 뼈와 섬유연골층으로 구성

■ 관절원반

1) 혈액공급과 감각신경지배가 결여된 조밀한 섬유연골로 구성
2) 섬유연골은 유연하며 견고함
3) 원반은 뒤, 중간, 앞 세 영역으로 구성
   (1) 뒤쪽 영역 : 위쪽이 볼록하고 아래쪽이 오목, 절구관절과 같은 역할
   (2) 뒤쪽영역의 맨 끝 부분
      ① 아교질－아래원반뒤판에 부착－아래턱뼈의 위쪽목에 부착
      ② 탄력소－위원반뒤판에 부착－관자뼈의 고실판에 부착
   (3) 중간영역 : 아래쪽이 오목하고 위쪽은 편평
   (4) 앞쪽영역 : 아래쪽이 편평하고 위쪽은 오목
      ① 턱관절의 앞주머니를 따라 아래턱뼈의 위쪽 목 주변부 부착
      ② 가쪽날개근 위갈래의 힘줄에 부착
      ③ 관절융기의 바로 앞쪽에 위치한 관자뼈에 부착
4) 원반의 두께 : 중간은 가장 얇은 1mm, 앞과 뒤는 2～3배 두꺼움
5) 원반은 접촉력을 감소시키기 위해 턱관절 안의 일치성을 최대화시킴
6) 원반은 관절의 안정성을 더해주고 움직임 동안 턱뼈관절융기를 인도하는 역할
7) 원반은 병진운동을 하는 동안 턱뼈관절융기와 함께 미끄러짐

■ 관절주머니와 인대구조들

1) 섬유성관절 주머니
   (1) 관절주머니의 속면은 윤활막으로 덮임
   (2) 위쪽 : 관절융기의 앞쪽까지 확장하여 턱관절오목의 가장자리에 부착
   (3) 아래쪽 : 관절원반의 주변부와 아래턱뼈의 위쪽목에 부착
   (4) 앞쪽 : 관절주머니와 원반 앞쪽 모서리의 일부는 가쪽날개근 위갈래 힘줄에 부착
   (5) 관절의 확실한 지지를 제공
   (6) 안쪽과 가쪽은 비교적 견고하여 씹기 동안 발생하는 가쪽 움직임에 대해 관절의 안정성 제공
   (7) 앞쪽과 뒤쪽은 느슨하며 입을 열 때 턱뼈관절융기와 원반이 앞쪽으로 병진운동 하도록 허용
2) 가쪽인대
   (1) 가쪽인대 : 턱관절을 강화하는 일차적인 인대
   (2) 가로섬유와 빗섬유의 결합으로 이루어짐
   (3) 빗섬유 : 얕은 곳에 위치, 아래턱뼈의 뒤쪽목에서 관절융기와 광대활의 가쪽모서리까지 주행
   (4) 가로섬유 : 깊은 곳에 위치, 턱관절융기의 가쪽극에 부착

운동학

(5) 관절주머니의 가쪽면을 안정시키는 역할
(6) 빗섬유 : 입을 여는 동안 턱뼈관절융기의 움직임을 안내

3) 덧인대
(1) 붓아래턱인대, 나비아래턱인대
(2) 관절주머니의 안쪽에 위치
(3) 아래턱뼈가 머리뼈에 매달려 있도록 도와줌, 씹기 시 제한하는 역할

■ 뼈운동형상학

1) 돌출과 후퇴
(1) 돌출 : 뚜렷한 돌림운동 없이 앞쪽으로 병진운동할 때 일어남, 입을 최대한 여는 역할
(2) 후퇴 : 돌출과 반대방향의 운동, 넓게 연 상태에서 입을 닫는 역할

2) 가쪽이동
(1) 측면으로의 병진운동
(2) 성인의 경우 평균 최대 11mm의 한쪽 이동함
(3) 가벼운 다른 병진운동들과 돌림운동들이 결합됨

3) 내림과 올림
(1) 내림
① 씹기의 기본성분인 입 열기를 발생시킴, 하품이나 노래하기 동작, 평균 50mm 벌림
② 일반적인 씹기 시 18mm의 입 열기 필요. 손가락 두 개 이하로 벌려지면 비정상
(2) 올림 : 입을 닫는 움직임이며 음식을 가는데 이용됨

■ 관절운동형상학

1) 한쪽 관절에서의 비정상적 기능은 다른 쪽 관절의 기능을 방해함
2) 일반적으로 돌림운동 동안 턱뼈관절융기는 원반의 아래면에 대해 구르고 병진운동 동안 턱관절 융기와 원반은 함께 미끄러짐
3) 원반은 병진운동하는 턱뼈관절융기의 방향으로 움직임
4) 돌출과 후퇴
(1) 턱뼈관절융기와 원반은 턱관절 오목에 대해 돌출시 앞으로 병진 운동하고 후퇴 시 뒤쪽으로 병진운동을 함
(2) 턱뼈관절 융기는 돌출 동안 약간 아래쪽으로 미끄러지고 후퇴 동안 약간 위쪽으로 미끄러짐
5) 가쪽이동 : 가쪽이동은 턱관절오목 내에서 일어나는 턱관절 융기와 원반의 측면 병진운동임, 일반적으로 다평면 돌림운동은 가쪽이동과 결합됨
6) 내림과 올림
(1) 돌림운동과 병진운동이 동시에 일어나기 때문에 돌림축은 항상 이동함
(2) 초기단계 : 가동범위 35~50% 구성, 머리뼈에 대한 아래턱뼈의 돌림운동, 턱관절융기는 원반의 오목한 아래면 내에서 뒤쪽으로 구름, 구르기 운동은 턱뼈 몸통을 아래쪽과 뒤쪽으로 스윙시킴, 구르기운동은 가쪽인대의 빗섬유들을 신장시킴

(3) 후기단계 : 가동범위의 마지막 50~65% 구성, 일차적인 돌림운동에서 병진운동으로 점차 이행됨, 병진운동 동안 턱뼈관절융기와 원반은 관절 융기의 경사면에 대해 앞쪽과 아래쪽 방향으로 함께 미끄러짐, 입 열기 끝부분에서 돌림축은 아래로 이동, 돌림축은 아래턱뼈목이 아래에 있음

(4) 입 닫기의 관절운동형상학은 입 열기에서 설명된 순서의 반대순서로 일어남, 초기 병진운동, 후기 돌림운동

2. 턱관절 주변 근육의 상호작용

■ 씹기에 관여하는 일차 및 이차 근육들과 신경지배

근육		신경지배
일차근육	깨물근	제5신경의 분지인 아래턱신경의 가지
	관자근	제5신경의 분지인 아래턱신경의 가지
	안쪽날개근	제5신경의 분지인 아래턱신경의 가지
	가쪽날개근	제5신경의 분지인 아래턱신경의 가지
이차근육	목뿔위근육무리	
	두힘살근(뒤힘살)	얼굴신경(제7뇌신경)
	두힘살근(앞힘살)	아래이틀신경(제5뇌신경의 분지인 아래턱신경의 가지)
	턱끝목뿔근	혀밑신경(제12뇌신경)을 통한 C_1
	턱목뿔근	아래이틀신경(제5뇌신경의 분지인 아래턱신경의 가지)
	붓목뿔근	얼굴신경(제7뇌신경)
목뿔아래근육무리	어깨목뿔근	C_1~C_3의 앞가지
	복장목뿔근	C_1~C_3의 앞가지
	복장방패근	C_1~C_3의 앞가지
	방패목뿔근	C_1의 앞가지(제12뇌신경을 통해)

■ 씹기근육의 작용들

근육	올림(입을 닫음)	내림(입을 벌림)	가쪽이동	돌출	후퇴
깨물근	XXX	작용 없음	X(같은쪽)	X	작용 없음
안쪽날개근	XXX	작용 없음	XXX(반대쪽)	X	작용 없음
가쪽날개근(위갈래)	관절원반 위치 안정화, 조절	작용 없음	XXX(반대쪽)	XXX	작용 없음
가쪽날개근(아래갈래)	작용 없음	XXX	XXX(반대쪽)	XXX	작용 없음
관자근	XXX	작용 없음	작용 없음	작용 없음	XXX(뒤섬유들)
목뿔위근육무리	작용 없음	XXX	작용 없음	작용 없음	X

■ **턱관절 장애**

1) 턱관절 장애 : 씹기에 관련된 광범위한 용어
   (1) 증상 : 움직임동안 통증, 관절소리, 어금니의 물기 힘의 감소, 입 열기 범위의 제한, 두통, 관절의 잠김, 얼굴과 머리덮개로의 연관통
   (2) 연관 증상 : 스트레스, 감정적 장애, 치아마찰, 혀 깨물기 등 습관, 비대칭적인 근육활동 수면 이갈이, 만성적인 앞쪽머리자세, 중추신경계의 민감화
   (3) 특정병변과 연관된 병리역학 : 비정상적인 치아발생, 원반의 속장애, 낙상, 얼굴타박상, 목뼈의 채찍질 손상, 만성적인 과부하, 류마티스질환
2) 턱관절 장애를 위한 보조적 치료
   치료적운동, 생체되먹임, 이완기법, 스트레스 관리, 열이나 냉, 환자교육, 도수치료, 초음파 이온도입법, 경피신경자극치료, 행동수정, 관절속주사, 약물치료, 교합치료, 입속 교정장치

EXPLANATION

호흡 운동

1. 호흡운동의 관절학

■ **환기(ventilation)**

1) 폐나 기도를 통해 공기를 빨아들이고 내뱉는 역학적 과정
2) 안정시 1분마다 12～20회, 생명유지의 필수적
3) 안정환기, 강제환기로 나뉨
4) 들숨 : 갈비뼈와 복장뼈에 부착하는 근육들의 수축
5) 날숨
   (1) 안정날숨 : 근육활동에 의존하지 않는 수동적인 과정
   (2) 강제날숨 : 배근들과 같은 날숨근육에 의한 능동적인 힘을 필요

■ **관절학**

1) 가슴을 밀폐하는 조직들

방향	조직
뒤가쪽	등뼈, 갈비뼈, 갈비사이근들과 갈비사이막
앞쪽	갈비연골, 복장뼈, 갈비사이근들과 갈비사이막
위쪽	위쪽 갈비뼈들과 빗장뼈들, 식도와 기관을 에워싸는 목근막, 목근육
아래쪽	가로막

2) 가슴안의 관절
   (1) 복장뼈자루몸통관절
   (2) 복장갈비관절
   (3) 연골사이관절
   (4) 갈비몸통관절
   (5) 갈비가로돌기관절
   (6) 등뼈의 척추사이관절

■ 환기동안 가슴속 용적의 변화들

1) 수직변화
   (1) 들숨 : 주로 가로막의 수축과 천장이 낮아짐 → 가슴의 세로 직경의 증가
   (2) 안정날숨 : 가로막 이완 안정위치인 위쪽으로 천장은 되돌아감
2) 앞–뒤쪽
   (1) 들숨 : 갈비뼈몸통들은 갈비가로돌기관절과 갈비몸통관절사이를 주행하는 돌림축에 대해 직각의 경로로 올림됨, 아래쪽으로 경사진 갈비뼈 몸통들은 위쪽과 바깥쪽으로 돌림운동하여 용적을 증가시킴, 뒤쪽 관절들에서의 약간이 돌림운동은 갈비뼈몸통의 큰이동을 만들어 냄 → 양동이 손잡이 현상
   (2) 강제들숨 : 갈비뼈들의 움직임은 등뼈에서의 약간의 폄과 결합됨
   (3) 날숨 : 들숨의 근육들은 이완하여 갈비뼈와 복장뼈가 들숨전의 위치로 되돌아가게 함

2. 호흡운동시 근육작용

■ 들숨의 일차적인 근육

근육	작용방식	신경지배
가로막	• 일차적인 작용 : 들숨 동안 수축하는 가로막의 천장은 낮아지고 편평해짐 → 가슴의 수직직경 증가 • 이차적인 작용 : 가로막의 하강은 배에 의해 저항됨 → 가로막 천장의 위치를 안정화시킴, 좀 더 수축하며 아래쪽 갈비뼈들은 올림 될 수 있음	가로막신경 (C_3~C_5)
목갈비근	• 앞목갈비근, 중간목갈비근, 그리고 뒤목갈비근은 갈비뼈들과 복장뼈를 올림시킴으로써 가슴속 압력을 증가시킴	척수신경뿌리들 (C_3~C_7)의 앞가지
갈비사이근	• 속갈비사이근 복장주변 섬유들과 바깥갈비사이근은 갈비뼈들의 올림에 의해 가슴속용적 증가시킴 • 들숨동안 모든 갈비사이근들은 가슴벽의 안쪽 붕괴를 방지하기 위해 갈비사이공간을 안정화시킴	갈비사이신경들 (T_2~T_{12})

■ 강제 날숨의 근육

근육	작용방식	신경지배
위뒤톱니근	위쪽 갈비뼈들을 올림 → 가슴속용적 증가	갈비사이신경들(T_2~T_5)
아래뒤톱니근	가로막의 초기 수축을 위해 아래쪽 갈비뼈들을 안정화	갈비사이신경들(T_9~T_{12})
긴/짧은갈비올림근	갈비뼈들을 올림 → 가슴속용적 증가	척수신경뿌리들(C_3~T_{11})의 뒤가지
목빗근	복장뼈와 위쪽 갈비뼈들 올림 → 가슴속용적 증가	척수더부신경(제11뇌신경)
넓은등근	아래쪽 갈비뼈들을 올림 → 가슴속용적 증가	가슴등신경($C_{6\sim8}$)
등/목엉덩갈비근	몸통을 폄 → 가슴속 용적 증가	척수신경뿌리들의 뒤가지
작은가슴근	위쪽 갈비뼈들을 올림 → 가슴속용적 증가	안쪽가슴근신경(C_8~T_1)
큰가슴근	중간갈비뼈, 복장뼈를 올림→ 가슴속용적 증가	안쪽가슴근신경(C_8~T_1)
허리네모근	아래쪽 갈비뼈들을 안정화시킴	척수신경뿌리들(T_{12}~L_3)의 앞가지

PHYSICAL THERAPY

다 리

EXPLANATION

엉덩관절

※ 엉덩관절의 특성

- 인체에서 운동성이 가장 많으나 안정된 관절로 체중지지에 중요.
- 기어오르거나 의자에서 일어서는 등의 이동 동작에 관여
- 절구관절의 일종으로 다축성이지만 관절머리의 2/3가 관절오목에 들어가 있어 어깨관절보다는 운동이 제한

1. 엉덩관절의 구성

■ 엉덩관절을 구성하는 뼈

1) **볼기뼈 : 엉덩뼈, 궁둥뼈, 두덩뼈**

2) 넙다리뼈

■ 관절의 종류

1) 다리이음뼈의 관절

(1) **엉치엉덩관절**(sacroiliac joint)

① 종류 : 움직관절

② 관절면 : 엉치뼈면 – 유리연골
엉덩뼈면 – 섬유연골

③ 특징 : 노화될수록 엉치엉덩관절의 뼈곁돌기와 강직 발생비율이 상승함(특히, 남성)

④ 운동 : 고정된 엉덩뼈에 대해 엉치뼈 또는 엉치뼈에 대한 엉덩뼈의 위아래활주운동, 약간의 앞뒤운동

- 운동범위 : 2~8°(평균운동 4°)
- 골반숙이기(nutation)
  - 엉치뼈곶이 앞아래쪽으로 이동, 엉치뼈와 꼬리뼈의 먼쪽면이 뒤쪽으로 이동
  - 엉덩뼈능선은 가까워지고, 궁둥뼈결절은 멀어짐

- 아래골반문(pelvic outlet) 확장
- 골반들기(counter−nutation)
  - 엉치뼈곶이 위뒤쪽으로 움직임
  - 꼬리뼈는 앞쪽으로 이동
  - 엉덩뼈능선은 서로 멀어지고, 궁둥뼈결절은 가까워짐
  - 위골반문(pelvic inlet) 확장
- 무게전달 : 서 있을 때 HAT(head, arm, trunk)의 무게는 5번째 허리뼈에서 엉치뼈 또는 골반을 통해 두덩결합과 넙다리뼈머리로 전달됨

⑤ 인대 : 뼈사이인대, 긴 / 짧은 뒤엉치엉덩인대, 앞 / 뒤엉치엉덩인대, 엉치결절인대, 엉치가시인대
- 앞 / 뒤엉치엉덩인대 : 골반들기 운동제한
- 엉치결절인대, 엉치가시인대 : 골반숙이기 조절

(2) **두덩결합(symphysis pubis)**

① 관절면 : 유리연골, 섬유성연골 관절원반에 의해 분리

② 엉치엉덩관절과 연계된 운동(아주 작은 범위의 운동)

③ 갑작스런 엉덩관절 굽힘 중단은 엉치엉덩관절과 두덩결합의 손상, 탈구를 유발시킴

(3) **꼬리관절(coccygeal joint)**

① 엉치꼬리관절 · 꼬리뼈사이관절 : 섬유연골결합(symphyses)

② 약간의 앞뒤운동(배쪽 / 등쪽 / 가쪽인대에 의해 제한)

③ 임신 중에 운동 증가 및 노화에 따라 관절뼈되기가 됨

2) 엉덩관절

(1) 절구공이관절(ball−socket joint)

(2) 자유도 3(굽힘 / 폄, 모음 / 벌림, 가쪽돌림 / 안쪽돌림)

(3) 넙다리뼈머리가 볼기뼈절구의 2/3 정도만 들어 있음

(4) 넙다리뼈머리인대(ligamentum teres)

① 넙다리뼈머리에 영양공급 : 관절에 가해지는 힘 약화 시 볼기뼈절구와의 윤활액이 관절공간으로 나와 관절연골에 윤활작용과 영양공급을 함

② 모음, 굽힘, 가쪽돌림의 극단적인 자세 방지

③ 벌림, 폄, 안쪽돌림의 극단적인 자세 방지

■ 관절의 지지 구조물

1) **엉덩넙다리인대(iliofemoral ligament)**

(1) Y인대

(2) 엉덩관절 앞위쪽에 위치

(3) 골반의 뒤기울임 운동(골반의 과다폄) 방지, 엉덩관절의 모음 제한

2) **두덩넙다리인대(pubofemoral ligament)**

(1) 엉덩관절 앞아래쪽에 위치

(2) 엉덩관절 가쪽돌림·벌림 제한

3) **궁둥넙다리인대(ischiofemoral ligament)**

(1) 엉덩관절 뒤아래쪽에 위치

(2) 엉덩관절 안쪽돌림·벌림 제한

(3) 엉덩관절 굽힘 시 느슨해지고 폄 시 팽팽해짐 : 골반의 뒤기울임 운동(과다폄) 방지

4) **관절주머니(capsule)**

■ 볼기뼈절구(acetabulum)

1) 구성 : 엉덩뼈, 궁둥뼈, 두덩뼈의 유합부, 관절테두리, 섬유성 연골

2) 위치 : 골반의 가·아래쪽, 앞아래쪽

2. 엉덩관절의 근육

1) **뒷부분(posterior) 근육**

(1) 큰볼기근(gluteus maximus) : 엉덩관절 폄, 가쪽돌림

(2) 뒤넙다리근(hamstring) : 넙다리두갈래근, 반힘줄모양근, 반막모양근

(3) 큰모음근 뒷부분

(4) 가쪽돌림근 : 궁둥구멍근, 넙다리네모근, 위/아래쌍둥이근, 속/바깥폐쇄근

2) **앞부분(anterior) 근육**

(1) 넙다리곧은근(rectus femoris)

(2) 넙다리빗근(sartorius) : 엉덩관절 굽힘, 가쪽돌림, 벌림, 무릎관절 굽힘, 안쪽돌림

(3) 넙다리근막긴장근(tensor fasciae latae) : 엉덩관절 굽힘, 벌림, 안쪽돌림

(4) 엉덩허리근(psoas major + iliacus = iliopsoas)

(5) 두덩근(pectineus) : 엉덩관절 굽힘, 모음

3) **가쪽(lateral) 근육**

(1) 중간볼기근(gluteus medius) : 골반의 가쪽균형 유지(1형 지렛대 원리), 짝힘관계근육 : rectus abdominis

(2) **작은볼기근(gluteus minimus)** : 엉덩관절 벌림, 안쪽돌림, 굽힘

(3) **넙다리근막긴장근**

(4) **궁둥구멍근(piriformis)** : 엉덩관절 가쪽돌림

※ **궁둥구멍근 증후군**

- **궁둥구멍근 단축 시 궁둥신경통과 유사한 증상**을 보임
- 뻗은발올림검사(SLR) 시 동통 유발되지 않고 **엉덩관절 안쪽돌림 시 동통이 유발됨**

4) **안쪽(medial) 근육**

(1) 큰모음근, 긴·짧은모음근, 두덩정강근, 두덩근

(2) 엉덩관절 모음 시 작용하고, 자세에 따라 엉덩관절 굽힘, 폄, 돌림 시에도 작용함

■ 엉덩관절 근육의 기능

1) 체중지지와 비체중지지에서의 기능
   (1) 비체중지지 시 : **개방성 운동연쇄**
   자유로운 팔다리의 근육작용, 근 단축, 수동불충분에 의한 운동제한, 근격리 수축 시 중요
   (2) 체중지지 시 : **폐쇄성 운동연쇄**
   ① 다리근육은 고정된 먼쪽팔다리에 대해 강한 수축을 함
   ② 가벼운 근약증 시 개방성 운동연쇄에서는 이상이 보이지 않지만 폐쇄성 운동연쇄에서는 운동기능이 떨어짐
2) 관절운동 범위에 따른 작용변화 : 엉덩관절은 운동범위가 크고 근육의 한팔 길이(관절의 운동축에서 근육 작용선까지의 수직거리)가 상대적으로 길기 때문
   (1) 중간볼기근, 넙다리근막긴장근 : 엉덩관절 폄 시 안쪽돌림근, 90° 굽힘 시 안쪽돌림을 위해 지레요소 증가
   (2) 궁둥구멍근 : 엉덩관절 폄 시 가쪽돌림근, 엉덩관절 굽힘 시 안쪽돌림근
   (3) 엉덩관절 모음근 : 엉덩관절이 폄 상태에 있을 때 근육의 작용선은 축의 앞쪽에 놓이고, 굽힘 상태에 있을 때 축의 뒤쪽에 놓임
3) 두관절 근육의 작용
   길이－장력 관계 : 두 관절 근육의 효율은 두 관절의 자세에 의해 실질적인 영향을 받음
   (1) **굽힘근**
   ① 선 자세에서 엉덩관절 굽힘
   - 엉덩관절 굽힘근의 최대 등척성 토크값은 근육이 늘어났을 때(엉덩관절 폄) 최대, 엉덩관절 굽힘 시 감소
   - 넙다리근막긴장근의 안쪽돌림 : 넙다리빗근의 가쪽돌림으로 방지
   - 넙다리곧은근의 무릎관절 폄 : 중력과 굽힘근 작용으로 방지
   ② 앉은 자세에서 엉덩관절 굽힘(90° 굽힘 상태)
   - 단축된 범위에서의 근수축을 요한다. 이 범위에서 넙다리빗근과 넙다리근막긴장근의 능력은 많이 감속됨
   - 엉덩허리근
     - 앉은 자세에서 90° 이상 굽힘 시 충분한 장력발생이 가능한 유일한 굽힘근
     - 몸통을 뒤로 젖히거나 원래자세로 돌아올 때 넙다리뼈위에서 골반이나 척추를 조절함
     - 양쪽 엉덩허리근 마비 시 HAT의 중력선이 엉덩관절 축의 뒤로 떨어지면 뒤로 넘어짐(보상을 위해 몸통은 약증 혹은 마비된 쪽으로 구부리고, 강한 길항근의 동심성·편심성 수축으로 조절)
   ③ 윗몸 일으키기 & SLR(뻗은발올림)
   - 목의 굽힘근 : 몸통 굽힘 시까지(어깨뼈가 바닥에서 완전히 떨어짐) 동심성·등척성 수축
   - 배근 : 엉덩관절 굽힘근의 몸쪽부착부를 고정하지 못하면 골반 앞기울임과 허리의 과다폄을 보임
   - 엉덩허리근 : 고정된 넙다리뼈에 대해 골반과 몸통을 들어올림

(2) **폄근**

- 큰볼기근, 넙다리두갈래근(긴갈래), 반막모양근, 반힘줄모양근, 모음근(엉덩관절 굽힘상태)
- 엉덩관절 폄-굽힘 축의 뒤로 지나가며 관절의 모든 위치에서 폄근으로 작용함

① 엎드린 자세에서 무릎관절 굽힘자세로 한쪽 엉덩관절 폄 (기출)
- 길이-장력 관계가 가장 좋지 않고, 능동 불충분에 이르거나 이에 근접함
- 뒤넙다리근이 단축된 범위에 있을 때 발생되는 장력은 매우 적으므로 무릎관절 굽힘상태에서 엉덩관절 폄 시 큰볼기근의 강한 작용이 필요함

② 엎드린 자세에서 무릎관절 폄 자세로 양쪽 엉덩관절 폄
- 한쪽 다리 폄 시 : 골반은 안정상태로 유지(척추 폄근의 협력수축 필요)
- 양쪽 다리 폄 시 : 엉덩관절 폄근 수축과 다리무게로 인해 골반의 지레작용 현저히 증가 → 허리 폄근 작용 증가

③ 앉은 자세에서 엉덩관절 폄근
- 엉덩관절 폄근 : 앉거나 선 자세에서 몸통이나 골반의 앞기울임 조절
- 엉덩관절 폄근으로 일차 작용 : 뒤넙다리근(운동이 빠르게 일어나거나 최대 저항에 대해 수행 시 큰볼기근 활성화)
- 엉덩관절 폄근 마비 시 : 고정된 넙다리에 대한 골반조절을 위해 팔을 이용하지 않으면 앞으로 넘어짐

(3) **벌림근**

중간볼기근, 작은볼기근, 넙다리근막긴장근, 큰볼기근, 넙다리빗근, 궁둥구멍근, 폐쇄근, 엉덩허리근(주요기능 : 폐쇄성 운동에서 한쪽 다리로 서는 동안 골반의 균형을 유지)

① 벌림근이 늘어난 자세에서 수축할 때 가장 큰 토크를 발생하고, 근육이 짧아지면 토크가 감소함

② 근육의 부착부가 최대로 고정될 때 최대 등척성 힘이 발생함

③ 엉덩관절 가쪽운동 시 양측의 최대 등척성 수축을 요함으로 좌우측 토크는 같음

④ 엉덩관절 모음 15°에서 최고 토크이 발생함(길이-장력관계가 가장 좋은 위치)

⑤ **한쪽 다리로 서기**

체중의 85%(HAT, 반대쪽 다리)의 균형을 유지하기 위해 넙다리뼈머리 주위의 벌림근은 **1형 지레**로 작용하고, 한쪽 다리로 체중지지 시 관절의 압박력은 체중의 약 2.5배

(4) **모음근**

① 엉덩관절 굽힘-폄, 돌림의 중립자세에서 저항에 대해 모음 시 모음근들이 수축함

② 벌림근보다 모음근의 총 가로단면이 더 큼

③ 모음근의 돌림운동(안쪽돌림근으로 작용)

모음근들이 넙다리의 뒷면(거친선)에 부착되지만, 돌림축이 뼈의 해부학적 축을 통과하지 않고 넙다리뼈머리로부터 넙다리뼈안쪽관절융기를 통과하고, 넙다리 안쪽돌림 시 거친선은 두덩뼈에 가까워지고, 가쪽돌림 시 부착부 사이의 거리는 멀어짐

(5) **돌림근**

① 큰볼기근 : 엉덩관절 완전폄 시 가쪽돌림, 엉덩관절 굽힘 시 위섬유는 안쪽돌림

② 가쪽돌림근(궁둥구멍근, 위·아래쌍둥이근, 속·바깥폐쇄근, 넙다리네모근) : 가쪽돌림에 좋은 견인각을 지니고, 엉덩관절 굽힘 시 감소함. 엉덩관절 굽힘이 90°일 때 벌림근의 요소를 지님

③ 궁둥구멍근 : 엉덩관절 폄 시 가쪽돌림, 엉덩관절 굽힘 시 안쪽돌림으로 변함

④ 중간볼기근, 작은볼기근의 앞면부분, 넙다리근막긴장근 : 엉덩관절 굽힘 시 안쪽돌림을 위한 지레작용 증가

⑤ 가 / 안쪽돌림근의 최대 등척성 토크 : 근육이 늘어난 자세에서 발생하고, 단축된 자세에서 감소함. 엉덩관절 굽힘상태에서 안쪽돌림근은 엉덩관절 폄에서보다 약 3배의 토크 발생하고, 가쪽돌림근은 거의 변화 없음

3. 엉덩관절의 운동

■ 엉덩관절의 축

양쪽 넙다리뼈머리의 중심을 연결한 선(일반적인 엉덩관절 축)

1) 선 자세에서 폄과 굽힘의 축 : 가로방향
2) 선 자세에서 모음과 벌림의 축 : 앞뒤로 수평
3) 선 자세에서 안쪽돌림과 가쪽돌림의 축 : 수직(넙다리의 역학적축과 동일)

■ 넙다리의 해부학적 축, 역학적 축

1) 해부학적 축 : 넙다리뼈몸통을 통과하는 선
2) 역학적 축 : 엉덩관절과 무릎관절의 중심을 연결하는 선(기립자세 시 수직)

■ 넙다리뼈목 - 몸통 경사각

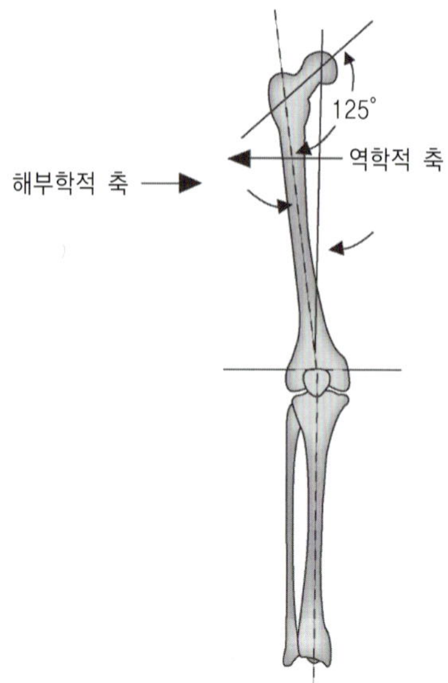

1) **넙다리뼈목 – 몸통 경사각(neck – shaft angle)** : 넙다리뼈목과 해부학적 축이 이루는 각(**정상각도 : 약 125°**)
   (1) 안굽이엉덩관절(coxa vara) : 넙다리뼈목 – 몸통 경사각이 125° 이하일 때, 다리길이 짧아짐, 편측안굽이엉덩관절은 밖굽이무릎 동반
   (2) 밖굽이엉덩관절(coxa valga) : 넙다리뼈목 – 몸통 경사각이 125° 이상일 때, 다리길이 길어짐, 편측밖굽이엉덩관절은 안굽이무릎 동반
   * 이러한 구조적 변화는 근육의 지레팔과 길이 – 장력 관계 변화에 의해 토크값이 변하므로 근력감소를 초래
2) **비틀림각(torsion)** : 넙다리뼈관절융기의 가로축과 넙다리뼈목이 이루는 각(**정상각도 : 약 15°**)
   (1) 앞경사(anteversion) : 비틀림각이 15° 이상 시, toe in gate(안짱다리)
   (2) 뒤경사(retroversion) : 비틀림각이 15° 이하 시, toe out gate(팔자걸음)

■ **골반기울임(pelvic tilting)**

1) **골반기울임각** : 두덩결합의 가장 앞부분과 위뒤엉덩뼈가시를 연결한 면과 수평면이 이루는 각(평균 50～60°)

2) **앞기울임(forward tilt)**

(1) 허리 과다폄 및 엉덩관절 굽힘 발생

(2) 작용근 : 엉덩관절 굽힘근, 척추 폄근

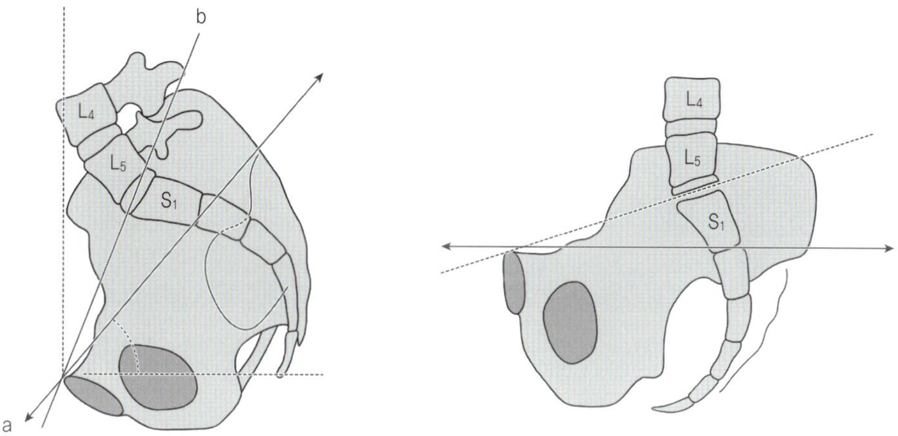

3) **뒤기울임(backward tilt)**

(1) 허리 굽힘 및 엉덩관절 폄 발생

(2) 작용근 : 엉덩관절 폄근, 척추 굽힘근

4) **옆기울임**

(1) 왼쪽 옆기울임 증가 : 왼쪽 엉덩관절 벌림발생, 오른쪽올림 ⇒ 오른쪽 엉덩관절 모음발생

(2) 왼쪽 옆기울임 감소 : 왼쪽 엉덩관절 모음발생, 오른쪽내림 ⇒ 오른쪽 엉덩관절 벌림발생

5) **엉덩관절의 종속운동**

(1) 먼쪽으로의 견인과 가쪽, 배쪽, 등쪽활주

(2) 엉덩관절이 과다폄, 안쪽돌림, 벌림된 잠금 자세에서 인대와 관절주머니는 팽팽해지고, 종속운동이나 아탈구에 대한 저항은 증가됨

4. 엉덩관절의 임상적 문제

■ **엉덩관절 벌림근 마비**

1) 한쪽 다리로 골반 수평을 유지하면서 서 있는 것이 불가능

2) **중간볼기근 파행** : HAT의 중심을 엉덩관절 운동축 가쪽으로 옮기며 보행하고, 몸통과 다리에 비정상적인 힘이 요구되어 현저한 에너지 소비를 초래

■ 엉덩관절 벌림근 약증

1) 환측 발로 서 있을 때 정상인 쪽의 골반이 아래쪽으로 쳐지고, 지지측 엉덩관절 모음 동작은 관절 주머니와 인대에 의해 제한됨(Trendelenburg sign)
2) 원인 : 선천성 엉덩관절 탈구, 넙다리뼈목의 골절, 중간볼기근 약화 시
3) 보행 : 한쪽 약증 시 절름발이보행(limping sign) — 손상측으로 몸통이 기울어짐
   양쪽 약증 시 오리걸음(waddling gait)

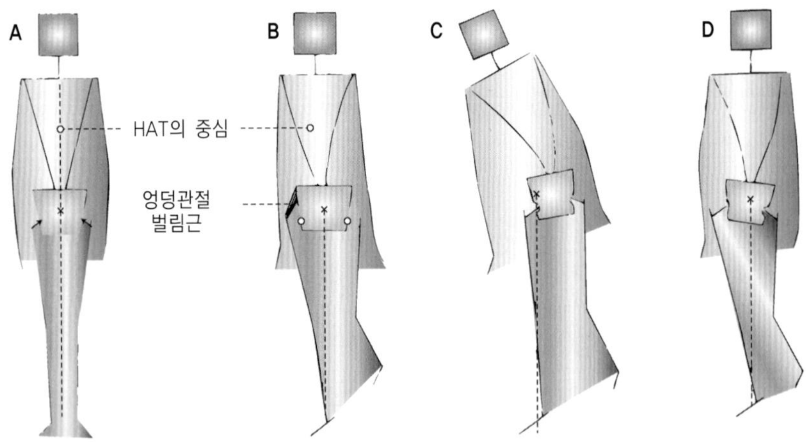

A, 두 발로 선 자세에서의 인체의 중심
B, 한 발로 선 자세에서의 중심의 변화, 벌림근이 작용함
C, 벌림근의 마비 혹은 약화 시 마비측으로 몸통이 기울어짐
D, 벌림근 마비 시 Trendelenburg 증후군

■ 하반신 마비

1) **엉덩넙다리인대(Y인대)** : 엉덩관절의 과다폄 제한 시, HAT의 중심을 엉덩관절 축 뒤쪽으로 이동하여 넙다리뼈 위에서 골반이 Y인대에 매달려 폄 상태를 유지하게 함
2) 평행봉 내의 보행, 목발 보행 시 사용
3) swing through 보행 : 가장 빠르고 에너지 소비 많음. 팔이 강하고 양호해야 함
4) 효과적인 대상 근육 : 넓은등근(C_6~C_8), 폐쇄성 운동연쇄에서 엉덩관절을 들어 올리고 한 다리를 앞쪽으로 이동함

EXPLANATION

무릎관절

1. 무릎관절의 구성

■ 무릎관절을 구성하는 뼈

넙다리뼈, 정강뼈, 종아리뼈, 무릎뼈

■ 관절의 종류

1) **정강넙다리관절(tibiofemoral joint)**

(1) 변형된 이축성 경첩관절(자유도 2)

(2) 앞·뒤의 안정성 : 앞·뒤십자인대
가·안쪽의 안정성 : 가·안쪽곁인대

(3) 볼록면(convex) : 넙다리뼈먼쪽부분 끝에 비대칭 관절융기를 구성
오목면(concave) : 정강뼈몸쪽부에 2개의 정강뼈 고평부와 각각의 섬유연골반월로 구성

(4) 안쪽 고평부가 가쪽 고평부보다 큼

(5) 반달연골의 기능

① 관절의 윤활, 영양, 충격흡수

② 관절연골 위로 스트레스를 분산하여 연골마모 감소

③ 관절융기(condyle)의 접촉지면 증가로 체중분산

(6) 스크류－홈 기전(screw－home mechanism) : 무릎관절 폄의 마지막 각도에서 정강뼈와 넙다리의 가쪽관절융기에서 돌림이 일어남

(7) 관절력

① 두 발로 서 있을 때 각 정강뼈 관절면은 체중의 45%의 압력을 받고, 한 발로 서 있을 때 체중의 2배의 압박을 받음

② 체중에 의한 토크의 증가나 감소는 엉덩정강근막띠의 동적 힘의 증가와 감소에 의해 균형을 이룸

③ 한 다리 디딤기 초기 : 관절력이 체중의 6배까지 올라감
❋ 디딤기 : 관절면에 대한 압박력이 체중과 같은 크기로 떨어짐

④ 한 다리 디딤기의 마지막 : 체중의 4배로 올라감
❋ 흔듦기 : 체중보다 적음

⑤ 과도한 몸통의 가쪽이동

- 체중에 의한 힘을 무릎관절의 가쪽으로 이동(관절반력 가쪽이동)
- 과위의 비대칭성 압력분포 초래, 바깥굽힘을 일으킴
- 밖굽이무릎 변형 초래
- 연골과 반달연골을 마모 파괴하며 뼈관절염 유발

운동학

2) **무릎넙다리관절(patellofemoral joint)**

(1) 변형된 평면관절, 관절면 : 유리연골로 덮여 있음

(2) 넙다리뼈 먼쪽부분 앞면에 위융기사이오목과 관절을 이룸

(3) 무릎인대에 의해 정강뼈에 연결

(4) 무릎뼈의 역할 (기출) : 넙다리근힘줄에 있는 종자뼈로, 가쪽 관절면이 더 넓고, 연골층이 두꺼움

① 운동축으로부터 작용선까지의 거리(한팔 길이)를 증가시키면 넙다리네갈래근의 토크와 지레가 증가됨

② 무릎관절 굽힘 시 넙다리뼈관절융기의 먼쪽 관절면 보호

③ 넙다리 위의 압박 감소, 힘의 분산

④ 굽힘 시 이에 저항하는 네갈래근힘줄에 가해지는 압박력의 감소

(5) 관절력

① 무릎뼈는 도르래(넙다리뼈관절융기의 활차면) 위에 걸려있는 밧줄처럼 작용, 넙다리네갈래근힘줄에 발생되는 힘은 무릎힘줄의 힘과 동등한 것으로 간주함. 이 두 힘의 합력이 무릎넙다리관절의 압박력을 발생시킴

② 넙다리네갈래근에 의해 발생되는 큰 힘은 넙다리뼈와 무릎뼈 사이에서 큰 압박력을 발생시킴

③ 무릎관절 폄 시의 합력은 힘줄과 인대의 힘이 일직선상에 있으므로 적음

④ 무릎관절 굽힘 시의 합력은 커지고 쉽게 근력을 초과함

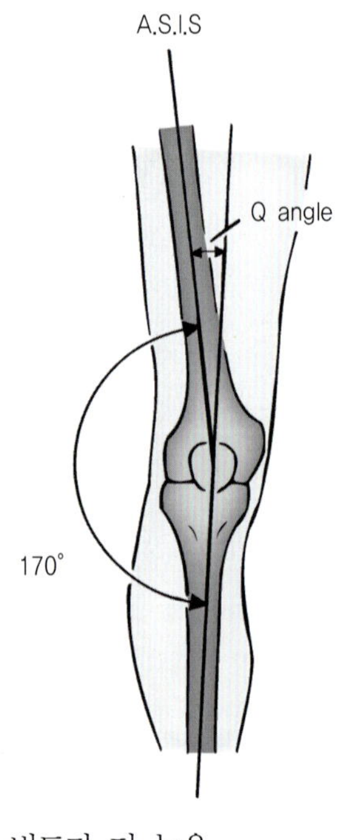

▪ 무릎관절의 배열과 변형

1) 넙다리뼈의 해부학적 축과 정강뼈의 해부학적 축이 만나는 각 평균 170°

(1) 이 각이 170°보다 적을 때 : 밖굽이무릎(genu valgum, knock knee)
안쪽위관절융기 장력발생, 가쪽위관절융기 압력발생

(2) 이 각이 180°보다 클 때 : 안굽이무릎(genu varum, bowleg)
안쪽위관절융기 압력발생, 가쪽위관절융기 장력발생

2) **Q각**

(1) 무릎뼈의 중심에서 위앞엉덩뼈가시(ASIS)과 정강뼈결절을 연결한 선이 이루는 예각

(2) 평균 : 남자 11° < 여자 15°

① 이유 : 넓은 골반, 증가된 넙다리앞경사각, 무릎관절 바깥굽힘 빈도가 더 높음

② 그 외 Q각 증가 이유 : 엎침된 발, 넙다리앞경사 증가, 정강뼈의 가쪽 비틀림각

(3) 넙다리네갈래근과 무릎힘줄이 무릎뼈 위에 있어 가쪽선로 줄당김(bow string) 효과를 이룸

3) 배열을 유지하는 힘

(1) 가쪽고정 : 엉덩정강근막띠(IT band)와 가쪽띠(lateral band)

(2) 안쪽고정 : 안쪽넓은근(vastus medialis oblique)

(3) 무릎뼈 인대 : 무릎뼈 위에서 넙다리네갈래근의 잡아당기는 힘에 대해 아래에서 무릎뼈를 고정

4) 무릎뼈 이상배열 원인
   (1) 엉덩정강근막띠와 가쪽띠의 긴장 : 무릎뼈의 안쪽 활주를 방해함
   (2) 발바닥굽힘근의 긴장 : 발목관절 발등굽힘 시 발의 안쪽번짐, 무릎뼈와의 관계에서 정강뼈결절의 기능적 가쪽전위, 정강뼈의 안쪽비틀림을 일으킴
   (3) 넙다리곧은근과 뒤넙다리근의 긴장 : 대상작용을 유도하는 무릎관절의 기전에 영향을 미침
   (4) 안쪽넓은근과 가쪽넓은근 사이의 소성 비율의 변화 : 불균형적인 힘을 유도함
   (5) Q각 : 무릎관절 바깥굽힘, 엎침된 발, 넓은 골반, 넙다리앞경사의 증가, 정강뼈의 가쪽 비틀림각에 의한 것임
5) 무릎뼈의 주행방향
   (1) 무릎관절의 굽힘 시 융기사이오목을 따라 안쪽아래로 주행
   (2) 무릎관절의 폄 시 융기사이오목을 따라 가쪽위로 주행

■ 관절의 지지 구조물

- 인대의 근 보호
  - 뒤넙다리근 : 흔듦기에 다리 감속, 앞십자인대 부하를 감소시키기 위해 수축
  - 병적인 상태에서 근육이 인대의 작용을 할 때 근육수축과 에너지 소비가 증가됨

> ✻ **불행삼주징(unhappy triad)**
> 안쪽곁인대＋앞십자인대＋안쪽반달의 동시파열

1) **안쪽곁인대(medial collateral ligament)**
   (1) 뒤쪽 주머니와 연결되어 있고, 윤활주머니에 의해 관절주머니와 안쪽반달 연골로부터 분리됨
   (2) 넙다리뼈에 대해 정강뼈의 벌림을 방지
   (3) 바깥굽음힘(valgus stress) 적용으로 불안정성 검사
2) **가쪽곁인대(lateral collateral ligament)**
   (1) 넙다리두갈래근의 힘줄 아래에 놓여 있고, 넙다리뼈의 가쪽위관절융기에서 종아리뼈머리로 이어짐
   (2) 폄 시 팽팽해지고, 30° 이후 굽힘 시 느슨해짐(무릎관절 굽힘 시 가쪽 무릎관절 보호)
   (3) 넙다리뼈에 대해 정강뼈의 모음을 방지
   (4) 안쪽굽음힘(varus stress) 적용으로 불안정성 검사
3) **앞십자인대(anterior cruciate ligament)**
   (1) 정강뼈앞면에서 넙다리뼈쪽으로 위 / 뒤 / 가쪽으로 돌면서 올라감
   (2) 넙다리뼈에 대해 정강뼈의 앞쪽이동(anterior draw sign) 방지
   (3) 굽힘 시 정강뼈의 가쪽돌림 방지
   (4) 30～60° 굽힘 시 최소의 스트레스를 받음
   (5) 한 다리로 전 체중을 지지하면서 약간 안쪽돌림 상태에 있을 때 다리의 앞가쪽에 외력이 가해지면서 파열됨

4) **뒤십자인대(posterior cruciate ligament)**

(1) 정강뼈뒤면에서 넙다리뼈쪽으로 위 / 앞 / 안쪽으로 올라감

(2) 넙다리뼈에 대해 정강뼈의 뒤쪽이동(posterior draw sign) 방지

(3) 부채꼴 형태의 강하고 견고한 인대

(4) 정강뼈의 앞쪽에서 뒤쪽으로 강력한 외력 작용 시 파열됨

2. 무릎관절의 근육

1) 무릎관절 폄근

무릎뼈, 무릎관절 관절주머니, 정강뼈의 앞쪽 몸쪽면에 강력한 먼쪽부착부를 형성함

(1) **넙다리곧은근(rectus femoris)** : 엉덩관절 굽힘, 무릎관절 폄, 단축 시 골반 앞기울임 유발

(2) **가쪽넓은근(vastus lateralis)** : 무릎관절 폄

(3) **안쪽넓은근(vastus medialis)** : 무릎관절 폄, 무릎뼈 가쪽전위 방지

(4) **중간넓은근(vastus intermedius)** : 무릎관절 폄

2) 무릎관절 굽힘근

무릎관절 굽힘-폄 축의 뒤로 지나가고, 무릎관절의 굽힘에 다양하게 관여함

(1) **넙다리두갈래근(biceps femoris)** : 엉덩관절의 폄, 가쪽돌림, 무릎관절의 굽힘, 가쪽돌림

(2) **반힘줄모양근(semitendinosus)** : 엉덩관절의 폄, 안쪽돌림, 무릎관절의 굽힘, 안쪽돌림

(3) **반막모양근(semimembranosus)** : 엉덩관절의 폄, 안쪽돌림, 무릎관절의 굽힘, 안쪽돌림

(4) **장딴지근(gastrocnemius)** : 무릎관절 굽힘, 발목 발바닥굽힘

(5) **발바닥근(plantaris)**

(6) **오금근(popliteus)** : 무릎관절 굽힘, 안쪽돌림

(7) **두덩정강근(gracilis)**

(8) **넙다리빗근(sartorius)**

3) 돌림근

반힘줄모양근, 반막모양근, 오금근, 두덩정강근, 넙다리빗근

(1) 넙다리뼈에 대한 정강뼈의 가쪽돌림 : 넙다리두갈래근에 의해 일어남, 넙다리근막긴장근이 보조

(2) **두덩정강근, 넙다리빗근, 반힘줄모양근**의 힘줄의 먼쪽부착부인 정강뼈의 안쪽관절융기 바로 아래 앞안쪽면에서 **거위발(pes anserinus)을 형성함**

▪ 무릎관절 근육의 기능

1) **무릎관절 폄근**

폐쇄성 운동연쇄에서 필요(예, 의자에서 일어나기, 점프, 달리기, 착지)

(1) 네갈래근 기전은 뒤십자인대나 관절구조에 의한 수동적 제어를 보강하기 위해 정강뼈관절면 위의 넙다리뼈관절융기에 능동적 제어를 제공함

(2) 넙다리곧은근 : 엉덩관절 폄 상태에서 무릎관절 폄 초기에 폄근으로 효과적인 작용을 함. 넙다리네갈래근의 최고 토크값은 엉덩관절이 펴지면 증가됨(예, 상체를 뒤로 젖혀 넙다리곧은근의 힘 증가)

2) **무릎관절 굽힘근**

무릎관절의 굽힘과 돌림의 개방성 운동연쇄 : 발의 위치조정과 운동에 중요

(1) 뒤넙다리근 : 엉덩관절 폄, 넙다리에 대해 골반조절

(2) 뒤넙다리근, 넙다리빗근, 두덩정강근 : 엉덩관절과 무릎관절에 돌림작용

(3) **오금근** : **무릎관절 폄 시 잠김을 풀어주는 돌림작용**, 체중이 부하된 무릎관절 굽힘 자세에서 넙다리뼈관절융기의 앞쪽활주를 방지하는 뒤십자인대를 보강하는 역할

(4) 발이 고정된 상태에서 몸통과 팔을 적절히 돌리기 위해 고정된 정강뼈에 대해 엉덩관절과 무릎관절의 운동을 일으키고 조절하는 강한 돌림근의 힘이 필요시 됨

(5) 무릎관절 굽힘근으로 인한 것보다 다리운동의 감속근이나 돌림근의 작용 때문에 무릎관절 굽힘근이 손상됨

(6) 무릎관절 굽힘근의 약화 시 → 넙다리빗근의 대상작용 → 엉덩관절 굽힘 및 가쪽돌림 동반

3) 한 관절 근육과 두 관절 근육

- 한 관절 근육 : 3개 넓은근, 오금근, 넙다리두갈래근 짧은갈래
- 두 관절 근육(two joint muscle) : 엉덩관절과 무릎관절(넙다리곧은근, 넙다리빗근, 두덩정강근, 반힘줄모양근, 반막모양근, 넙다리두갈래근 긴갈래, 넙다리근막긴장근의 엉덩정강근막띠), 무릎관절과 발목관절(장딴지근) → 한 관절에서 점차 늘어나는 동안 다른 관절에서 운동을 일으켜서 적절한 길이-장력 관계 유지시킴

(1) 무릎관절 굽힘과 엉덩관절 폄

① 두 관절에서 동시에 뒤넙다리근의 단축이 일어나고 무릎관절 굽힘에 어려움을 겪음

② 빠르게 근력 소실이 오고, 유용한 근 단축 범위가 소진됨

③ 넙다리곧은근이 충분히 늘어나지 못하므로 골반의 앞기울임을 초래함

(2) 무릎관절 굽힘과 엉덩관절 굽힘(SLR)

어떤 범위 외에서부터 어려움 발생 : 뒤넙다리근이 충분히 늘어나지 않고, 엉덩관절과 무릎관절에서 동시에 짧아져야 하는 넙다리곧은근의 힘이 감소되기 때문

(3) 무릎관절 폄과 엉덩관절 폄

① 무릎관절 굽힘이 일어나는 동안 뒤넙다리근이 엉덩관절에서 늘어나 적절한 길이-장력관계를 유지함

② 서로 협력하지만 다른 운동에서 엉덩관절 굽힘근과 뒤넙다리근은 길항근으로 작용함

(4) 무릎관절 폄과 엉덩관절 굽힘

① 넙다리네갈래근이 무릎관절을 펴는 동안 뒤넙다리근은 엉덩관절 폄근으로 작용함

② 폐쇄성 운동연쇄에서 뒤넙다리근과 넙다리네갈래근의 공동수축은 몸통을 올리거나(엉덩관절, 무릎관절 폄), 내릴 때(엉덩관절, 무릎관절 굽힘) 발생함

③ 의자에서 일어설 때 : 무릎관절 폄(넙다리네갈래근), 엉덩관절 폄(뒤넙다리근)-동심성 수축
의자에 앉을 때 : 무릎관절 굽힘(넙다리네갈래근), 엉덩관절 굽힘(뒤넙다리근)-편심성 수축

(5) 무릎관절 굽힘과 발목관절 발바닥굽힘

장딴지근 : 두 관절에서 동시에 짧아지기 때문에 장력이 빠르게 줄어듦

(6) 무릎관절 폄과 발목관절 발바닥굽힘
  ① 가자미근, 장딴지근(발목 발바닥굽힘), 넙다리네갈래근(무릎관절 폄)
  ② 무릎관절 폄으로 인해 장딴지근이 늘어나므로 발목 발바닥굽힘에 대한 최상의 조건이 됨 (예, 발끝으로 서기, 달리기, 점프)

3. 무릎관절의 운동학

■ 운동축(굽힘 - 폄 축)

1) 넙다리뼈 안/가쪽관절융기의 중심을 통과하는 선과 유사
2) 무릎관절의 폄 위치에서 굽혀질 때 무릎관절의 해부학적 축은 약 2cm 정도 이동하므로 기구, 보장구의 사용 시 역학적 축과 배열을 적절히 조절해야 함

■ 축돌림

1) 무릎관절 굽힘 시 가로단면에서 일어남
2) 무릎관절 굽힘 상태에서 안쪽보다 가쪽곁인대가 더 느슨하여 넙다리뼈와 정강뼈사이의 움직임이 안쪽보다 가쪽에서 더 큼
3) 돌림은 정강뼈융기사이의 가장자리 안쪽에 위치한 세로축에서 일어남
4) 무릎관절 90° 굽힘 시 총 돌림은 평균 약 40°(가쪽돌림 : 안쪽돌림의 2배)
5) 수동적인 끝 느낌 : 팽팽함(인대구조에 의해 제한)
6) **폐쇄성 운동연쇄** : 넙다리뼈에 대한 정강뼈의 돌림은 앉은 자세에서 수의적 수행이 가능하고, 발의 자세나 위치를 조절하는 데 유용함

■ 무릎관절의 마지막 돌림(terminal rotation), 나사회전운동(screw-home mechanism)

1) 무릎관절 폄 마지막 20°에서 고정된 넙다리뼈에 대해 정강뼈가 20° 정도 가쪽돌림을 함
2) 시상면에서 작용하는 힘을 지지하는 기계적 안정성 제공하여 넙다리네갈래근의 수축 없이 똑바로 서게 하고 적은 근력으로 무릎관절 폄 시 앞·뒤로 가해지는 힘을 견디게 함
3) 무릎관절 폄 시 에너지 효율이 극대화됨

■ 종속운동

1) 무릎관절의 완전폄 시에는 종속운동이 일어나지 않지만, 25° 이상 무릎관절 굽힘과 넙다리 고정 시 정강뼈는 넙다리뼈에 대해 벌림/모음, 앞/뒤, 안/가쪽 활주운동을 함
2) 과도한 활주운동은 연부조직(인대, 반달연골, 관절주머니)의 이완 가능성을 의미함

■ 관절면

순수한 구르기 운동에서 생기는 길이는 넙다리뼈관절융기의 크기에 따라 달라지는데 안쪽관절융기에 있어서 순수한 구르기 운동은 굽힘을 시작한 후 10~15°이고, 가쪽관절융기에서는 20° 정도이기 때문에 가쪽관절융기는 안쪽관절융기보다 일찍 구르기 운동을 시작해야 함

→ 정강뼈가쪽관절융기에 대응한 넙다리뼈 가쪽관절융기의 운동거리가 안쪽관절융기에서보다 길어지

게 만드는 요인이 됨
- 무릎관절 초기굽힘 → 종아리의 안쪽돌림
- 무릎관절 최종폄 → 종아리의 가쪽돌림

■ 반달연골의 운동학

1) 정강넙다리관절의 일치성을 증가시키고 압력을 분산시킴
2) 무릎관절 굽힘 시 체중부하 부위는 정강뼈관절융기의 뒤쪽으로 이동하고, 접촉면은 적어짐

■ 무릎관절에서 무릎뼈의 운동학적 의의

넙다리네갈래근의 동심성 수축 시 관절중심으로부터 힘 작용점까지의 거리(능률의 팔 길이)를 무릎뼈가 증가시켜 줌으로써 돌림모멘트를 크게 함

■ 무릎관절에서 토크

1) 넙다리네갈래근 토크
   (1) 네갈래근과 뒤넙다리근의 최고 토크가 발생되는 각은 운동의 50~60° 주위에 그대로 유지됨
   (2) 운동범위 내에서 무릎뼈 지레팔 길이 변화 → 네갈래근이 부적절한 길이－장력 관계 유지 시 토크 증가
      ① 무릎관절 완전 굽힘 → 무릎뼈는 융기사이오목 내에 위치, 운동축에 가까워짐(길이－장력 관계 적절)
      ② 무릎관절 폄 → 무릎뼈는 그 밖으로 이동
      ③ 무릎관절 45° 굽힘 → 지레팔의 길이 최대
   (3) 기능적으로 50~60° 굽힘 시 네갈래근 토크가 큰 이유
   몸을 들어 올리는 동작에서 인체 중력선은 무릎관절 축의 뒤로 떨어지고 이에 대응하기 위해 네갈래근은 큰 토크를 발생함(기립자세는 적음)
2) 무릎관절 굽힘근 토크
   (1) 뒤넙다리근의 최대 등척성 토크 : 엉덩관절 굽힘과 무릎관절 폄 시 가장 큼
   (2) 무릎관절 폄 상태에서 엉덩관절 굽힘 시(폐쇄성 운동연쇄) : 뒤넙다리근이 주작용, 큰 토크가 필요함
3) 뒤넙다리근과 네갈래근의 토크 비율
   (1) 최고토크 : 무릎관절 폄근(네갈래근) > 무릎관절 굽힘근(뒤넙다리근)
   (2) 이유 : 근 가로단면이 2배 정도 크고, 폄근의 힘팔 길이가 더 긺
4) 토크의 균형 : 수동적인 앞십자인대의 힘과 능동적인 뒤넙다리근의 근수축 힘에 의해, 혹은 앞십자인대와 뒤넙다리근 힘의 협력에 의해 균형이 이루어짐

■ 무릎관절의 임상적 문제

1) 넙다리네갈래근의 마비－넙다리신경 절단 시 발생
   (1) 앉은 자세에서 무릎관절 폄을 할 수 없거나 바로 누운 자세에서 뻗은발올림(SLR)을 하지 못함
   (2) 엎드린 자세에서 뒤넙다리근의 동심성, 편심성 수축에 의해 무릎관절 굽힘과 폄을 할 수 있음

(3) 디딤기 시 무릎이 갑자기 구부러지는 것(buckling)의 보상 방법

① 폐쇄성 운동연쇄에서 무릎관절 폄을 위해 큰볼기근을 사용함

② 몸을 약간 앞으로 숙임

- 시상면 상에서 머리, 팔, 몸통(HAT)의 중심을 무릎관절 운동축 앞에 놓이게 하여 무릎폄 시 네갈래근의 힘이 필요하지 않게 함
- 과다폄 힘이 발생하고 이 힘은 관절주머니 뒷부분, 뒤십자인대, 뒤넙다리근에 의해 제한됨

▪ 무릎의 기능검사와 평가

1) **십자무릎인대 안정성 검사**

(1) 양성앞끌림 징후 → 앞십자인대 손상

(2) 양성뒤끌림 징후 → 뒤십자인대 손상

2) **Mcmurray 검사** : 반달연골의 열상 여부 평가

3) **Apley의 압박과 신연검사**

(1) 압박 혹은 분쇄검사 : 반달연골 열상의 진단방법

(2) 신연검사 : 반달연골의 문제와 주위 인대의 문제를 구별

4) 되튀김 **검사(bounce home test)** : 무릎관절 완전폄 여부 검사

5) **무릎뼈 넙다리 분쇄검사(patella femoral gliding test)** : 무릎뼈의 관절면과 넙다리의 무릎면의 질을 평가

6) **무릎뼈탈구와 아탈구에 대한 불안검사** : 무릎뼈의 가쪽탈구의 유무검사

7) **신경절단 부위에 대한 Tinel 징후** : 신경종에 대한 tapping으로 통증을 유도하거나 변성된 신경의 앞 가장자리에 통증을 유발시켜 신경절단이나 변성여부 평가

8) **Homan의 징후**

(1) 혈전성정맥염을 검사하기 위한 것

(2) 종아리를 폄시킨 상태에서 발목관절을 강제로 발등굽힘시킴. 발목관절의 발등굽힘 시 장딴지에 통증이 있으면 깊은부위의 혈전성정맥염 의심소견이 됨

EXPLANATION

발목관절과 발

＊ 발목관절과 발의 특징
- 체중지지
- 다리의 고정·조절작용
- 불규칙한 지면에 발의 조정, 다양한 기저면 제공
- 발가락으로 서기, 오르기, 점프에서 몸통 들기에 사용
- 걷기, 달리기, 점프에서 착지 시 충격흡수
- 기계조작
- 팔 절단 혹은 근마비를 가진 사람의 손 기능 보상

1. 발목관절과 발의 구성

■ 뼈

1) 발목관절과 발의 뼈 : 정강뼈, 종아리뼈, 발목뼈
2) 발목을 형성하는 뼈
   (1) **발뒤부(hindfoot)** : 목말뼈(talus), 발꿈치뼈(calcaneus, heel bone)
   (2) **발중부(midfoot)** : 발배뼈(navicular bone), 입방뼈(cuboid bone), 1～3번째 쐐기뼈(cuneiform bone)
   (3) **발앞부(forefoot)** : 5개의 발허리뼈(metatarsal bones), 14개의 발가락뼈(phalange bone)
   (발허리뼈 : 1번째 발허리뼈가 가장 굵고 짧으며, 2번째 발허리뼈가 가장 김)

■ 관절

1) 발목관절의 관절

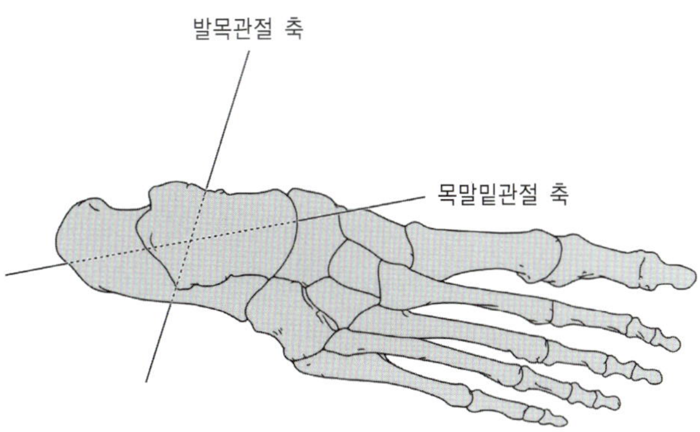

(1) **발목관절(talocrural joint)**

① 자유도 1, 경첩관절(보통 발목관절로 간주), 격자 관절(mortise joint)

② 보강인대 : 세모인대, 앞·뒤목말종아리인대, 발꿈치종아리인대

③ 운동축 : 양쪽 관절융기를 연결한 선으로 수평면에서 20~30° 가쪽돌림, 가쪽으로 10° 경사를 이룸

(∵ 종아리뼈관절융기가 정강뼈관절융기에 비해 뒤쪽, 먼쪽에 위치하기 때문)

④ 운동(시상면) : 발목관절의 발등굽힘, 발바닥굽힘

⑤ 정강뼈 비틀림각(tibial torsion) : 발목관절 축과 무릎관절 축을 연결한 선이 이루는 각으로 정강뼈가 20~30°의 가쪽돌림 각을 형성하는 것이 정상

⑥ 발벌림각(Toe out) : 진행선에 대해 발의 세로축이 이루는 각도(정상각도 : 15°)

(2) **정강종아리관절(tibiofibular joint)**

인대결합(syndesmosis)으로 분류

① **위정강종아리관절(superior tibiofibular joint)**

- 평면관절
- 정강뼈의 뒤가쪽면과 종아리뼈머리
- 넙다리두갈래근의 먼쪽부착부, 가쪽곁인대, 오금근힘줄, 정강종아리인대, 근막에 의해 운동 방지(아래정강종아리관절의 발등굽힘, 발바닥굽힘에 의해 약간의 운동 발생)
- 종아리뼈의 위·아래 활주와 돌림

② **아래정강종아리관절(inferior tibiofibular joint)**

- 정강뼈의 오목면과 종아리뼈의 볼록면
- 종아리 정강종아리뼈사이인대(interosseous ligament)와 앞·뒤정강종아리인대에 의해 지지됨
- 발등굽힘 : 종아리뼈머리의 위쪽움직임을 야기시킴
  발바닥굽힘 : 종아리뼈머리의 아래쪽움직임을 야기시킴

2) 발의 관절

(1) **목말밑관절(subtalar joint, talocalcaneal joint)**

① 자유도 1, 단축관절

② 보강인대 : 발목관절을 지지하는 안·가쪽곁인대

③ 발꿈치뼈와 목말뼈의 3개의 관절면 : 삼면축은 발꿈치뼈 뒤가쪽에서 시작하여 발목뼈굴을 지나 앞·위·안쪽으로 주행하고, 수평면으로부터 앞·위쪽 42°(27~29°), 가쪽으로 약 10° 경사를 이룸

④ 운동

- 안쪽번짐(inversion) : 모음·뒤침·발바닥굽힘 동반
- 가쪽번짐(eversion) : 벌림·엎침·발등굽힘 동반

(2) **가로발목뼈관절(transverse tarsal joint), 발목뼈중간관절(midtarsal joint)**

① 자유도 1, 3면의 운동축 형성, chopart joint

② 목말발배관절(talonavicular joint)과 발꿈치입방관절(calcaneocuboid joint)의 2개의 관절면에 의해 형성

③ 운동
- 발뒤부에 대한 발앞부의 운동 : 엎침 시 발의 세로활이 내려가고, 뒤침 시 발의 세로활이 올라감
- 안쪽번짐 : 발배뼈와 입방뼈는 고정된 목말뼈 아래에서 안쪽으로 이동하여 돌림됨

(3) **발목발허리관절(tarsometatarsal joint)**

① Lisfranc joint
② 입방뼈와 3개의 쐐기뼈가 5개의 발허리뼈바닥과 관절하여 형성
③ 운동
- 2번째 발허리뼈 : 주변의 뼈와 강하게 연결되어 약간의 굽힘－폄만 가능(그 외의 발허리뼈 : 제2 발허리뼈 주위로 약간의 돌림운동)
- 4, 5번째 발허리뼈 : 발등굽힘－발바닥굽힘, 엎침－뒤침(평균 9～11° 운동)

(4) **발허리발가락관절과 발가락뼈사이관절[metatarsophalangeal(MP), interphalangeal joint(IP)]**

① 발허리발가락관절의 운동 : 굽힘 30～45°, 과다폄 90°
② 과다폄 : 발가락으로 서기, 걷기(후기 디딤기에서 MP 관절 과다폄)에 사용

■ 인대

1) 앞·뒤정강종아리인대(anterior and posterior tibiofibular ligament)
2) 정강종아리뼈사이막(tibiofibular interosseous membrane)
3) **안쪽곁인대(MCL, deltoid ligament)**
   (1) 뒤정강목말인대(posterior tibiotalar ligament)
   (2) 정강발꿈치인대(tibiocalcaneal ligament)
   (3) 정강발배인대(tibionavicular ligament)
   (4) 앞정강목말인대(anterior tibiotalar ligament)
4) **가쪽곁인대(LCL)**
   (1) 뒤목말종아리인대(posterior talofibular ligament) : LCL 중 강한 인대
   (2) 발꿈치종아리인대(calcaneofibular ligament)
   (3) 앞목말종아리인대(anterior talofibular ligament) : LCL 중 가장 약한 인대

2. 발목관절과 발의 근육

• 발의 모든 근육은 작은 기저면 내에 중력선 유지를 위해 지속적으로 상호작용을 한다.

■ 뒷부분 근육군

> **❋ 종아리 깊은 근육의 기능**
>
> • 뒤정강근
> – 목말밑관절의 안쪽번짐근·뒤침근(발바닥굽힘·발등굽힘시 일어남)
> – 발의 부하 증가시 활의 안정을 위해 근수축을 함
> – 발배뼈를 약간 아래·안쪽으로 움직여 목말뼈에 대한 안정성 유지
> – 목말발배관절, 발목관절에 운동을 일으켜 종아리세갈래근의 큰 토크값 방지
>
> • 종아리세갈래근 : 발꿈치뼈 안쪽번짐
>
> • 앞정강근, 긴발가락굽힘근, 긴엄지굽힘근 : 바깥굽힘자세에서 중립자세까지 약하게 안쪽번짐

1) **종아리세갈래근(triceps surae)**

(1) 근 가로단면이 크고, 발바닥굽힘을 위한 지레가 좋음

① 마비시 : 발가락으로 설 수 없고, 달리기, 점프 등의 동작이 불가능하고, 보행에 영향을 미침

② 양측 마비시 : 고정된 발에서 정강뼈가 앞으로 넘어지거나 발등굽힘되는 것을 방지하는 힘의 불충분으로 선 자세에서 균형을 잃음

③ 약증시 : 기저면 내에 중심유지를 위해 발을 계속 움직이고, 고정된 물체를 잡으면 안정됨

(2) 종류

① **장딴지근(gastrocnemius)**
- 빠른연축 근육섬유로 구성
- 발목 발바닥굽힘, 무릎관절 굽힘
- 약화시 : 기립자세에서 무릎관절 과다폄, 발목관절 발바닥굽힘을 보임

② **가자미근(soleus)**
- 느린연축 근육섬유로 구성
- 자세 흔들림 조절, 발목 안정에 관여
- 발목 발바닥굽힘
- 약화시 : 기립자세에서 무릎관절 굽힘, 발목관절 발등굽힘을 보임

2) **뒤정강근(tibialis posterior)**

(1) 발목 안쪽번짐, 발바닥굽힘 보조

(2) 약화시 : 발의 안쪽번짐과 발목관절 발바닥굽힘 능력 저하

(3) 마비시 : 목말뼈 아래쪽으로의 힘이 안쪽발바닥인대를 신장시키고, 발의 활은 발배뼈가 지면에 닿아 체중지지를 하는 편평발 변형(flat foot deformity)을 초래함

(4) 단축시 : 체중을 지지하지 않은 자세에서 안쪽들린휜발증

3) **긴발가락굽힘근(Flexor Digitorum Longus, FDL)**

(1) 발목 발바닥굽힘, MP·IP 관절 굽힘

(2) 폐쇄성 연쇄에서 세로활을 지지하며, 보행 시 발끝밀기(push-off) 단계에서 지면에 힘을 주기 위해 수축함

4) **긴엄지굽힘근(Flexor Hallucis Longus, FHL)**

발목 발바닥굽힘, 엄지발가락의 MP·IP 관절 굽힘

■ 가쪽 근육군 (기출)

1) 긴종아리근(peroneus longus) : 발목관절 바깥굽힘, 발바닥굽힘, 1번째 발허리뼈머리 내림

2) 짧은종아리근(peroneus brevis) : 발목관절 바깥굽힘, 발바닥굽힘

(1) 폐쇄성 연쇄운동(한발로 서기, 걷기)에서 발활 지지, 지면에 발의 조절, 고정된 발에 대한 다리를 조절하는 역할

(2) 종아리근 마비시 발목 불안정, 안쪽번짐 삠(염좌)을 일으킴

■ 앞면 근육군

❋ 앞정강 근육군의 기능

- 발목의 주된 발등굽힘근
- 지레가 좋고, 작용선이 수직임
- 위발목관절에만 작용
- 크기가 발가락 폄근을 모두 합한 가로단면의 2배
- 개방성 연쇄에서 발과 발가락을 움직임

1) **앞정강근(tibialis anterior)**

(1) 발목관절 발등굽힘

(2) 마비시 : **흔듦기 시 발처짐(foot drop)**, 엉덩관절과 무릎관절 과도하게 굽힘

2) **긴엄지폄근(extensor hallucis longus, EHL)** : 엄지의 MP·IP 관절 폄, 발목 발등굽힘

3) **긴발가락폄근(extensor digitorum longus, EDL)** : 작은 발가락 4개의 MP·IP 관절 폄, 발목 발등굽힘, 바깥굽힘

■ 내재근 : 4층으로 구성

1) abductor hallucis, flexor digitorum brevis, abductor digiti minimi

2) quadratus plantae, lumbricals

3) flexor hallucis brevis, abductor hallucis, flexor digiti minimi brevis

4) dorsal interossei, plantar interossei

❋ **FDB** : 발의 등쪽에 있는 유일한 내재근, 안쪽 4개 발가락의 MP 관절 폄, 발가락 외재폄근의 안쪽당김에 대한 반작용

3 발목관절과 발의 운동학

■ 발목관절과 발의 운동

1) 시상면 운동 : 발등굽힘, 발바닥굽힘
2) 관상면 운동 : 바깥굽힘, 안쪽굽힘
3) 수평면 운동 : 벌림, 모음

■ 발목관절과 발의 기능

1) 정상적으로 정강뼈 가쪽비틀림(external torsion)이 있음
2) 발목의 모티스면(ankle mortise faces)이 약 15° 가쪽을 향하고 있음
3) 잠김위치(close−packed position) : 발등굽힘
4) 풀림위치(loose−packed position) : 발바닥굽힘
5) 발활의 일차적 유지 : 스프링인대가 유지
6) 발의 정상적 안정 시 근육은 발의 활 유지에 관여하지 않음
7) 비체중부하 시 발꿈치뼈 안쪽굽힘 변형이 보이면 엎침된 발꿈치뼈 자세로 대상작용을 하기도 함
8) 발은 뼈와 인대에 의해 지지됨 : 하중이 증가하고 발활이 스트레스를 받을 때 근육은 안정성 유지를 위한 부수적 역할을 함

■ 발의 활(foot arch)

1) 발활의 분류
   (1) **가로활**(transverse arch) : 1, 2, 3번째 쐐기뼈, 입방뼈가 안쪽에서 가쪽으로 굽이
   (2) **안쪽세로활**(medial longitudinal arch) : 발꿈치뼈결절, 목말뼈, 발배뼈, 쐐기뼈, 1, 2번째 발허리뼈를 잇는 굽이, 가장 길고 가장 높음
   (3) **가쪽세로활**(lateral longitudinal arch) : 발꿈치뼈, 입방뼈, 3, 4, 5번째 발허리뼈를 잇는 굽이
2) 발활의 기능
   (1) 발활의 구조가 고정되었을 때 안정성(stability)을 수행
   (2) 적절한 체중부하를 위해 체중분배를 고르게 함
   (3) 발이 강력한 지렛대로 변함
   (4) 체중부하 시 쇼크를 감소시킴
   (5) 지면에 대한 적응과 부과되는 돌림을 감소시킴
3) 발활의 걸이인대
   (1) 발바닥널힘줄(plantar aponeurosis) : 발꿈치뼈결절의 2~3cm 몸쪽에서 시작하여 발가락까지 발의 가쪽면과 발가락을 싸고 있는 강한 발바닥널힘줄의 연장
   (2) 널힘줄 : 발의 내재근 부착부(짧은발가락굽힘근)를 제공, 발바닥면의 구조(엄지벌림근)를 덮고 있는 막

■ 폐쇄성 연쇄운동과 발활의 역할

1) 뒤정강근, 긴종아리근 : 발바닥에 넓게 분포하고, 가로활에 중요 작용을 하고, 세로활을 튼튼하게 함

2) 긴엄지굽힘근, 엄지벌림근 : 안쪽활에 걸쳐 있음
3) 새끼벌림근 : 가쪽활에 걸쳐 있음
4) 짧은발가락굽힘근, 발바닥네모근, 긴발가락굽힘근 : 중간발바닥 부위에 놓여 세로활을 튼튼하게 유지함
5) 엄지모음근 : 가로활에 영향을 미침

▪ 발의 하중분포(loading of the foot)

1) 서있을 때 발꿈치뼈와 발허리뼈머리 하중분포 = 50 : 50
2) 가쪽 4개의 발허리뼈머리의 하중분포 = 2 : 1 : 1 : 1

▪ 자세별 근육의 작용

1) 의자에서
   (1) 일어설 때
   동심성 수축 : 엉덩관절 폄(뒤넙다리근), 무릎관절 폄(넙다리네갈래근), 발목관절 발바닥굽힘(장딴지근－가자미근)
   (2) 앉을 때
   편심성 수축 : 엉덩관절 굽힘(뒤넙다리근), 무릎관절 굽힘(넙다리네갈래근), 발목관절 발등굽힘(장딴지근－가자미근)
2) 발꿈치
   (1) 들기
   등척성 수축 : 엉덩관절·무릎관절 안정(협력수축), 동심성 수축 : 발목관절 발바닥굽힘(장딴지근－가자미근)
   (2) 내리기
   등척성 수축 : 엉덩관절·무릎관절 안정(협력수축), 편심성 수축 : 발목관절 발등굽힘(장딴지근－가자미근)
3) 쪼그린 자세
   (1) 앉기
   편심성 수축 : 엉덩관절 굽힘(뒤넙다리근), 무릎관절 굽힘(넙다리네갈래근), 발목관절 발등굽힘(장딴지근－가자미근)
   (2) 일어서기
   동심성 수축 : 엉덩관절 폄(뒤넙다리근), 무릎관절 폄(넙다리네갈래근), 발목관절 발바닥굽힘(장딴지근－가자미근)
4) 선 자세에서
   (1) 손가락으로 발가락 닿기
   편심성 수축 : 엉덩관절 굽힘(뒤넙다리근), 등척성 수축 : 무릎관절·발목관절 안정
   (2) 제자리로 돌아오기
   동심성 수축 : 엉덩관절 폄(뒤넙다리근), 등척성 수축 : 무릎관절·발목관절 안정

4. 발목관절과 발의 임상적 문제와 검사법

■ 발목관절과 발의 임상적 문제

1) 발과 발목관절의 기형

뼈의 선천성 기형, 근마비, 근경련, 체중부하에 따른 응력과 변형좌상, 맞지 않는 신발 등의 요인으로 인해 발생함

(1) **가쪽들린휜발증(pes valgus)**

① 발활이 편평해지면서 발이 바깥굽힘된 변형

② 뒤정강근이나 발바닥 고유근의 마비 또는 긴종아리근의 단축

(2) **안쪽들린휜발증(pes varus, club foot)**

① 발활의 높이가 증가된 상태에서 발이 안쪽번짐된 변형

② 종아리근의 마비, 선천성 기형 등이 원인

(3) **꿈치들린휜발증(pes equinus)**

① 발목관절이 발바닥굽힘 상태로 변형

② 발목관절 앞쪽의 근육마비, 뒷부분의 단축, 선천성 기형 등이 원인

(4) **꿈치바깥들린휜발증(equinovarus)** : 발목관절 발바닥굽힘(plantarflexion), 발의 안쪽굽힘(inversion), 모음(adduction)된 기형

(5) **꿈치안쪽들린휜발증(equinovalgus)** : 발목관절 발바닥굽힘(plantarflexion), 발의 바깥굽힘(eversion), 벌림(abduction)된 기형

(6) **발끝들린휜발증(구족, pes calcaneus)** : 발목관절 뒷부분의 근육마비나 앞부분의 구축에 의해 발목관절이 발등굽힘된 기형

(7) **오그린휜발증(pes caves, hollow foot, rigid foot)** : 발바닥과 발의 연부조직이 비정상적으로 짧아지고, 세로활이 안·가쪽 모두에서 높게 위치하여 세로아치가 증가함(선천적)

(8) **엄지발가락가쪽휨증(hallux valgus)** : 발허리발가락관절에서 엄지발가락의 가쪽편위, 발가락관절의 안쪽에 있는 윤활주머니의 염증이나 널힘줄류 발생요인

2) 아킬레스힘줄의 파열

tompson test 진단법 : 환자를 침대에 엎드리게 하거나 무릎관절을 굽혀 의자에 올려놓고, 장딴지를 꽉 쥐고 발목관절을 발바닥굽힘시켰을 때 발목관절을 발바닥굽힐 수 없으면 아킬레스힘줄의 파열을 의미

3) 갈퀴발가락(claw toes)

(1) 발의 발허리발가락관절 과다폄, 손가락첫/끝마디뼈사이관절이 굽힘 된 기형

(2) 발가락 끝과 발허리뼈머리의 발바닥 면에 과도한 체중부하를 받기 때문에 못(callosities)이 생김

(3) 2번째 발가락에서 호발함

4) 망치발가락

(1) 발허리발가락관절 및 손가락끝마디뼈사이관절의 과다폄, 손가락첫마디뼈관절의 굽힘을 동반한 기형

(2) 침범된 발가락의 손가락첫마디뼈관절에 압박으로 인하여 못이 잘 생김

5) 티눈－연성 티눈, 경성 티눈
특히 5번째 발가락 위에 호발함

■ 검사 및 평가

1) **발목관절의 전방끌림 징후**
   (1) **앞목말종아리인대**의 안정성 평가
   (2) 정강뼈에 대한 목말뼈의 앞쪽운동
2) 앞목말종아리인대와 발꿈치종아리인대의 단열검사
   (1) 앞목말종아리인대와 발꿈치종아리인대가 모두 단열 시 발목관절은 심한 가쪽 불안정을 나타냄
   (2) 단열여부를 검사하기 위하여 발꿈치뼈를 안쪽번짐시켜 보는데 만일 융기사이관절오목에 틈이 있거나 움직임이 있으면 앞목말종아리인대와 발꿈치종아리인대에 손상이 있음을 의미함
3) 뒤목말종아리인대와 세모인대의 단열검사
   (1) 뒤목말종아리인대는 다른 가쪽인대와 함께 파열될 수 있음(탈구와 같은 심한 발목관절 외상 시 손상)
   (2) 안쪽세모인대 검사 : 환자의 정강뼈와 발꿈치뼈를 감싸 쥐어 다리를 고정하고 한 손으로는 발을 바깥굽힘시키고, 세모인대 파열 시 융기사이관절오목에서 틈이 생기는 것을 느낄 수 있음

EXPLANATION

자세와 보행

자세(posture) : 특정 활동을 위한 신체 각 부분간의 상대적인 배열을 의미하는 체위(position), 태도(attitude), 신체를 지지하는 특징적 방법

1. 자세

■ 선자세

1) 똑바로 서기
   (1) 체중이 뒤쪽으로 이동
   (2) 옆연결선이 귀, 어깨관절의 끝부분, 엉덩관절 및 무릎관절의 중간부분, 발목관절의 축에 근접해서 통과
   (3) 부자연스러운 자세에서는 자세유지를 위해 의식적 노력 요구, 근수축과 에너지 소모 증가
2) 비대칭 서기
   (1) 장시간 서 있을 때 한쪽다리에 체중을 지지하고 선 자세 : 엉덩관절 자세는 트렌델렌버그형으로 벌림근 작용 없이 인대에 의해 지지하고, 무릎관절의 무게중심을 관절 축의 앞쪽으로 떨어뜨려 완전 폄시켜서 넙다리네갈래근의 수축을 감소시킴

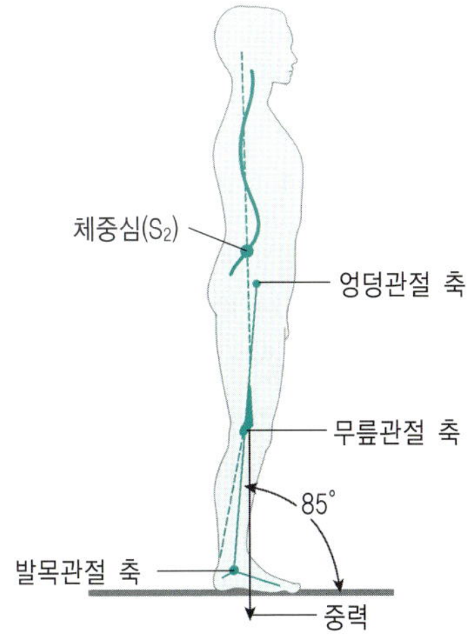

장딴지근과 가자미근의 근력

(2) 나일인 자세 : 양쪽 다리를 넓게 벌리고 양발에 체중지지하고 엉덩관절과 무릎관절을 폄한 채 양손은 허리 뒤나 가슴에 팔짱을 끼고, 또는 한쪽 다리를 무릎에 바치고 한쪽다리로 섬

3) 대칭 서기

(1) 신체 중력선이 각 관절 축에 가깝게 지나감

(2) 가자미근, 척주세움근, 등세모근, 관자근 등의 최소한의 수축만으로 기립자세 유지 가능

■ 자세의 흔들림(postural sway)

1) 기저면 내에서 지속적으로 중심의 전위와 회복이 일어나는 것

2) 서 있는 자세 : 인체의 중심점(COG : S_2)은 높고, 기저면은 좁아 불안정한 평형상태를 유지

예) 서 있을 때 다리의 길항근육들 사이에서(앞정강근·가자미근) 교대 수축, 넙다리두갈래근의 수축과 이완

3) 시각, 전정기관, 고유수용기, 외부수용기로부터의 동심성 입력에 의해 조절

■ 대칭 서기에 작용하는 힘

1) 발목관절의 균형

(1) 인체중심이 윗부분 발목관절 축의 앞쪽을 지나고, 돌림력이 정강뼈를 발등굽힘시킴

(2) 종아리 근육들이 균형력을 제공하고 발목의 발등굽힘 방지(평형유지의 주된 역할 : 가자미근)

(3) 양쪽 종아리 근육의 마비 시 : 체중을 발목관절 축의 수직선상에 최대한 가깝도록 유지해야 함

(4) 체중의 축이 뒤쪽으로 내려갈 경우 발등굽힘근이 작용하지만 뒤쪽 흔들림의 안전 범위는 제한적

2) 무릎관절의 균형

(1) 인체중심은 무릎관절 굽힘 및 폄 축의 약간 앞쪽으로 떨어짐, 돌림력은 무릎을 폄

(2) 무릎의 폄 및 과다폄 방지 : 관절 외부조직의 수동저항, 무릎관절 굽힘근의 자세유지 활동, 관절기전에 의한 저항

① 선 자세에서 넙다리네갈래근의 기능 : 정상적으로 서 있는 동안은 작용하지 않지만 자세가 흔들릴 때 작용, 정강뼈 윗부분의 무게 중심이 무릎관절 축의 뒤쪽으로 내려가는 자세로 서 있을 경우 지속적인 활동 요구

② 양쪽 넙다리네갈래근의 마비

무릎관절에 작용하는 중력의 안정효과로 인해 다른 방해요인 없을 경우 보장구 착용 없이 바로 설 수 있음

(3) 자세의 흔들림 동안 위험을 최소화하기 위해 무릎을 최대한 폄 위치로 유지하려 함

→ 과다폄과 젖힌무릎을 유도할 수 있음

(4) 중력에 의한 안정작용을 증가시키기 위해 몸통을 앞쪽으로 기울일 수 있음

무릎관절 안정에 종아리 근육마비의 영향

(5) 정상기능 시 간접적으로 무릎의 안정에 기여함

(6) 발등굽힘을 90°로 제한 시 무릎안정을 야기하나, 90° 이상 발등굽힘 시 무릎의 불안정을 초래함

3) 엉덩관절의 균형

(1) 무릎관절 조절 부족시 엉덩관절의 자세 : 무릎관절 조절능력을 상실한 사람은 완전폄 자세에 미치지 못하는 자세(약간 굽힘자세)로 서는 것이 중요함 → 자세의 흔들림이 엉덩관절에서 흡수되기 때문

(2) 하지마비환자의 엉덩관절의 자세
HAT의 중력선이 엉덩관절 축 뒤로 떨어지도록 상체를 뒤로 기울이는 자세를 취하게 됨

4) 머리와 몸통의 균형

(1) 머리를 바로 세웠을 때 머리의 중심선은 굽힘－폄 가로축의 약간 앞쪽으로 내려감
→ 앉거나 선 자세에서 자세유지를 위해 목의 뒷부분 근육이 작용

(2) 머리를 앞으로 푹 숙였을 경우 근육은 작용하지 않고, 목덜미인대가 긴장됨

■ 자세의 평가

1) 시상면에서의 평가

(1) 이상적인 정렬

① 귓불 → 바깥귀길 → 중쇠뼈의 치아돌기 → 목뼈몸통 → 어깨관절 → 허리뼈몸통 → 엉치뼈곶 → 엉덩관절 중심의 약간 뒤쪽 → 넙다리의 큰돌기 → 무릎관절 중심의 약간 앞쪽 → 발꿈치입방관절 → 가쪽복사의 약간 앞쪽

② 인체의 중심점 : S_2

(2) 좋은 기립자세를 위해 필요한 조건
머리의 위치, 척주의 굽음, 골반의 기울임

(3) 이상적인 부위별 정렬(ideal segmental alignment)

① 머리 : 앞이나 뒤쪽으로 기울어지지 않고 중위(midposition) 유지

② 목뼈 : 앞으로 약간 굽어진 정상곡선 유지

③ 어깨뼈 : 양쪽 어깨뼈의 높이 등이 정상적인 균형을 유지

④ 등뼈 : 뒤쪽으로 약간 굽어진 정상 곡선 유지

⑤ 허리뼈 : 앞쪽으로 약간 굽어진 정상 곡선 유지

⑥ 골반 : 중위자세를 유지

⑦ 엉덩관절 : 굽힘도 폄도 아닌 상태를 유지

⑧ 무릎관절 : 굽힘도 폄도 아닌 상태를 유지

⑨ 발목관절 : 지면에 대하여 90°를 유지하고 있어야 함

(4) 허리엉치관절의 최적의 위치(＝골반의 앞기울임) : 허리엉치각에 의해 결정

① 허리엉치각의 형성 : 첫 번째 엉치뼈의 상고평부를 연결하는 선과 수평면에 의해서 형성

② 최적의 허리엉치각 : 약 30°

③ 엉치뼈의 앞기울임 → 허리엉치각 증가 → 허리엉치관절에 전단력(shearing stress) 증가 → 척추원반탈출증 등의 유발

④ 허리엉치각이 정상 범위에 있을 때 중력선은 엉치엉덩관절의 약간 앞쪽 통과

2) 관상면에서의 평가－밖굽이무릎·안굽이무릎 유무
넙다리뼈의 해부학적 축과 정강뼈의 해부학적 축이 무릎관절에서 만나 일정한 각도를 이루게 되는데 이 각은 가쪽으로 벌어지며 정상적으로 약 170～175°를 유지

3) 임산부의 자세
(1) 무게중심의 위 / 앞쪽으로 이동
(2) 허리척주앞굽음 증가
(3) 어깨뼈 내밈(protraction)
(4) 머리 앞쪽위치(forward head)
(5) 목척주앞굽음 증가
(6) 팔 안쪽돌림
(7) 무릎관절 과다폄
(8) 체중은 발꿈치쪽으로 이동

2. 정상보행

- **정상 보행** : 무게중심이동 2회 발생, 무게가쪽이동은 좌우 1회 발생, 골반벌림은 stance leg 쪽으로, 옆기울임은 stance leg 반대쪽으로, 무게중심은 3위상 위치이동
- **비정상 보행** : 기능적 보행을 유지하기 위한 보상작용, 정상보행보다 에너지 소모 많고 효율 떨어짐

■ 정상보행의 기능 분석

1) 보행주기
(1) **보행주기(gait cycle)** : 한 다리의 발뒤꿈치가 지면에 닿는 초기에서부터 같은쪽의 다리 발뒤꿈치가 다시 지면에 닿는 기간 동안에 일어나는 활동을 포함하는 것
(2) 각 다리의 한 보행주기 동안 두 상(two phase) : 한 다리의 단일 디딤기, 한 다리의 단일 흔듦기
(3) 각 보행주기의 구성 : 두 디딤기와 흔듦기
① **디딤기(stance phase)** : 60～70%, 한 다리의 발뒤꿈치가 지면에 닿기 시작한 때로부터 발가락이 지면을 떠날 때까지, 발뒤꿈치 닿기(heel strike)～발끝밀기(toe off)
- 제동기 : 발뒤꿈치 닿기(heel strike, initial contact, 0～2%) → 발바닥 닿기(foot flat, loading response 0～10%) → 중간 디딤기(mid stance, 10～30%)
- 추진기 : 발뒤꿈치 들어올리기(heel off, terminal stance, 30～50%) → 발끝 떼기(toe off, preswing, 50～60%)

② **흔듦기(swing phase)** : 30～40%, 한 다리의 발가락이 지면을 떠나는 순간으로부터 같은쪽 다리의 발뒤꿈치가 지면에 닿기 바로 직전까지, 가속기(acceleration)～감속기(deceleration)
- 가속기(acceleration, initial swing, 60～73%)
- 중간흔듦기(mid swing, 73～87%)
- 감속기(deceleration, terminal swing, 87～100%)

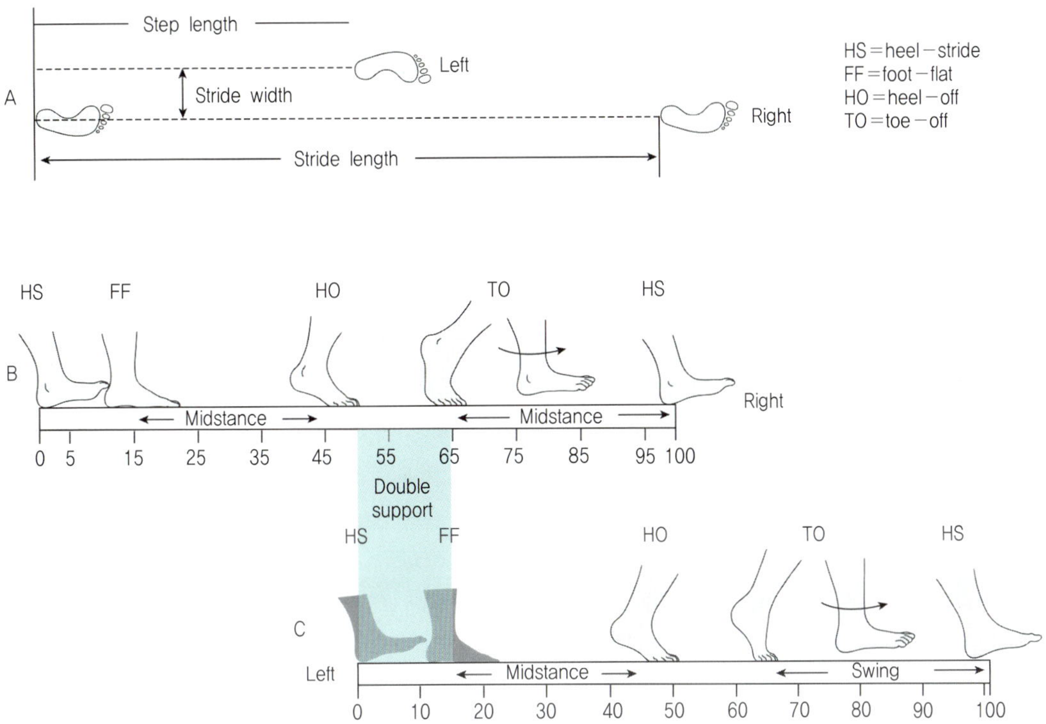

2) 거리와 시간의 변수

(1) 한발짝거리(step length) : 한쪽 발뒤꿈치가 지면에 닿는 순간부터 같은 발뒤꿈치가 다시 지면에 닿을 때까지의 동작에 의해 이루어진 거리

(2) 한발짝 : 2개의 연속적인 반대쪽 발뒤꿈치 닿기 사이의 거리

(3) 양발너비(2~4인치) : 좌우 발 사이의 폭

(4) 보행속도 **(기출)** : 첫 번째 발뒤꿈치 닿기와 마지막 발뒤꿈치 닿기 사이의 거리를 측정하여 이 거리를 걷는데 소요된 시간으로 거리를 나눈 것(거리 / 시간)
보행속도 증가 → 보행주기의 모든 단계의 시간 감소(양하지 지지기는 0을 향해 감소, 흔듦기는 적게 감소)

(5) 보행률(분속수) : 일정한 단위시간당 취해진 step의 수를 경과한 시간으로 나눈 것

(6) 발목각도(7°) : 진행 방행의 발뒤꿈치의 중앙에서 두 번째 발가락을 연결하는 선 사이에서 이루어진 각도

▪ 보행주기의 생역학적 분석

1) 정상 보행의 구성요소

(1) 체중심 : 신장의 55%인 점, 대개 S_2 앞쪽

(2) 정상 보행에 있어서 체중심의 위치 이동

2) 보행 구성요소의 분석

(1) 골반의 회선 : 수평면에서 좌우(혹은 앞뒤)로 각 4°(총 8°)씩 세로축을 중심으로 회선운동

(2) 골반의 기울임 : swing하는 쪽의 골반은 수평면에서 약 5°가 상대적으로 아래쪽으로 기울어지게 됨. 골반기울임이 일어나려면 swing하는 다리의 무릎관절을 swing – through를 하도록 굽힘시킴

(3) 디딤기에서의 무릎관절 굽힘

(4) 발과 무릎의 운동 : 디딤기에 있어서 발의 2번의 돌림운동

(5) 골반의 전위 : 골반이 체중지지 다리쪽 가쪽이동 되는 것
(골반의 수평이동 혹은 체중부하측 엉덩관절의 상대적인 모음에 의해)

(6) 중간디딤기(mid stance) : 신체의 질량중심이 가장 가쪽에 위치하는 보행주기

■ 보행에서의 근육활동 (기출)

1) **발목의 발등굽힘근** : 앞정강근, 긴엄지폄근, 긴발가락폄근
   (1) 흔듦기 때 발과 발가락이 지면으로 떨어지는 것을 방지
   (2) 최대활동 : 디딤기의 뒤꿈치 닿기 직후 발을 지면에 내리는 편심성 수축 시 일어남 – 충격흡수, 앞정강근의 엎침 운동 감속

2) **종아리 근육군**
   (1) 장딴지근, 가자미근 : 발바닥 닿기 시 폐쇄성연쇄에서 편심성 수축으로 발등굽힘, 정강뼈 진행 조절
   (2) 뒤정강근 : 뒤꿈치 들기 직후 최대활동
   (3) 긴발가락굽힘근, 긴엄지굽힘근 : 발바닥 닿기 후 활동, 발가락 들기 직전 최대 활동, 발의 활 높이에 영향
   (4) 장딴지세갈래근(calf muscle) : 안쪽 세로활 높이 증가

3) **종아리근**(긴 / 짧은종아리근)
   뒤꿈치 들기 후 발가락에 체중지지 시 최대활동, 발을 조정, 발목 안·가쪽 안정

4) **발의 내재근**
   (1) 새끼벌림근, 엄지벌림근, 짧은발가락폄근, 짧은발가락굽힘근, 짧은엄지굽힘근, 뼈사이근
   (2) 유연한 발이 경직된 구조로 전환 시 활동, 발바닥근막 보강

5) **넙다리네갈래근**
   (1) 안·가쪽 및 중간넓은근 : 뒤꿈치 닿기 직전~디딤기 초기 15%에서 활동
   (2) 넙다리곧은근 : 발가락 들기에서 활동

6) **뒤넙다리근**
   (1) 반힘줄모양근, 반막모양근, 넙다리두갈래근 긴갈래
   (2) 흔듦기 후기에 시작(넙다리네갈래근 이전), 뒤꿈치 닿기(폐쇄성연쇄운동, 등척성 수축)에서 최대활동
   (3) 엉덩관절 굽힘과 흔듦기 다리를 빠르게 감속
   (4) 넙다리두갈래근 짧은갈래, 두덩정강근, 넙다리빗근 : 흔듦기 초기 무릎관절 굽힘에 기여

7) **엉덩관절 벌림근**
   (1) 중간·작은볼기근, 넙다리근막긴장근, 큰볼기근 위섬유
   (2) 한 다리 지지시 관상면에서 골반안정

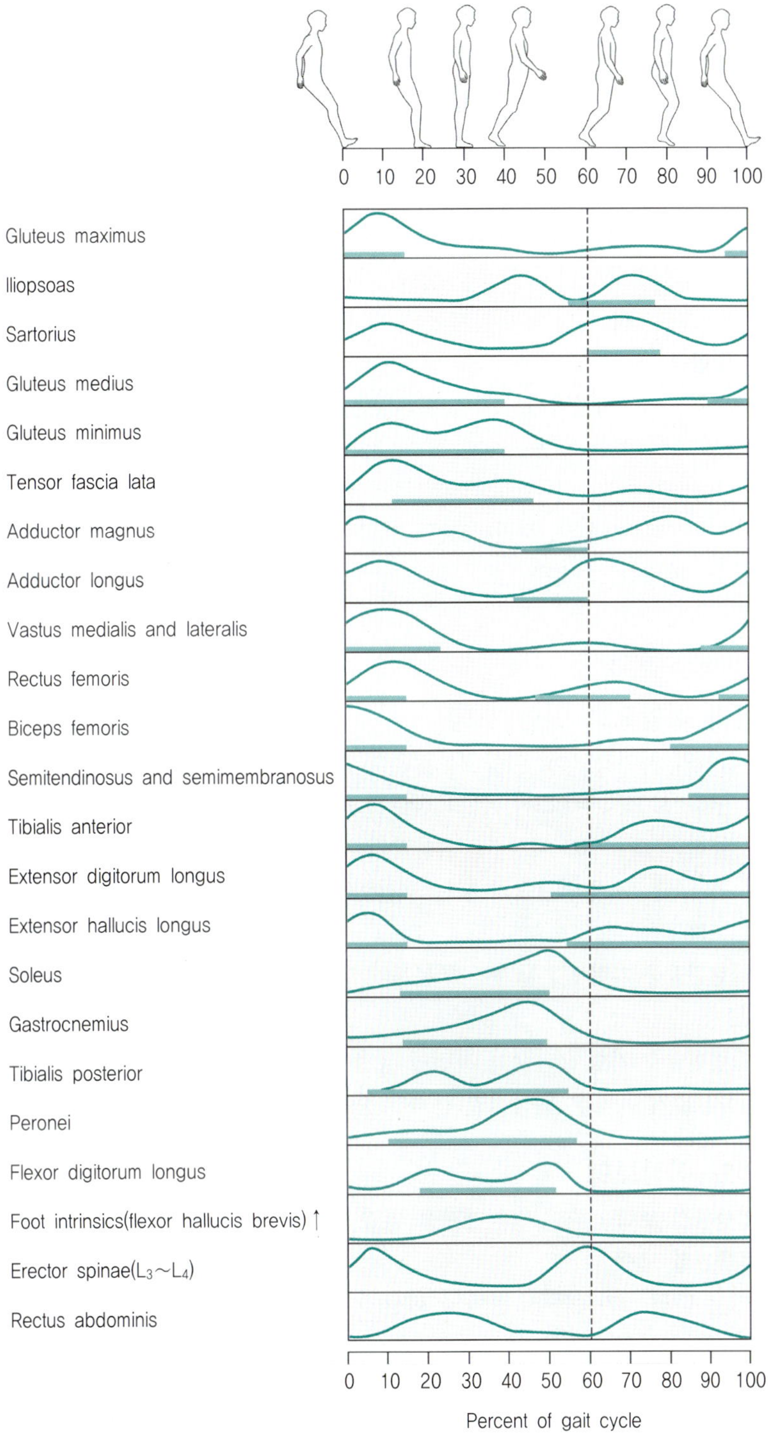
0 10 20 30 40 50 60 70 80 90 100
Gluteus maximus
Iliopsoas
Sartorius
Gluteus medius
Gluteus minimus
Tensor fascia lata
Adductor magnus
Adductor longus
Vastus medialis and lateralis
Rectus femoris
Biceps femoris
Semitendinosus and semimembranosus
Tibialis anterior
Extensor digitorum longus
Extensor hallucis longus
Soleus
Gastrocnemius
Tibialis posterior
Peronei
Flexor digitorum longus
Foot intrinsics(flexor hallucis brevis)
Erector spinae(L3~L4)
Rectus abdominis
0 10 20 30 40 50 60 70 80 90 100
Percent of gait cycle

8) **엉덩관절 모음근**

(1) 두덩근, 두덩정강근, 큰모음근, 긴모음근

(2) 디딤기 초기와 말기에 2번 활동(체중 감속작용과 이동이 일어나는 시기)

(3) 큰모음근 : 디딤기 초기, 긴모음근 : 디딤기 후기, 두덩정강근 : 흔듦기 초기에 활동

9) **큰볼기근 및 폄근**

(1) 큰볼기근 : 말기 흔듦기에 체중이 발로 이동 시 활동, 엉덩관절의 안정, 엉덩관절 굽힘(폐쇄성 운동) 방지하여 몸통의 앞쪽운동 감속, 디딤기 초기에 무릎관절 굽힘 및 엉덩관절 모음 감속

(2) 큰볼기근 마비 시 디딤기 초기에 몸통을 뒤로 젖혀 엉덩관절 15~20° 폄 유지

10) **엉덩관절 굽힘근**

(1) 엉덩허리근, 넙다리근막긴장근, 넙다리빗근, 넙다리곧은근, 모음근(긴모음근)

(2) 흔듦기 초기에 잠깐 활동

11) **몸통근육** : 머리와 눈의 진동을 최소화

(1) 가로가시근, 척주세움근, 허리네모근 : 뒤꿈치 닿기에서 몸통의 감속작용 시 굽힘 토크에 반작용

(2) 배곧은근, 배바깥/속빗근

3. 이상보행(비정상 걸음)

■ 신체 구조상의 결함으로 인한 보행

1) 양 다리 길이의 차이가 3cm 이상 시 짧은다리(short leg)의 디딤기에 발목관절이 발바닥굽힘됨

2) 엉덩관절 구축 시 허리뼈의 뒤굽음과 반대쪽 다리의 운동범위가 상대적으로 커짐

3) 무릎관절 굽힘 구축 : 30° 이상 → 절음발이 보행(limping gait)

4) 무릎관절 폄 구축 → 엉덩관절의 심한 휘돌림(circumduction gait)

5) 발목관절 구축

(1) **꿈치들린휜발증 기형** : 흔듦기에 무릎을 과도하게 들어올리고, 발뒤꿈치보다 발끝이 먼저 지면에 닿음

(2) **발끝들린휜발증 기형** : 발끝이 지면에 닿을 때와 발뒤꿈치밀기(push off) 시 힘이 부족
발뒤꿈치 밀기시 가장 활동적인 근육 : 종아리세갈래근(triceps surae)

■ 동통으로 인한 이상보행

1) **동통성 엉덩관절 보행** : 흔듦기(엉덩관절 벌림 및 가쪽돌림하며 굽힘)가 길어짐

2) **동통성 무릎관절 보행**

(1) 동통있는 다리 : 가쪽돌림, 골반의 회선

(2) 동통이 있는 부위 : 앞쪽

(3) 정상인 쪽 : 뒤쪽 → 결과적으로 정상인 쪽 엉덩관절의 안쪽돌림

3) **엉치엉덩관절 보행**

(1) 양쪽에 통증 : 보행속도 느려지고 보폭이 짧아짐

(2) 한쪽에 통증 : 정상 쪽으로 몸이 기울어지면서 골반운동을 감소시키기 위해 몸이 약간 앞쪽굽힘

▪ 중추신경계 손상에 의한 이상보행

1) **편마비 환자** : 휘돌림 보행(circumduction gait)

2) **파킨슨병**(바닥핵의 병변 시 발생)

(1) 기립 시 : 무릎·엉덩관절 굽힘과 함께 몸통의 앞쪽굽힘, 때로는 지속적인 떨림동반

(2) 보행 시 : 발자국의 기저는 약간 넓어지고 보행 시 위팔의 swing이 없으며 몸통은 좌·우로 흔들리고, 다리이음뼈·팔이음뼈 그리고 척주 사이의 회선이 없으며 흔듦기에 있는 다리의 발뒤꿈치가 디딤기에 있는 다른 발의 발가락을 통과하여 지나가지 못함. 보행이 짧고 갑자기 발을 내딛음

3) **뇌성마비**

(1) 실조성 : drunken gait

(2) 엉덩관절 모음근에 경련성 증가 : 가위걸음(scissor gait), 흔듦기에 있는 발이 디딤기에 있는 발의 앞에 놓이게 됨, 반신마비 환자에게 나타나는 특징적 보행

가위걸음(scissor gait) : UMN 손상 시 엉덩관절 모음, 안쪽돌림, 굽힘변형 시 나타나기도 함

▪ 말초신경계 손상이나 근육의 손상에 의한 이상보행

1) **엉덩관절 폄근의 약화 시**

(1) 큰볼기근약화 시 → 엉덩관절 폄근 보행(maximus gait)

(2) 약화된 다리의 heel strike 바로 직후 몸통과 골반을 뒤로 당기며 약화된 측의 엉덩관절이 앞으로 돌출됨

2) **엉덩관절 벌림근의 약화 시**

(1) 중간볼기근 보행(gluteus medius gait, Trendelenburg's gait)

(2) 정상적인 쪽의 골반이 아래쪽, 약화된 측 골반이 가쪽으로 돌출됨

(3) 중간볼기근 보행 시 엉덩관절에 기여할 때 1형 지렛대로 활동

3) **넙다리네갈래근의 약화 시**(넙다리신경 손상으로 인함)

(1) 근이양증, 소아마비

(2) 몸통을 앞으로 약간 숙인 자세에서 무릎의 굽힘을 방지하기 위해 넙다리의 윗부분을 손으로 누르면서 걸음(hand knee gait) → 발뒤꿈치 닿기 동작 시 무릎관절이 불안정하기 때문

(3) 엉덩관절 폄근이 약한 환자는 엉덩이를 짚고, 중간볼기근이 약한 환자는 골반 가쪽을 짚음

4) **앞정강근의 약화 시**

(1) 원인 : alcoholic neuritis

(2) 발목관절 발등굽힘 장애 → 흔듦기에 꿈치들린휜발보행 → 발끝을 들기 위해 무릎관절과 엉덩관절을 과도하게 굽힘(deep bending) → Steppage gait

REFERENCE

- 강응식, (알기 쉬운) 정형외과학=Orthopaedics, 의학문화사, 2002.
- 강화정, 인체생리학, KMS, 2007.
- 고병문, (간추린)인체해부학, 정문각, 2008.
- 구봉오, 물리치료학개론, 대학서림, 2002.
- 구희서, 정형물리치료학, 대학서림, 2006.
- 권혁철, 근육 검진학, 정문각, 1996.
- 길미아춘, 운동치료학 각론 : 물리치료학 전문분야, 영문출판사, 2005.
- 길미아춘, 운동치료학 총론 : 물리치료학 전문분야, 영문출판사, 2006.
- 김경, 광선치료학=Photo therapeutics, 현문사, 2002.
- 김동대, 측정 및 평가, 현문사, 2005.
- 김순희, 광선치료학=Phototherapy, 하늘뜨락, 2005.
- 김양호, 인체생리학=Human physiology, 현문사, 2007.
- 김영규, 인체생리학, 고문사, 2008.
- 김용천, 노인물리치료학=Geriatric physical therapy, 현문사, 2002.
- 김장환, 상지보조기학=Upper extremity orthosis, 탑메디오피아, 2006.
- 김장환, 의지·보조기학=Prosthetics & orthotics, 탑메디오피아, 2006.
- 김종만, 신경계물리치료학=Neurological physical therapy, 정담, 2001.
- 김진호, 보조기학과 의지학=Orthotics & prosthetics, 대학서림, 2001.
- 김태호, 소아물리치료=Pediatric physical therapy, 탑메디오피아, 2006.
- 김택훈, 신경계 질환별 물리치료, 현문사, 2003.
- 내산, 운동기능 평가학 : 물리치료 전문분야, 영문출판사, 2005.
- 대학서림, 물리치료학개론, 대학서림, 1999.
- 대한정형외과학회, 정형외과학, 최신의학사, 2005.
- 맥키넌, 파멜라, 옥스포드 기능해부학, E*Public, 2007.
- 민경옥, (근골격계 및 호흡기계)운동치료학, 하늘뜨락, 2005.
- 민경옥, (신경계)운동치료학, 하늘뜨락, 2006.
- 민경옥, 電氣治療學=Electrotheraphy, 현문사, 2001.
- 민경옥, 정형도수치료학=Orthopedic manipulative therapy, 하늘뜨락, 2005.
- 박래준, 광선치료학, 대학서림, 2005.
- 박래준, 전기치료학 : 근거중심실무 : evidence based practice=Electrotherapy, 현문사, 2008.
- 박윤기, 근골격계 질환별 물리치료, 현문사, 2003.

REFERENCE

- 박정태, 임상 정형외과학 개론=Manual of clinical orthopedics, 현문사, 2002.
- 박종철, 수 치료학=Hydrotherapy, 현문사, 1994.
- 박지환, 근골격계 질환별 물리치료=Musculoskeletal disease physical therapy, 현문사, 2007.
- 박찬의, 광선치료, 대학서림, 1996.
- 박찬의, 근골격질환물리치료, 대학서림, 2006.
- 신홍철, 보장구학과 의지학=Orthotics & prosthetics, 현문사, 2005.
- 안의수, (알기 쉬운)인체해부학=Essential Human Anatomy, 대한나래출판사, 2008.
- 오정희, 임상운동학 : 인체역학. 기능해부. 임상운동, 도서출판 대학서림, 1990.
- 오정희, 임상운동학, 대학서림, 1986.
- 이재형, 임상전기치료학, 대학서림, 1998.
- 이창현, 해부생리학=The human body: concepts of anatomy & physiology, 메디컬코리아, 2007.
- 이충휘, 전기치료학=Electrotherapy, 탑메디오피아, 2005.
- 이한기, (새용어) 인체해부학=Systematic human anatomy, KMS, 2008.
- 임한수, 임상운동학, 賢文社, 1990.
- 전세일, 재활치료학=Rehabilitation therapeutics, 계축문화사, 1998.
- 정영길, 인체해부학=Human anatomy, 고문사, 2008.
- 정영태, 인체생리학, 청구문화사, 2007.
- 정진우, 보조기·의지학, 대학서림, 2007.
- 조광필, 생리학, 퍼시픽, 2007.
- 최경임, 해부생리학개론, 서원각, 2007.
- 함용운, 광선치료학, 현문사, 1991.
- Bandy, William D, Therapeutic exercise : techniques for intervention, Lippincott Williams & Wilkins, 2001.
- Basmajian, John V., Therapeutic exercise : student edition, Williams & Wilkins, 1980.
- Bates, Andrea, 수중 운동치료, 대학서림, 2003.
- Bottomley, Jennifer M, 노인재활, 군자출판사, 2005.
- Brotzman, S. Brent, 근골격계 질환의 진단 및 재활치료, 한미의학, 2005.
- Clayton, E. Bellis, Clayton's electrotherapy 10th ed., Saunders, 1996.
- Costanzo, Linda S., 생리학, E*Public, 2007.
- Davies, Patricia M, 운동치료학, 영문출판사, 2001.
- Edwards, Brian C, 복합운동 정형물리치료, 영문, 2002.
- Gosling, J. A, 인체해부학, 대한나래, 2008.

REFERENCE

- Hall, Carrie M, Therapeutic exercise : moving toward function, Lippincott Williams & Wilk-ins, 1999.
- Hall, Carrie M, (기능증진을 위한)운동치료학, 영문출판사, 2003.
- Hislop, Helen J, Daniels and Worthingham's muscle testing : techniques of manual examination, Saunders / Elsevier, 2007.
- Hoppenfeld, Stanley, 척추와 사지의 검진, 대학서림, 2000.
- Kahn, Joseph, Principles and practice of electrotherapy, Churchill Livingstone, 1994.
- Katsuhiko Tachino, 정형외과학, 영문출판사, 2003.
- Kawamura Jiro, 보장구의지학=Orthotics prosthetics, 고문사, 2004.
- Kawamura, Hiroyuki, (여기가 포인트)정형외과적 물리치료, 영문출판, 2008.
- Kitchen, Sheila, Electrotherapy : evidence-based practice, Churchill Livingstone, 2002.
- Konin, Jeff G, 정형물리치료 정밀검사, 영문출판사, 1998.
- Kovcs, Richard, Electrotherapy and light therapy : with the essentials of hydrotherapy and mechanotherapy 4th ed., H. Kimpton, 1942.
- Lesh, Steven G, (물리치료사를 위한) 임상정형외과학, 영문, 2004.
- Levangie, Pamela K, 임상운동학 : 관절의 구조와 기능 : 종합적 분석, 영문, 2004.
- Lippert, Lynn, Clinical kinesiology for physical therapist assistants, F.A. Davis Company, 2000.
- Low, John, Electrotherapy explained : principles and practice, Butterworth-Heinemann, 2000.
- Mader, Sylvia S, 해부생리학, 東和技術, 2006.
- Malone, Terry R, 정형 스포츠 물리치료, 영문출판사, 2002.
- Marieb, Elaine Nicpon, Human anatomy & physiology, Benjamin Cummings, 2001.
- Martini, Frederic H, (Martini)핵심 해부생리학, 바이오사이언스, 2008.
- Martini, Frederic, Fundamentals of anatomy & physiology, Benjamin Cummings, 2004.
- McKee, Pat, (재활의학에서 필요한) 보조기학, 영문출판사, 2002.
- Meadows, James T. S, 질환별 감별진단학, 계축문화사, 2002.
- Michlovitz, Susan L, (냉·온을 이용한)물리치료학, 영문출판사, 2002.
- Moore, Keith L, (무어)임상 해부학, 신흥메드싸이언스, 2007.
- Moore, Keith L, Clinically oriented anatomy, Lippincott Williams & Wilkins, 1999.
- Moore, Keith L, Moore 핵심임상해부학, E*Public, 2008.
- Myers, Rose Sgarlat, (질환별 물리치료)사운더스의 물리치료실무 매뉴얼, 대학서림, 2006.
- Nosek, Thomas M, Essentials of human physiology : a breakthrough in human physiology education[computer file], Gold Standard Multimedia, Inc., 1998.

REFERENCE

- O’Sullivan, Susan B, (오’설리반 & 슈미츠)질환별 물리치료, 영문출판사, 2007.
- Oatis, Carol A, 임상운동학 : 인체 운동의 역학과 병태역학 중심으로, 영문출판사, 2008.
- Ombregt, Ludwig, 말초관절의 정형의학적 검사, 범문사, 2003.
- Porter, Stuart B, 타이디 질환별 물리치료, 군자출판사, 2005.
- Prentice, William E, 근골격 재활, 군자출판사, 2005.
- Rasch, Philip J, Kinesiology and applied anatomy : the science of human movement, Lea & Febiger, 1978.
- Reider, Brude, (사진으로 보는) 척추와 사지의 검진, 군자, 2006.
- Rizzo, Donald C, 해부생리학, KMS, 2008.
- Rizzo, Donald C, Delmar’s fundamentals of anatomy & physiology, Delmar, 2001.
- Ruoti, Richard G, 수치료학, 현문사, 2005.
- Scanlon, Valerie, C, (필수)해부생리학, 영문출판사, 2008.
- Shier, David, Hole’s human anatomy & physiology, McGraw-Hill, 2004.
- Shier, David, Hole’s human anatomy & physiology, WCB/McGraw-Hill, 1999.
- Shriber, William J, A manual of electrotherapy, Lea & Febiger, 1975.
- Smith, Laura K, (Brunnstrorm’s) 임상운동학, 영문, 1999.
- Snell, Richard S, (스넬) 임상신경해부학, 신흥메드싸이언스, 2007.
- Snell, Richard S, Gross anatomy dissector : a companion for atlas of clinical anatomy, Little, Brown, 1978.
- Thibodeau, Gary A., Anthony’s textbook of anatomy & physiology, Mosby, 1999.
- Thompson, Clem W, Manual of structural kinesiology, Mosby, 1977.
- Van De Graaff, Kent M, 인체해부학, 정문각, 2007.
- Van De Graaff, Kent M, Concepts of human anatomy & physiology, W.C. Brown, 1995.
- Widmaier, Eric P, 인체생리학, 지코사이언스, 2008.
- Widmaier, Eric P, Vander, Sherman, & Luciano’s human physiology : the mechanisms of body function, McGraw-Hill Higher Education, 2004.
- Winkel, Dos, 상지의 정형물리치료, 영문, 2002.
- Winkel, Dos, 하지의 정형물리치료, 영문출판사, 2003.

가

나

사

아

자

PHYSICAL THERAPY

P H Y S I C A L T H E R A P Y

01

V·O·L·U·M·E

2021

퍼시픽 물리치료학 개념서

해부생리학 / 운동학

2021년 4월 30일 발행

저 자 퍼시픽북스 학술편찬국
발행인 이 웅 현
발행처 **퍼시픽북스**
서울시 중구 충무로 29 아시아미디어타워 501호
TEL. 02-2272-7766(代) / FAX. 02-2272-7166
E-mail : papu77@daum.net

ISBN 979-11-6375-242-4
set ISBN 979-11-6375-246-2

정가 Volume 1 20,000원

PHYSICAL THERAPY